心。体。霊魂の
バランスを整える

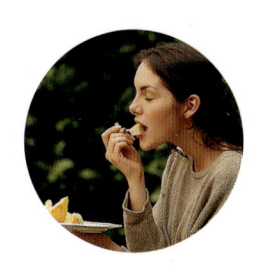

自然治癒力・免疫力を促進し、心身のバランスをとる実践書
精神と体の健康面の両面から
良好な生活習慣を身につけるマインド・ボディ・スピリット

マーク・エヴァンス 編著
岩田 佳代子 翻訳

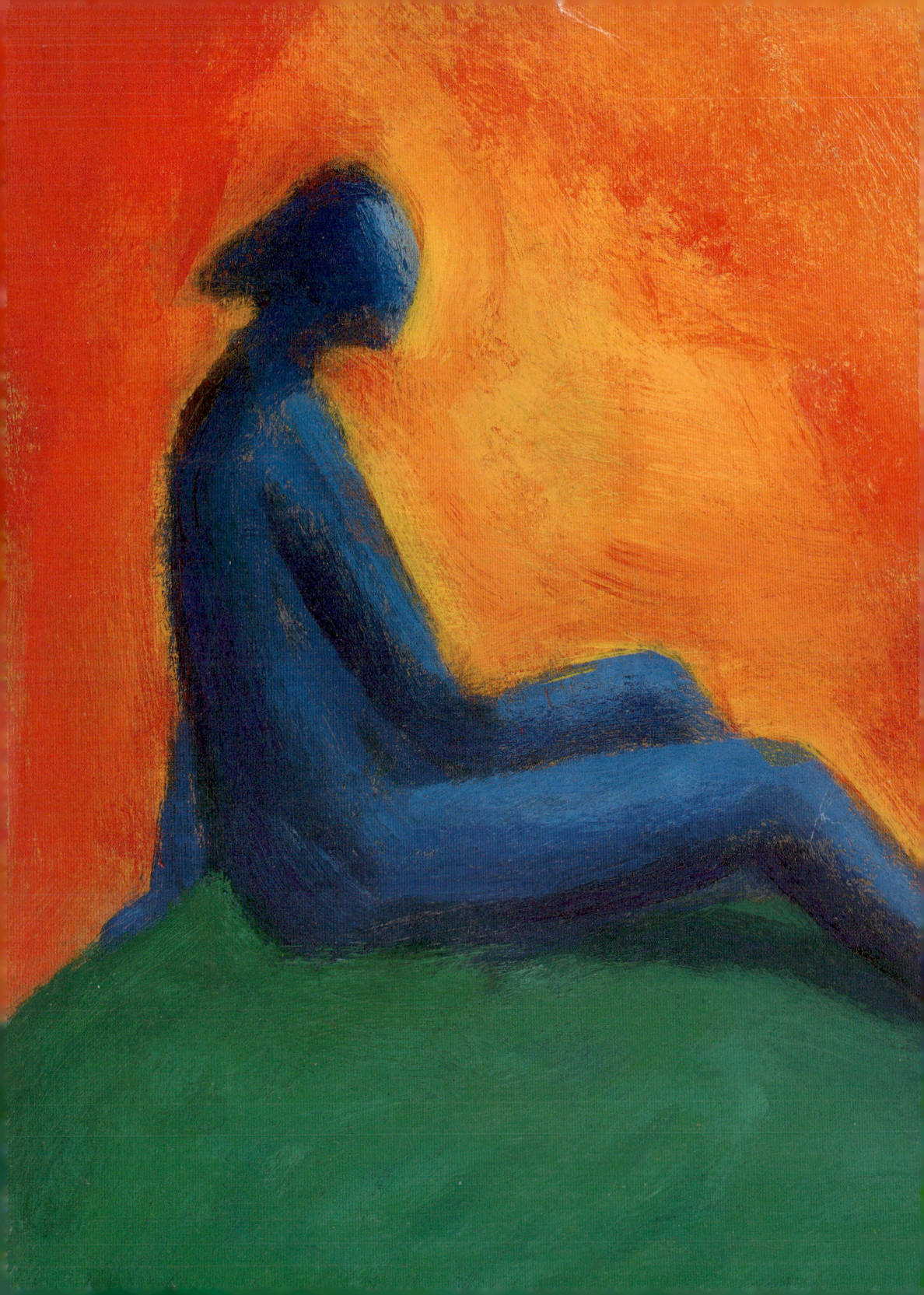

TRANSFORM YOUR
MIND, BODY & SPIRIT

Contents

はじめに 6

ナチュラルヒーリング 8

ハーブ療法 10
神経系 12／ハーブの庭 14／ハーブの用意 16

ハーブレシピ 18
ストレス解消のポイント 20／元気になれるレシピ 22／
頭痛および夜の不調のレメディ 24／ハーブおよび活用法ガイド／26

ホメオパシー 32
ホメオパシーと健康 34／レメディの活用 36

一般的な疾患に対するレメディ 38
風邪、インフルエンザ、歯痛 40／目と耳 42／アレルギー 43／
急性疾患と不調 44／感情的な問題 45／女性の健康 46／
子どもの健康 47／応急処置 48／マテリアメディカ 50

アーユルヴェーダ 58
アーユルヴェーダとは？ 60／ドーシャ 62／あなたとあなたのドーシャ 64／
ヴァータ 66／ピッタ 70／カパ 74／2つのドーシャ 78

アーユルヴェーダ療法 80
消火器系 82／一般的な症状 84

タッチセラピー 86

マッサージ 88
マッサージの準備 90／基本ストローク 92

マッサージの順序 94
首のこりをほぐす 96／頭をすっきりさせる 97／
すぐ元気になるマッサージ 98／脚の痛みの緩和 99／
頭痛と緊張の緩和 100／腕と手の回復方法 101／
肩と首の緩和 102／背中の緊張と痛みの緩和 103／
腰のリラックス法 104／簡単な足の回復法 105／
腹部の緊張の緩和 106／同僚のストレス緩和 107／
官能的なマッサージ 108

アロマセラピー 110
オイルの使い方 112／アロマセラピーの活用法 114

アロマセラピーレシピ 116
ストレス緩和 118／不安緩和 120／腹部の諸症状 122／
女性の健康問題 123／気分を変えるレシピ 124／オイル 126

指 圧 130
経路の健康 132

療法 134
導引 136／パートナーとおこなう全身を癒す施術 140／神経系を癒す：
セルフマッサージ 142／パートナーとおこなう、呼吸を高める施術 144／
呼吸を高める：セルフマッサージ 146／免疫系回復 147／
消化器系の機能を高める 148／循環系の機能を高める 149／
緊張緩和 150

リフレクソロジー　152
リフレクソロジーの働き 154／リフレクソロジーの効果 155／
リフレクソロジーをおこなう 156／基本テクニック 157／
フットマッサージでウォーミングアップ 158

リフレクソロジーのルーティン 160
リフレクソロジーのフルルーティン 162／緊張緩和 166／
ストレスと痛みの緩和 168／頭痛、呼吸、睡眠 170／
生殖器系の問題 171／風邪、のど、副鼻腔 172／消化促進 173／
チャート 174

内なる調和へのアプローチ 176

アレクサンダーテクニック 178
アレクサンダーテクニックの原則 180

アレクサンダーテクニックの実践 182
目の活用 184／セミスパインの姿勢 185／座る、立つ 186／
手をのばす、物をつかむ 187／「モンキー」または体をまげる 188／
日常のさまざまな場面 189／「ランジモンキー」 190／
自宅でのやり方 191／持ちあげる、運ぶ 192／日課 193／
オフィスワーク 194／オフィスの機器 195

太極拳 196
健康または護身のための太極拳 198／ウォーミングアップ 199

楊式：簡化太極拳 200

ヨーガ 224
ウォーミングアップ 226

治療を目的とした運動 228
緊張と背中の痛みの緩和 230／緊張の緩和と除去 232／
姿勢をよくする 233／脚の疲れと痛みの緩和 234／
腹部の緊張の緩和 236／オフィスでの緊張と筋肉のこわばり 238

瞑　想 240
瞑想の利点 242／瞑想状態に入る 243

瞑想の活用法 244
簡単な瞑想法 246／自己啓発 248／喜びと達成感 250

関連施設情報 252
索　引 253

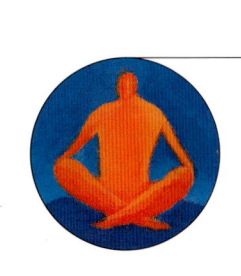

はじめに

健康であること。それが最も自然な状態ですし、そうあるべきです。〝健康〟とは本来、〝無傷〟や〝回復〟といった言葉につらなる言葉であり、完全にバランスがとれている状態、つまり体と心と精神が調和してはじめて、真の健康はもたらされます。そしてそれを究極の目的としているのが自然療法です。これは、ある種の一般的な現代医療に顕著な還元主義的視点に比して、ホリスティックな視点を有する療法といえます。

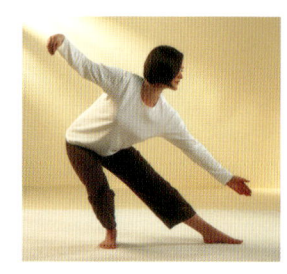

そんなホリスティックな療法が健康かを判断する際考慮するのは、その人の体と心と感情と精神すべての状態です。この療法では、頭痛や不眠といった身体的な症状と、うつや精神的緊張のような情緒的な症状が影響しあってさまざまな疾患、あるいはバランスの崩れた不健康な状態をもたらしうる、と考えます。

中国やインドなどの東洋には、エネルギーのバランスをとることを目的とした伝統的な療法がしっかりと息づいている文化が多々あります。東洋思想の多くはエネルギー思想であり、人体のすべての部位は相互につながり、気、つまり生命エネルギーで満たされている、そして生物もまた、エネルギーの交換において相互につながっている、と考えるのです。こうした概念をもとに発達してきたのが、中国の鍼や日本の指圧、インドのヨーガといった療法です。西洋でも近年、このような療法への関心が高まってきていますが、これは、その本質的な価値を認めたからでもあり、対処療法の機械的な治療と望ましくない副作用を敬遠する流れからでもあります。同時に、ハーブ療法やマッサージといった西洋の伝統的な療法もふたたび注目を集め、さまざまな研究によってその有用性が裏づけられてきてもいるのです。瞑想が体にもたらす効果も定量化できます。そうした効果には、くつろぎ、睡眠パターンの向上、血圧降下、疲労回復があり、ストレス性疾患の大半にも、概して有益な効果が認められるのです。

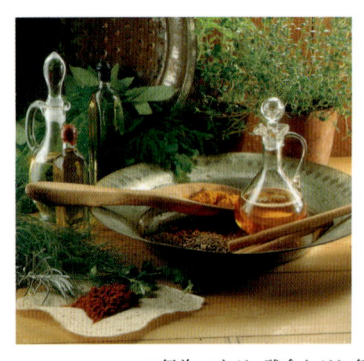

科学技術が進化し続ける世の中では、心の通いあった、人と人との触れあいが必要だと思われてきています。触れることは必須の行為ですが、残念ながら多くの現代社会において軽んじられているのです。それは最も迅速に相手に影響を与えられるものであり、治療効果も、身体的苦痛の緩和から、加齢による脳細胞の劣化や記憶障害の防止まで、多岐にわたります。高齢者におこなえば、血行を促進することで運動不足を補えることが往々にしてあり、医療マッサージや指圧は、施術部位の可動性を高めることもできます。

健康へのホリスティックアプローチは、疾患の詳細な検討よりも、生活の質の向上を目指すものです。医療とは病気の際に受ける緊急の処置、というのが一般的な考え方ですが、自然療法の

強みのひとつは、疾病予防への寄与にその真価があること、といえます。不安やストレスからくる影響を防ぐことで、さまざまな自然療法は、生命力や内なる調和の力を回復させることができるのです。結果、いわゆる病院や薬局に行くことも少なくなっていくでしょう。

日々の生活は本来、活動期のあとに休息期が続くという自然のリズムにのっとっていますし、そうあるべきものでもありますが、刺激過多あるいは刺激への過剰反応からストレス状態が引き起こされるとやがて極度の疲労状態におちいり、新たなストレスへの反応および適切な対処力がにぶくなって、さまざまな形で健康全般に支障をきたすようになってくるかもしれないのです。

ストレスは、現代社会において健康に悪影響をおよぼす主な要因のひとつとして認識されており、ほとんどの人がおりに触れてさいなまれているでしょう。人間には、バランスを保つという持って生まれたすばらしい機能があり、バランスのいい状態を維持しようと、体は日々懸命に頑張っています。けれど、バランスをとろうとするエネルギーはストレスにさらされ、慢性的に不足しています。現代社会のめまぐるしいほどのスピード、多くの仕事に見られる複雑さ、職場でも家庭でも次々にこなしていかなければならない要求、人間関係にともなう変化や緊張、それらがすべて、かなりの重荷となって、持って生まれたストレス対処機能にのしかかってきているのです。

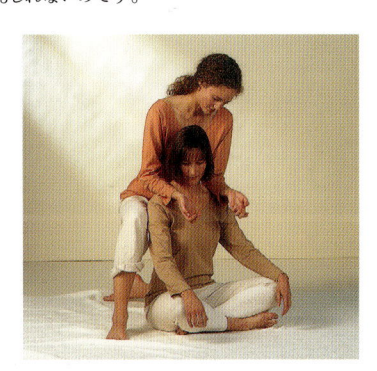

ストレスは、生きていくうえであって当然のものですし、実際ある程度なら、害になるどころか、やる気の向上や自己啓発に必要不可欠なものといえます。しかし長期にわたってプレッシャーにさらされていれば、それが積み重なっていった結果、適切に対処しきれず、体に多大な負担がかかってしまう、ということになってくる場合もあるのです。

けれど何か課題に直面した際、自らの力で困難を切り抜け、うまく解決していけるようにする方法ならたくさんあります。状況を好転させるにはまず、状況をきちんと認識し、自分の限界を受け入れること。もちろん、自分がさらされている外界からのストレスを積極的に減らし、同時にその長期的な影響を緩和する方法を検討していくことも役立ちます。バランスのいい食事と運動も、最適な健康の維持には欠かせませんが、何より肝心なのは、原因をとりのぞくことです。

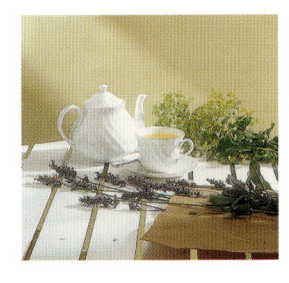

自然療法は、多くの一般的な疾患に自宅で用いることができます。しかしながら、より複雑な疾患は必ず、こうした療法の専門開業医による治療を受けてください。また、多少とも疑問が生じた場合には、資格を有する方に助言を求めることを絶対に忘れないでください。

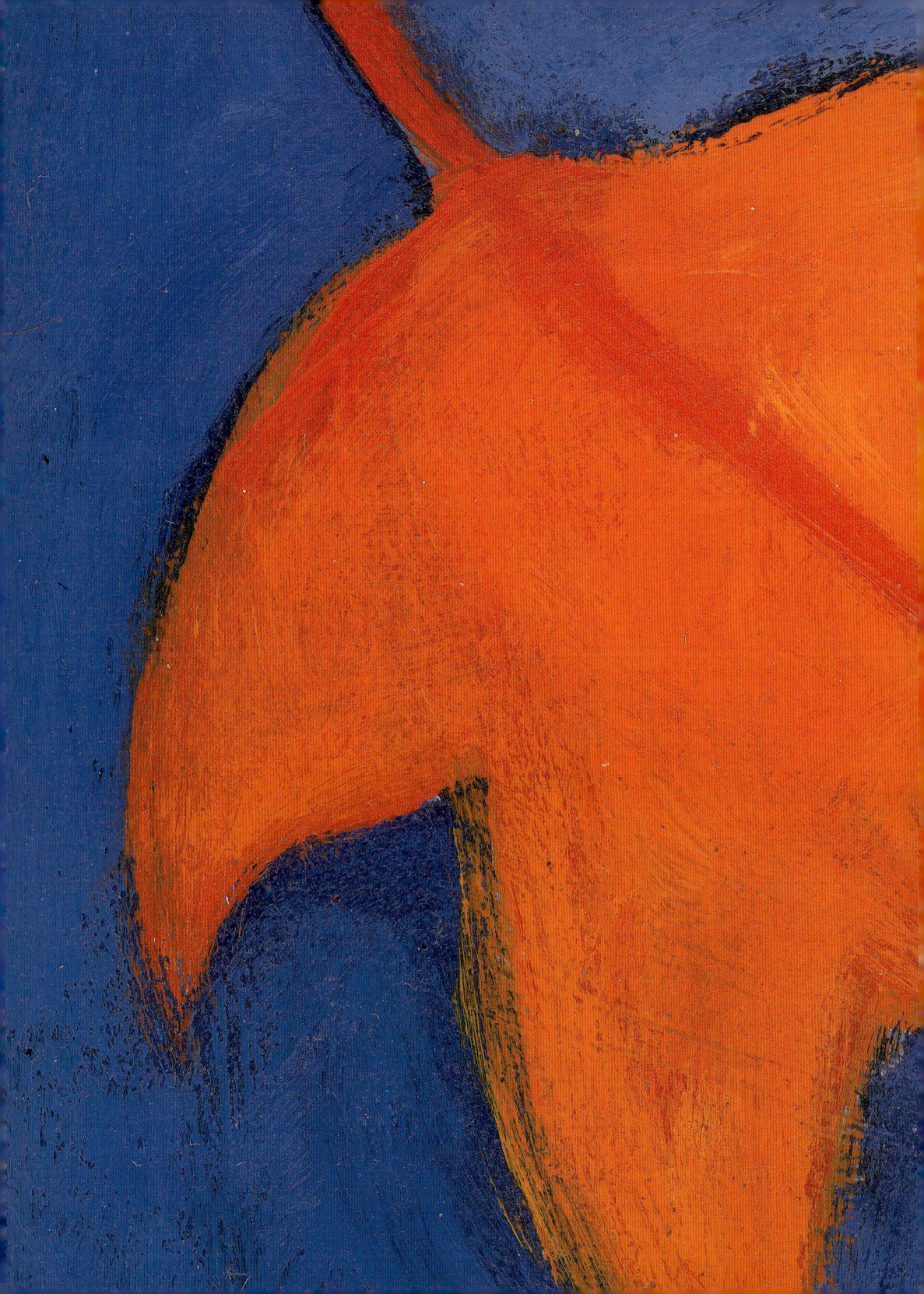

calming
refreshing
harmony
wellbeing

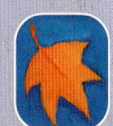

ナチュラルヒーリング
natural healing

今日の重要な問題のひとつは、自分自身のケアの仕方をきちんと知ることですが、それは何も、コーヒーやアルコール、ストレスといった、体によくないと言われるものを控える、つまり、ありとあらゆる不摂生を避ければいいだけではありません。従来の医療では大半が看過されている、体の繊細かつ複雑な働きを知らなければならないのです。そうすれば、たとえばハーブ療法を活用することで、耐えがたいうんざりするような1日のあとでもあっというまに元気をとり戻すことができ、ホメオパシーで一段と健康になることも可能です。また、カラーやジェムストーン、クリスタルを活用した古代インドの療法アーユルヴェーダは、あらゆる疾患にホリスティックに対峙していく一助となるでしょう。

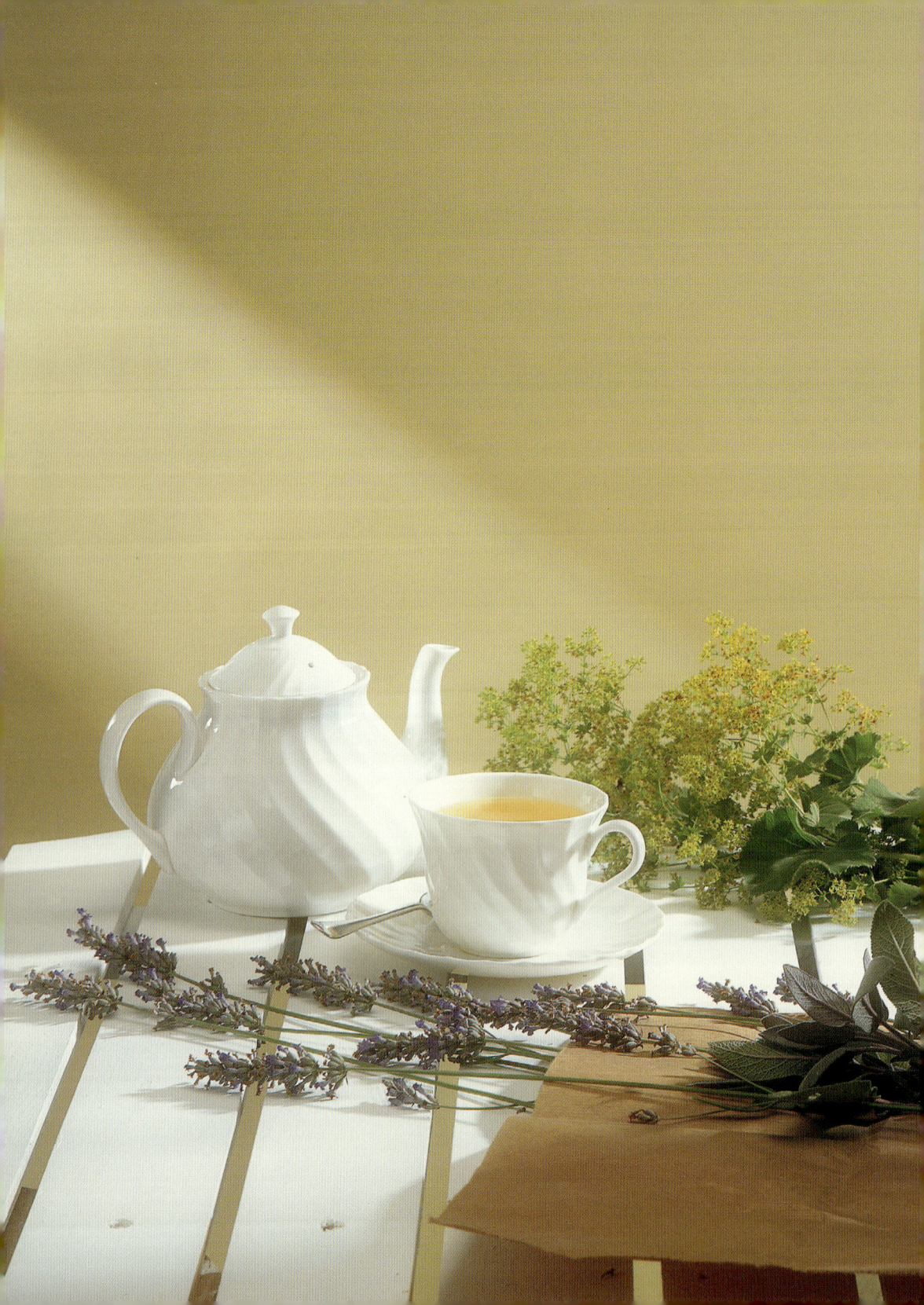

ハーブ療法　herbalism

　世界中で、植物は食物としてのみならず、薬としても用いられています。ハーブ療法の伝統的な知識は代々受け継がれてきましたが、今日ではあまり用いられていません。

　幸い地方ではまだすばらしいハーブが栽培されていますし、庭で育てられる品種も多くあります。身のまわりで育つ植物に興味を抱いていくだけでも、くつろいだいい気分になれるでしょう。さらにそのさまざまな特性を知れば、それを活用して、より健康的な気分になれたり、日々の問題にさらに適切に対処できるようにもなるのです。ドライハーブやフレッシュハーブを用いて簡単にできるごくシンプルな療法もありますし、紅茶やコーヒー、コーラといった刺激性飲料の代わりに上質のハーブティーを飲めば、肩の力を抜いてくつろぐのに役立つでしょう。

　ハーブも、人間同様有機物であり、その構造は複雑かつ多様です。植物はそれぞれ、多くの異なる成分を有し、それを組みあわせることで、独特の風味と広範な効果をもたらせます。製薬会社は、特に効力の高い成分のみを抽出し、それを模してアスピリンのような薬をつくってきました。しかし全草を用いれば、一段と効果を高め、副作用を抑制できるのです。そのためハーバリストは積極的に全草を用いて、全人格の治療をおこなっています。1人として同じ人間は存在せず、生き方も千差万別です。食の好みが異なるように、最適なハーブもまた人によって違うのです。

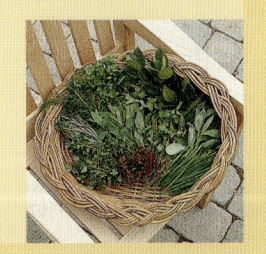

神経系

見過ごされがちですが、神経系は、非常に複雑なコンピューターの重要な部品に似ています。規制や微調整をおこない、情報を分析して、最良の行動を決定していくのです。非常に複雑な構造ゆえに、神経系は大切にしなければなりません。そしてそれは、自分でできることの1つなのです。確実にリラックスでき、いい体調を維持できるすばらしい方法をご紹介しましょう。

ストレスの効果

不随意または自立神経系には2種類あります。交感神経は行動準備をさせ、「闘争・逃走反応」を引き起こすもの。副交感神経系が関与しているのは、体の「メンテナンス」。適切な消化、栄養素の吸収、解毒に老廃物の排出をつかさどります。体が何らかの刺激に反応するのは交感神経系によるものであり、必要に応じて心臓と肺の活動をうながし、消化のような自然な過程を抑制するのです。

日々の生活は本来、活動期のあとに休息期が続くという自然のリズムにのっとっていますし、そうあるべきでもありますが、刺激過多あるいは刺激への過剰反応からストレス状態が引き起こされます。過度の刺激にさらされれば、交感神経活動が優勢あるいは常習化して過労状態に達するかもしれず、新たなストレスへの反応および適切な処理能力が減少するでしょう。その結果、失念、パニック、心労、あるいは感染しやすくなる、といったことにもなりかねません。同時に副交感神経活動が低下し、消化能力が衰え、栄養が不足、排出もうまくできなくなり、やがては皮膚や筋肉、関節に問題が生じる可能性もあるのです。

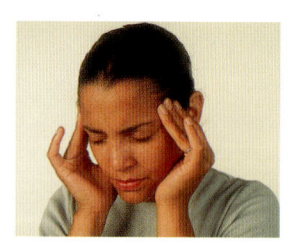

ラベンダーオイルをこめかみに塗れば、リラックスでき、次第に頭痛も緩和する。

役に立つハーブ

神経系は、非常に複雑な活動をすべてつかさどっており、それゆえ人は、効率よくきちんと体を動かしつづけることができます。神経系のおかげで、絶えず変化し続けるありとあらゆる刺激にも、迅速かつ無意識に対応していけるのです。次ページでは、どの国でも入手可能な非常に価値のある美しい植物について詳しく説明してあります。いずれも多くの特性を有していますが、その中には、神経系の働きを補い、サポートするという特性もあります。ハーバリストは、こうした非常に力のある植物を神経薬と称しているのです。

適切な療法を選ぶ

すべてのハーブ同様、神経薬のハーブにも広範な効果が認められています。大事なのは、自分のストレス状態に見あったもの、自然に心引かれるものを選ぶことです。ハーブについて知り、育て、摘み、乾燥させれば(とても簡単にできます)、そのすばらしさがさらによくわかるようになるでしょう。非常につらい症状も、実は数種類の療法を組みあわせることで治療可能だと気づくはずです。

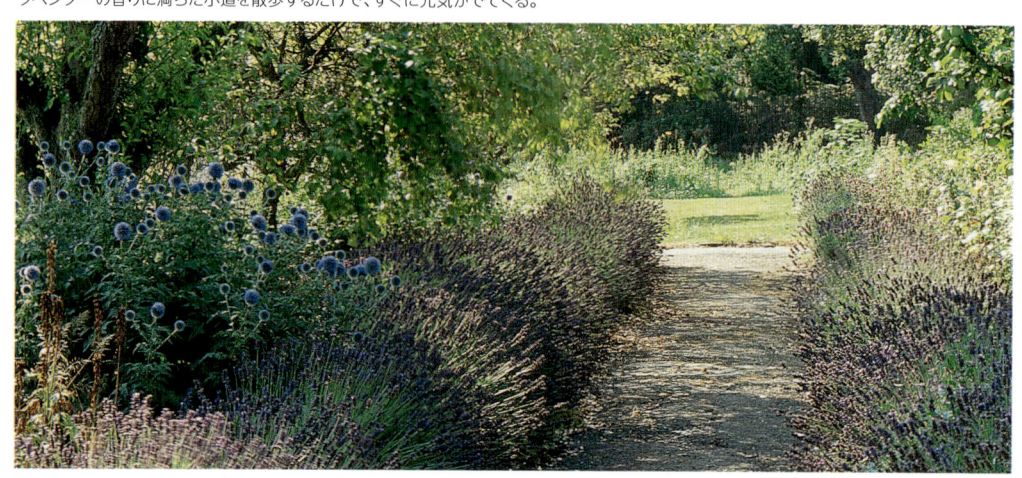

ラベンダーの香りに満ちた小道を散歩するだけで、すぐに元気がでてくる。

神経強壮薬

ここに挙げた植物は、ストレスからの回復の一助として用いられます。特に役立つのは、病気や長期間の重圧、さらにはトラウマ経験後に多少の体力の消耗や疲労を覚えたときです。健康および神経組織の機能を活性化し、回復、改善してくれます。

やさしく刺激するタイプもあれば、逆に鎮静をうながすものもあります。選ぶ際に考えるのは、神経障害のせいで活動過多になっているのか（その場合はリラックスできる鎮静薬を）、それとも不眠、うつ、疲労感にさいなまれているか（その場合は必ず刺激薬を選んでください）です。

刺激薬
- オオヨモギ(Artemisia vulgaris)
- エンバク(Avena sativa)
- セントジョーンズワート(Hypericum perforatum)
- セージ(Salvia officinalis)
- ダミアナ(Turnera diffusa)

リラックス薬
- カッコウチョロギ(Stachys betonica)
- タツナミソウ(Scutellaria lateriflora)
- クマツヅラ(Verbena officinalis)

興奮薬

コーヒーや紅茶のような植物は、神経系を刺激するだけで、滋養とはなりません。そのような過度の刺激で疲弊している体に、さらなるハーブの刺激薬を用いることはまずありませんが、低刺激薬なら大丈夫です。たとえばオオヨモギなら、回復期であれば有益ですし、ローズマリーは、頭部への血流促進を助けることで、緊張型頭痛の対処、緩和に役立ちます。

- ローズマリー(Rosmarinus officinalis)

リラクゼーションおよび鎮静薬

リラックスできる神経薬を用いれば、心を落ちつかせ、刺激過多を防げます。以下の有益なハーブはいずれも、休息、睡眠をうながす一助となります。いずれにせよ、パッションフラワーやライムブロッサムなどはすばらしい園芸植物であり、とびきり心落ちつく雰囲気をかもしだし、静かに散歩しながら、すてきな香りを堪能できる、色あざやかな庭づくりに一役買ってくれるでしょう。

- レディースマントル(Alchemilla xanthochlora)
- パスクフラワー(Anemone pulsatilla)
- カモミール(Chamaemelum nobile and Chamomila recutita)
- カリフォルニアポピー(Eschscholtzia californica)
- ホップ(Humulus lupulus)
- ラベンダー(Lavandula spp.)
- マザーワート(Leonurus cardiaca)
- レモンバーム(Melissa officinalis)
- ペパーミント(Mentha piperita)
- マジョラム(Origanum vulgare)
- パッションフラワー(Passiflora incarnata)
- ライムブロッサム(Tilia x europaea)
- クランプバーク(Viburnum opulus)
- バレリアン(Valeriana officinalis)

強壮薬
- シベリアニンジン(Eleutherococcus senticosus)
- 朝鮮ニンジン(Panax spp.)

そのほかの有益なハーブ
- ボリジ(Borage officinalis)
- リコリス(Glycyrrhiza glabra)
- イブニングプリムローズ(Oenothera biennis)
- チェストツリー(Vitex agnus-castus)

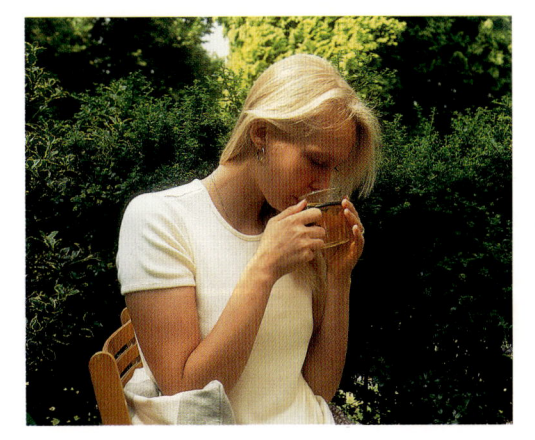

ハーブレメディの摂取

ほかの薬と同様、ハーブレメディも個々人に適した時間や方法で摂取しなければなりません。妊婦であれば、妊娠初期の強いハーブティーは絶対に避けてください。たとえそのハーブティーがストレス緩和の点で絶大な効果を有しているとしても、母体が過敏になっているためです。同様に、幼児の体も非常にデリケートですから、ペパーミントやセージティーは飲ませないでください。副作用を引き起こす可能性があります。また言わずもがなですが、ハーブを混ぜあわせた既製品で砂糖を含むものも避けましょう。砂糖は、せっかくのハーブの効能を減じ、体に余計な負担をかけるだけです。摂取が可能なのは、ストレスの原因を除去し、万全のサポート態勢が確保できる場合のみです。

手軽にさまざまな香りが楽しめるハーブティー。
やさしく簡単に体と心を癒してくれる。

ハーブの庭

ハーブの庭は簡単につくれますし、すぐに満開になります。種を扱う専門業者からカタログを入手すればおわかりでしょうが、バジルだけでも欧州から極東のものまで8種類ほどもあります。コリアンダーやクミンもしかり。けれど育てるのはとても簡単です。たいていのハーブは、定期的に摘めば、香り高い新芽が次々に顔をだします。キッチンにおいても健康においても、すぐにその恩恵を感じることでしょう。

ハーブを植える

ハーブを育てるのに、広大な場所は必要ありません。小さな花だんや植木鉢でも充分です。スペースに余裕があるなら、大きなハーブの庭をつくってみましょう。花色ごとの三角形の花だんを組みあわせて円を描いたり、小さな像や色あざやかな壺といったおもしろいデザインに挑戦してみるチャンスです。

土と場所

ほとんどのハーブが、手をかけなくてもすぐに成長します。基本的に野生の植物ですから、栄養豊富な培養土は不要です。セージやタイム、ローズマリー、ラベンダーといった非常に有益なハーブの多くは南欧原産のため、重粘土や水分を多く含んだ土壌ではうまく育ちません。レモンバームやミント、バレリアンのような湿気を好む多くの植物は、軽量土壌でぐんぐん成長しますが、土が完全に乾いてしまってはだめです。どんなハーブにも必要なのは、充分な日差しと強風を避けられる場所でしょう。ただし、レモンバーベナやベイといった特に繊細なハーブは、厳しい冬の寒さからも守ってやることが必要です。

デザイン

よくあるのが、小道を利用して小さく仕切るタイプで、これなら、好き勝手に成長する多くのハーブを見栄えよく育てられます。また、必要なときにさっと行って摘んでくることも可能です。1区画に1種類というスタイルが見た目も美しく、そのすばらしい独特の雰囲気は中世のハーブの庭を彷彿させるでしょう。一方、たっぷり想像力を働かせ、野の花のあいだにたくみにハーブを植えつけていけば、形式にとらわれない、田舎家ふうの庭が楽しめます。花だんにせよ、手軽に楽しめる植木鉢をたくさん集めて育てるにせよ、手入れの簡単な自給自足の場所ができるでしょう。

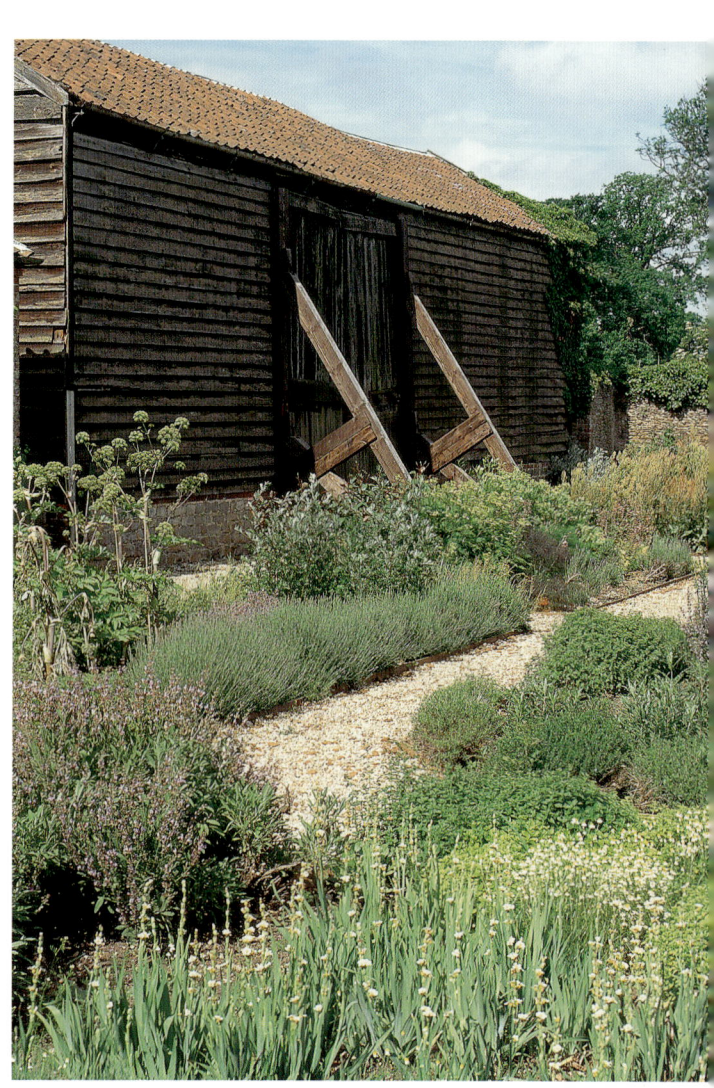

きちんと手入れされた完璧なハーブの庭。道の両脇にきれいに配されたハーブには、簡単に手が届く。植物がよく育つ、風をさえぎる日当りのいい庭の一角。

ハーブ体験

ハーブを選び、育て、摘むこと自体が非常にすばらしい癒しの体験となりえます。ハーブを手にとることで自然がさらに身近に感じられ、植物の持つ生命力にますます驚かされるでしょう。

育てる

健康維持に役立つハーブを手に入れる1番の近道、それは自分で育てることです。たいていのハーブは、種から簡単に育てられます。自分で1から育てれば、ハーブの種類を間違えることもなく、化学薬品も一切使わない、安全な有機栽培が可能です。次ページの療法に用いられる大半のハーブは、おだやかな気候であればぐんぐん成長します。実際、多くのハーブがしばしば雑草と間違われ、手入れもされず、見向きもされないままに、あちらこちらのちょっとしたすきまで元気に育っています。

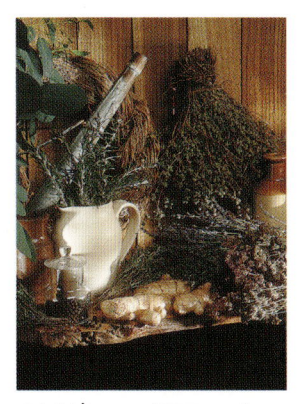

現在使われている料理用ハーブの多くは、ローマ軍によって欧州全土に広まった。

集める

ハーブの花、茎、葉といった地上にでている部位は、使うにせよ乾燥させるにせよ、花が咲き切り、枯れてしまう前に集めなければなりません。太陽が夜露を乾かしてくれている早朝に摘みましょう。根は、秋になったらきれいに掘り返して、こまかく切ってください。

野生のハーブを摘む際は、情報の正確な野草図鑑などを参照して品種をしっかりと調べ、化学肥料や農薬、車の排ガスなどに汚染されていないこともきちんと確認します。また、翌年の成長を妨げないよう、くれぐれも摘みすぎには注意してください。

乾 燥

ラックなどに広げたハーブは、風通しのいい、直射日光の当たる場所で自然乾燥させます。ゆるく束ねて梁からつるしたり、ごく低温に設定したオーブンで乾燥させてもいいでしょう。

保 存

乾燥させたハーブは必ず、日光を避けて密閉容器に保存します。ハーブ名と保存日も忘れずに記入しておいてください。半年までは保存可能ですが、早く使えば、それだけ香りも豊かで新鮮です(あまりにも長期間保存しておいたものは、見た目も味も悪くなります)。ハーブの乾燥させすぎが心配なときは、密閉容器の代わりに冷蔵庫で保存してみてください。このやり方が特に効果的なのは、レモンバームやパセリのように、乾燥させるとすぐに香りが飛んでしまうハーブです。

買い方

多くの店にドライハーブがおいてあります。ただし購入するのは、色あざやかで香りもしっかりとした、新鮮そうなものだけにしてください。

現在は、カプセルや錠剤、チンキといった形で店頭に並び、簡単に購入できるハーブ薬もあります。通常、品質に問題はありませんが、含有ハーブの種類や量が正確にわかる、よりシンプルなものを選ぶようにしましょう。

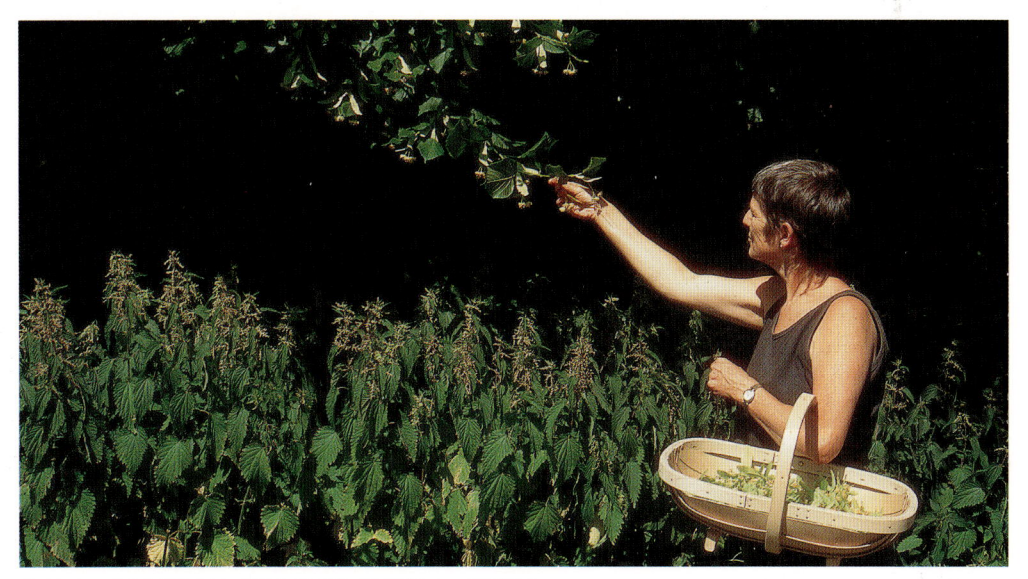

ライムブロッサムは初夏のあいだ田舎でも都会でも簡単にたっぷり摘める。

ハーブの用意

ハーブは万能で、キッチンでも活躍、フレッシュ、ドライ、どちらも役に立ち、多動から不眠まで、広範な疾患にも対応可能です。落ちこんだときには、気分をすっきりさせてもくれます。ハーブは、ハーブティーや煎じ薬、チンキとして内服することも、鎮痛やリラックスを目的としたオイルや薬剤として外用することもできます。特にすばらしいのは、どんな形でも堪能できる豊かな香りでしょう。

ハーブティーをいれる

ハーブティーはハーブ茶とも称されます。ハーブの地上にでている部位の滋養と香りを簡単かつおいしく抽出できる方法です。ハーブはフレッシュ、ドライ、いずれのタイプも利用できますが、フレッシュはドライの倍量必要になります。多少苦みを感じる場合には、少しハチミツを入れてみてください。リコリススティックでかき混ぜたり、ショウガを加えるなどして、ほかの香りを付加してみるのもいいでしょう。

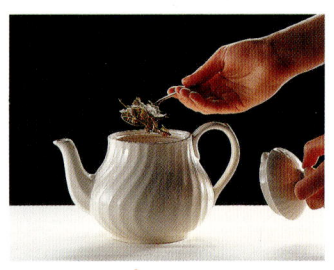

1 ハーブをポットに入れる。おいしいハーブティーは、水1カップにたいし、ドライなら小さじ1杯、フレッシュなら小さじ2杯。

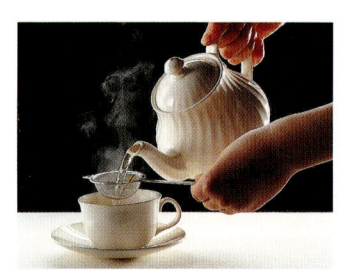

2 必要ならば濾してから飲む。温かくても冷たくしても可。冷たければ、口当たりものどごしもさわやか。

煎じ薬をつくる

熱湯で煮だすだけでは、根や樹皮の成分を抽出しきれません。手間もかかり、大変ですが、かたい材料は必ず、よく切れるナイフなどでこまかく刻んだり押しつぶしたりしてください。

次に、こまかくした材料をすべて、ステンレスかガラスかエナメルの鍋に入れます。絶対にアルミ鍋は使わないでください。水を加え、徐々に沸騰させていきます。最後に蓋をし、15分ほど煮詰めます。できあがったものが煎じ薬です。濾してから、必要なら香りづけをし、温かいうちに飲んでください。

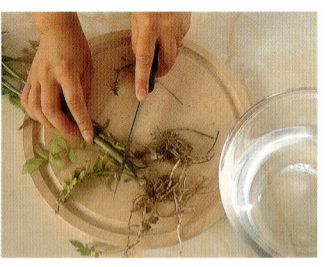

1 寒くなってきたら根と樹皮を集めておく。地上にでていた部位は根からきれいにとりのぞく。

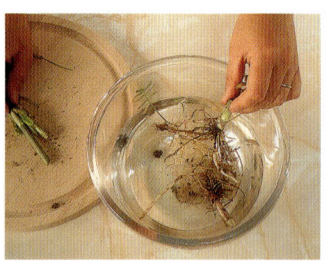

2 根を水でよく洗う。完全にきれいになったら、こまかく刻む。

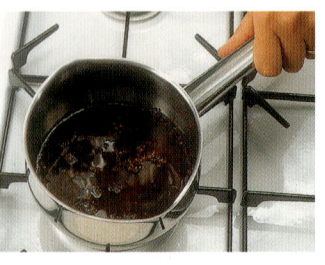

3 鍋に水を入れ、水1カップにつき刻んだハーブを小さじ1杯加える。沸騰させ、10-15分煮詰める。

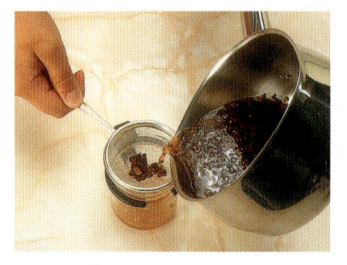

4 濾して冷ましてから飲む。冷蔵庫で24時間保存可能。温めなおしても、冷たいまま飲んでもいい。

神経鎮静用煎じ薬
- クランプバーク
- リコリス
- バレリアン

高血圧の場合はリコリスの使用は不可。

ハーブ療法 (17)

チンキをつくる

　お茶や煎じ薬をつくるより、スプーンに1杯の薬を飲むほうが簡単な場合もあります。チンキは、アルコールと水に浸けこんだハーブでつくります。アルコールが薬効成分を抽出するとともに、すばらしい防腐剤の役も果たしてくれるのです。

　ハーブシロップは、子どもにも安心して与えられる薬です。マザーワートやバーベインのように多少苦みのあるハーブも、飲みやすくなります。

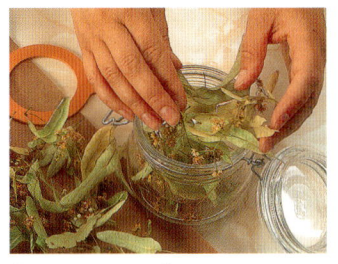

1 瓶にドライタイプ100gかフレッシュタイプ300gのハーブを入れる。

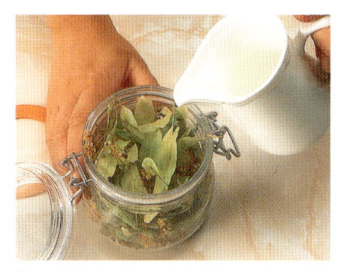

2 ウォッカと水を250mlずつ加える。

シロップをつくる

1 鍋に500gの砂糖またはハチミツを入れる。1ℓの水を加える。
2 弱火にかけ、かき混ぜてきちんと溶かす。
3 150gのハーブを加え、さらに弱火で5分加熱。
4 火を止め、そのまま1晩浸しておく。
5 濾してから、いずれ使うときのため密閉容器に入れて保存する。糖分が防腐剤として機能するので、18ヵ月は保存可能。

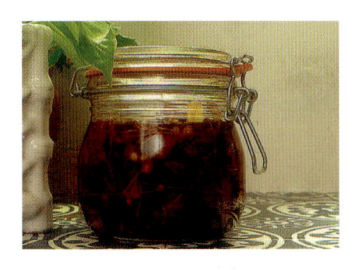

3 そのまま1ヵ月、できれば日当りのいい窓辺においておく。毎日瓶を軽く振ること。

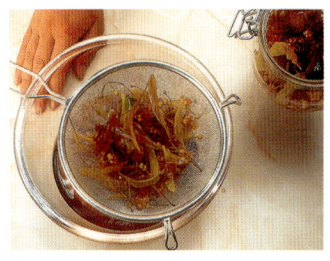

4 濾してから遮光ガラス瓶に保存すれば、ほぼ18ヵ月は保存可能。

冷たいインフユージョンオイル

　ハーブオイルは、マッサージの際の外用や、バスオイル、髪や肌のコンディショナーに最適です。冷たいインフユージョンオイルなら簡単に用意できます。摘みたてのハーブをベジタブルオイルに浸します。ただし最長でも2週間までです。オイルを入れた瓶は毎日振ります。最終的にハーブをとりだしますが、ハーブはしっかりとしぼってください。カモミールを使えば、いつでもすばらしいオイルがつくれます。

ハーブのインフユージョンオイル

● カモミール
● ラベンダー
● マジョラム
● ローズマリー
● セントジョーンズワート

副作用の恐れがあるため、セントジョーンズワートのオイルを肌に塗ったあとは直射日光を避けること。

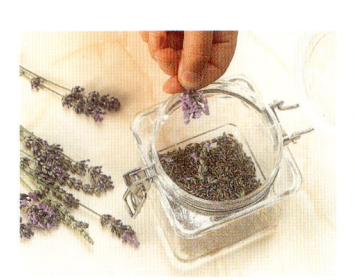

1 ガラスの保存瓶に、好みのドライハーブの花部または葉部を入れる。

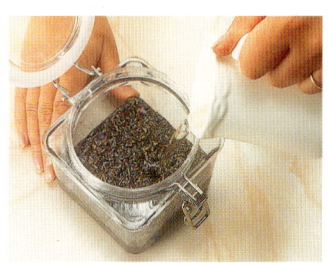

2 ベジタブルオイルを入れてハーブを浸す。サンフラワーかグレープシードオイルがおすすめ。

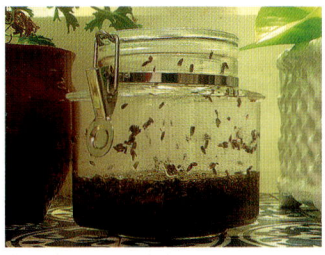

3 そのまま窓辺に2週間おいておく。毎日瓶を振る。

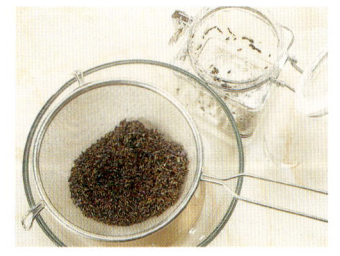

4 濾す。2週間ごとに新しいハーブをオイルに浸せば、インフユージョンオイルの効果をさらに高められる。

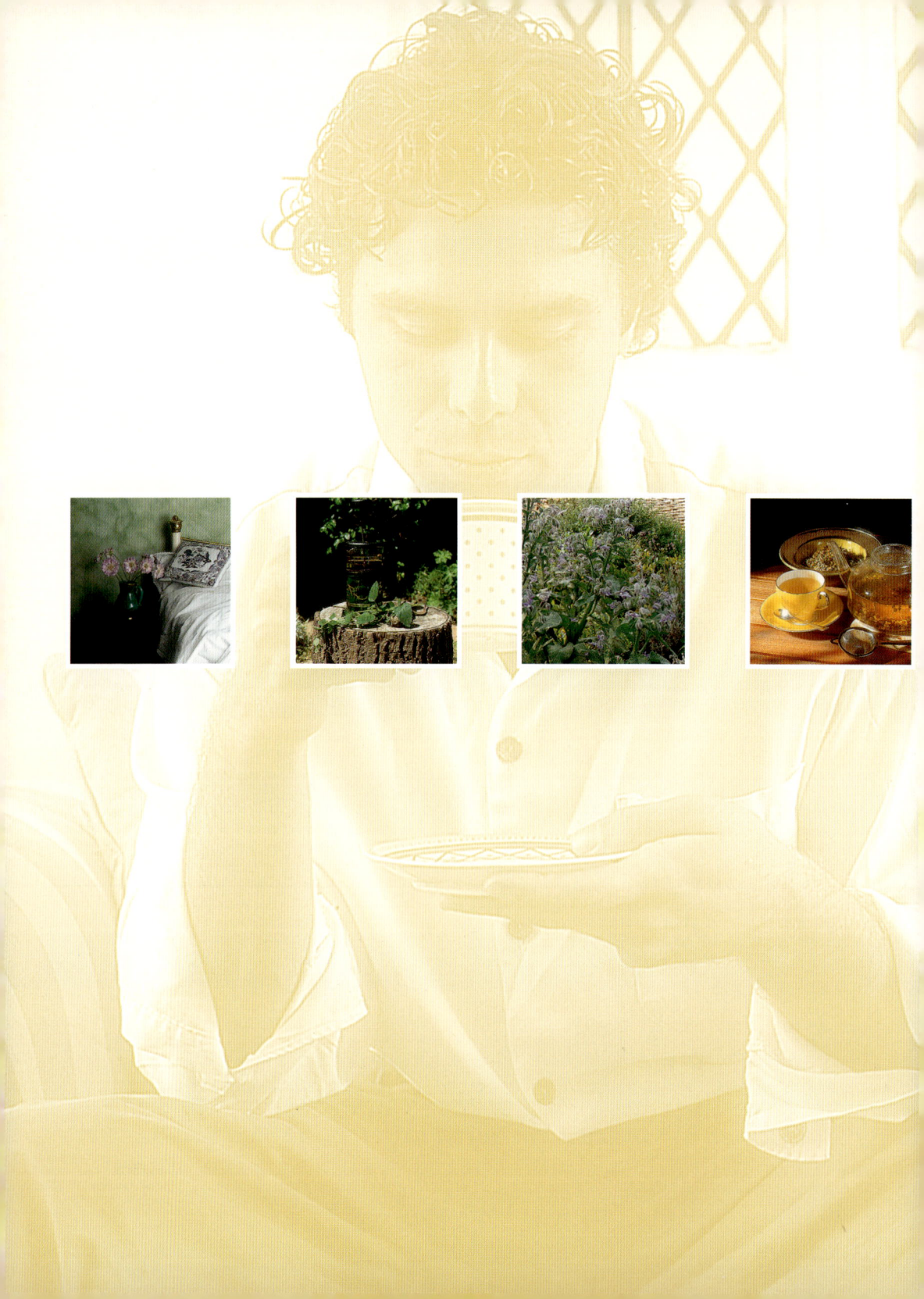

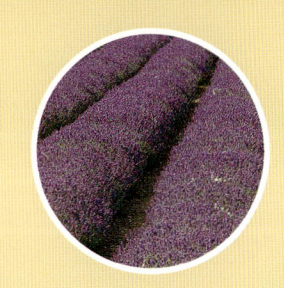

ハーブレシピ herbal recipes

　高度な技術が飛びかうめまぐるしい今日の社会では、否応なしにストレスがたまります。それも驚くほどのストレスが。それは、通勤ラッシュ時や、ファクスにメールに会議が次々と押し寄せてくる就業時、帰宅時、いそいで食事のしたくや子どもの世話をしなければならないときに襲いかかってきます。実際多くの人が感じているように、自分のための上質で静かな時間を持つことは、不可能とは言わないまでも難しくなってくるばかりです。けれど、ストレスとは切り離せない日常、試練や難題があとを絶たない日常に、より適切に対処していける方法ならたくさんあります。
　大きな効果が認められるのは、正しい健康的な食餌療法です。やはり何より大切なのは、ビタミン豊富な青果を含む健康的な食事を適量とることでしょう。人工添加物を避けることも大切です。そうすれば、フレッシュにせよドライにせよ、ハーブの活用範囲はさらに広がりますし、もちろんそれによるメリットもはかり知れません。
　また、紅茶、コーヒー、アルコール、コーラといった刺激物の摂取も極力控えてください。代わりに、水や口当たりのいいハーブティーをたくさん飲みましょう。最近はハーブティーも、あらゆる種類が入手可能になってきています。好きなものを選んでください。アニスやカモミール、レモンバーベナ、ライムブロッサム、ミント、セージの入っているものもいいでしょう。いずれも気分をすっきりさせてくれます。こういったハーブを鉢や庭で自分で育てれば、100％有機栽培ですから、なお安心です。
　理由は多々ありますが、同じく大切なのが運動です。運動すれば、アドレナリンの過剰分泌が抑制され、しっかりとリラックスしてよく眠れるようになります。水泳なら、関節のこわばりが防げ、すばらしい全身の開放感が味わえます。運動はまた、筋肉強化や健康維持、適切なダイエットにも役立つでしょう。要するに、頭がさえ、気分もよく、やる気のある状態を維持できるのです。
　ストレス最大の問題点の1つは、いとも簡単に食欲が落ち、きちんと休めなくなることです。その結果、失敗や問題への対処能力もどんどん失われていきます。その先に待っているのは、陰うつなマイナス思考の悪循環。ですが、こうしたパターンを打破する最良の方法があります。その1つがハーブレメディです。これを活用して消化をうながし、リラックスして、適応能力を高めていきましょう。
　以下に掲載するレシピはいずれも、さまざまなつらい状況の一助となるよう調合されています。用量を守り、適切な植物を使用しているかぎりは、どれを試していただいても安全です。ただし、いつまでも症状の改善が見られない場合は、専門家に相談してください。

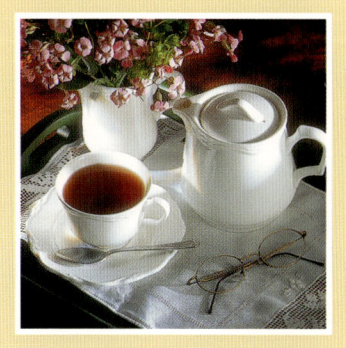

ストレス症状解消のポイント

現代社会においてある程度のストレスは仕方がないものの、幸いしっかりとした対処法がいくつかあります。これで、首のこりや胃弱でせっかくの1日を台なしにせずにすみます。実際、すばらしいマッサージオイルの活用をはじめ、以下の対処法をおこなえば、驚くほどリラックスでき、気分もすっきりして前向きになれるので、日課に組みこむのもおすすめです。

不安の緩和

ワクワクする。それがどんな感じかはだれにでもきちんとわかりますが、焦燥感をともなうことが多い不適切あるいは過度の興奮は不安をもたらし、体内ではアドレナリンが過剰に分泌されます。すると闘争・逃走反応が刺激されますが、いずれも実行はされません。鼓動は速くなり、筋肉は緊張し、胸部が膨らんできます。不安はさまざまな症状を引き起こします。動機、発汗、イライラ、不眠などです。そんなときは、市販のレスキューレメディが役立ちます。

レスキューレメディを舌に2滴でパニック発作が防げ、心が落ちつく。

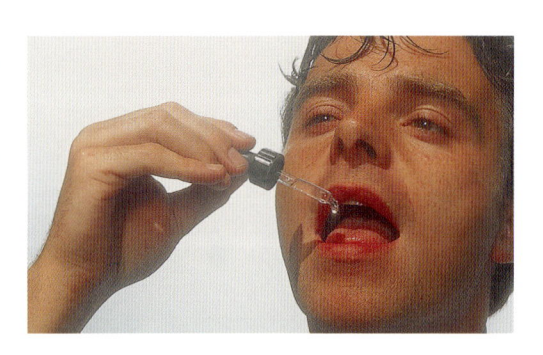

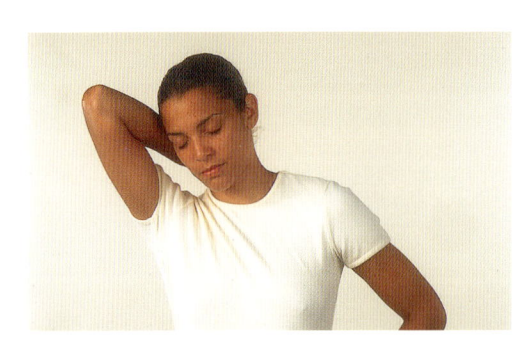

筋肉の緊張をほぐす

不安になるとしばしば、わずかながら両肩があがったり、背中の筋肉が収縮し、緊張してきます。そのままにしておけば、疲労が蓄積し、痙攣を引き起こしたり、悪い姿勢が癖になってしまいかねません。首も硬直し、背中も痛むでしょう。首の筋肉がかたまってくれば、頭部への血流も阻害され、やがて緊張型頭痛を発症します。こまめに体を動かして、筋肉をほぐしましょう。首をまわしたり、立ってストレッチをしたり、仕事や運転中もときどき休憩をとるようにしてください。オイルを使って首をやさしくマッサージするのもいいでしょう。

首や肩の張りは、やがてこりにつながる。

ラベンダーの冷たいインフュージョンオイル

ラベンダーの穂をグラスポットに入れ、純正のベジタブルオイルをたっぷりそそぎます。そのまま窓辺において浸けこんでください。ポットは毎日振ります。その後濾して、瓶に入れて保存してください。

オイルは、こった首や背中のマッサージに使えます。肌の保湿や、香りを楽しむために浴槽にたらすのもおすすめですし、リラクゼーション効果もあります。

ラベンダーは非常に有能なハーブです。昔から鎮静剤として活用され、不安や緊張の緩和に役立っています。こりかたまった筋肉をほぐすには、お気に入りのマッサージオイルにインフュージョンオイルを数滴たらしたものを使ってみてください。ローズマリーや、鎮痙効果のあるマジョラムでも同様のオイルがつくれます。

ハーブレメディ

神経系の調整、適応に効果があるもの
- スカルキャップ
- セントジョーンズワート
- バーベイン
- ワイルドオーツ
- ウッドベトニー

自分に最適なハーブを選び、1番つらい症状に特に効果の高い療法で使用すること
- 動悸緩和に
  マザーワートか
  パッションフラワー
- 発汗抑制に
  マザーワートかバーベイン
- 睡眠促進に
  パッションフラワー

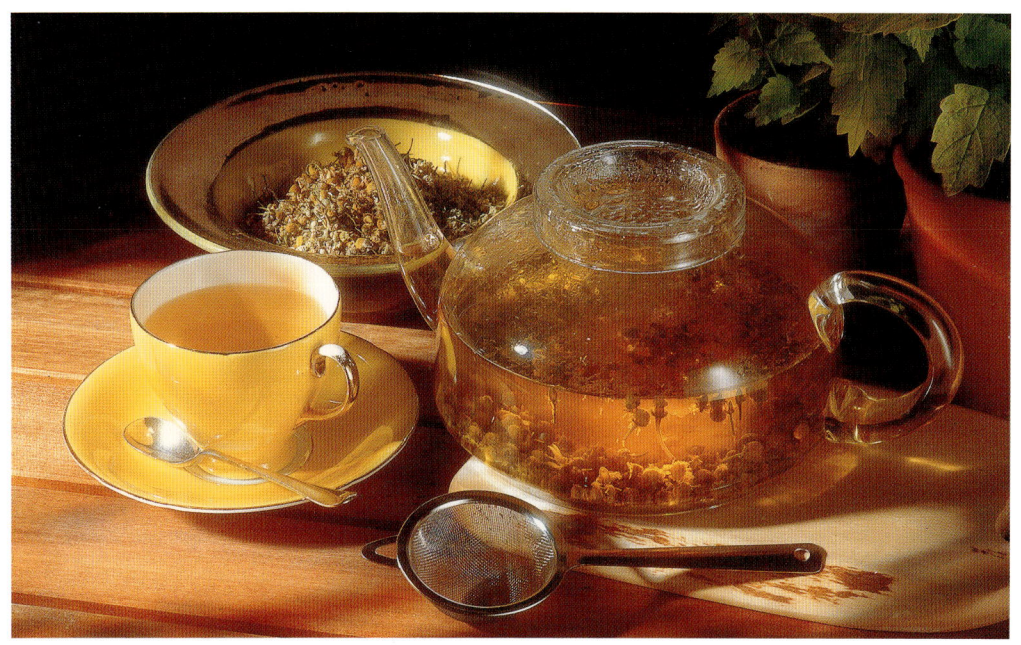

カモミールティーは理想的な食後のお茶。

消化促進

多くの人が、ストレスゆえの消化不良に苦しんでいます。交感神経系の「闘争・逃走」反応が消化作用を抑制しがちだからです。その結果、胃痛や食欲不審、鼓腸、下痢、さらには過敏性腸症候群にまでなりかねません。

以下の3つのレシピはいずれも、特に神経系をリラックスさせるためのものであり、副交感神経を活性化し、消化管の痙攣を抑制します。

神経性胃痙攣の緩和

神経性胃痙攣をすぐに鎮静できるのは、カモミールとホップとレモンバームをあわせたお茶です。この中から、自分に最適なものを選んでもかまいません。レモンバームとカモミールは好きなだけ摂取して大丈夫です。

レモンバーム、ドライカモミールの花、ペパーミントを小さじ1杯ずつ、小さなティーポットかカフェティエールに入れます。熱湯をたっぷりそそいだら、そのまま最低10分はおいてください。濾してから、少なくとも1日3回か毎食後に飲みます。

ハーブレメディ

- カモミール
- クランプバーク
- クミン
- フェンネル、キャラウェイ、ディル
- ホップ
- レモンバーム
- リコリス
- ペパーミント

鼓腸と疝痛（コリック）の緩和

小鍋にフェンネルシードとクランプバーク各小さじ1、水約300mlを入れて煮立たせます。ドライペパーミント小さじ1を加え、そのまま10分おき、濾してから飲んでください。

便秘解消

クランプバークとフェンネルで上記のように煎じ薬をつくりますが、今度加えるのは小さじ1杯分のリコリスの根です。頑固な便秘が何度も再発する場合は、毎朝のシリアルに小さじ1杯のリンシードを加えれば、効果が見られます。

同量を2時間ほど湯に浸けておき、それを就寝前に飲んでもかまいません。必要なら、翌朝起きてすぐに再度飲みます。それでも症状に改善が見られなければ、できるだけ早くかかりつけ医に相談してください。概して便秘を避けるには、新鮮な青果と食物繊維をたっぷり含んだ、バランスのいい健康的な食事を毎日きちんととるのが1番です。

注意

服用の時間帯が限定されていたり、別の症状を呈している際の服用を禁じているハーブもあります。たとえば鎮静剤としてのホップの服用は夜のみで、陰うつ時や性的エネルギーの欠落時には適しません。同様にリコリスも、高血圧やむくみがある場合は避けてください。疑問がある場合は必ず医師に相談しましょう。

元気になれるレシピ

元気になれるすばらしいハーブレメディを活用すれば、具合が悪いからといって寝たきりにならずにすみます。多くのレシピが目指しているのは、心身ともに疲れて麻痺してしまいそうな、気持ち的にも体力的にも本当につらい時期をのりこえ、元気を回復させることです。いずれのレシピも、自然な方法で健康を維持してくれます。

神経衰弱

きつい仕事が長期間続いたあとやそのさなか、あるいは精神的に追い詰められた際には、体調を崩したり落ちこんだりしがちです。こうした徴候は、学期末や、長期にわたる人間関係のもつれに悩む先生方によく見られます。ですがハーブレメディを活用すれば、そんなつらく難しい状況にある神経系に、たっぷりと元気を与えられます。元気になれるお茶のつくり方です。以下に挙げたドライハーブをすべて、同量混ぜてください。それを小さじ3-4杯ポットに入れます。熱湯600mlを加えて蓋をし、10分おいて濾したら、1日に3-4杯飲みましょう。

ハーブレメディ
- ボリジ
- リコリス
- スカルキャップ
- セントジョーンズワート
- ワイルドオーツ
- ウッドベトニー

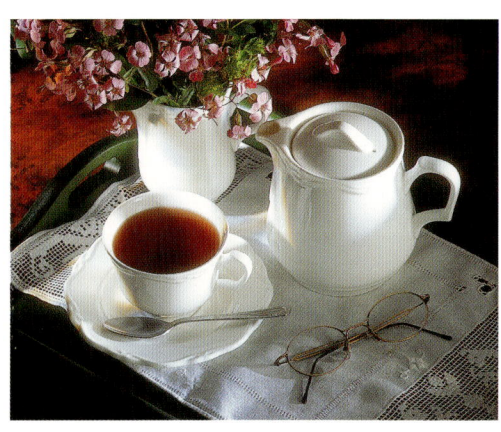

疲れたり気力がないときは、頼りになるハーブブレンドでつくる、リラックスできるハーブティーがおすすめ。

回復用の強壮剤

症状がおさまっても、体力の回復には時間が必要です。この強壮剤は、そんなときに非常に役立ちます。ワイルドオーツとセントジョーンズワートは神経系を元気にしてくれます。リラックスと消化を促進するのはバーベイン、副腎を回復させるのはリコリスです。病後数週間はビタミンCのサプリメントを服用してください。アルファルファスプラウトもビタミンとミネラルが豊富です。もちろん休息も大事なことを忘れずに。

回復用のお茶

以下に挙げたドライハーブをそれぞれ小さじ1/2杯ずつ小さなポットに入れます。そこに熱湯を加えてください。香りを楽しみたいならペパーミントを加えます（高血圧やむくみがある場合は、リコリスは避けてください）。10分おいてから濾します。温かいものを1日に3-4杯、少なくとも3週間は飲んでください。

ハーブレメディ
- ボリジ
- リコリス
- セントジョーンズワート
- バーベイン
- ワイルドオーツ

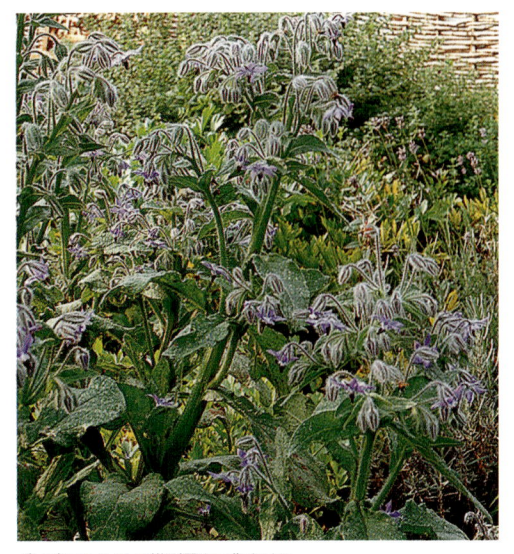

ボリジはリコリス同様副腎を回復させる。

冬期うつ病の緩和

かつてハーバリストは、植物の外観からその癒し効果を推察できると考えました。たとえば、痔核に似た根を持つバイカルキンポウゲからつくる軟膏は、実際に痔によく効きます。また、陽光の中でぐんぐん育つ、見るからに太陽といった感じの花を有するセントジョーンズワートは、抗うつ効果を有することで有名です。日照時間の短い冬に気分の落ちこみを感じた際に服用するなら、このハーブが1番です。

ワイルドオーツも、神経系の強化と身体保温に役立ちます。常緑植物のローズマリーは頭部への血流を改善してくれますから、常に頭がすっきりした状態でいられます。さらに、朝鮮ニンジンのカプセルを初秋から1カ月服用すれば、すごしにくい季節の変わり目にも対応しやすくなるでしょう。

明るい冬

ドライセントジョーンズワート小さじ2とドライローズマリー小さじ1をあわせます。そこに熱湯を250㎖加えてください。そのまま10分おいてから濾します。1杯だけでは効果は期待できません。冬の間1日3杯飲み続けてください。

ハーブレメディ	
● 朝鮮ニンジン	● セントジョーンズワート
● ローズマリー	● ワイルドオーツ

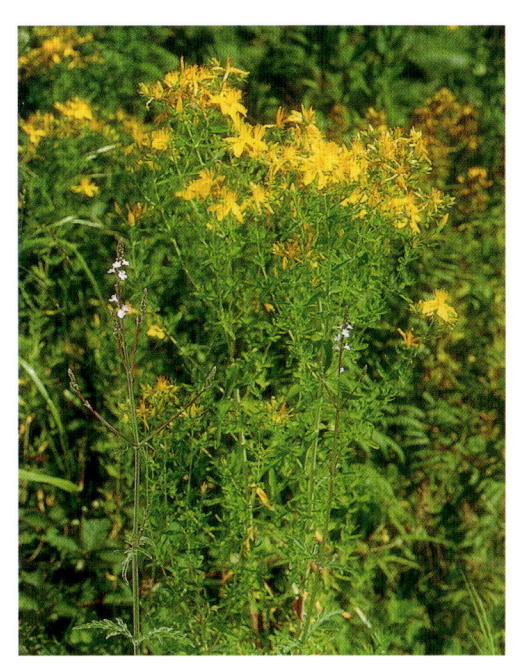

陽光降りそそぐ広々とした地で育つセントジョーンズワート。

陰うつ状態の解消

陰うつ状態が如実に示しているのは、体と心の密接な関係です。肉体的および精神的なエネルギーがともに失われると、陰うつな状態におちいります。両エネルギーをきちんと機能させるために必要なのは、活力源となる未精製食品にナッツやシード類、ビタミンB群を含む健康的な食事です。マルチビタミンとミネラルのサプリメントは、陰うつ状態の解消促進にすばらしい効果があります。ただし、せっかくの効果を台なしにしないよう、コーヒーなどの刺激物をむやみに摂取するのは控えてください。刺激物は、心身両面を疲弊させる傾向があります。

以下の、気分が明るくすっきりするお茶はとてもおいしく、神経系の健康回復に効果絶大です。あまり目立ちませんが、わずかに刺激効果も有します。

気分が明るくなるお茶

以下に挙げたドライハーブを同量ずつ混ぜます。それを小さじ2杯分、ポットに入れてください。そこに熱湯を600㎖加え、そのまま10分おいてから濾します。このおいしいお茶を、1日3杯召しあがれ。

ハーブレメディ	
● ダミアナ	● ワイルドオーツ
● セントジョーンズワート	

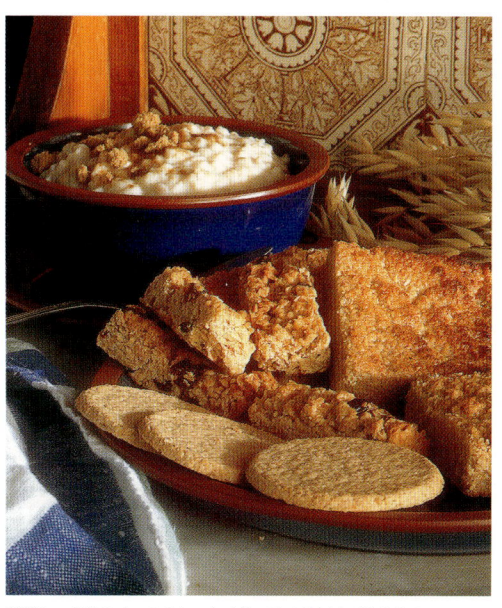

栄養たっぷりのオーツをおいしく食べる方法はたくさんある。ビスケットのような手づくりおやつもその1つ。

頭痛および夜の不調のレメディ

だれもがときに苦しむのが、頭痛とひどい不眠です。たまにであれば我慢もできますが、頻繁に繰り返すようになり、生活に、特に性生活に支障をきたすようになれば、対処すべきは明らかでしょう。入浴からお茶、マッサージにいたるまで、ここに挙げたレメディすべての目的は1つ、できるだけ早く、健康な生活をとり戻すことです。

緊張型頭痛の緩和

頭痛はストレスの一般的な症状です。しばしば原因となるのが、首および背中上部の筋肉の緊張で、これにより頭部への充分な血液供給が阻害され、痛みが引き起こされます。この種の頭痛は、マッサージと運動で緩和できます。

香りを活用した入浴

浴槽にエッセンシャルオイルかインフュージョンオイルを数滴たらし、体をのばしてゆっくりと浸かります。湯を張る際、蛇口の下にハーブを束ねて結んでおくとなおいいでしょう。ストレスを感じたときは、小さじ1杯の水で希釈したラベンダーオイル2滴で頭部をマッサージしてください。

鎮痛効果のあるお茶

ドライウッドベトニー小さじ1と、ドライラベンダーかローズマリー小さじ1/2をカップに入れます。熱湯をそそぎ、10分たったら濾して、まずは1杯。その後、1時間ごとに飲んでください。

ハーブレメディ	
● ラベンダー	● ローズマリー

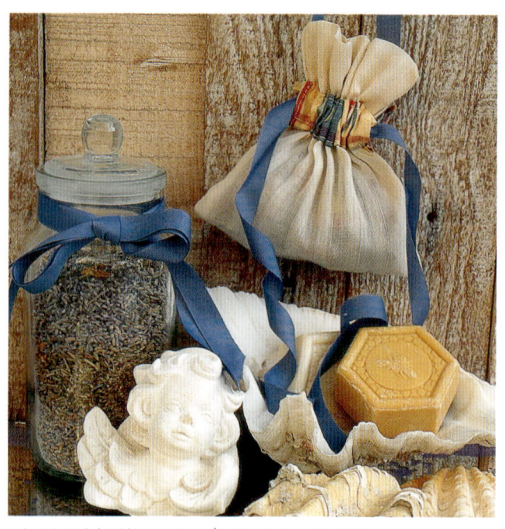

フレッシュまたはドライハーブを入れたモスリンの袋。蛇口の下につるす。

二日酔いのレメディ

たいていの人が二日酔いの症状をご存知でしょう。頭痛に吐き気、頭はボーッとして気分はどん底です。こうした症状の大半の原因は、肝臓への過負荷にあります。苦みのあるハーブなら、肝臓を刺激し、その解毒作用を促進してくれるでしょう。バーベインは苦みを、ラベンダーは消化促進効果を有します。またいずれのハーブにも認められるのが、気分高揚効果です。二日酔いの場合には、水をたくさん飲み、ビタミンCをたっぷり摂取するのもおすすめです。

二日酔いに効くお茶

ドライバーベイン小さじ1とラベンダーの花小さじ1/2をポットに入れます。熱湯600mlを加えたら、蓋をして、揮発性油の蒸発を防いでください。そのまま10分おいてから濾し、飲みやすいようハチミツを少量加えます。気分がよくなるまで、1日かけて少しずつ飲みましょう。

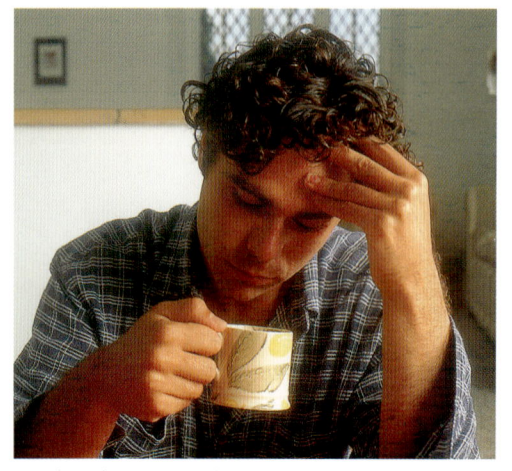

ハーブレメディで二日酔いを解消。

ハーブレメディ	
● ラベンダー	● バーベイン

性欲回復

　気分が落ちこんだり不安になると、いとも簡単に性生活に支障をきたします。原因はエネルギーの過度の低下です。ホルモンバランスの乱れに関係がある可能性もあります。ダミアナは神経系およびホルモン系をともに刺激するうえ、体内でホルモンに変わる重要な構成要素も有しています。バーベインは緊張やストレスの緩和に秀で、昔から催淫薬として活用されているハーブです。ワイルドオーツとジンジャールートも刺激薬と見なされています。

精力をつけるお茶

　ドライダミアナとドライバーベインを小さじ1ずつポットに入れます。そこに熱湯を600㎖加えてください。そのまま10分おいてから濾し、お好みでリコリスやジンジャー、ハチミツで味を整えます。1日に2杯飲んでください。

ハーブレメディ	
● ダミアナ	● バーベイン
● ジンジャー	● ワイルドオーツ

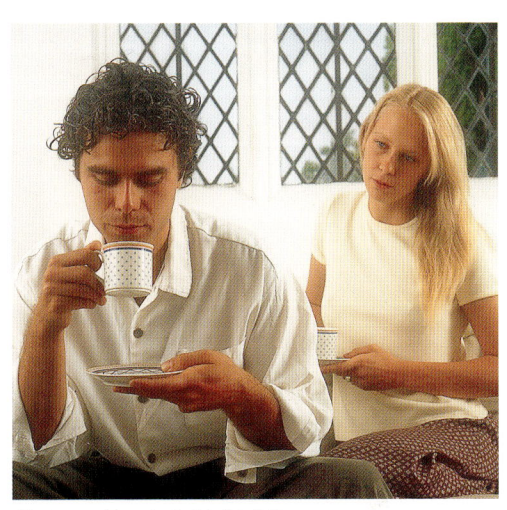

適切なハーブでつくるお茶や煎じ薬は、性的エネルギーをはじめあらゆるエネルギー回復の一助となる。

ぐっすり眠る

　不眠にもいろいろな種類があり、原因もさまざまです。まったく眠れない場合に1番おすすめなのは、下に挙げたレメディを試すこと。そして、自分に最適のハーブ1種類あるいは数種類の組みあわせを見つけてください。ぐっすり眠れない状態が長期間続いているなら、神経系のハーブ薬を摂取して、体調を改善します。

　リラックス効果を有するハーブのお茶を毎晩飲みましょう。ラベンダーオイルを就寝前の入浴に用いたり、枕にたらしておくのも効果があります。ホップを詰めた枕を使ってみるのもおすすめです。また、1日の終わりにゆっくりとくつろぐ時間をたっぷりととることも大切です。軽い運動や瞑想、ヨーガもぐっすり眠る一助となります。

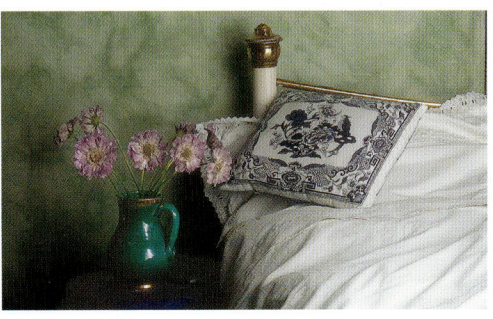

ハーブ枕をつくるか買えば熟睡しやすくなる。

眠くなるお茶

　ドライカモミール、バーベイン、レモンバームを小さじ1ずつポットに入れます。そこに熱湯を600㎖加えてください。そのまま10分おいてから濾し、夕食後に1杯飲みます。残りは温めて、就寝前に飲んでください。

　不眠が続いている場合には、このハーブティーに、バレリアンルート小さじ1か、ドライホップまたはカリフォルニアポピー小さじ1/2を煎じたものを加えます。

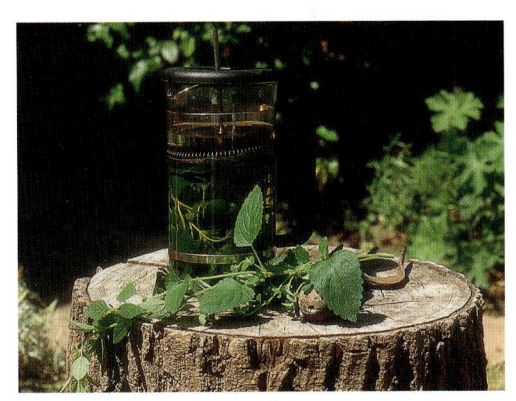

カモミールティーはぐっすり眠れるだけでなく、多分にリフレッシュもできる。

ハーブレメディ	
● カリフォルニアポピー	● パッションフラワー
● カモミール	● バレリアン
● ホップ	● バーベイン
● レモンバーム	

ハーブおよび活用法ガイド

ハーブは昔から、キッチンに欠かせない、あらゆる香りを付加する存在として、さらには偏頭痛から鼓腸にいたるまで、さまざまな症状の緩和、解消に役立つ存在として知られてきました。そういった貴重な植物が多数育てられていたかつての修道院の薬草園は、まさに簡易薬局だったと言えるでしょう。そんな薬草園と張りあう必要などありません。自分なりのハーブ、自分の気分がよくなる一助となるハーブを育てればいいのです。

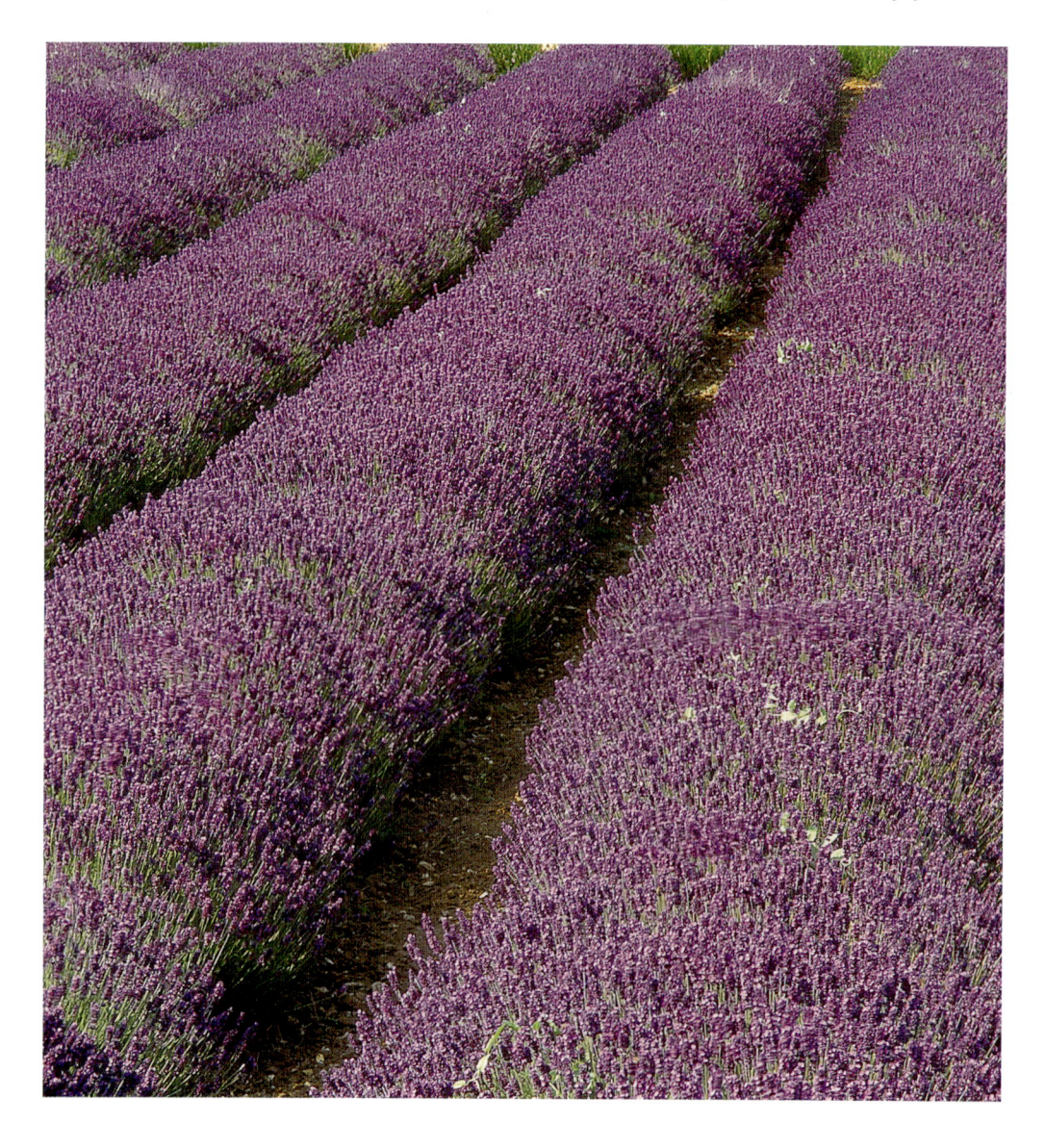

ハーブを使う

　これから紹介していくハーブはいずれも、ストレスを筆頭にさまざまな一般的疾患への対処の一助として特に有益なものです。「備考」を読み、写真をよく見れば、最も自分の役に立ち、自分の庭に寄与するハーブがわかるでしょう。ですがどのハーブも、ことのほかくつろいだ雰囲気をもたらすのに役立つのは間違いありません。何種類かを植える際は、背の高いものを中心に、小振りなものをそのまわりに配するようにしてください。

　レメディにかんして、1番有益なものを断じる前に、いくつか試したいと思うかもしれません。その場合、ハーブの効果は通常すぐには現れませんから、決してあわてず、最低でも2週間は時間をかけます。ただし、3週間たっても効果が感じられないときは、専門医の助言を求めてください。ハーブはさまざまに組みあわせても使われますから、助言を参考に組みあわせを考えれば、さらなる効果を得られるでしょう。

　ストレスでつらいときにたいていの人に効果があるのは神経薬です。ハーブレメディは、必ず自分に最適なものを選びます。たとえば、ストレスのために気分が落ちこんでいるなら、ワイルドオーツのような刺激性を有するハーブ薬を探します。ですが、ストレスから不安が増し、動悸や発汗、不眠といった症状を呈しているような場合には、リラックス効果のあるハーブを試してください。

　レスキューレメディは、正確にはハーブレメディではなくバッチフラワーレメディですから、本項には含みませんが、店頭で簡単に入手できます。

　言うまでもなく、さまざまな効能を有するハーブもいくつか存在します。美しい花を咲かせて、小さな庭にすばらしい彩りを添え、たくさんのハチも魅了するのはボリジ。葉は飲み物にキュウリのような香りを付加し、花はサラダを美しく飾り、オイルは血圧をさげてくれます。ラベンダーも万能ハーブで、ポプリにも、広範な鎮静処置にも欠かせません。せっかく植えたのに、庭のその場所にはそぐわない植物があったら、最適な場所を見つけてから植えなおせば、すぐにまた元気に育ってくれるでしょう。

レディースマントル

Alchemilla xanthochlora syn.
A. vulgaris　バージンズケープ

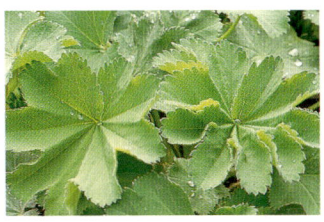

マントに似ためずらしい葉の形から、マントの意のマントルという名を有する。Alchemillaはアラビア語由来の学名で、錬金術の意。変化助長の力を表す。大きい種のAlchemilla mollisは観葉植物。レディースマントルは月経周期のバランスを助ける力を有し、いわば女性のハーブ。インフュージョンを灌水または洗浄水として用いればかゆみや炎症の緩和に役立つ。

備考
● 利用部位：葉と花。
● 用法：ドライタイプ小さじ1かフレッシュタイプ小さじ2を熱湯とともにカップに。1日3回服用。

パスクフラワー

Anemone pulsatilla　ワイルドフラワー

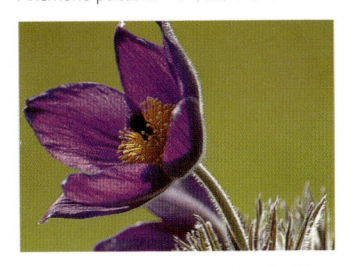

最も美しい薬草の1つで、紫の花が春に咲く。パスクという名前は、イースターを意味するPaschに由来。鎮静、殺菌、鎮痙、鎮痛効果を有し、生殖器の治療に利用される。男女の生殖器に影響をおよぼすあらゆるタイプの痛みの緩和に用いられる。

備考
● 利用部位：ドライタイプの葉と花。
● 用法：ごく少量の服用にとどめる。ハーバリストに相談すること。
注意：フレッシュタイプは使わない。

マグワート

Artemisia vulgaris

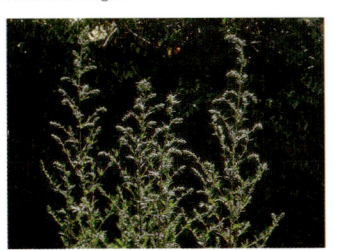

「ハーブの母」とも称され、道端でもしっかりと育ち、旅人を守ると言われる。独特な使用法を有する、消化および神経系への薬という説明が最適。神経性消化不良、吐き気、神経過敏を緩和する。子宮の薬として、月経周期を整え、それにともなう生理痛やPMT緩和に役立つ。ガをはじめとする虫よけとしても利用可能。

備考
● 利用部位：花と葉。
● 用法：小さじ1/4-1/2を1日3回服用。
注意：妊娠中は使用を避ける。

ワイルドオーツ

Avena sativa

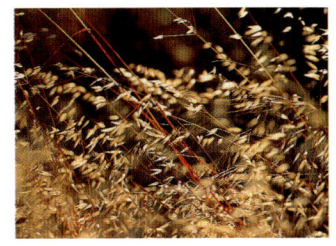

オーツは神経系によく効く薬。わずかに刺激性を有し、神経衰弱のレメディとして長期間服用される。帯状疱疹や単純ヘルペスの治療にも活用可能。ビタミンE、鉄、亜鉛、マンガン、プロテインを含み、コレステロール減少を助ける。

備考
● 利用部位：種と茎。
● 用法：お茶はもちろん、オートミール、ポリッジ、パンケーキ、ビスケットといった食事など、さまざまな形で摂取できる。
注意：グルテンアレルギーの人には不向き。

ボリジ
Borago officinalis

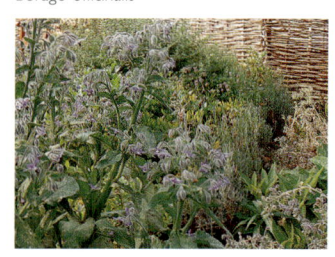

明るい青の愛らしい花をつける大きな植物。アイスクリームや冷たいサマープディングのおしゃれな飾りになる。アドレナリン生成をうながし、ストレス時にも有効。非常に栄養価も高く、皮膚疾患やリウマチの治療にも役立つ。

備考
- 利用部位：葉、花、種。葉はすぐに乾燥させること。パリパリになるまで低温のオーブンでじっくり加熱するのが1番。
- 用法：ドライタイプ小さじ1かフレッシュタイプ小さじ2を熱湯とともにカップに。

カリフォルニアポピー
Eschscholzia californica

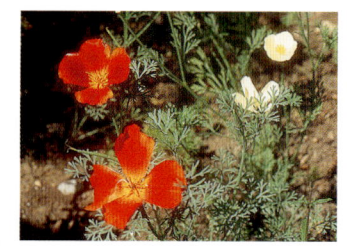

美しく繊細な花が1日だけ咲いたあとに、種の入った細長いさやをつける。燃え立つようなオレンジ、黄色、ピンクといった花色ゆえか、フランス語では「太陽の球」と称されている。おだやかな鎮痛、鎮静剤で、痙攣や過興奮を緩和。

備考
- 利用部位：全草。
- 用法：ドライタイプ小さじ1を熱湯とともにカップに。
- 注意：緑内障を患っている場合、このハーブは避けること。

カモミール
Chamomilla recutitaまたは
Chamaemelum nobile

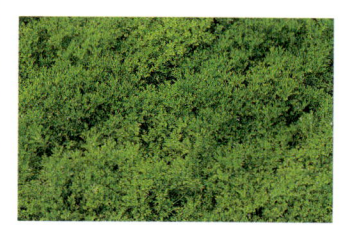

このかわいいキク科の植物が有名なハーブの1種なのはおそらく、非常に役立つため。頭状花をお茶などに入れるだけで、消化機能も、ときに襲われるとらえどころのない不安も緩和可能。結果的に緊張や不安を高めてしまうコーヒーとは正反対の効果を有しており、1日の終わりに飲むお茶としても非常に適している。

備考
- 利用部位：頭状花。
- 用法：ドライタイプ小さじ1かフレッシュタイプ小さじ2を熱湯とともにカップに。

リコリス
Glycyrrhiza glabra

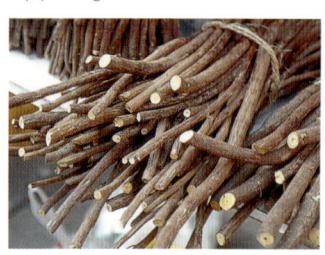

非常に有益なこのハーブが中世から栽培されてきたのは、その甘く香りのいい根のため。消化をうながし、胃腸の炎症や下痢を緩和。ハチミツで煮て鎮静シロップをつくれば、気管支炎や喘息の症状緩和に役立つ。

備考
- 利用部位：根（リコリススティック）または黒いグミ状の凝固液。
- 用法：小さじ1を熱湯とともにカップに。
- 注意：高血圧またはむくみのある人は避けること。

ホップ
Humulus lupulus

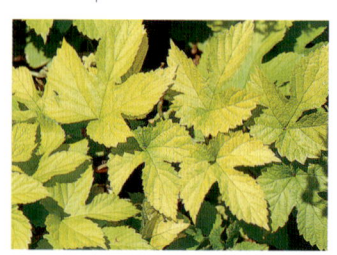

ホップという名前は、アングロサクソン語で「登る」という意味のhoppenに由来する。強いつる状の茎はよくのび、4.5m以上になる。苦みを有する薬として活用され、消化促進、不安緩和に役立つ。鎮静効果もあるため、深い眠りをもたらしてくれる。効能は、揮発性油に起因する部分がある。

備考
- 利用部位：「球果」と言われる雌花の花部を乾燥させたもの。
- 用法：1日に小さじ1杯まで。
- 注意：抑うつ病のあいだは使用を避ける。

セントジョーンズワート
Hypericum perforatum

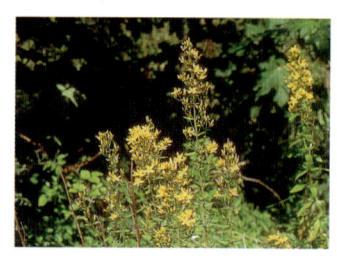

必ず正しい種を選び、葉に充分陽光を当てること。葉には、小さな穴のように見える油点がある。現在よく知られているのは、その抗抑うつ効果のため。神経薬として、神経衰弱や帯状疱疹などの疾患による神経の損傷修復に役立つ。

備考
- 利用部位：花頂部。
- 用法：ドライタイプ小さじ1かフレッシュタイプ小さじ2を熱湯とともにカップに。1日3回服用。
- 注意：陽光を浴びながら庭ですごす際には、このレメディは避けること。

朝鮮ニンジン
Korean Ginseng, Panax spp.

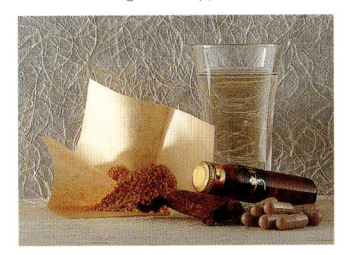

副腎ホルモンの生成を改善することで、体がストレスに適応し、疾病に耐えられるよう助力。ただし、服用は短期間にとどめること。筋痛性脳脊髄炎患者に効果がある。

備考
- 利用部位：乾燥させた根。
- 用法：1日1g。

注意：妊娠中やほかの興奮薬の服用中は使用を避ける。専門家の助言なしに6週間以上大量に服用しないこと。イライラしてきたり頭痛を発症した場合には服用を中止する。

ラベンダー
Lavandula spp.

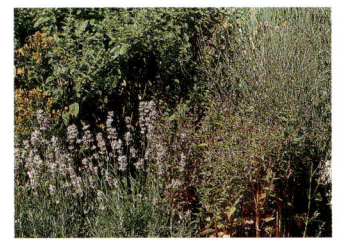

だれもが知る香しい植物。ハーバリストは、精神を高めてくれるという意味から、感情調整薬と称する。この効果に、抗感染、リラックス効果があいまって、ラベンダーは強力なレメディとなる。エッセンシャルオイルとして外用すれば、リラックスでき、痛みややけども治癒可能。お茶あるいはチンキとして内服もできる。イライラや消化不良、偏頭痛が襲ってきたときにも有益。

備考
- 利用部位：乾燥させた根。
- 用法：1日1g。

マザーワート
Leonurus cardiaca

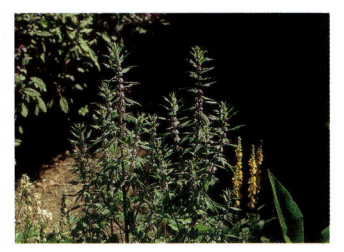

学名は、ライオンの尾のような形の葉に言及したもの。緊張からくる動悸や発汗の緩和に効果的。循環系を改善し、月経不順や更年期障害の緩和にも活用される。血圧降下の一助としても利用可能。

備考
- 利用部位：葉と花。
- 用法：ドライタイプ小さじ1かフレッシュタイプ小さじ2を熱湯とともにカップに。1日3回服用。またはシロップを小さじ2杯。

注意：妊娠初期の使用は避けること。

レモンバーム
Melissa officinalis　ビーバーム

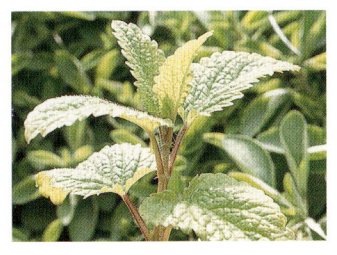

非常に生命力が強いため、庭中に繁殖する。冬はホットで、夏はアイスでと、毎日飲むお茶に最適。消化とリラックスをうながし、繊細な消化器系を助ける。過敏性腸症候群や神経性消化不良、不安や陰うつな気分にもよく利用される。就寝時に飲めば、心地よい眠りと安堵感をもたらす。

備考
- 利用部位：葉と花。
- 用法：小さじ1を熱湯とともにカップに。1日3-4回まで服用。

ミント
Mentha spp.

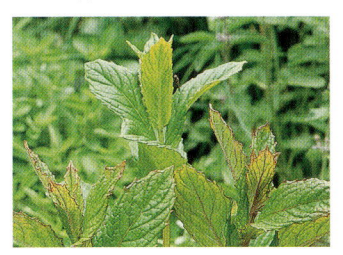

ペパーミント（Mentha piperita）は、スペアミントとウォーターミントの交雑種。殺菌性と抗寄生虫性を有し、かゆみを緩和。一時的に皮膚を麻痺させる効果があり、冷却感を付与する。筋肉痛のマッサージ用ローションに含有。フットバスの効果を高める。

備考
- 利用部位：葉と花。
- 用法：ドライタイプ小さじ1かフレッシュタイプ小さじ2を熱湯とともにカップに。

注意：妊娠初期の使用は避けること。

イブニングプリムローズ
Oenothera biennis

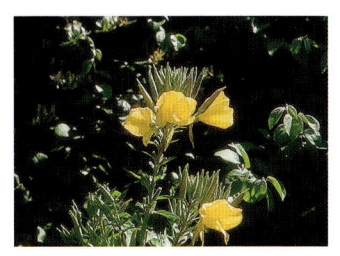

たそがれ時にあざやかに咲く美しい植物で、庭に自生する。湿疹をはじめとする乾燥肌の諸症状に外用。オイルを内服すれば、コレステロール値がさがり、血行がよくなる。PMTの治療成功率が非常に高く、多動児を落ちつかせる一助ともなる。アルコールによって損傷した肝臓の再生にも効果的。

備考
- 利用部位：種から抽出したオイル。
- 用法：カプセルを説明書にしたがって。

注意：癲癇の場合は避けること。

マジョラム
Origanum vulgare

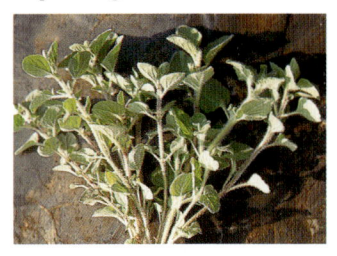

多くの種があるマジョラムは、ポプリや料理に利用される。薬としては、陰うつな気分の緩和や神経性頭痛の治療の一助として用いられる。鎮痙性の揮発性油を含有。そのため消化不良の緩和に役立つ。インフュージョンオイルは、浴槽に入れたり、体に直接擦りこんだりして、関節や筋肉のこわばりや痛みの緩和に利用。

備考
- 利用部位：葉。
- 用法：ドライタイプ小さじ1かフレッシュタイプ小さじ2を熱湯とともにカップに。1日2回服用。

パッションフラワー
Passiflora incarnata　メイポップ

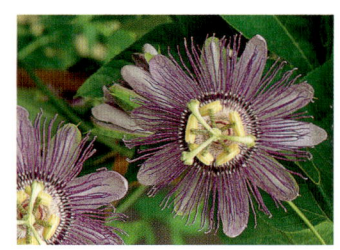

みごとな花を咲かせるつる性植物。睡眠をうながすハーブ薬に混ぜられることが多く、焦燥感や不眠症の治療に非常に役立つ。動悸や不安、ゾッとする感じをもたらすことがあるアドレナリンの効果を中和可能。ほかにも、神経痛の緩和など。

備考
- 利用部位：乾燥させた葉と花。
- 用法：ドライハーブ小さじ1/4-1/2を1日2回か、小さじ1を夜、または市販製剤を指示にしたがって服用。

ローズマリー
Rosmarinus officinalis

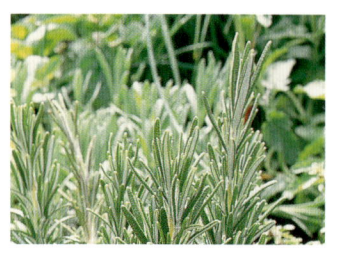

なじみのあるこの植物は、効果の高い香りのいいオイルを数種類含有。ラベンダー同様、エッセンシャルオイルかインフュージョンオイルとしての外用も、フレーバーティーやチンキとしての内服も可能。頭部と子宮に集中的に効き、そこへの血液供給をうながす。かき氷頭痛や、血行不良による痙攣緩和に役立つ。

備考
- 利用部位：葉と花。
- 用法：小さじ1を熱湯とともにカップに。1日3回まで服用。

セージ
Salvia officinalis

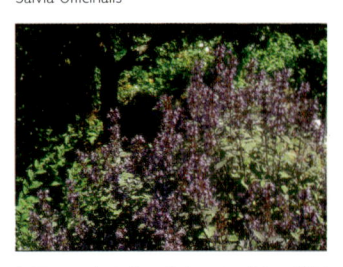

初夏にみごとな紫の花をつける美しい常緑植物。多くの料理用ハーブ同様消化を助長。殺菌性を有し、治りの遅い傷への湿布や、うがい薬、口やのどの感染症の治療薬として利用されることもある。寝汗や更年期のほてりの緩和に役立ち、白髪を黒くできるとも言われる。

備考
- 利用部位：葉。
- 用法：熱湯をそそいだカップ1杯につきドライタイプを小さじ1。

注意：妊娠中は避けること。

スカルキャップ
Scutellaria lateriflora

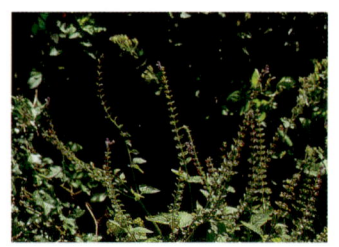

神経薬のハーブ。頭蓋骨のようなさやをつけるため、昔から頭部と深い関係にある。非常に高い鎮静効果を有し、不安や落ちつきのなさの緩和に役立つ。苦みがあり、それが肝臓の機能を促進して、つらいPMTを引き起こす過度のホルモンや毒素の排出を助ける。

備考
- 利用部位：地上にでている部位。ただし開花後に刈りとる。
- 用法：ドライタイプ小さじ1かフレッシュタイプ小さじ2を熱湯とともにカップに。

ウッドベトニー
Stachys betonica syn. S. officinalis Betonica officinalis　ビショップスウィード

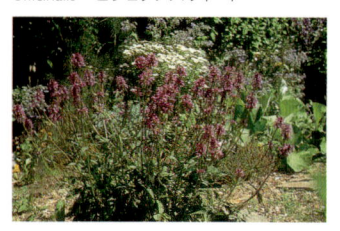

紫の花をつける魅力的な植物。神経系の活動を助け、偏頭痛や記憶障害に苦しんでいるときに特に効果がある。頭部への血行もうながす。欧州ではつねに人気のあるレメディで、頭痛や偏頭痛の際に試してみる価値は充分にある。

備考
- 利用部位：地上にでている部位。
- 用法：ドライタイプ小さじ1かフレッシュタイプ小さじ2を熱湯とともにカップに。

注意：妊娠中の頻繁な服用は避けること。

ライムブロッサム

Tilia × europaea　リンデンブロッサム

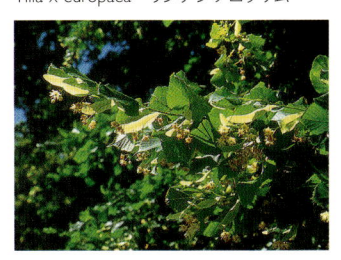

高くまっすぐにのびる木に、甘い香りの花が咲く。薬として有するのは、リラックスおよび洗浄効果。発熱やインフルエンザに効くお茶ができる。ヤロウとペパーミントとあわせると特に効果的。発汗をうながし、発熱時の体を助ける。動脈硬化および高血圧の軽減、また偏頭痛の緩和にも利用される。

備考
- 利用部位：花。淡黄色の包葉も含む。
- 用法：ドライタイプ小さじ1かフレッシュタイプ小さじ2を熱湯とともにカップに。1日3回服用。

ダミアナ

Turnera diffusa

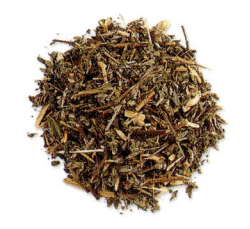

南米と西インド諸島で生育する。かつての学名はTurnera aphrodisiaca。神経系および生殖器系の薬。性機能低下時に有益。レメディとして男性が服用するが、女性にも同様に刺激、強壮効果がある。花が満開のうちに刈りとって乾燥させ、抗うつ剤として、また不安緩和に利用。

備考
- 利用部位：葉と茎。
- 用法：小さじ2を熱湯とともにカップに。1日2回服用可能。

バレリアン

Valeriana officinalis　オールヒール

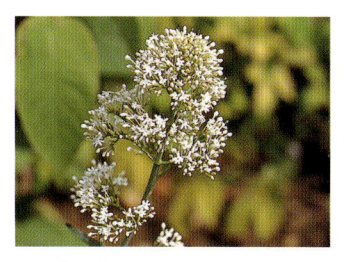

白っぽいピンク色の花をつける背の高いハーブで、湿地で生育。根には神経系にたいする強力な鎮静効果があり、緊張緩和によく効く。生理痛や痙攣、動悸、活動過多の緩和への利用も可能。不安からくる睡眠障害にも効果が認められる。

備考
- 利用部位：乾燥させた根。
- 用法：小さじ1を熱湯とともにカップに。就寝時に服用。
- 注意：長期間大量に摂取すると頭痛を引き起こす可能性あり。

クランプバーク

Viburnum opulus　ゲルダーローズ

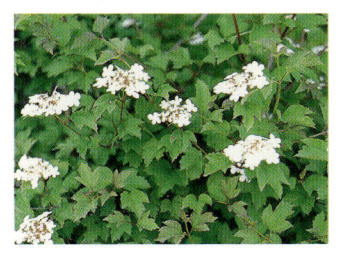

はなやかな野生の低木で、春には白と淡いピンクの美しい花を咲かせ、秋には赤い実をつける。作家ジェフリー・グリグスンは、カリッと揚げてたっぷりとコショウをまぶした鮭のにおいがすると表現。治療薬として用いれば、体と心の関係にいい効果をもたらす。原因を問わず痙攣を抑制し、便秘や生理痛、高血圧の対処にも役立つ。

備考
- 利用部位：乾燥させた樹皮。
- 用法：小さじ1を熱湯とともにカップに。

チェストツリー

Vitex agnus-castus　モンクスペパー

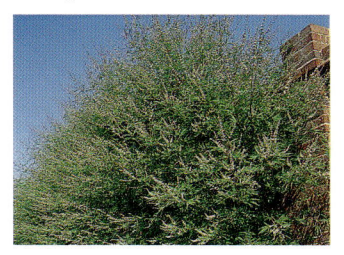

「貞節な木」という意味の名前が示しているように、わずかながら抗エストロゲン作用を有し、熱気を抑制できる。この特性ゆえに、「修道士の香辛料」を意味する別名がついた可能性も。少量の服用で、ホルモンバランスを整えなおし、PMTや閉経による変化、不妊症、産後うつ、生理不順の緩和も可能。母乳もよくでるようになる。

備考
- 利用部位：乾燥熟果。
- 用法：10-20滴のチンキを起き抜けに服用。

バーベイン

Verbena officinalis　ハーブオブグレイス

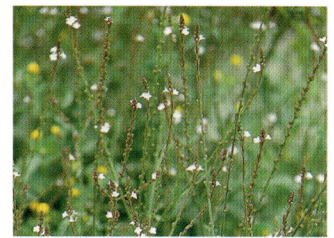

小花をつける素朴な植物。神経薬で、わずかに鎮静作用を有する。神経衰弱および頭痛や吐き気、偏頭痛を含む緊張の諸症状の治療に役立つ。苦みがあり、胆のうの疾患に活用されている。服用を非常によくすすめられるのが陰うつな気分の人で、ワイルドオーツとあわせるとさらに効果が高まる。

備考
- 利用部位：葉と花。
- 用法：ドライタイプ小さじ1かフレッシュタイプ小さじ2を熱湯とともにカップに。

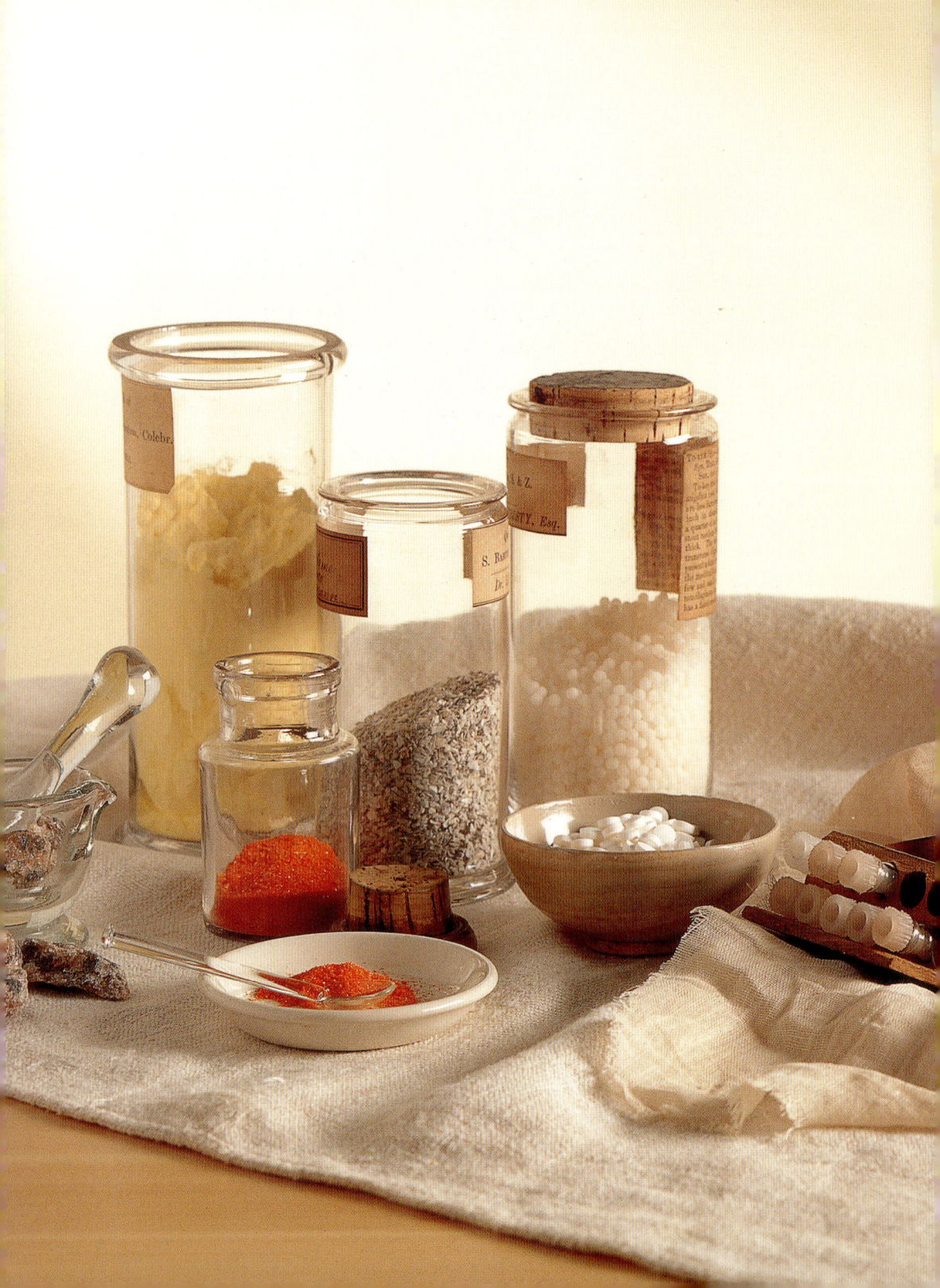

ホメオパシー homeopathy

「ホメオパシー」という言葉は、サミュエル・ハーネマンが「同種の苦痛」という意の2つのギリシャ語をあわせてつくったもので、「類は類を癒す」を意味します。当時の野蛮な医療に愕然としたドイツ人の医師であり化学者のハーネマンは一連の研究をはじめ、それがやがてホメオパシーの発展へとつながっていったのです。彼の疾病にたいする見解と、自然な過程を介しての治療法は、今日にいたるまでほとんど変わっていません。昔ながらの手法が今日の手法なのです。

「類は類を癒す」という原則、あるいはときに「類似の法則」と称されるそれは、ある物質を健常者に大量投与することで症状をもたらすなら、少量投与によって、体が本来持っている自然なエネルギーを刺激し、自然治癒能力を高めることで、同様の症状を治療できる可能性もある、と定めます。

その法則を如実に示す例を挙げましょう。19世紀、ドイツ人女性にはハーブのバレリアンを刺激剤として服用する習慣がありました。ところがやがて常用化し、神経系に過度の負担がかかるようになってしまったのです。しかし、少量の服用であれば、バレリアンは神経系をリラックスさせてくれます。そしてこれは、ホメオパシーにおける不眠の主要レメディの1つとなっているのです。

ホメオパシーにおける服用はごく少量なので、体に直接影響をおよぼすことはありません。ハーネマンは、動的に働きかける、と考えました。つまり、レメディのエネルギーが人体の自然治癒エネルギーを刺激する、ということです。アンバランスな状態にあるのなら、ホメオパシーがもとの健康な状態に戻してくれます。

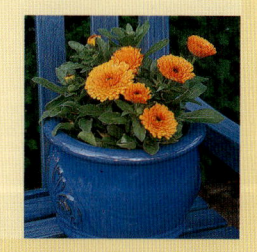

ホメオパシーと健康

ホメオパシーは、エネルギー医学のみならずホリスティック医学でもあります。ホメオパスは断言します、体はさまざまな部位の集合体にとどまらず、心や感情、ひいてはもろもろの器官とも複雑に結びついているのだと。それゆえ、ホメオパスのおこなう治療は、かつての医学でおこなわれていたものよりもはるかに「バランスのいい」ものです。その目的は、症状だけではなく、全人格を治療することにあります。

内なるエネルギー

体や心がどうつながっているのか、その仕組みは複雑で、簡単には説明できませんが、そのプロセスが実際に機能しているのは確かです。大事なのは、肉体的および精神的なシステムの基本が、正確に自動制御できるエネルギーシステムであること。そうすれば、まず心身ともに元気です。病気になると、それを実感するでしょう。人はたいてい、薬を飲まないでも元気になります。体には自然治癒力があるからですが、本来備わっているエネルギーが低下しているときには、サポートが必要な場合もあります。

療法

治癒の過程は車を走らせるのに似ています。現代の車は非常に性能がいいので、きちんと維持し、適切な燃料を補給して、丁寧に運転すれば、まず問題は起こりません。ですが、1晩ライトを消し忘れたままにしておけば、翌朝バッテリーはあがり、車はうんともすんとも言わなくなります。再度動かす唯一の方法、つまり唯一の治療法は、ほかの車の力を借りたジャンプスタートによる充電だけ。このエネルギーを充電するジャンプスタートに多くの点で似ているのが、ホメオパシーなのです。

ホメオパシーの人気が高まりつつあるのは、薬物投与をベースとした一般的な医療にたいする深刻な懸念ゆえです。多くの薬物は毒性を有し、敏感な人はその副作用にひどく苦しむ場合もあります。副作用が認められなくても、長期間過剰に薬物を摂取した結果は、必ずしもいいものとは言えません。実際、現代医療は疾患を治せず、そのふりさえしないのです。現代医療がおこなっているのは、症状の緩和と疾病の制御にすぎません。現代医療が目を向けているのは症状だけで、その原因まで考慮することはめったになく、したがって満足のいく結果が得られないのです。

ホメオパシーが異なるのは、安全であり、症状の除去を目的としないからです。症状は、ストレスや不調の兆候と見なします。そして適切なレメディにより、問題の原因を除去するのです。それによっておのずと症状も消えます。ホメオパシーが高く評価されるのは、その人の本質を考慮するため。2人が同じ病気と診断されても、その原因は異なり、それぞれに満足のいく治療をおこなうには、異なるレメディが必要だとの考えに、ホメオパシーは立脚しているのです。

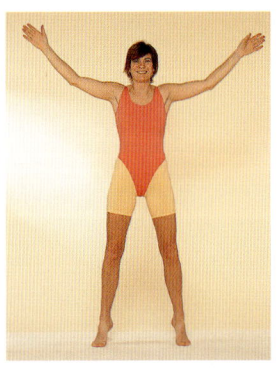

体調が悪いような気がするときがあるが、慎重に選んだホメオパシーの力を借りれば、元気になれる。

疾患とは

エネルギーが減少したり、バランスが乱れると病気になります。英語の「疾患」には本来「楽をのぞく」という意もあることから、疾患とは、楽ではない状態を指し、その治療に名前を付与する必要はないのです。ホメオパシーの療法は、症状の慎重かつ正確な分析によって決まります。通常、診断は不要です。一般に言われているのは、そこに存在するのは疾患ではなく、ただ「楽ではない」状態の人だけだからです。

症状

命にかかわる状況でないかぎり、症状は主要な問題ではありません。症状とは、体内システムが自然治癒するためにいかに調整しているかを示す「像(ピクチャー)」なのです。たとえば下痢と嘔吐は、体が不要なものから逃れようとしている証しです。また、皮膚炎のかゆみが耐えがたいからといって、皮膚の疾患があるわけではなく、むしろそれは、体内システムのバランスが乱れていることを示しているのであり、体が先手して、重要な器官から充分に離れた、最も安全そうな場所に問題を押しだしていると言えます。つまり皮膚が排泄器官となっているのです。

全般的な治療

丈夫でめったに病気にならない人もいれば、神経過敏で、ちょっとした寒さや情緒不安からたちまち体調を崩したり、具合が悪くなる人もいます。胸部が1番弱く、冬の寒さからすぐに気管支炎になる人もいるでしょう。かと思えば、胃腸に問題があり、ほんのわずか食事が変わっただけで、いきなり不調を訴える人も。ホメオパシーは、こうしたすべての違いを違いとして認め、それぞれに応じた療法を施していきます。プロのホメオパスはつねに、各人の「体質に応じた」処方をし、弱い部分はもとより、体内システム全体を強くすることを目指しているのです。

疾病の原因

疾病の原因は多岐にわたります。疲労や栄養不足といった明らかなものもありますが、感情に起因するものもあるのです。ストレスからバランスを崩せば、それが肉体的な病気となって現れます。そうした要因を考慮するのがホメオパシーであり、可能であれば、その要因を緩和し、患者の体力増強をも試みていきます。

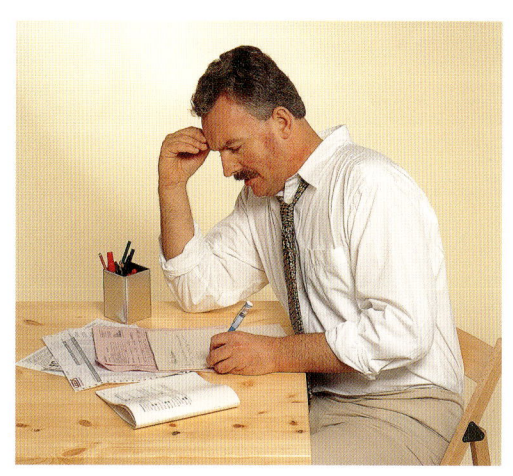

よく職場で経験する精神的、感情的なストレスは、あっというまに肉体的な問題につながっていく。

慢性疾患

体の内外を問わず絶えずさまざまな攻撃を受けていながら、生涯具合が悪いままという人がいないのは不思議なことかもしれません。ですがもちろん、多くの人がそうです。かつては深刻な問題だったさまざまな急性伝染病は消滅したものの、いまやそれにとって代わっているのが慢性疾患です。また、ガンや心臓病、湿疹、ぜんそく、さらには過敏性腸症候群のような消化器系の疾患も、かつてないほど増えており、こうした問題と戦うべく、免疫系には過度の負担がかかっています。

免 疫 系

免疫系のすばらしい適応能力はしばしば無視されますが、実はその多大な努力のおかげで、苦難の連続にもかかわらず、人は元気で走り続けていられるのです。とある作家はこのすばらしい力を、「自然治癒力」とたくみに表しました。作家いわく、自然治癒力とは「最高の主権を持って支配する精神のような力」だそうです。また、人が最高に健康な状態でいられるよう、抑制と均衡に目を光らせてくれていることからよく、「目に見えない監督」とも表現されます。

自然治癒力の作用

ほとんどの場合、人はこのすばらしいバランス調整の過程などまったく意識していませんが、これは遺伝子の中に無条件であらかじめ組みこまれています。そして、発熱や咳といった突然の疾患に見舞われてようやく、その機能に気づくのです。けれど、必ずしも気づかないこともあります。それは、熱が必要不可欠な自然の機能で、実は感染体を「焼き払って」いることや、咳をするのは、痰のむやみな増加を防ぐためであることです。体は臨機応変の才に長けていると言えます。ですが、ゆっくりと進行したり、長期間患う慢性疾患には、外部からの助力や、経験豊富な専門医の診察が必要です。

症状を読みとる

病気を治そうとして、自然治癒力が体にさまざまな症状をもたらします。これをホメオパスは「症状像」と称します。こうした症状は、体の内部で起こっていることを正確に反映しており、それゆえにどんな外部からの助力やさらなるエネルギーが必要かを示してもいるのです。

たとえば風邪の流行時、同じ家庭の子ども2人の具合が悪くなったとします。1人は1晩で急に発症し、顔は真っ赤、全身が燃えるような高熱をだしています。もう1人はまるで違い、数日かけてゆっくりと症状が現れてきました。熱はさほど高くありませんが、寒気を訴えてガタガタ震え、全身の筋肉に痛みが見られます。同じ風邪ながら、まったく異なる症状を呈していたのは、自然治癒力の違いゆえです。したがって、求められる治療法も異なります。ホメオパスはこの点をきちんと踏まえ、最初の子どもにはベラドンナのレメディを、2番目の子どもにはジェルセミウムを処方するでしょう。ホメオパシーが浸透しているのは、このように個々人に応じた療法に長けているからなのです。

ホメオパシーでは、症状そのものではなく患者1人1人を治療しますが、やはり症状は無視できません。総合的な症状像を慎重に見極めなければ、必要なレメディを見いだせないからです。重症の場合でも、充分な時間をかければ、自然治癒力が最終的に治癒効果を発揮しますが、症状を正確に読みとって助力、つまり「エネルギー調整」をおこなえば、治癒の過程は大幅にスピードアップするのです。

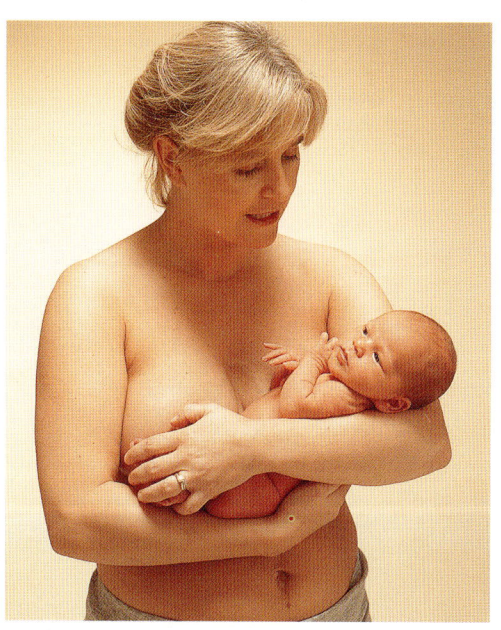

人はだれしも生まれながらに、健康をつかさどる自然治癒力を有する。

レメディの活用

はじめてホメオパシー療法をおこなうときは、どんな材料を混ぜあわせたレシピが自分にぴったりなのか、まるでわからずにとまどうことでしょう。ですが、ホメオパシーに当て推量はありません。ありとあらゆる問題に対応した的確なレメディが、何百年にもわたって伝えられ、リスト化されているのです。技術は正確で実績もあり、個々人の病状に応じて、レメディをたくみに微調整できるという利点もあります。

レメディの原料

ホメオパシーで使われるレメディの原料はさまざまです。大半は植物からつくられますが、鉱物も数多く使われますし、昆虫や、ヘビの毒をはじめとする毒物が用いられることも、わずかながらあります。毒物といっても心配は無用です。充分に希釈されており、害はありません。「類似の法則」いわく、最も強力な毒が、最も効果のあるレメディになりうるのです。現在2000ほどのレメディが記録されていますが、プロのホメオパスはほとんどが、そのうちのごくかぎられたものだけを、驚くほど頻繁に用いているのが現実です。

物質をレメディに変える過程を「ポーテンタイゼーション」といい、希釈と震盪(または振り混ぜ)という2つの主要な手法を有します。レメディ購入の際は、品名のあとの数字に注意してください。たいていは6ですが、30、200、1M(1000)といった数字が記されていることもあります。また、数字のあとに100倍法を意味する"c"が書かれている場合もあるでしょう。こうした数字は、そのレメディがどれだけ希釈、震盪されたかを示すものです。

レメディは、原料のエキスを通常アルコールに溶かしてつくります。100倍法でポーテンシーが6になっている場合、100倍の希釈を6回おこなって薄めている、ということを意味します。つまり、そのレメディの中に原料はわずか1兆分の1しか含まれていない、ということです。なお、希釈の程度であるポーテンシーが高くなればなるほど、レメディの効果も強くなります。

希釈するたびに、レメディは震盪します。ポーテンタイゼーションが終わったら、レメディはアルコール溶剤を混ぜて保存してください。瓶に入れた乳糖の錠剤かクリームに2、3滴染みこませてもかまいません。これでいつでもレメディが使えます。

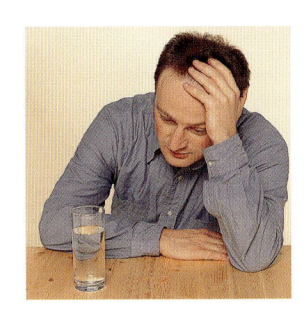

ホメオパシーでは、すべての症状を充分に考慮したうえで、適切なレメディの活用を試みる。

ティッシュソルト

19世紀のドイツ人医師ウィルヘルム・シュスラーは、健康に欠かせない12種のミネラル化合物、つまり「ティッシュソルト」を発見した。シュスラーの理論では、多くの疾患はこの化合物が1つ、または複数欠乏することにより発症するものの、ティッシュソルトを単体またはさまざまに組みあわせたものを少量服用すれば治癒可能だと説いている。

実証

開業医は、臨床経験からさらなる知識を得ているものの、ホメオパシーにおけるほぼすべてのレメディの効果はすでに「実証」または検証ずみです。実証においてレメディは、健常者のグループが症状を呈してくるまで投与されます。その際、観察者にも被験者にも、どんなレメディの実証をおこなっているのかは知らせません。これはきびしい規制のもとにおこなわれる二重盲検法です。被験者が発症する症状は、完璧な症状像が得られるまできちんと照合されます。その結果、どのレメディにどんな治療効果があるかを正確に知ることができるのです。

いったん実証されれば、そのレメディはいつでも使用できます。何百ものオリジナルレメディが今日でも利用されています。各レメディ像が詳述されているのが、〝マテリアメディカ〟です。この200年以上のあいだに、何千ものレメディの何千もの症状が実証されてきているため、それをすべて覚えていられるホメオパスなど1人もいません。そのためそれらは、"Homeopathic Repertory"なる別の書物に、驚くほど詳細に記されています。実際には、〝マテリアメディカ〟の索引本と言ってもいいでしょう。この驚異的な2点があれば、ほとんどの症状がカバーできます。

ホメオパシーでは、検診はまず不要だが、明るくきらめく瞳は健康の証し。

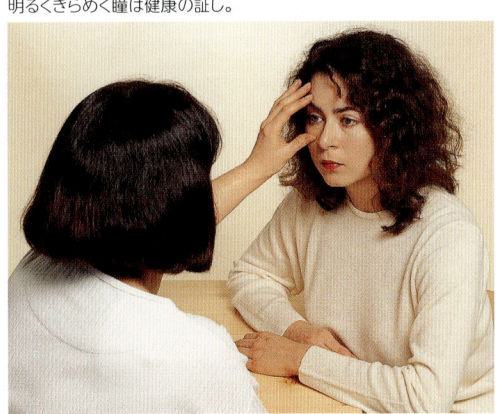

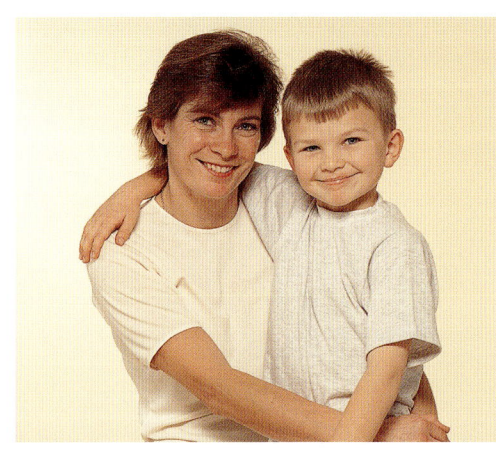

家族でも疾患への感染性は異なるため、反応も異なる。

適切なレメディを選択する

〝マテリアメディカ〟が手もとにあれば、ホメオパスは患者の諸症状を症状像に適合させられます。こうした行為は通常、シミリマム、つまり1番似ているものを見つける、と称されています。

症状像

適切なレメディを見つけるのは、完璧な結婚をお膳立てするようなものです。双方の相性がよければ、ほぼ確実にうまくいくでしょう。レメディも症状に適合すれば、患者も無理なく、かなり具合がよくなります。「元気になりました」という言葉は、レメディを処方したホメオパスの耳にはとても心地よく響きます。それは、自然な治癒過程をうまく刺激できたということだからです。仮に肉体的な症状が多少残っていたとしてもです。もちろんこうした症状もじきに消えます。

また処方者は、手がかりを探す探偵に似ています。熱や頭痛、咳といった一般的な症状から離れ、「モダリティ」と称されるものに目を向けなければなりません。つまり、症状を悪化させたり好転させる要因、患者の気分をよくしたり悪くしたりする要因です。寒暖や、立ったり横になったりといったことが関係している場合もあります。患者ののどの渇きや発汗、舌苔の有無、息づかいにも注意しなければなりません。さらには痛みの状態も。ズキズキかシクシクか、突然の刺すような痛みか、激痛か、などです。

症状に明らかな原因があるかを見極めるのも大切になります。症状が現れたのは、精神的ショックを受けたからか、寒風の中で風邪を引いたからか、などです。夜中に一気に発症したのか、何日も要して気づかないうちに現れてきたのか、もあります。

患者の精神状態を知ることも重要です。いらつき、1人になりたがっている患者には、落ちついていて、簡単に元気づけられる患者とはまったく異なるレメディの処方が必要になります。ホメオパスは、あらゆる方法で感知しなければならないのです。

レメディの活用法

治療なしでも自然に寛解する軽度の短期疾病は、基本的な救急箱があれば、自宅でも安全に処置できるものがほとんどです。けれど、より重度の長期にわたる疾病の場合、また、特に幼児や高齢者の疾患などで不安や心配な場合には、かかりつけのホメオパスか医師の助言を求めてください。昔に比べ、プロのホメオパスを探すのは簡単ですし、往々にして、しつこい慢性疾患にもたくみに対処してくれます。専門開業医なら、3、4年の訓練をつんでいますので、安心してください。

処方されたレメディは、体の自助作用を助けますが、自分ではほとんどどうすることもできない場合もあります。たちの悪い風邪なら、対処しようがしまいが、数日は苦しむはめになる、ということです。一方、すぐに対処すればするほどいい場合もあります。たとえば、ひどい転倒により痣やショック症状を呈した際、すぐに、錠剤でもマッサージクリームでもいいですからアルニカを用いれば、より短期間で治癒します。

また往々にして、発熱、膿を形成するバクテリアが存在するセプシス、痛み、消化不良などさまざまな症状の長期化や激しい苦しみの抑制も可能です。さらに嬉しいことに、症状の悪化を防ぎ、完全に治療できる場合も多々あります。

よくなってきたと思えたら、もう自然治癒力に助けは不要です。レメディの利用は中止してかまいません。そのまま用いていても害はありませんが、心身が必要としている以上のエネルギーを得ようとしたところで、意味もないのです。ホメオパシーでは、〝すぎたるはおよばざるがごとし〟こそ、まごうかたなき真実と言えます。

幼児へのホメオパシー利用には
不安やためらいがあるかもしれないが、
幼児にも絶大な効果を有し、新生児にも安全に処方可能。

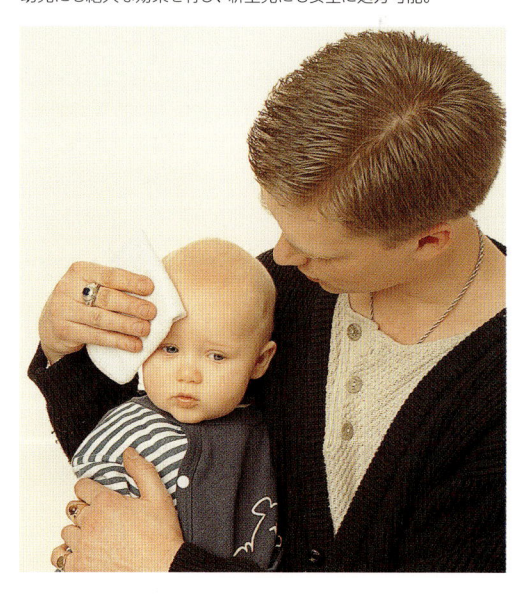

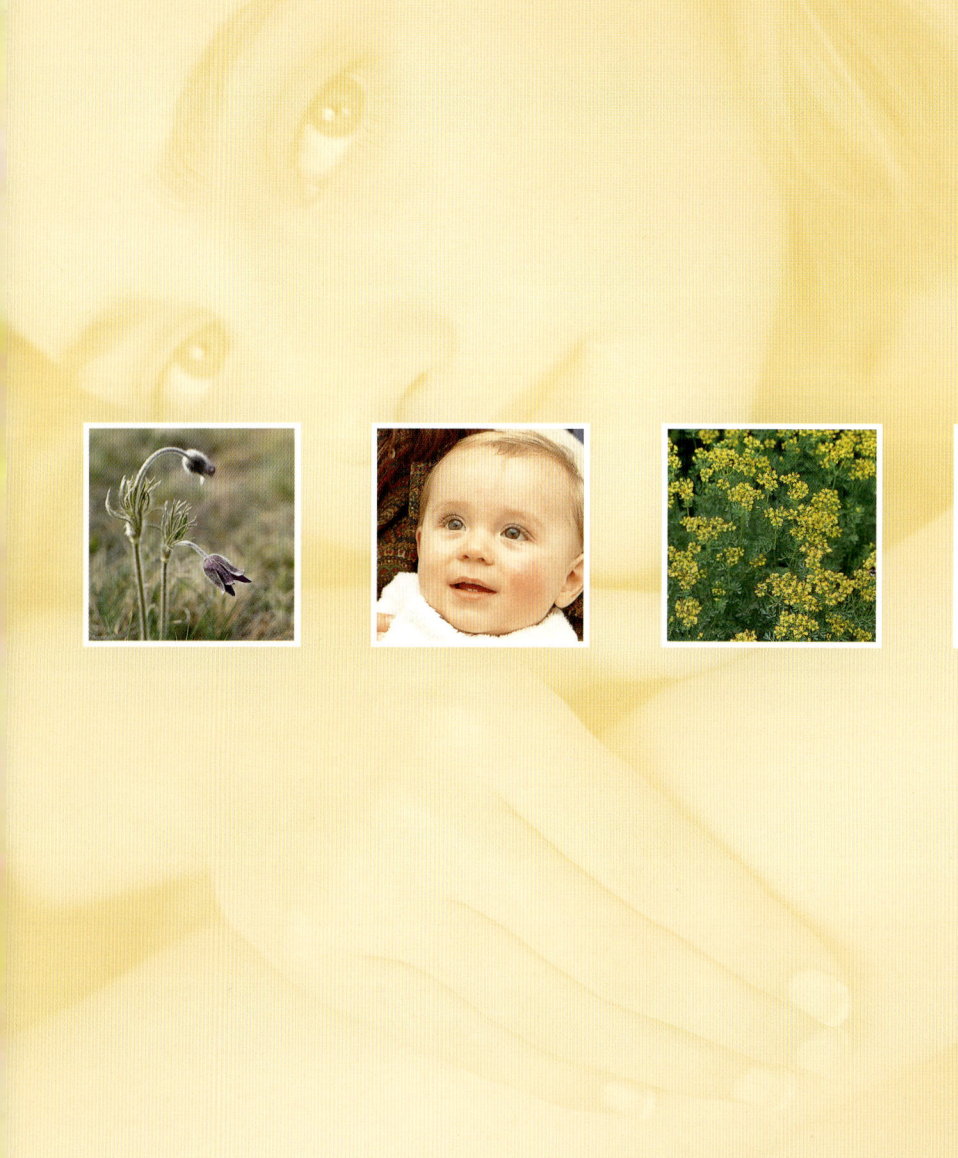

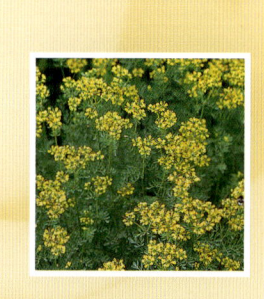

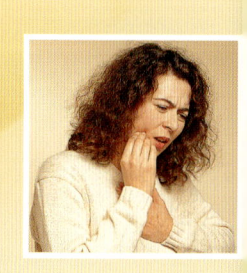

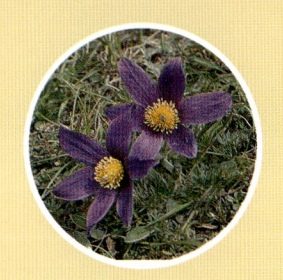

一般的な疾患にたいするレメディ
remedies for common ailments

多くの単純な疾患は、自宅でホメオパシーを用いて治療できます。以下のページでは、それぞれの疾患の症状に最も有用と思われるレメディを多数挙げてあります。レメディ像をよく読み、自分の症状に最適と思われるものを選んでください。そうして独自のレメディを選んだら、さらに詳細な説明を記した〝マテリアメディカ〟の項で該当レメディを探し、念を入れて再度チェックをおこないます。なお、ホメオパスはしばしばレスキューレメディを用いますが、厳密にはホメオパシー療法には含まれないため、〝マテリアメディカ〟には掲載していません。

レメディの服用

瓶の蓋に1錠だけ慎重にだします。2錠以上だしてしまったら瓶に戻しますが、その際決して手で直接触れないでください。これは非常に重要です。震えてうまくできない場合は、必要に応じて折り畳んだ紙を使うといいでしょう。

次に、その1錠をきれいな舌の上にのせます。したがって、レメディ服用の前後少なくとも10分は、飲食も歯磨きもしないでください。口に入れた錠剤はそのまま30秒ほどなめてから、噛むなり飲みこむなりします。乳児に服用させる場合は、紙に包んでこまかく砕いてから、スプーンで口に入れてあげてください。

レメディの投与

家庭で使う場合、最も便利なのが6cか30cのポーテンシーです。だいたいの目安として、6cであれば1日に3、4回、30cなら1、2回を、症状が改善するまで摂取します。1回1錠で充分です。子ども用に分量を減らす必要はありません。

高熱や発症直後といった深刻な状況の際は、必要なら、30分おきにレメディを投与してください。症状が重く、目立った効果が見られないからといって、過剰摂取は厳禁です。1日以内または1晩たっても回復の兆しが認められない場合は、第2のレメディを試してもいいでしょう。症状にあわないレメディの投与を恐れることはありません。効果を発揮することもあれば、しないこともある、ただそれだけのこと。効果が現れなかったとしても、患者に害をおよぼすことはないのですから。

レメディ投与後に症状が変化することもあります。新たな症状像が現れてくるのです。その際は、新たな症状像にあった新たなレメディを探してください。症状が改善してきたり、症状像がはっきりしない場合は、そのまま経過を観察します。仲介は、必要と感じたときだけにします。

自分で判断するのに慣れるまで、最初のうちは専門医に相談してもかまいません。症状がいつまでも続く場合もいいでしょう。ホメオパスなら、ほかにも効果的な助言をしてくれるはずです。

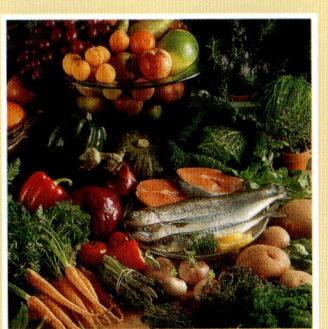

風邪、インフルエンザ、歯痛

予防できなければ、大半の風邪はお決まりの経過をたどり、1週間ほどで治ります。それでも、日常生活には少なからず支障をきたしますし、それはズキズキする歯痛も同じです。一方インフルエンザの症状は、それよりはるかに重くなることがままあります。けれど、適切なレメディが症状改善の一助となり、節々の痛みや足のだるさ、頭痛、高熱、震え、はてはめまいといった症状もすぐにおさまってきます。

風邪とインフルエンザ

突然風邪を引く場合は、往々にして夜、寒気がしたあとで、症状は高熱と大量の発汗です。そんなとき最適なレメディはアコナイトです。高熱をともなう突然の発症が同じでも、発赤や頭痛も見られるなら、ベラドンナを用いる傾向が強くなります。

インフルエンザの場合、発症がゆっくりで、極度にのどが渇いて興奮し、かまわれるのを嫌がるなら、ブライオニアが非常に有効です。ただし、最もよくインフルエンザに用いられるのはジェルセミウムでしょう。1番明白な症状は、震え、筋肉痛、全身の倦怠感です。骨の痛みが顕著な部位にはユーパトリウムを使用してください。

くしゃみや不快な鼻汁をともなう鼻風邪には、アリウムセパかアーセニカムがとても役立ちます。副鼻腔にも炎症があり、黄緑色の濃く、どろりとした粘液が大量に見られる場合は、ケーライビックを大量に用います。

概してインフルエンザのさなかやそのあと、症状がはっきりわからず、全身の倦怠感があるときは、フェラムフォスを使ってみてください。

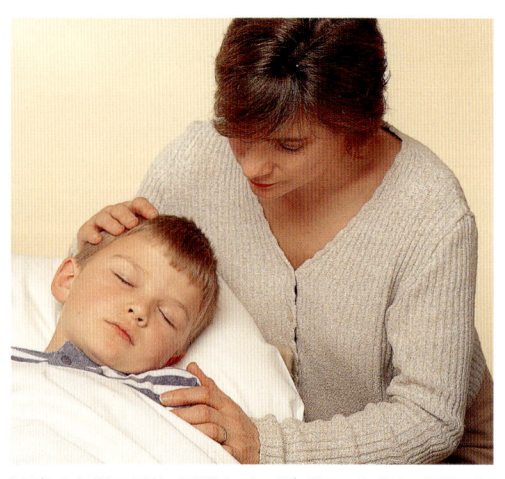

子どもの初期の高熱に1番役立つレメディはアコナイトとベラドンナ。

ケーライビックは、痛みと緑色の粘つく鼻汁をともなう鼻詰まりに効果があるレメディ。

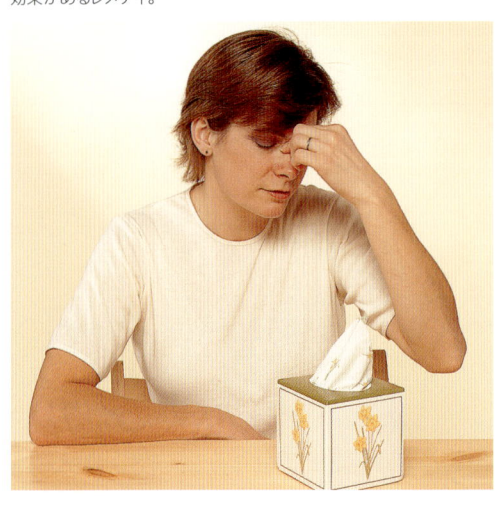

発熱

熱、それも特に子どもの場合は非常に高くなり、不安になることがあるかもしれませんが、それは、感染症に対峙し、焼き尽くすための体の持つ自然で効果的な反応であることを忘れないでください。

突然の高熱に主として用いられるレメディは2つ、アコナイトとベラドンナです。のどの渇きと発汗はアコナイトの像を示し、皮膚の乾燥や発赤、患部のズキズキする痛みの場合はベラドンナになります。発熱があるものの急ではなく、いらついていてかまわれるのを嫌い、やたらと冷水を飲みたがる患者にはブライオニアを試してください。震え、倦怠感、筋肉痛をともなうインフルエンザのような発熱には、ジェルセミウムを使います。フェラムフォスは、特に目立つ症状のない、比較的おだやかな熱に対応可能です。プルサティラは、子ども、それもすぐに感情的になり、甘えてメソメソし、かまってもらいたがる子どもの熱にとても役立ちます。

発熱時、血行不良や凍瘡で苦痛が増すようなら、ハーブによる循環系の刺激で発熱を抑制できることがあります。アンジェリカとジンジャーはすばらしい実績を有しており、ヤローのように摂取してください。血行不良と凍瘡には、アルニカのチンキが1番です。

ホメオパシー 41

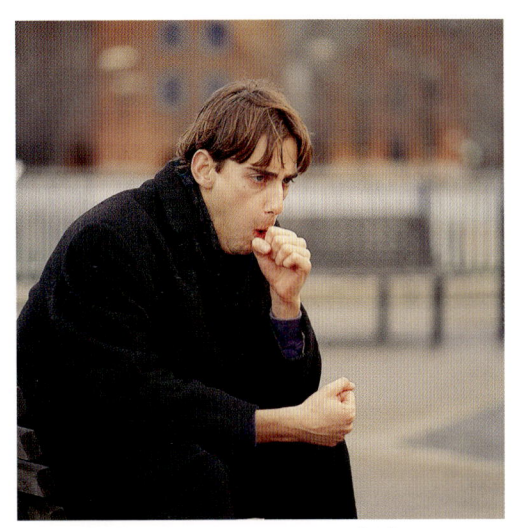

鼻風邪の兆候には、アーセニカムかアリウムセパを試してみる。

咳と急性咽頭炎(クループ)

突然発症し、夜になるとひどくなることもある、ゼーゼーという乾いた激しい咳にはアコナイトを使います。胸をきつくおさえたり、冷水をたっぷり飲むと多少ともおさまる感じがする、痛みをともなうつらい空咳のときはブライオニアです。

吐き気をもよおしたり、実際に嘔吐したりしてしまう、骨に響くような、突発性の空咳にはドロセアを用います。どろりとした黄緑色の痰がでる、痛くて吠えるような咳に役立つのはヘパサルファです。木を切るのこぎりのように甲高く耳障りな音で、まともに呼吸もできないような咳なら、スポンジアを試してください。痰が大量に胸につかえているような感じがするときに服用してみるなら、アントタルトです。

クループは幼児に見られる、独特な音の空咳が特徴です。主要レメディはアコナイト、ヘパサルファ、スポンジアになります。症状の識別が難しい場合には、これらのレメディを1つずつ順番に試します。

咽頭炎

突然咽頭炎を発症したら、それも往々にして夜、悪寒がしてきて高熱もともなう場合は、アコナイトを試してください。のどがヒリヒリ、ズキズキと痛み、ひどく腫れているようなら、ベラドンナが症状を緩和してくれます。

腫れがひどく、刺すような痛みをともなう場合に試すのは、エイピスです。ヘパサルファは、のどの痛みがひどく、魚の小骨が刺さったようでつばを飲みこむのも大変なときに用います。

左側のほうが腫れがひどく、飲み物を飲むと特に痛む場合は、ラカシスを使います。右側の腫れがひどい、あるいは痛みが右から左に移動するなら、ライコポディウムを試してください。また、温かい飲み物も痛みをやわらげてくれます。

息がくさく、唾液がたくさんでて、ある程度の発汗とのどの渇きが見られるときは、メルクリウスを試してください。声をだしにくく、赤くなってヒリヒリと痛み、苦しく不快な熱いかたまりが詰まっているような感じがするなら、ファイトラカを服用します。通常、とても効果があります。

歯痛緩和

とても敏感な部位だけに、歯痛ほどつらいものはないかもしれません。たいていは歯科医に行くのが基本ですが、それまでのあいだ、以下のレメディが痛みに対処する一助となります。

おそらくは冷たいものの摂取で突然見舞われる激痛なら、アコナイトが役立ちます。患部が赤く腫れ、ズキズキ痛む際は、ベラドンナを使ってください。明らかに膿があり、唾液がすっぱく、息がくさい膿傷の場合、最良のレメディはメルクリウスです。膿傷を発症しやすく、もともと歯があまり丈夫でないなら、歯を強くするためシリカを使ってください。

歯科医に行ったあとも痛みが残るときは、アルニカかハイペリカムを用います。被刺激性をともなうなら、カモミラを使うといいでしょう。

ヘパサルファは、(患部の)化膿がひどく、機嫌の悪さも顕著な場合に適したレメディです。また、突発的な刺すような痛みにはマグフォスが用いられます。

歯痛に役立つレメディは複数あるものの、やはり歯科医には行くべき。

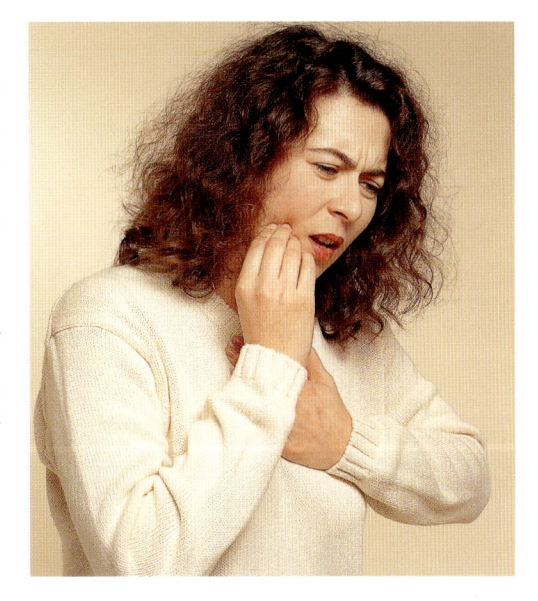

目と耳

目と耳の疾患は、とにかくつらいものです。何が起こっているのかわからない幼児は、特にそうなります。世の中が不意にひっくり返ってしまうようなものです。けれど幸い実証されたレメディがたくさんあり、目の腫れやゴロゴロ感、灼熱感をやわらげ、さらには、突然刺すように痛む耳の感染症を抑制するなどして、不快感の緩和に一役買ってくれます。

目の疾患の緩和

過労、汚染物質、ウイルスや細菌による感染はいずれも、目の内部や周囲の繊細な細胞に影響をおよぼしかねません。また、感染体と戦う免疫系の能力を弱め、こうした症状を悪化させる傾向にあるのがストレスと疲労です。

アコナイトが役立つのは、風邪を引いたあとなどに、目が熱く乾いた感じがするときです。砂粒でも入っているかのように、目がムズムズするかもしれません。まぶたが腫れたときに使うならエイピスです。冷湿布をおこなえば、不快感も緩和できます。

充血し、光に過敏になっているなら、ベラドンナがよく効きます。ユーフラシアは、ヒリヒリして焼けつくような痛みに最適なレメディの1つです。希釈し、点眼液として用いられることもあるので、眼浴に利用してもいいでしょう。

ものもらいに最適なレメディにはプルサティラがあります。目が感染し、ベタベタした黄色い目やにがでるときに使います。目の傷の治療、それも特に眼球を強打した際は、シンファイタムを用いてください。一般的な傷であれば、アルニカが緩和してくれます。腫れて冷たくなっている目には、リーダムが役立ちます。

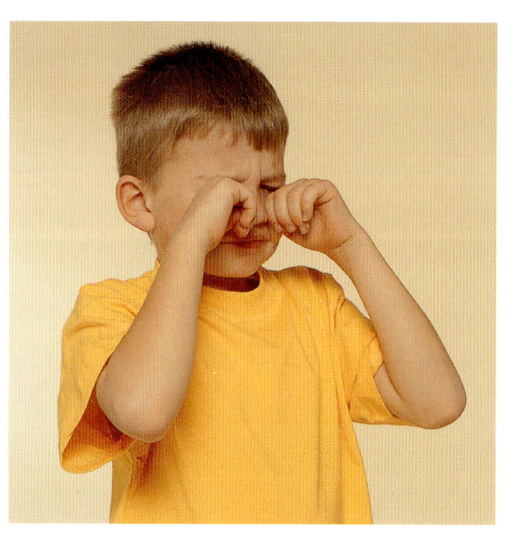

目が刺激されるとさまざまな不快感をともなうので、早急に対処が必要。

耳の感染症

幼児に最もよく見られるのが急性耳痛です。中耳内の感染は痛みがひどく、命とりにもなりかねないので、早急な治療が必要です。家庭での迅速な処置も非常に有益ですが、痛みが悪化したり続く場合には、専門医に診てもらわなければなりません。

最も緩和効果の高いレメディの1つがバーバスカムのオイルです。適温に温めたスプーンにオイルを2、3滴入れたら、それを子どもの耳にそっとたらします。

突然の激痛で、概して夜になると熱があがってくるときは、アコナイトを使います。突然高熱を発症し、耳がうずいて真っ赤になっているようなら、治癒効果が高いのはベラドンナです。

痛みがひどく、子どもが異様に興奮している場合はカモミラを使います。フェラムフォスは、痛みが徐々に現れ、それ以外の目立った症状が認められない場合にいいでしょう。黄緑色の粘液をともなってヒリヒリと激しく痛み、子どもが寒そうにして、いらついているなら、ヘパサルファを使います。

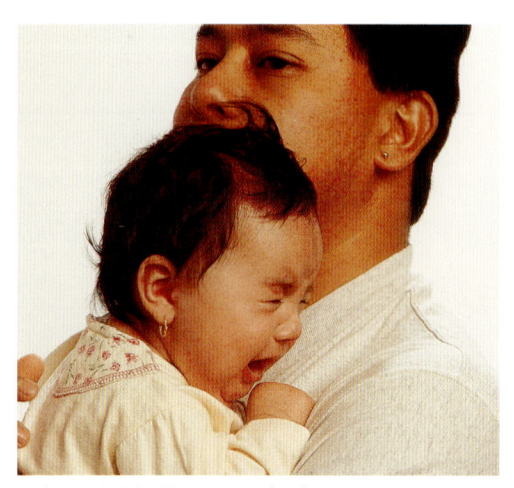

子どもの耳痛治療に効果的なのはバーバスカムのオイル。

アレルギー

ここ2、30年のあいだに相当増えているのが、あらゆるアレルギーです。容易に吸収できない過度の物質にたいする体の敏感さ、と表してもいいかもしれません。そうした物質の多くは、残念ながら現代の産物です。花粉症、湿疹、ぜんそく、過敏性腸症候群をはじめとする慢性疾患が、いまや多発しています。けれど大丈夫、ホメオパシーがあれば、大きな助けとなってくれます。

花粉症

花粉症は英語で枯草熱と言いますが、この症名は、実態とはかなりかけ離れています。枯草以外の多くの物質が、涙や鼻水、かゆみ、くしゃみといったよく知られる症状を引き起こしているからです。こうした症状は、原因に応じて、数週間から数カ月、ときには1年中続くこともあります。

最も効果的な急性レメディの2つが、ユーフラシアとアリウムセパです。症状が目に集中し、焼けるような涙がでるなら、ユーフラシアを使用します。ですが、鼻の症状が悪化し、鼻水が止まらず、ヒリヒリする痛みがある場合はアリウムセパを試してください。アーセニカムも、粘膜から絶えず焼けるような分泌物がでるときに有効な場合があります。

免疫系を強くするには、花粉症シーズン到来の2、3カ月前から対処するのが1番です。それを助けてくれるうえにおいしいものがたくさんあります。よく効くのはニンニクで、錠剤で摂取してもいいですし、新鮮なものをオーブンで焼けば甘い香りも楽しめ、丸ごと食べることもできます。同様に、ハチミツを日ごろから摂取するのもいいでしょう。レモンバームを使った蒸気浴で吸入をおこなえば、アレルギー発作を抑制できます。

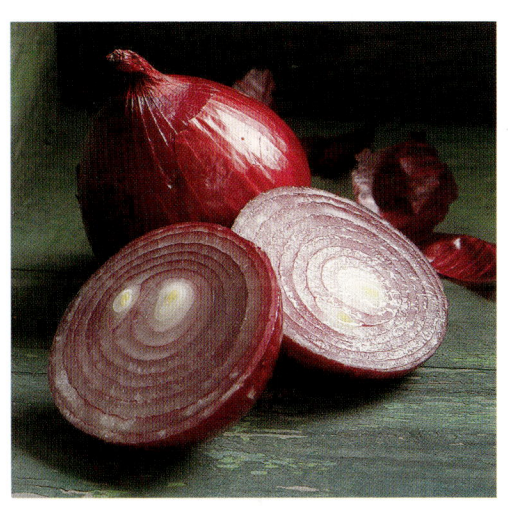

アリウムセパの原料、赤タマネギ。

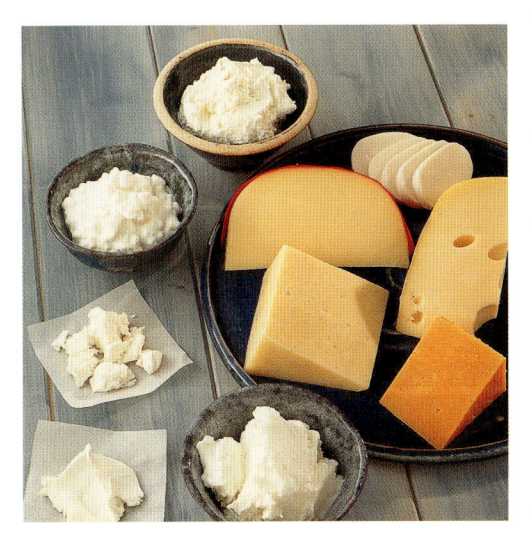

慢性疾患

だれにも正確な原因はわかりません。さらなる研究が待たれます。明らかなのは、多くの異なるきっかけがある、ということです。毒性過負荷はほぼ確実にその1つでしょう。吸収不能な化学物質や薬物がどんどん蓄積していけば、体が耐えられなくなるのも当然です。栄養不足もきっかけと言えるかもしれません。今日の食物は、あらゆる化学物質まみれである点は別にしても、加工過剰なものが多く、体を効率よく動かせるだけのミネラルやビタミンが不足しているのです。

そういった原因からくる多くの問題点に、しばしば驚くほどの効果を発揮できるのがホメオパシーです。もちろん自分でも、できるだけ毒物の摂取を避け、多彩でヘルシーな食事を心がけなければなりません。ただし、慢性疾患治癒に求められるホメオパシーは複雑で、本書の範囲を超えているため、プロのホメオパスから助言を得てください。

アレルギーまたは特定食物にたいする過敏症は増加しつつある。
研究で挙げている主要症状の原因とおぼしきものは、
乳製品と小麦を使った食物。

急性疾患と不調

何よりもストレスがたまり、日常生活に支障をきたすものといえば、突然の胃腸の不調です。下痢や長引く消化不良、ちょっとした腹痛はもとより、身動きできないような鼓腸の激痛もそうでしょう。ですがホメオパシーを活用すれば、いつまでも苦しまずにすみます。いずれもきちんとした実績のあるものですから、こうした症状の対処に役立ちますし、当然、すぐに日常生活に戻り、元気に外出できるようにもなります。

異常亢進の緩和

胃および腸内感染の主な症状は、痛み、鼓腸（ガス）、吐き気、嘔吐、下痢です。ただし嘔吐と下痢は、体がすみやかに不要物質を排出するごく自然な過程であることを忘れないでください。したがってこうした症状に治療が必要なのは、いつまでも長引く場合のみです。またこのような症状はいつでも起こりうるものであり、食中毒が原因だったり、なじみのない食物にたいする突然の反応である場合も考えられます。これらは必ずと言っていいほど長期休暇の際に見られるようです。

胃腸の不調

おおいに頼りになるレメディはアーセニカムです。肉体的衰弱や寒気、焦燥感といった症状も、下痢や嘔吐をともなうことがあります。マグフォスは、かがんで温かくしていれば落ちついてくる一般的な腹部の痙攣に秀でたレメディです。

嘔吐しても緩和されないしつこい吐き気にはイペカックを使います。ナックスボミカは、何となく胃が重い、というときに効果的です。なお、未消化の食物が重く胃に停滞していて、腸へ行くこと、排出されることを拒んでいると、さまざまな不快症状が現れてくることがあります。

フォスフォラスは下痢に役立ち、痛みが腹部の灼熱感をともなう際には特に効果的です。そのようなときには冷水がほしくなるかもしれませんが、胃の中で温められたとたん、嘔吐してしまいます。

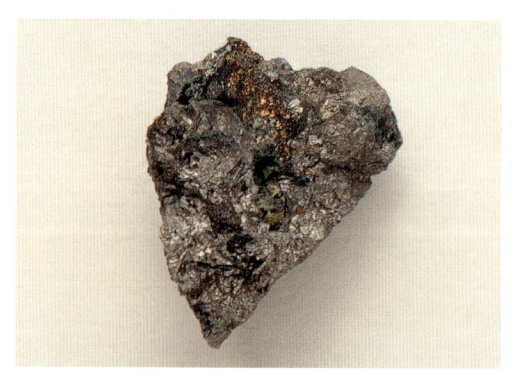

アーセニカムに使われる硫ヒ鉱物の一部。

消化不良

消化不良の症状は、胸焼け、鼓腸（ガス）、痙攣痛です。通常の原因は、食べすぎあるいは早食いになります。また、概してさらに顕著な症状が見られるのは、脂っこいものを食べたり、アルコールを大量に飲んでいるときです。最も有益なレメディはナックスボミカです。このような状態だと、消化器系が重くて動きがにぶくなったようで、未消化の食物が移動してくれれば、ずっとすっきりする気がしています。ほかには、ライコポディウムが一助として効果を発揮してくれます。

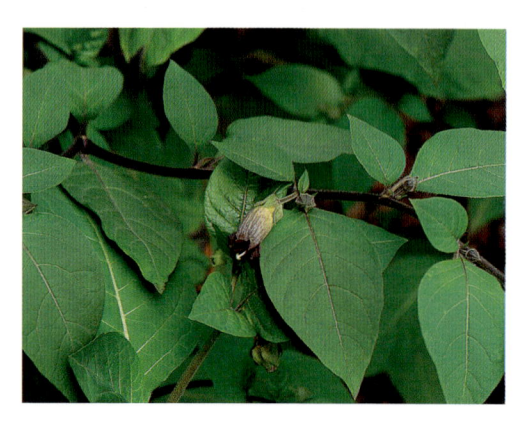

腫れ物と膿傷の緩和

皮膚の一部が炎症を起こし、膿ができることがあります。通常こうした症状が見られるのは毛包周辺です。膿ができると激しい痛みに見舞われ、その後膿瘍となるか、体に吸収されます。

腫れ物や膿瘍が初期の段階で、患部が赤く、炎症を起こしてうずくようなら、最良のレメディとしてよく用いられるのがベラドンナです。その後化膿（感染）が進み、膿も痛みもひどくなってきた場合は、ヘパサルファを使います。腫れ物の治りが遅いときは、シリカを用いてうながします。このレメディが、日々のティッシュソルトとしても役立つのが、腫れ物のできやすい不健康な皮膚です。このような皮膚の人は爪も不健康な場合が多く、簡単に折れたりはがれたりします。

さまざまな不快症状に非常によく効くベラドンナ。

感情的な問題

感情は多分に健康を左右しうるもの。にもかかわらず、人はそれを驚くほど過小評価するという、とんでもない危険を冒しています。日々の生活のバランスが崩れるだけで、簡単にさまざまな疾病が現れてきます。それがさらに頻繁に見られるようになるのは、抑圧され、もっと複雑で心痛む感情や、心の内に押しこまれたままの気持ちを思うように表現できない場合です。喜びという感情によって元気づけられ、健康を維持できるように、悲しみが蓄積してくれば、あらゆる疾病につながっていきかねません。

情緒不安

ホメオパスがよく耳にする言葉に、「父の死をどうしてものりこえられない」や「離婚以来気分がすっきりしない」などがあります。そうした心の傷を放置しておくのは、決して健康によくありません。必要なら、おりに触れてホメオパシーが、長期にわたるつらい状態から抜けだす一助となってくれます。

自分で自分の気持ちを持てあましているときには、バッチフラワーレスキューレメディが役に立ちます。厳密にはホメオパシーのレメディではありませんが、相性はよく、その気になったらいつでも活用してかまいません。

悲しみと恐怖

イグネシアは、悲しみや喪失感といったつらい気持ちに最適のレメディです。ヒステリーにも神経過敏にも効き、悲しみを押しこめがちな人をも癒してくれます。子どもや、精神的依存度の高い人には、プルサティラがいいでしょう。アコナイトは、ショックや恐怖体験をのりこえなければならない人を支える主要なレメディと考えられています。

予期不安

試験や舞台にあがること、知らない人に会うなど、これから起こることを心配するあまり、大きな影響を受ける人がいます。けれど幸い、そんな不安やパニック緩和の一助となりうるレメディがたくさんあります。

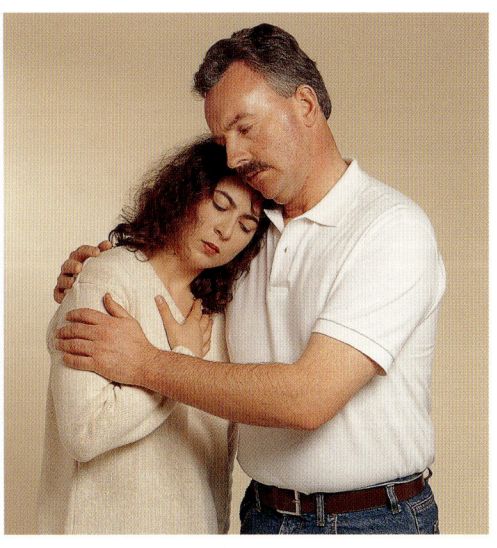

情緒不安を癒すのに最も有益なレメディはプルサティラ。それにたっぷりの安心と愛情も。

全身が震え、膝の力が抜けてきたときに最適なのはジェルセミウムです。アージニットは不安の万能レメディで、不安のあまり引き起こされる諸症状に対処できます。閉所恐怖症にも効き、飛行機恐怖症や地下鉄恐怖症に苦しむ人にも役立ちます。パニックから下痢になることも多く、お腹の調子を整えてくれる別のレメディがライコポディウムです。不思議なことに、ライコポディウムを必要とする人たちは、いったんパニックの壁をのりこえてしまえば、気を揉んでいた試練に打ち勝てることがままあるようです。

不眠

不眠の原因はさまざまで、不安、習慣、よくない食べ物もあります。あせって気持ちが空回りするばかりの〝ハムスター症候群〟におちいったときには、バレリアンが驚くほどの効果を発揮し、すぐさま眠りにつけます。つねに早朝から目覚めてしまって困っている人、それも特に普段からイライラしがちで、脂っこいものを大量に食べる人は、ナックスボミカを試してください。

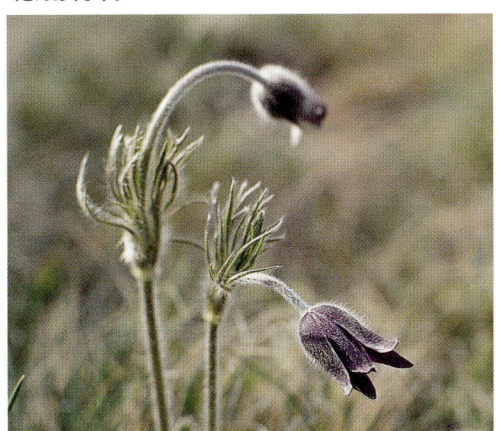

プルサティラに用いられるパスクフラワー。

女性の健康

大半の女性が最も気にしているのは、生殖器系と関連ホルモンの影響の2点ですが、いずれも従来の医学では粗雑に扱われていると多くの人が思っていることでしょう。幸いホメオパシーでは別の考え方や異なる処方を提示しており、そこにはとても重要な食事面も含まれています。自分でホメオパシーをおこなえば、永続はしないもののつらい諸症状を緩和できます。

貧血

通常の原因は鉄分不足で、衰弱や顔面蒼白、スタミナ不足となって現れます。最も見舞われやすいのは、妊娠中か、月経による大量出血後です。処方される鉄剤で胃腸が荒れることがよくあるので、よりやさしい対処法を選択すべきです。鉄分豊富なものを食べたり、健康食品店で入手可能な有機鉄剤を試してください。フェラムフォスも毎日活用すべきです。

膀胱炎

膀胱感染症時のひどい排尿痛を経験している女性は多いでしょう。よく活用されるのが、クランベリージュースか重曹です。最も有益なレメディは、カンサリスとエイピスの2つです。カンサリスは通常のレメディとして使用します。エイピスは、排尿時、最後の数滴が最も痛む場合に役立ちます。

乳腺炎

胸部の炎症で、通常授乳時に発症します。痛みはあるものの、普段はさほどつらくないでしょう。幸い、乳腺炎のために授乳をやめる必要もありません。炎症緩和に大きな効果を発揮するのがホメオパシーです。しこりや腫れを感じる胸部の緩和に最も頼りになるレメディはファイトラカです。

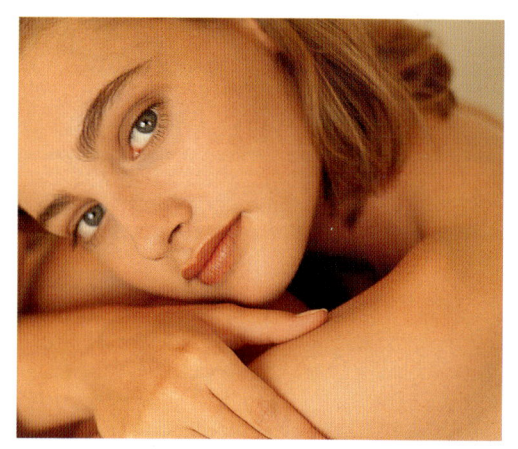

PMT時の気分のむらはめずらしいものではなく、心配無用。症状を見極め、緩和に役立つレメディを見つけること。

PMT

ほとんどの女性が、月経前になると気分に変調をきたします。また数は少ないながら、月経開始の1週間かそれ以上前になると、落ちこんだり、やたらと怒ったり、涙もろくなったりという、より極端な症状に見舞われて、つらい思いをする人も。プロのホメオパスを訪ねるのも確かにいいことですが、突然襲ってくるつらい症状緩和のために、自宅で試せるレメディがいくつもあります。

プルサティラは、涙もろくなったりやたらと押しが強くなったりといった態度が目立ってきたときによく効きます。セピアは、怒りや疲労を覚え、さらには家族への無関心が見られる場合に使用してください。ラカシスは、暴力的な怒りや嫉妬、疑惑といったより極端な症状を軽減するのにとても役立ちます。

月経痛

月経痛が毎回つらい場合は、ホメオパスに相談してください。たまにであれば、自分で用いることができるレメディがたくさんありますから、選んでみましょう。前述したPMT用のプルサティラ、セピア、ラカシスは、ふさわしいと判断したときや、症状が重く、耐えられないときに使用してください。この3つは、つらい更年期障害のあいだも役立ちます。

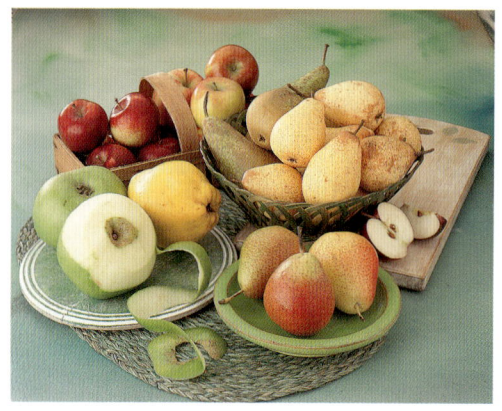

きちんとした食事は健康の基本。
新鮮な有機リンゴなどの果実は特におすすめ。

子どもの健康

子どもはあらゆるホメオパシー療法がすぐに、それも非常によく効く傾向にあり、治療は喜びでもあります。極力免疫系の力を高めるためにおこなわれるプロのホメオパスによる療法。その代わりにはとてもならないとはいえ、突然襲ってくる激しい痛みに対処するべく、自宅にレメディを常備しておかないわけにはいきません。それがあれば、おおいに役立ちます。

子どもとホメオパシー

まず最初に子どもに与えられるもの、それはたっぷりの安心感であり、愛情と安全、できるだけ長期間にわたっての母乳、多彩でヘルシーな食事、極力少量の薬、そしてホメオパシーです。幼児の体調は、発熱をはじめ、突然劇的に変わるのがつねですが、親が充分な知識を有し、専門的な助力が得られ、いつでもレメディを活用できるなら、通常心配は無用です。用量は大人と同じでかまいませんが、乳児に与える際は必ず、まずこまかく砕いてください。

生歯

歯生期のむずかりに最も広く活用されるレメディはカモミラとプルサティラです。カモミラは「怒り」に効くレメディなので、機嫌の悪い乳児には最適です。こうした子どものせいで、親も眠れない夜が続いてイライラし、イライラすることに罪悪感を覚え、どうすることもできないまま、精神的にへとへとになっています。もはや機械的に、だきあげてあやしているだけといった状態です。けれど、プルサティラを処方した乳児の反応は違います。泣きはしてもおだやかで、つねに親にかまってもらいたがっているのです。たっぷりだっこをしてあげれば、機嫌もよくなり、落ちつきます。

乳児に与える錠剤はまずこまかく砕くのが基本。

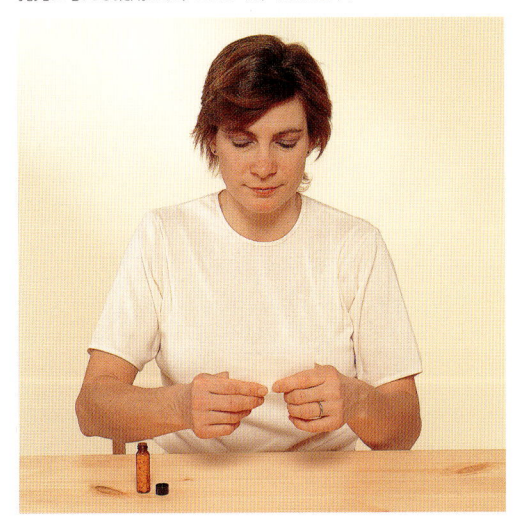

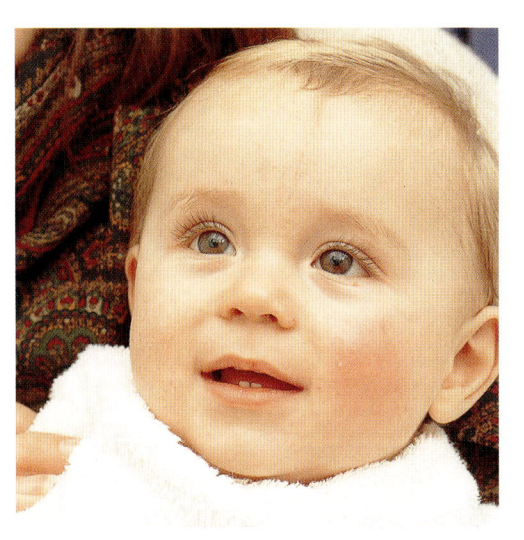

子どもには何をおいても、愛情と健康的な食事を与える。

熱

多くの幼児が、最も効率的に感染体を焼き払うかのような高熱をだします。そんな高熱が24時間以上続く場合、特に、激しい頭痛や、反応がにぶくなる徴候が見られたら、助力を求めてください。一般的な高熱に最適なレメディは、アコナイトとベラドンナです。

クループ

幼児の痛々しい空咳は見ていてつらいものですが、通常当人は、それほどつらくありません。クループ用の主要レメディは3つあります。特にひどい咳、それも往々にして夜悪化する突然の咳には、アコナイトを用います。のこぎりで木を切っているかのような苦しげな音の咳には、スポンギアが最適です。胸がゼイゼイと鳴り、黄緑色のどろりとした痰をともない、興奮や寒気が見られる場合には、ヘパサルファを使います。

疝痛（コリック）

お腹にたまったガスは、乳児にはつらく、突然、激しくぐずりだすでしょう。乳児自ら、体を丸めて痛みを緩和しようとすることもあります。温めてやさしくマッサージしてあげると楽になります。効果的なレメディのマグフォスを試してください。

応急処置

ホメオパシー療法は、あらゆる症状にたいする応急処置として非常に有益ですが、危険をともなう深刻な損傷の際は必ず、すぐに専門医に診てもらってください。多少とも不安な場合は、まず最初に助けを求めてから、適切なレメディの処方をはじめます。打撲や切り傷、ねんざといった軽症なら、ホメオパシーはすばらしい効果を発揮します。

打撲

傷や事故のあとでまず考えるレメディといえばアルニカです。皮膚に損傷が見られない局所打撲の場合、アルニカのクリームを塗ります。また、クリーム使用の有無にかかわらず、アルニカの錠剤を、必要と思ったらそのつど、治癒が認められはじめるまで、摂取するといいでしょう。

アルニカはショック状態にもよく効きます。ボーッとしたりぐったりしている、あるいは意識不明の人には、砕いた錠剤を直接唇に塗ってください。

重度のショック状態や本当に急を要する場合には、レスキューレメディを使用します。身体的外傷には、単体使用もアルニカとの併用も可能です。必要に応じて、2、3分ごとにレスキューレメディ数滴を直接、唇か舌にたらします。外傷から手足に激痛が認められる際は、ハイペリカムを試してください。

このレメディは、つま先、指、唇、耳といった特に敏感な部位の損傷時にも非常に役立ちます。関節や骨が痛む場合は、軟組織に効果のあるアルニカよりも、ルータのほうがよく効きます。

切り傷、擦り傷、開放創

損傷部位を完全にきれいにし、汚れをきちんと除去します。傷が深い場合、縫合が必要かもしれず、その際はすぐに専門医に診察してもらってください。傷がきれいになったら、カレンデュラのクリームを塗ります。

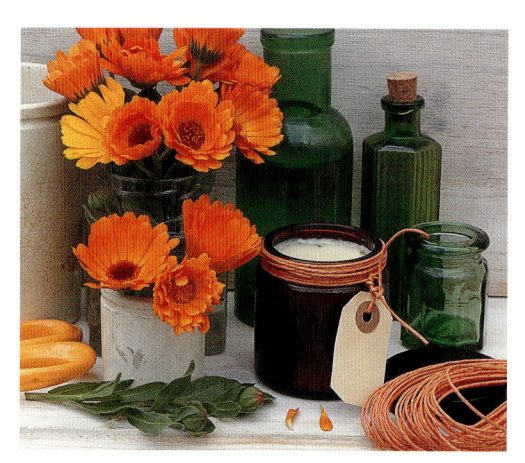

カレンデュラのクリームは入手しやすく、開いた傷口に有益なレメディ。

刺し傷

動物などに刺されたり、ピンや針や釘で、あるいはガーデンフォークやレーキといった鋭利な器具を踏んでなど、さまざまな場面で簡単にできうる傷です。

患部が腫れて紫色になり、ひんやりしていて、冷湿布で痛みが緩和できるようなら、リーダムが最適です。神経に沿って手足に鋭い痛みが走る場合は、ハイペリカムを使います。

ねんざ、筋違い、骨折

重い物を持ったり、エアロビクスやけわしい場所での長時間のハイキングといった運動のしすぎからくる一般的な筋肉の痛みに、ほとんどの場合絶大な効果を発揮するのはアルニカです。ひどい転倒や、ラグビーで強烈なタックルを受けたりして、関節にまで響くような傷であれば、ルータを使います。

より重傷のねんざ、それも特に患部が足首か手首で、動かしはじめは激痛が走るものの、ゆっくり動かしているぶんにはさほど支障がない場合、ラストックスがおおいに役立ちます。わずかな動きでも痛くてたまらず、きつく圧迫すると痛みがやわらぐなら、ブライオニアが有益です。

骨折は、固定したらすぐにシンファイタムを毎日朝晩、少なくとも3週間は用います。痛みの緩和のみならず、骨折部位の回復を早める効果もあります。

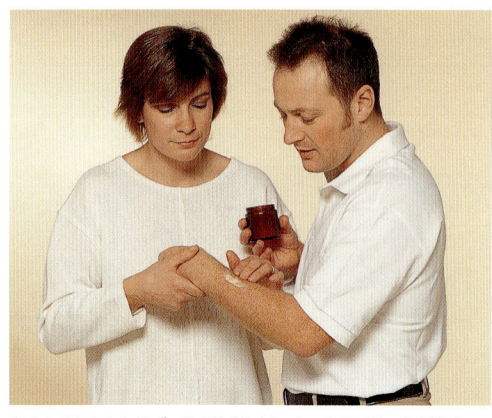

傷の大小にかかわらず、その治療にはアルニカのクリームを塗る。たいていの傷にとてもよく効く。

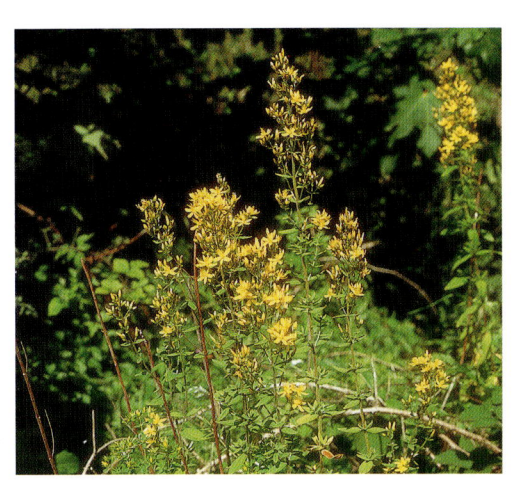

ハイペリカムに用いられる薬草セントジョーンズワート。

やけど

重度のやけどの際には専門医の助力が早急に必要です。特に子どもや乳児の場合は迅速に対処します。軽度であれば、カレンデュラか、それとハイペリカムをあわせたハイペリカルのクリームが非常に緩和効果が高く、できれば患部に直接塗るのがいいでしょう。痛みが残ったりつらい場合は、痛みが緩和するまで、2、3時間おきにカンサリスを1錠服用します。子どもがショック状態やヒステリックになっているときも、アルニカの錠剤かレスキューレメディ、またはその併用をおすすめします。

かみ傷、虫刺され

軽症には、カレンデュラかハイペリカルのクリームを塗ります。あざになっているなら、クリームであれ錠剤であれアルニカを使います。患部が過度に肥大し、赤く腫れてくれば、エイピスを用いてください。指先のように敏感な部位に傷を負い、特に激痛がある場合には、ハイペリカムが有益です。リーダムは、患部が腫れてさわると冷たく、冷湿布で痛みが緩和できる際に用います。

乗り物酔い

波がさほど荒れていなくても船酔いする人は多く、特に子どもなどは、飛行機や車にも酔います。こうした症状は、コキュラスで緩和できます。

飛行機恐怖症

空港に行く前および、飛行中必要と思うたびに、アコナイトかレスキューレメディを単用または併用します。不安のあまり震えるようなら、ジェルセミウムを試してください。何よりも閉所恐怖症が問題なら、アージニットがおおいに役立つはずです。

医者または歯医者恐怖症

だれもがおちいりがちなこうした恐怖症にはアージニットがおすすめです。外科手術や、神経を抜いたりといったつらい歯科治療の際には、アルニカを選べば間違いありません。治療前に1錠服用し、その後は、必要だと思うかぎり、1日3回1錠ずつ服用します。

応急処置用ホメオパシー

基本的な応急処置用品を常備しておけば、突発事故にもあわてずに対処できる。今では健康食品店や薬局でも購入可能なレメディがたくさんあるが、そういったものにはあまりなじみがない人も多いかもしれず、何より、店舗の開店時間外に起こる事故は驚くほど多い。安心のためにも、ぜひ自分でそろえておくこと。

最低限必要なもの
アルニカクリーム ― 打撲に
カレンデュラクリーム ― 切り傷、擦り傷に
エキナセアチンキ ― 免疫系に
レスキューレメディチンキ ― 主要緊急時に

レスキューレメディは厳密にはホメオパシー療法ではないが、エドワード・バッチ医師の提唱するフラワーレメディの1種。フラワーレメディは、心と体にやさしい植物レメディで、体の不調に関係なく、さまざまな心の状態を治癒することを目的としている。

あると便利な錠剤
アコナイト ― 熱、咳、風邪に
エイピス ― かみ傷、虫刺されに
アルニカ ― あざ、事故後のショック状態に
アーセニカム ― 消化不良、食中毒に
ベラドンナ ― 高熱、頭痛に
ブライオニア ― 空咳、熱に
カモミラ ― 生歯、コリックに
フェラムフォス ― 風邪、インフルエンザ、貧血に
ジェルセミウム ― インフルエンザ、不安に

ヘパサルファ ― 咽頭炎、感染創に
ハイペリカム ― 傷に
イグネシア ― 悲しみと情緒不安に
リーダム ― 刺し傷、かみ傷、虫刺されに
マーキュリー ― 敗血症に
ナックスボミカ ― 二日酔い、吐き気、消化不良に
フォスフォラス ― 消化器異常、鼻血に
プルサティラ ― 耳感染、熱、眼疾患に
ラストックス ― ねんざ、筋違い、発疹に
ルータ ― 腱、骨の傷に

マテリアメディカ

ホメオパシーの〝マテリアメディカ〟には2000ものレメディが記されていますが、実のところ大半は専門開業医が用いるものです。しかし、激痛への対処や応急処置として、一般人でも安全に使える低ポーテンシーのレメディも驚くほどたくさんあります。ここに掲載したレメディは、さほど重症ではなく、一時的な疾患の場合に幅広く対処できるでしょう。どれだけ使いこなせそうかを見るだけでも、充分に価値があります。

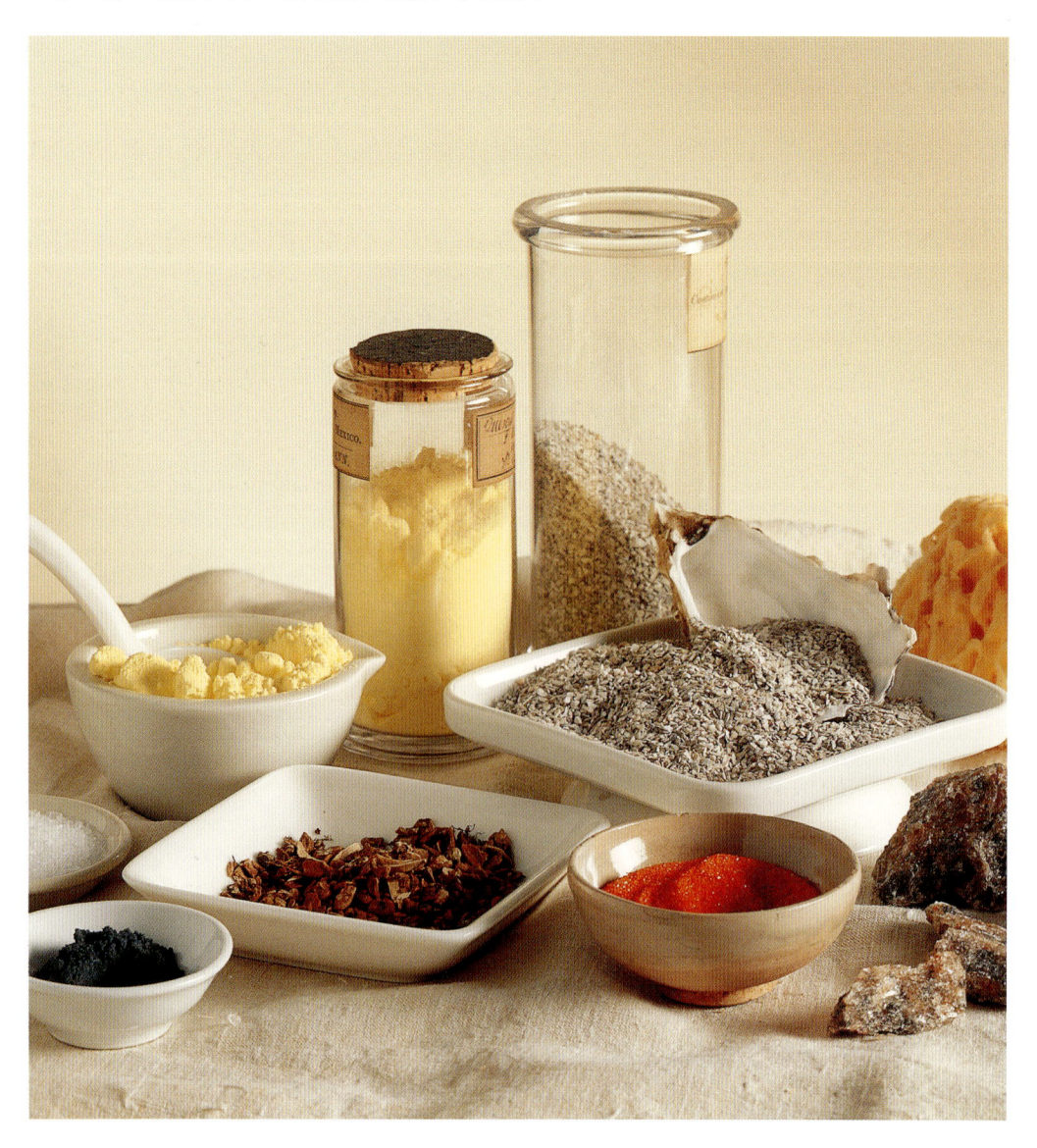

ホメオパシー療法

すでにハーブの項で紹介した、各疾患に応じたレメディの中から選んだものの詳細を調べ、確認するために、この項を活用してください。ここで確認してもなお、自分の選んだものが正しいようであれば、その選択はほぼ正解です。けれどそうでない場合は、その疾患への効能が記された別のレメディを選びなおしてください。ただし、各レメディで挙げられている特徴的な症状がすべて認められなくてもかまいません。ホメオパスはよく〝3脚椅子〟という表現を使いますが、これは、選択したレメディが、対象疾患のうちの3つの症状に対応できれば、ほぼ間違いなく適切なものだ、ということです。

レメディはつねに、冷暗所に保存しておきます。また、広範囲に強いにおいを放つもののそばにはおかず、幼児の手の届かないところにしまうことも大切です。ただ幸いなことに、ホメオパシーのレメディは非常に安全ですから、万一子どもが錠剤を、それも瓶1本分もの錠剤を飲みこんでしまったとしても、過度に恐れたり心配する必要はありません。

アコナイト
Aconitum napelus

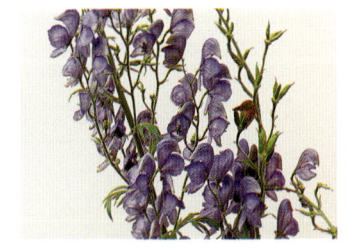

青い花をつける美しくも有毒な植物トリカブトは、欧州およびアジアの山地に自生するが、園芸植物として広く栽培されてもいる。

備考
- 往々にして夜、突然の激しい発症。
- 風邪を引いたり恐怖を感じたあとの発症にも。
- 不安や極度の心配が症状とともに見られることも。
- 異様なのどの渇きや発汗をともなう高熱に有効。
- クループ性の激しい空咳の主要レメディ。
- 疾病の初期に使用するのが最も効果的。

アリウムセパ
Allium cepa

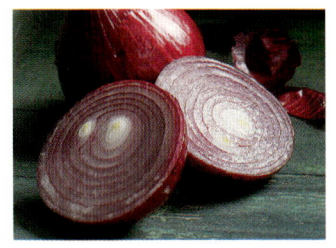

タマネギからつくられるレメディで、皮をむいたことのある人ならだれでも、その強烈な特徴をよく知っているはず。鼻、目、のどの粘膜に直接作用する。

備考
- 鼻水をともない、何度も繰り返すくしゃみに。
- 赤くなり、炎症を起こしはじめた鼻や目にも。
- 涙が無味無臭なのに鼻汁がくさいとき。
- (目よりも鼻にくる)花粉症の主要レメディ。風邪にも。

アントタルト
Antimonium tartaricum

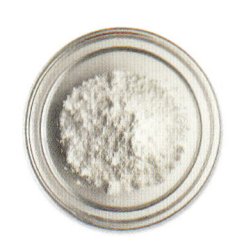

化学物質の酒石酸アンチモンカリウムからつくられるアントタルトは、昔から吐酒石と称されてきた。肺の粘膜に作用する。

備考
- 肺の奥からの湿ったガラガラという咳に。ゼーゼーという息切れをともなう。
- 肺の粘液排出を助ける。

エイピス
Apis mellifica

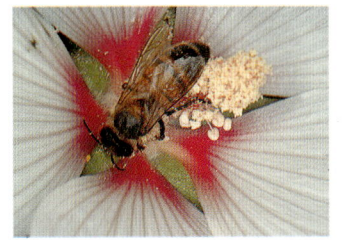

ミツバチからつくられる。ハチに刺されるとどうなるかはよく知られたことだが、それがこのレメディ像を如実に表している。

備考
- 傷に用いる一般的なレメディ。特にかまれたり刺されたあとの腫れや炎症に。
- 水ぶくれ状の患部に。
- のどの渇きをまったくともなわない急激な発熱。
- 落ちつきがなく、怒りっぽい人。
- 冷湿布をはるか冷水にさらすと症状がおさまることがよくある。

アージニット
Argentum nitricum

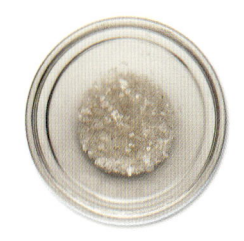

このレメディの原料である硝酸銀は、写真処理の過程で用いられる銀化合物の1種。興奮した神経系の鎮静に非常に役立つ。

備考
- パニック、緊張感、不安に。
- 心配、あせり、精神的および実際的な支えがないとき。
- 人前にでるのが恐い、試験への不安、歯医者恐怖症、飛行機恐怖症などの予期不安。
- 極度の緊張からくるとおぼしき下痢や鼓腸(ガス)。

アルニカ
Arnica montana

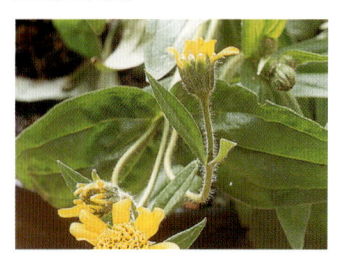

ヒナギクのような黄色い花をつける、なじみ深いハーブ。山地に生息する。軟組織および筋肉との親和性が特に高く、概して事故後はまず最初に考えるレメディ。打撲したものの皮膚の損傷が見られない場合は、アルニカクリームを使用(皮膚が損傷している場合は、カレンデュラかハイペリカムのクリーム)。

備考
- 打撲に最も有益なレメディ。
- 事故後のショックに。
- 激しいまたは過度の運動後の肉離れに。

アーセニカム
Arsenicum album

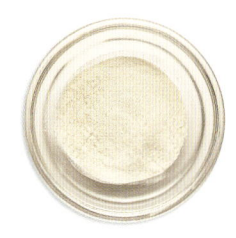

酸化ヒ素はよく知られた毒物だが、ホメオパシーのレメディとして用いられれば、非常に安全で、胃腸および呼吸器系に特に効果を発揮する。

備考
- 嘔吐、下痢、腹部および胃痙攣に。
- 食中毒の際、よく最初に用いられる。
- ゼーゼーと呼吸し、夜になるとしばしば悪化するぜんそく患者に。鼻水をともなう鼻風邪にも。
- 寒気、情動不安、心配、虚弱に。
- 温かさが多分に苦痛を緩和する。

ベラドンナ
Atropa belladonna

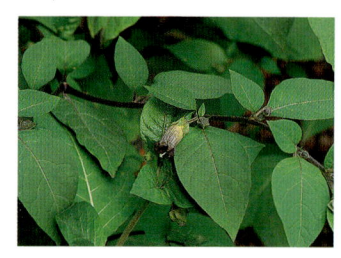

有益なベラドンナの原料は、セイヨウハシリドコロ。果実は有毒なので避けること。しかしそのおかげで、発熱と頭痛に最も効果的なレメディの1つができあがる。

備考
- 突発性の激しく強烈な症状に。
- ほとんどのどが渇かず、ヒリヒリした痛みと肌の乾燥をともなう高熱に。
- 顔または患部が通常真っ赤になる。
- 特に頭部にズキズキした痛み。
- 瞳孔が光に敏感になることも。

ブライオニア
Bryonia alba

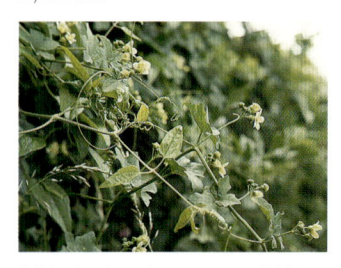

欧州の生け垣で目にする、つる性植物の白いブリオニアの根からつくられる。根は驚くほど大きく、大量の水分を含有。ブライオニアを服用する患者は往々にして、「うるおい」が不足している。

備考
- ゆっくり発症する傾向がある。
- 口、粘膜、関節など、すべての症状に乾燥が見られる。
- 異様なのどの渇き。
- わずかな動きもつらい。
- 乾いた、非常に痛々しい咳。
- 患者は怒りっぽい。

カレンデュラ
Calendula officinalis

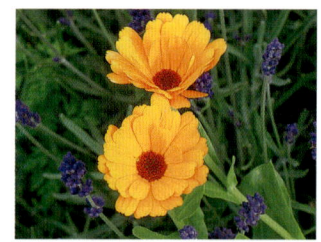

傷の主要応急処置のレメディとして、ハーバリストには昔から知られている。よく目にするマリーゴールドが原料で、最もシンプルな使用法はクリーム。ハイペリカムとあわせたものが、いわゆるハイペリカル。

備考
- あらゆる切り傷、擦り傷、解放創にクリームを使用(傷口が開いていない場合はアルニカのクリームを使う)。
- 自然な殺菌剤で、傷口の感染を防ぎ、治癒のスピードアップの一助ともなる。

イペカック
Cephaelis ipecacuanha

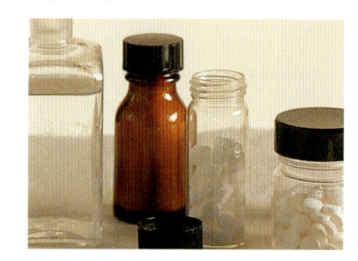

イペカック(トコン)は、一見小さく貧弱な南米の低木。主として消化管および気道に効果を発揮し、治療できる最も主要な症状は、疾病の種類を問わず吐き気になる。

備考
- 嘔吐してもおさまらないしつこい吐き気に。
- 吐き気をともなう咳。
- つらいつわりに。
- 吐き気がこみあげるぜんそくまたは喘鳴。
- 次第に「吐き気」がしてくる頭痛に。

コキュラス
Cocculus orbiculatus

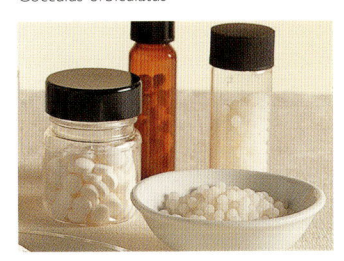

インド沿岸で育つ植物、インド毒麦が原料。神経系に非常に効果があり、弱り、疲弊した神経系を強化。吐き気およびめまいも治療できるため、船、飛行機、車はもとより、あらゆる乗り物酔いによく効くレメディと見なされてもいる。

備考
- 乗り物酔いの吐き気、嘔吐、めまいに。
- 睡眠不足が原因と思われる疲労、神経性のストレスに。

ドロセラ
Drosera rotundifolia

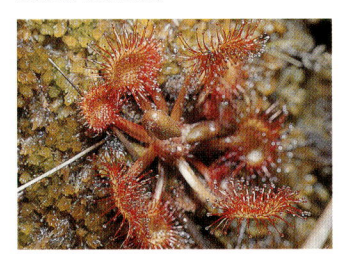

丸い葉を有する、一風変わった食虫植物モウセンゴケからつくられる。葉から粘液を分泌するために「ハエとり紙」と称されることも多い植物。捕獲された昆虫がもがけばもがくほど粘液が分泌され、最後には溶かされる。呼吸器系に効果があり、咳に有益。

備考
- 激しい、吠えるような咳。
- 周期的または発作的に繰り返す、ひっきりなしの長引く咳。
- 吐き気をもよおすこともある咳。

ユーパトリウム
Eupatorium perfoliatum

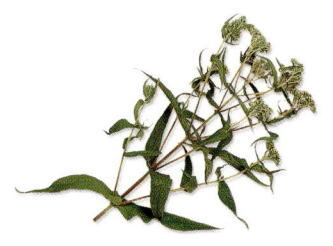

湿地に自生する北米のハーブ。インフルエンザのハーブレメディとして用いられ、解熱、うっ血および便秘の緩和、また免疫系の機能も向上させる。フジバカマというなじみのある別名をきけば、ホメオパシーとしての利用法も察しがつくはず。ほかの症状はどうあれ、つねに骨が痛む場合に。

備考
- 骨の深部が痛むような全身の痛みをともなう、インフルエンザに似た症状。
- 痛々しい咳が認められることも。

ユーフラシア
Euphrasia officinalis

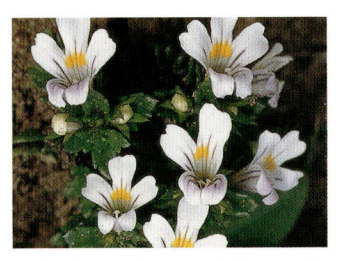

コゴメグサとも称され、目専用のレメディンとして昔から知られる。草地に自生するとてもかわいい小花で、野草の植えつけの際によく用いられる。直射日光を浴びて、色あざやかな花を咲かせる。

備考
- ヒリヒリと痛み、充血し、炎症を起こした目。
- 焼けるような涙目。
- 花粉症の場合、くしゃみ、かゆみ、鼻水といった症状に。ただし、通常最も効果があるのは目の症状。

フェラムフォス
Ferrum phosphoricum

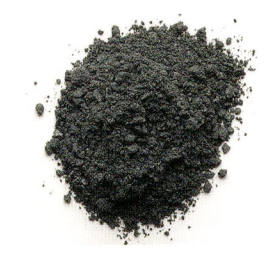

原料のリン酸鉄は、血中の鉄と酸素のバランス保持に欠かせないミネラル。ティッシュソルトでもあり、気力、体力の欠乏を感じはじめた貧血患者の強壮剤として積極的に活用可能。

備考
- インフルエンザや風邪とおぼしき症状。
- 虚弱および疲労。
- 一般的な貧血。月経が重かったり妊娠中の女性に非常に有効。

ジェルセミウム
Gelsemium sempervirens

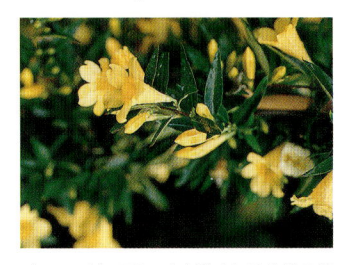

イエロージャスミンとも称される北米の植物からつくられる。筋肉、運動神経、神経系に特に効果的。急性疾患に最も有益なレメディとして、インフルエンザ治癒の一助ともなる。

備考
- 痛くて重く、思うように動かせない筋肉。
- 疲労、虚弱、悪寒、震え。
- あまりのどは渇かない、発汗をともなう熱。
- 後頭部に発症する頭痛。

ヘパサルファ
Hepar sulphuris calcareum

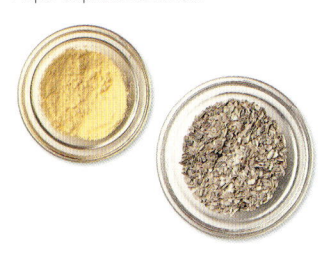

初のホメオパス、サミュエル・ハーネマンによって、硫黄華とカキ殻石灰を熱して生成した硫化カルシウムからつくられた。神経系に非常に効果があり、(患部の)急性敗血症状態や呼吸器系の疾患にも効く。

備 考
- 過度の興奮と過敏症。
- 特に頭部の冷たさ。
- 黄色い痰をともなう乾いた耳障りな咳、クループ。
- 異様な大量発汗の徴候。

ハイペリカム
Hypericum perforatum

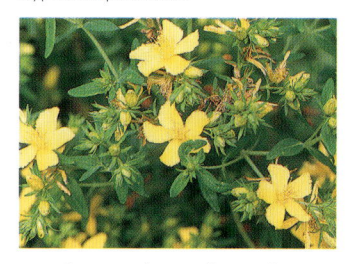

ハーブのセントジョーンズワートが原料で、主として傷のレメディ。神経が集中している敏感な部位に特に効果的。指、つま先、唇、耳、目、脊椎の最下部にある尾骨など。こうした敏感な部位の傷には、アルニカではなくハイペリカムを用いる。ただしアルニカは、ハイペリカムの効き目が認められないときに、十二分な効果を発揮することがある。

備 考
- 突然神経に沿って手足に走ることがよくある痛み。

イグネシア
Ignatia amara

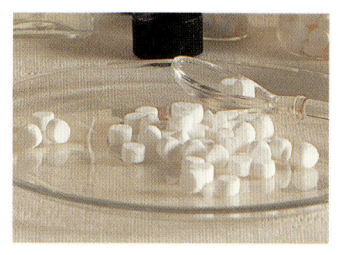

東南アジアに生育している木の実イグネシア豆からつくられる。「悲しみ」の主要レメディとしてよく知られ、感情面に強い効果をもたらす。

備 考
- 喪失感にともなう悲しみや悲嘆。
- 突然変わる気分。笑顔、あるいはヒステリーのあとの涙。
- 涙をともなわない抑圧された感情。
- しばらく続いた不幸せな感情、特に不安、恐怖、悲しみなどのあとに発せられるたて続けのため息。

ケーライビック
Kali bichromicum

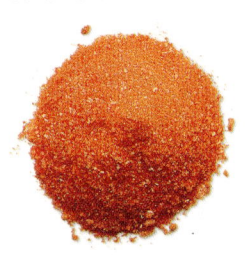

重クロム酸カリウムであるカリビクロミカムの原料は、染色、印刷、写真撮影など、さまざまな工業過程に用いられる化合物。特に気道粘膜に効果があり、副鼻腔炎の有益なレメディ。

備 考
- 鼻孔または口から排出される、しつこくて不愉快極まりない、緑色のドロッとしたかたまり。
- カタルが原因の、ピンポイントで見られる頭痛。
- 粘つく黄緑色の痰をともなう乾いた咳。

ラカシス
Lachesis muta

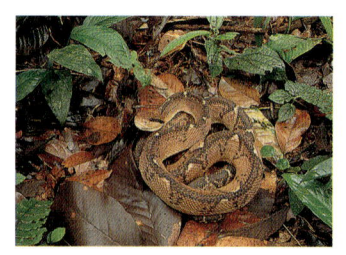

南米に棲息する毒ヘビ、ブッシュマスターの毒からつくられる。専門家であるプロのホメオパスが扱うべき慢性疾患用のレメディだが、ヒリヒリするのどの痛みの治療や月経不順など、急を要する際には使用可能。

備 考
- ヒリヒリするのどの痛み、特に左側がつらい場合。
- 固形物より液体を飲みこむほうが難しいのどの痛み。
- 月経痛および開始前の精神的ストレス。
- 更年期のほてり。

リーダム
Ledum palustre

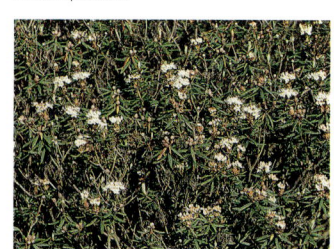

リーダムの原料は、イソツツジとして知られる小低木で、北半球の寒い荒れ地に広がる沼地で生長する。主として傷の応急処置用レメディで、温めるより冷やすほうがすぐに楽に痛みを緩和できるときに使用する。

備 考
- 釘やとげなどによる刺し傷やかみ傷。痛みが冷湿布で緩和する場合。
- 腫れてひんやりしている傷。
- 腫れてひんやりし、充血している目の傷。

ライコポディウム
Lycopodium clavatum

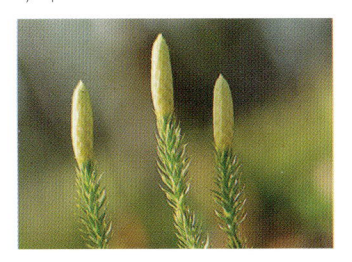

荒れ地での生長を好む、一風変わったほふく植物であるシダの胞子からつくられる。その性質から、概して慢性疾患の緩和を助けると言われているが、消化器系の疾患や、急激なのどの痛みの緩和に非常に役立つこともある。

備考
- 体の右側あるいは左から右に移動する不調。
- 鼓腸および胃痛、腹痛。
- 豆のような、ガスがでやすくなる食物によって悪化する疾患。

カンサリス
Lytta vesicatoria

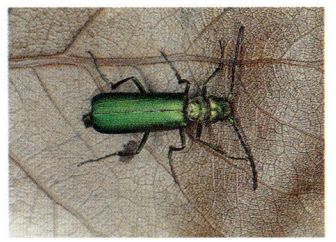

昆虫からつくられる数少ないホメオパシーレメディの1つ。原料は、玉虫色に変化する緑色の昆虫で、通常ゲンセイと言われる。有毒昆虫としても知られ、かまれると強烈にしびれる。尿路疾患に親和性を有する。

備考
- 排尿時に不快で焼けるように強烈な痛みがある膀胱炎。
- 通常想定する、過度の日焼けや熱い鍋によるやけどのような熱傷または一般的な灼熱痛の徴候。

マグフォス
Magnesia phosphorica

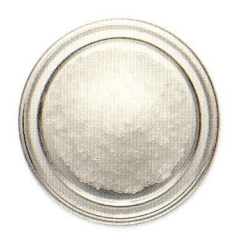

リン酸マグネシウムは12のティッシュソルトの1つで、実証されたレメディでもある。よく知られているように、直接働きかけて、筋肉はもとより神経の緊張緩和にも役立つ。そのため、非常に有益な鎮痛剤と見なされている。

備考
- しばしば腹部に発症する痙攣性の突発的な激痛。
- 温めたりやさしくマッサージしたり、体を折りまげることで緩和される痛み。
- コリック、月経痛、座骨神経痛、歯痛、耳痛の緩和が可能。

カモミラ
Matricaria chamomilla

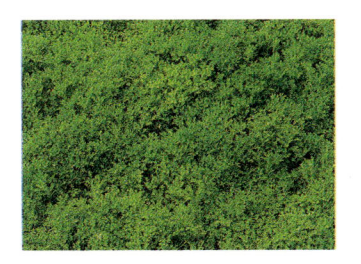

カモミールはキク科の1種。神経系に非常に効果的。最も有益な子ども用治療薬の1つ。アコナイト、ベラドンナ、カモミラは、それぞれの英語の頭文字をとって「ABC」レメディと言われる。

備考
- 不機嫌、イライラ。
- 歯生期の乳児のむずかり。
- コリックの場合、通常排便を嫌がり、粘り気のある緑色の便。
- 痛みへの過度な感応。
- ゆらしたり、だいたりすることで相当改善される子どもの不機嫌。

マーキュリー
Mercurius solubilis

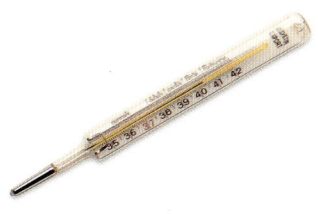

本来英語ではMercuriusだが、Merc solと略されることもある。原料は液体金属水銀。(患部の)急性敗血症状態で、腺および分泌物が特に影響を受ける際に使用。

備考
- 腫れてさわると痛い腺。
- 過剰発汗と次第につらくなる乾き。
- ときに不快な息、汗、分泌物。
- 黄色くブヨブヨして、舌苔が付着した舌。
- 上下する熱。
- 興奮と情動不安。

フォスフォラス
Phosphorus

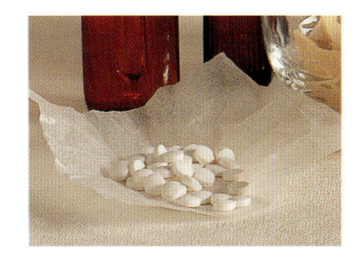

人体、特に骨に重要な構成物質。急性疾患に役立つことがある。食物が胃で温められたとたんの嘔吐や、繰り返す下痢といった消化器系の疾患など。鼻血のような軽度の出血の治療に役立つこともある。麻酔剤投与後、いつまでも続く「ボーッとした」感覚も緩和可能。

備考
- 明るくおおらかで人なつこい反面、いらついたりおびえたりすることもある人に最適。

ファイトラカ
Phytolacca decandra

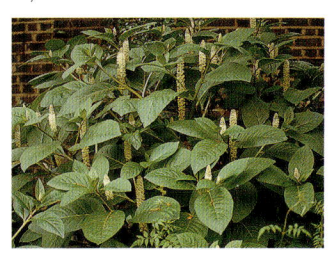

ヨウシュヤマゴボウとも称され、まっすぐにのびる、不快なにおいを放つ植物で、北半球および南米で生長。腺に効果を有し、特に扁桃、乳腺に効く。乳腺炎の治療に役立つ最も重要なレメディであろうと言われる。

備考
- 黒ずんで炎症を起こしている、ヒリヒリと痛むのど。
- 熱いかたまりのような痛みがあるのど。
- 亀裂乳頭をともなう、さわると痛い腫れた胸。

プルサティラ
Pulsatilla nigricans

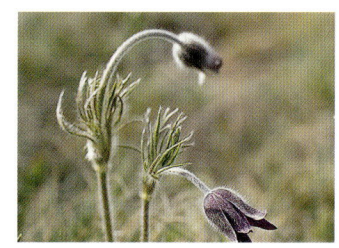

急性疾患に最も有益なレメディの1つであると同時に、根本体質レメディとしても非常に重要。原料はオキナグサで、気分や症状がコロコロ変わる人に適していることから、風見鶏のレメディとも言われる。このため、幼児に効果があると見なされている。

備考
- すぐに泣き、ベタベタしがちな人。
- おだやかでやさしい気質の人に最適。
- 黄緑色の目やにまたは鼻汁。

ラストックス
Rhus toxicodendron

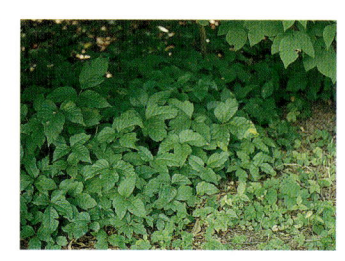

北米に自生するツタウルシからつくられる。ねんざ、筋違い、関節の腫れに主として利用されるが、かゆみや発疹系という像があることから、水疱瘡や帯状疱疹といった疾病にも効果が認められる。急性リウマチにも役立つ。

備考
- かゆみのある赤い発疹をともなう過度な情動不安。
- そっと動かすと楽になる関節のこわばり。
- 温めると楽になり、寒さや湿気、運動のしすぎで極度に悪くなる症状。

ルータ
Ruta graveolens

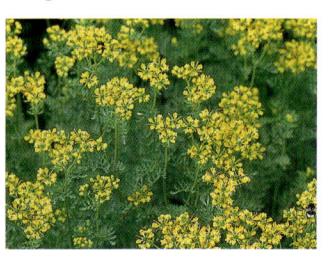

ルーとも言われ、青緑の葉をつける、非常に貴重でとても魅力的な園芸植物。昔からハーブレメディとしても用いられ、恵みのハーブと称されることもよくある。関節、腱、軟骨、骨を覆う膜組織の骨膜に特に効果的。目にたいする親和性も有する。

備考
- 骨の損傷。
- 特に足首や手首の関節および結合組織への負荷。
- 寒さや湿気で悪化し、温めるとよくなる症状。

セピア
Sepia officinalis

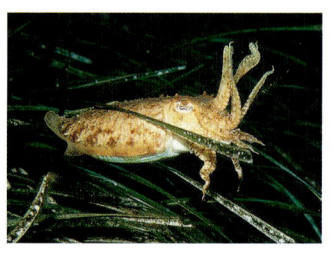

コウイカなどのイカの墨からつくられる。「大きな」像を有している、つまり、さまざまな状況における活用が可能であることから、通常その使用はプロのホメオパスにかぎられるが、女性生殖器系への親和性ゆえに、月経不順などに役立てる場合もある。

備考
- 疲れていたり、落ちこんでいたり、内気な人に最適。
- 食物のにおいでひどくなるつわり。
- 更年期のほてり。

シリカ
Silicea

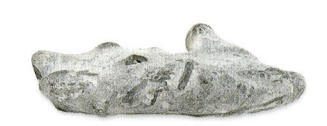

石英由来の鉱物。12のティッシュソルトの1つで、体内にあることにより、生命維持に必要な毒素排出を助ける。(感染性の)敗血症状態に特によく用いられ、頻繁な感染にたいする体の抵抗力を高めたり、破片のような、体内に入った異物の排出を助けることもある。

備考
- 治癒が遅い症状や、冷えを感じたり、体力や気力がない人に最適。
- 患部が治癒せず、悪化していくように見える小規模感染。

スポンギア
Spongia tosta

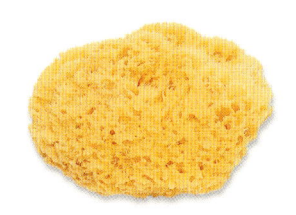

名前から明らかなように、海綿の骨格の一部を軽く焼いたものが原料。気道に非常によく効き、今では概して、ホメオパシーにおける咳の主要レメディの1つと見なされている。幼児のクループ治療に際し、貴重にして非常に重要な助力となる。

備 考
- 痙攣性の乾いた咳。
- のこぎりで木を切るような音の咳。

ナックスボミカ
Strychnos nux vomica

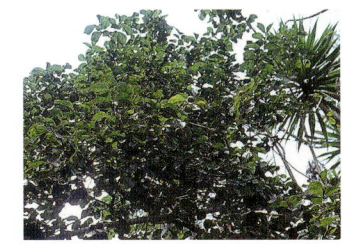

東南アジアの毒を有する堅果樹の種からつくられる。慢性、急性双方で広く活用され、よく知られているように、消化器系にかかわる疾患には非常に有益。

備 考
- こってりした食事後、食物が未消化で胃が重く感じられる際の吐き気または嘔吐。
- 吐けさえすれば楽になれると感じるとき。
- 便意はもよおすものの、きちんと排便できない。
- 胸焼け。

シンファイタム
Symphytum officinale

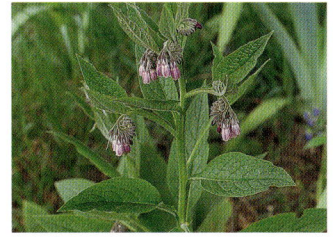

よく目にするヒレハリソウという薬草から簡単につくられる。「骨を編む」という意のニットボーンという別名もあり、骨折の治癒促進が主要用途。骨の整復後数週間は、毎日服用。また、テニスボールが直接目に当たったなど、多くの眼球損傷にも使用可能。

備 考
- 折れた骨の接合や融合のスピードアップ。
- かたいものがぶつかったなどの眼球損傷。

バレリアン
Valeriana officinalis

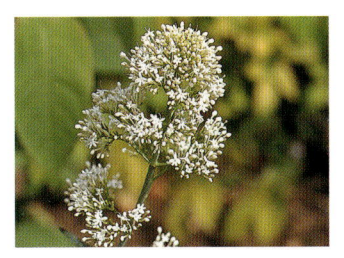

なじみのあるハーブで、19世紀にはその濫用から、不眠と、神経系の酷使によるヒステリーを招いたが、こうした症状も、「類は類を癒す」という原則ゆえに、ホメオパシーではごく少量のバレリアンの使用によって治せる。不眠症によく効く。就寝の1時間ほど前に1錠服用すれば、すぐに症状改善に気づく。

備 考
- 〝ハムスター症候群〟のような気分のときに特に有益。

バーバスカム
Verbascum thapsus

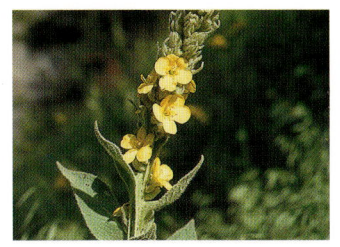

よく道端で見かける大きなハーブ、モウズイカからつくられる。園芸植物としての評価も高く、長くのびる茎はみごと。ホメオパシーとしては耳痛に使われる。オイルでの使用が最良。大人よりも頻繁に耳の感染症で苦しみがちな子どもに特に有益。温めたスプーンにオイルを2、3滴のせ、それを、横向きに寝かせた子どもの耳にそっとたらす。

備 考
- 子ども、大人を問わずあらゆる耳痛。

バイバーナムオパ
Viburnum opulus

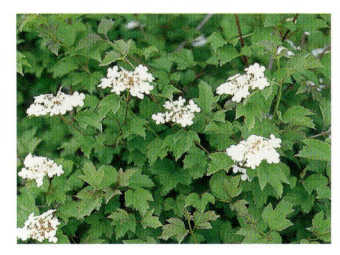

テマリカンボクは、北欧や米国の森や湿地に広く分布する。貴重な園芸植物で、通称「スノーボール」の由来となっている、大きな白い花をつける「ロゼウム」は特に希少。クランプバーク、ホメオパシーレメディとしてもなじみがあり、樹皮からつくられ、痙攣性の腹痛とともに、月経痛にも非常に役立つ。

備 考
- 急性のつらい腹痛や筋肉の痙攣の治療の一助に。

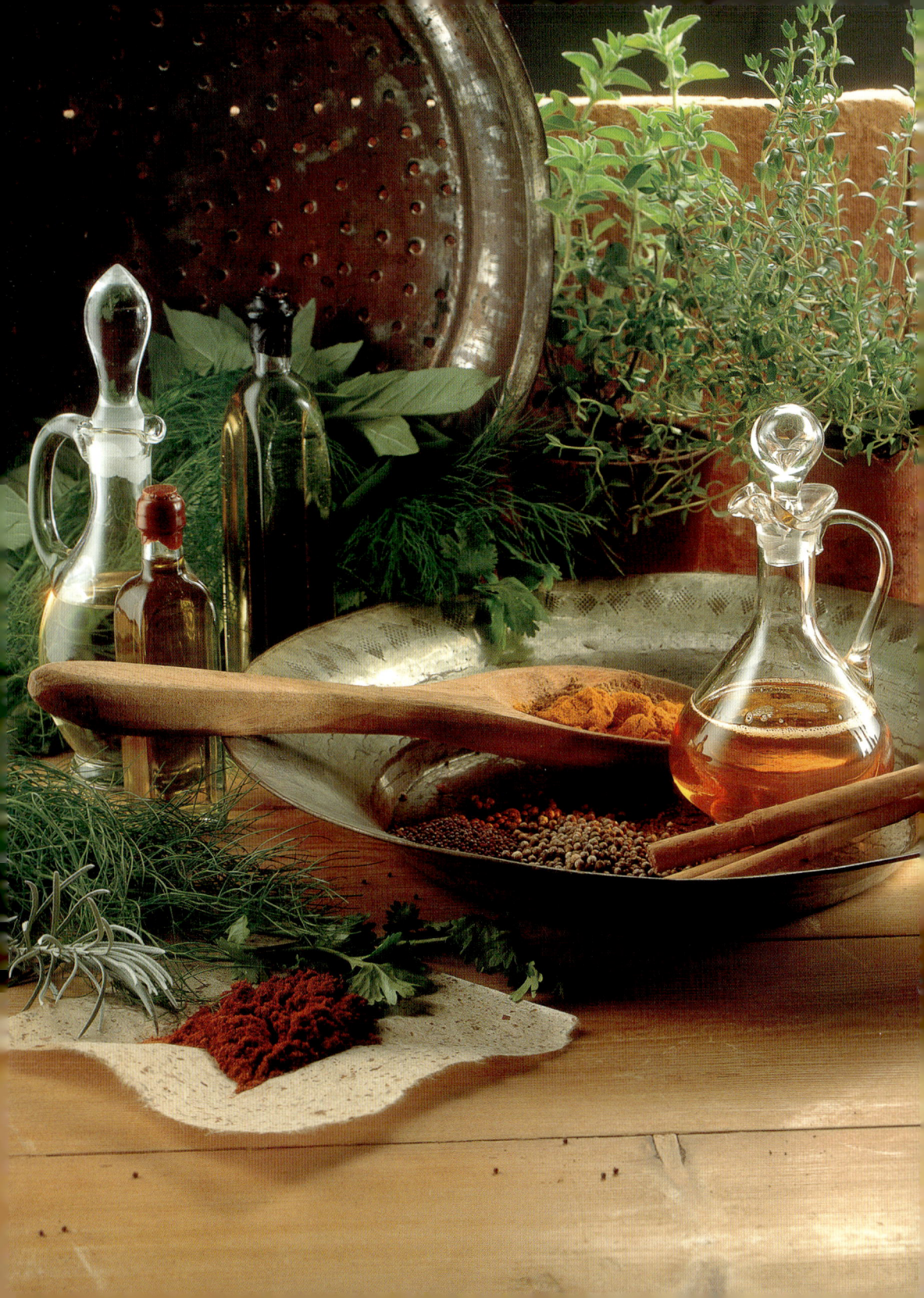

アーユルヴェーダ
ayurveda

アーユルヴェーダはインドの伝統的なヒーリングシステムとして知られています。太古の昔から、世界中のほかの多くの同システムに影響を与えてきました。その確立はブッダやキリストの誕生よりも早く、聖書の物語の中にも、古代アーユルヴェーダ教義の英知にはっきりと言及したものがあるほどです。

アーユルヴェーダは細分化されていますが、これは健康と癒しのさまざまな面を含んでいるからです。それらについては次ページ以降で述べていきますが、重点を置いているのは、食事と生活スタイル、それも特に、現代生活にあわせたものになります。

アーユルヴェーダ医療の基本概念は、すべての疾病は消化器系に由来し、体の主要滋養源である食物の消化不良もしくは各人のドーシャ(体質)にそぐわない食事に起因する、というものです。本項では、適切な食事にかんする基本的なアドバイスとともに、マッサージや運動、カラー、クリスタル、ハーブ、スパイスといった補助的な療法についても説明してあります。治療可能な一般的疾病についてもまとめておきました。

以下にとりあげたアーユルヴェーダ的アプローチを活用すれば、不安やストレスが増すばかりの日々の中で、心身のバランスを保っていくシンプルな方法を身につけられるでしょう。基本にして最高のアーユルヴェーダ法を活用して、自分のドーシャを見極め、本来の体質を踏まえた生活法を学び、最終的にはヴィクリティ(現在の感情や体や精神の健康状態)を癒していけるようになってください。

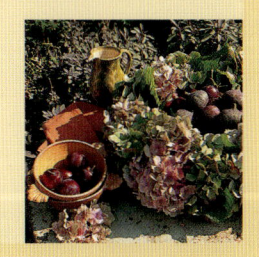

アーユルヴェーダとは？

あまり有名とは言いがたく、きいたことがある人もごく少数かもしれませんが、学ぶべき点は驚くほどある、非常に評価が高く、認められてもいる、古代の知識体系です。アーユルヴェーダを知れば、心身のバランスがよくなり、物事のあるべき姿の中で、世の中や自分自身の立ち位置を見るための大切な方法がわかり、療法や食事、心おだやかにリラックスする方法にかんしても、非常に実践的で賢明なアイデアが得られるでしょう。

アーユルヴェーダの起源

そのはじまりは、はっきりしていません。言い伝えによれば、何千年も昔、インドの賢者やリシ（予言者）たちは、人々の苦しみに心を痛めていました。リシは知っていたのです、人々が不健康で短命ゆえに、自身の精神について考え、神的側面、つまりは神と対話する時間がないことを。

そこでリシたちはヒマラヤ山中で、人々の苦境を救えるようにしてほしいと、神に懸命に祈り、瞑想しました。すると、その心に感動した神から、さまざまな病の癒し方がわかる大事な教義を授かり、結果、地上からすべての苦しみを緩和、除去できたのでした。

歴史的な記録が残っていないため、証明はできないものの、この教義こそがヴェーダだと言われています。『アタルヴァベーダ』は、初めてその教義の詳細が記された書物の1冊です。この書物と、おそらくはほかの古書がもととなってアーユルヴェーダ医療がおこり、以後何百年もかけてさまざまな影響を受けながら発展、変化し、今日の形になってきました。長年にわたるインド侵略およびその後のさまざまなインド本来の生活様式の抑圧により、紛失、破棄すらされた古書も少なからずありましたが、残った書物も充分にあり、おかげでこの非常に価値のある不朽の教義が連綿と伝えられてきたのです。

現在アーユルヴェーダは、インドの伝統的なヒーリングシステムとして認められています。2つのサンスクリット語、「生命」の意の〝アーユス〟と、「知識」の意の〝ヴェーダ〟からきている言葉で、「生命科学」の意になります。昔から形を変えることなく伝わってきた最古のヒーリングシステムであり、非常に包括的で、世界中の多くのヒーリングシステムに影響を与えているものです。

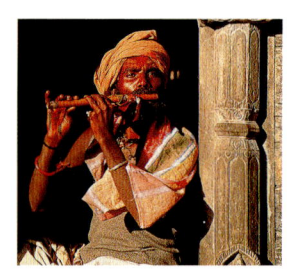

この写真のようなインドのサドゥは、財産を放棄し、祈りにその身を捧げて、放浪生活を送る。

インド発祥のアーユルヴェーダは、真実の光の中で生きていくための、時代にとらわれない知恵で、多くの他国に影響を与えた。

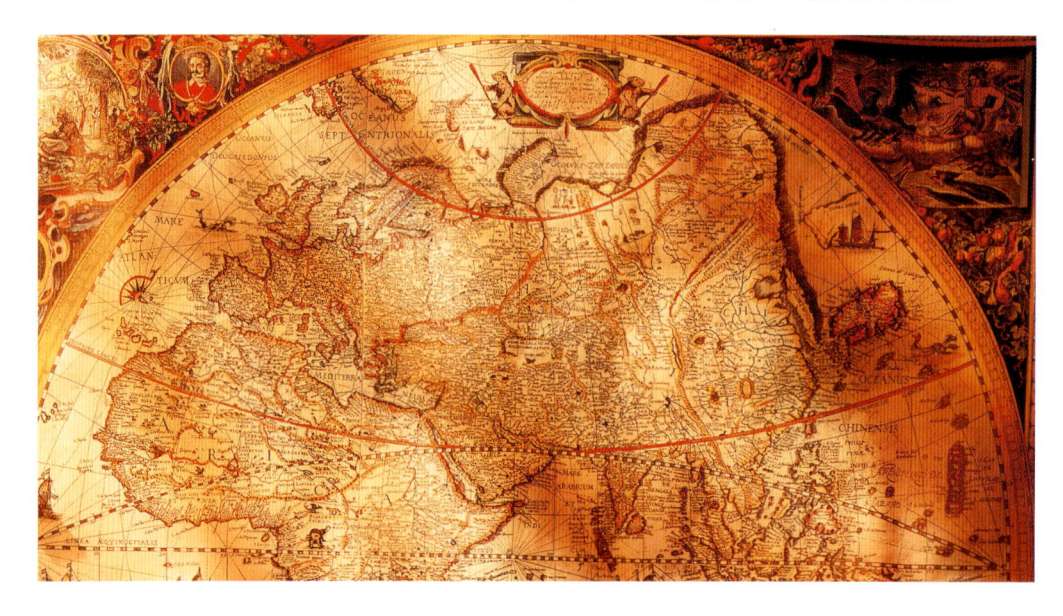

アーユルヴェーダ医療とは？

アーユルヴェーダ医療(といってもアーユルヴェーダの1分野にすぎませんが)の主目的は、健康と長命を促進し、各人がその気質についてあれこれ思い悩むことなく、スピリチュアルな道を歩んでいけるようにすることです。これは何も、この医療の恩恵を受けるには、スピリチュアルになったりその信仰を持たなければいけないという意味ではありません。療法は非常に実際的で、ちまたで言われているような〝精神性〟を云々することなく、あらゆる健康問題に対処していきます。主眼は栄養摂取で、補助的に用いるのがハーブとマッサージとアロマオイルになりますが、補完的な療法はそれだけにとどまりません。

アーユルヴェーダ哲学では、食餌療法の実践者に、動物の命を奪うよりも、天然の果実や種子を食べるよう推奨しています。入門編となる本書では、実は何点か動物性食品をとりあげていますが、必ず節度を守って摂取してください。自分の常識とこまやかな感覚にしたがいましょう。

アーユルヴェーダ医療には、特殊な食餌法や手術、ヴェーダ占星術のジョーティッシュ、精神医学、浄化および解毒法のパンチャカルマも含まれます。ヨーガは入っていませんが、もとは同じなので、両方あわせて実践することもよくあります。ヨーガに含まれるのは、瞑想、マントラ(祈りの聖歌)、ヤントラ(瞑想時に用いる幾何学模様の図像)、ハタヨーガ(精神と心と体にすばらしい調和をもたらすエクササイズ)です。

アーユルヴェーダ教義に多々説かれる精神面に強く心を引かれるなら、ぜひとも、人生にヨーガをとり入れ、日課にすることを真剣に考えてみてください。

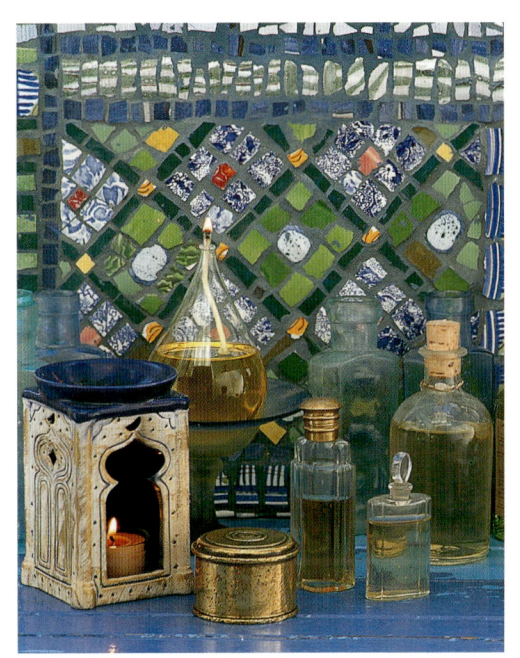

アーユルヴェーダの影響は広範にわたった。その結果が、使用されるオイルの多様性だ。多くが、インドのみならず、世界各地の植物からつくられている。

アーユルヴェーダの影響

ヴェーダ時代ののち、何世紀もかけてアーユルヴェーダ医療は包括的なヒーリングシステムへと発展していきました。やがてその哲学と技術は広く中国、アラビア、ペルシャ、ギリシャに伝わり、次第に、中東、ギリシャ、中国のヒーリング法に影響をおよぼしていったのです。アーユルヴェーダの施術者が古代アテネにまでいた話や、(身体的特徴である)体液を基本としたギリシャの伝統的な民間療法がアーユルヴェーダに非常に似ていることもよく知られています。そして今度はこのギリシャ医療が、今日伝統的あるいは正当な西洋医療と称するもののその後の発展に大きな影響を与えたのです。しかしながら、アーユルヴェーダの医療哲学が実際にどの程度影響力を有していたのか、アーユルヴェーダが現在の技術にどれほどの影響をもたらしたのかを正確に表現するのはとても難しいと言わざるをえません。

ギリシャと欧州の医療

中国医療の5つの要素の由来は、アーユルヴェーダにあると考えられています。記録によれば、インドの医療システムを中国に持ちこんだのはインド仏教の伝道師で、その多くが、アーユルヴェーダの熟練施術者だったそうです。伝道師たちは東南アジアやチベットにもおもむき、人々に影響をおよぼしていきました。その結果たとえばチベット医療は、アーユルヴェーダの手法と哲学が、チベット仏教およびチベットシャーマンの影響と複雑に混ざりあったものとなっているのです。

瞑想またはヨーガは、内なるくつろぎと平安への道を照らす
一助となり、ほとんどの人に明らかな効果をもたらす。

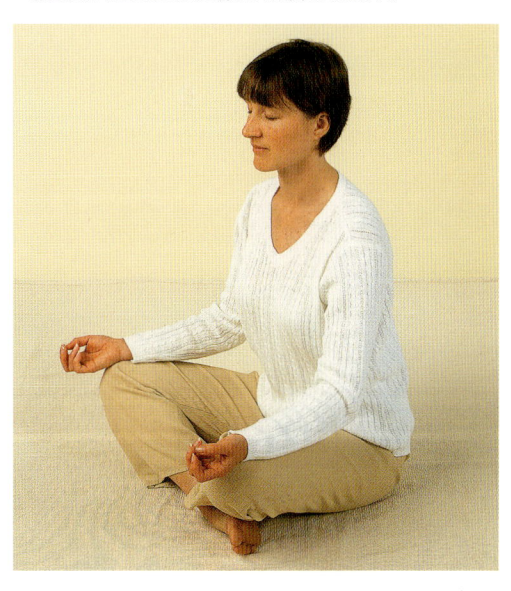

ドーシャ

人々をさまざまなタイプにわけるのに、現代の心理学に代わって昔のドーシャを使ってみてください。ドーシャなら、基本となる3タイプに正確に識別できます。それをもとにすれば、自分や他者への認識をより深められるでしょう。ドーシャはまた、生活スタイルを調整し、さらなる満ちたりた平安を手にする一助となるすばらしいものでもあるのです。

季節

ドーシャには、体質から分類した基本タイプが3つあります。それがヴァータ、ピッタ、カパです。これらは自然のリズム、季節の変化、時節に影響を受けます。秋は、木々の葉が枯れてくる変化のときです。そんな秋から初冬、空気が乾燥して寒く、風も強くなってくるころ、ヴァータは最も高まります。ピッタが最も高まるのは、晩春から夏のあいだ、高温多湿のときです。そして冬から初春にかけて、まだまだ寒く、雨も多いときに最も高まるのがカパです。

アーユルヴェーダ理論では、疾病の過程にはいくつかの段階があると考えます。まずは増殖していく〝蓄積〟、ついで、最高点に達し、さまざまな症状を引き起こしかねない〝悪化〟です。次第に減っていく〝減少〟や、増減ともにほとんど見られない〝鎮静〟もあります。本項後半の質問表を使って自分のドーシャを見極め、それがヴァータ、ピッタ、カパのいずれなのかを確かめてください。ドーシャが1つの人は、質問表の最も点数の高い項を参照するといいでしょう。2つの場合は、各ドーシャの項の指示にしたがい、季節の変化に応じて生活スタイルを変えるようにしてください。

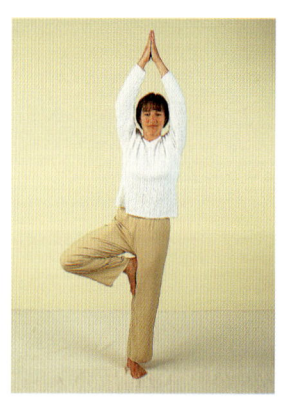

ヨーガは心身のバランスを保つのにとても有益。2、3度レッスンを受ければ、あとは自分で自由にできる。

あなたの体のタイプ

ここで明らかにしていくのは、あなたのドーシャや体のタイプの見極め方です。ドーシャとは、「簡単にバランスを崩しがちなもの」という意味です。あなたのドーシャは、あなたの特徴やプラクリティ(本来の状態)を表します。人は、空、風、火、水、地という5元素の組みあわせからできていて、各人の個性や体質に応じて、その中でも目立つ特徴的なものが表に現れてくるのです。

プラクリティ同様人が有しているのがヴィクリティで、これは現在の心身の健康状態を表します。ヴィクリティは生活を介して現れてくるもので、おそらくプラクリティとは異なっているでしょう。大事なのは、まず今の自分の状態であるヴィクリティを見極めたうえで、プラクリティな状態の生活に戻していくことです。たとえば、もう長いあいだの関節炎や腰痛持ちだとしましょう。あるいは、数日前からの風邪や発疹に苦しんでいるかもしれません。その場合は、まず今の状態であるヴィクリティをきちんと解消し、それから、プラクリティを保つようにしてください。その際用いるのが、食餌やマッサージ、オイル、カラー、香りなどの予防的療法です。

天気が変わりやすい秋にヴァータは高まる。身のまわりの花はリラックスできる一助。

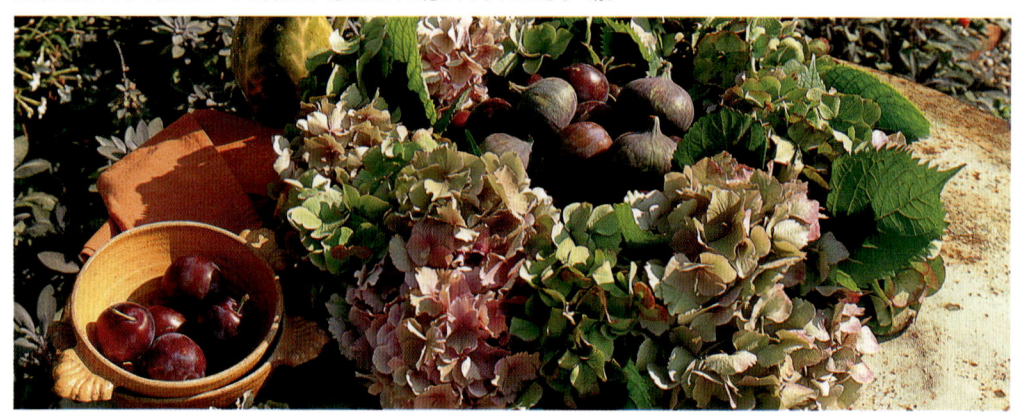

アーユルヴェーダ

> **暖かい／春**
> ピッタは蓄積、カパは悪化、ヴァータは鎮静
>
> **暑い／夏**
> ヴァータは蓄積、ピッタは悪化、カパは減少
>
> **涼しい／秋**
> ヴァータは悪化、ピッタは減少、カパは鎮静
>
> **寒い／冬**
> ヴァータは減少、ピッタは鎮静、カパは蓄積

3種の単1ドーシャに加え、それぞれを組みあわせたものが4種あり、体質タイプは全部で7種になります。ヴァータ、ピッタ、カパ、ヴァータ／ピッタ（またはピッタ／ヴァータ）、ピッタ／カパ（またはカパ／ピッタ）、カパ／ヴァータ（またはヴァータ／カパ）、そしてヴァータ／ピッタ／カパです。各ドーシャのバランスがとれていることもあれば、いずれかが優勢な場合もあります。

自分のプラクリティとヴィクリティを見極めるため、質問表には2度答えてください。あなたをよく知る人にも質問に答えてもらい、できるだけ明確に自分像を知るようにしましょう。1度目は、現在の状態であるヴィクリティに意識を集中させ、現在およびごく最近の健康状態をもとに答えを記入していきます。

2度目は、これまでの人生すべてをもとに答えます。そうすれば、自分のプラクリティがわかるでしょう。覚えていることを全部しっかりと答えてください。その結果、ヴィクリティとプラクリティの違いがよりよくわかってきます。質問に答えて、ヴィクリティとプラクリティが明らかになったら（2つが同じ場合もあり、それはすばらしいことです）、その情報を治療に活用していけるでしょう。ヴァータ、ピッタ、カパのいずれであれ、最も得点の高かったドーシャにしたがってください。

元素エネルギー

アーユルヴェーダにおいて元素は非常に大切です。元素は空から地へと順次流れこんでいきます。空が火にふりかかり、火は水に入り、水は地に。こうして人は、最も高度な元素（空）から最も濃密な元素（地）へと変化していくのです。これを踏まえたうえで、下の一覧を見てください。空と風（ヴァータ）、火と水（ピッタ）、そして水と地（カパ）と、次第に下降していることがおわかりでしょう。ヴァータは空と風の組みあわせであり、「風」と訳されることもよくあります。アーユルヴェーダ創出の話の中では、空と風の組みあわせが最も高度なものであることから、ヴァータがほかのドーシャを率いています。元素は、最も高度なものから最も濃密なものへと下降していくため、ヴァータのバランスが崩れれば、結果としてほかのドーシャのバランスも崩れてしまうのです。

年齢や季節も、ドーシャタイプに影響します。幼児期からティーンエージャー時代に影響を受けるのはカパです。10代から5、60代にかけては、ピッタの影響下にあることが多いでしょう。そして50代から60代以降はヴァータの段階に入っていきます。

各ドーシャには、体内反応に影響をおよぼす独特のエネルギッシュな原理があります。だれもがこの3つのドーシャをある程度は有していますが、大事なのはその割合であり、それが個性をつくりだしているのです。ドーシャはそれぞれが重要な役割を果たしながら、たくみにバランスをとっています。たとえば、カパの安定性がない行動（ヴァータ）では、結局は混乱して終わるだけですし、活発な行動をともなわない消極的なカパでは、じきに停滞してしまうでしょう。

（水と地の）カパタイプは直観的で繊細、
変化を嫌うが物事を1つにまとめるのが得意。

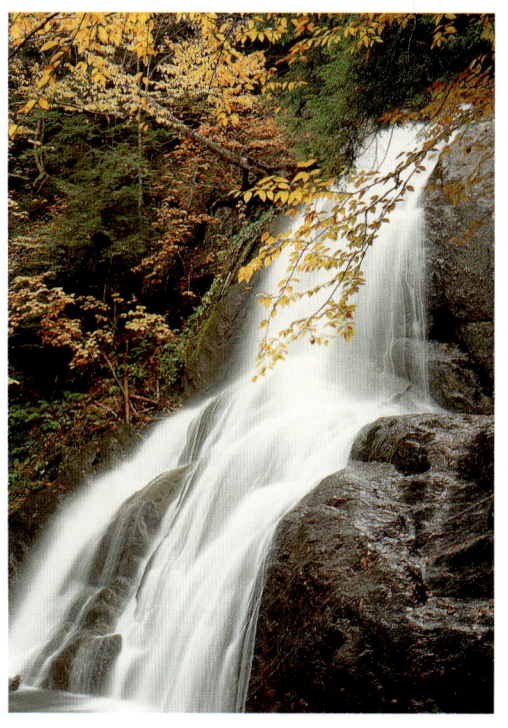

元素	ドーシャ	宇宙現象	特徴	原理
空／風	ヴァータ	風	変化	活動／移動
火／水	ピッタ	太陽	転化	代謝／変換
水／地	カパ	月	惰性	結束

あなたとあなたのドーシャ

自分のドーシャタイプを正確に見極めるのは簡単ですが、次ページの質問表に答える前に、まずはこのページをじっくりと読んでみてください。豊富な情報に加え、肌質や生活スタイル、話し方への言及もあり、それらによって偏見のない全体像が見えてきます。結果、よりはっきりとした大局観が得られ、体液についての正確な理解の一助ともなるでしょう。

あなたのタイプは?

右ページの質問表の目的は、あなたの基本的な体液の割合を調べることです。それにより、どんな食事、カラー、運動パターン、クリスタル、オイル、香りが最適かがわかります。最高得点の項を見れば、自分がヴァータ、ピッタ、カパのどの単1ドーシャか、あるいは複数タイプのドーシャかを認識できるでしょう。質問を読み、自分のプラクリティを知るために、だいたい当てはまると思われる答えをチェック(✓)していきます。ぴったり当てはまると思う答えがあれば、2回✓を入れてください。多分当てはまりそうな答えには✓は1つでいいですし、該当する答えがないと思った場合は、✓を入れずにおいてかまいません。

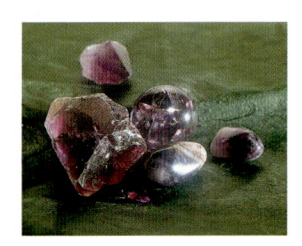

アーユルヴェーダは、ジョーティッシュ(ヴェーダまたはヒンドゥー占星術)かアーユルヴェーダ専門医による処方があればジェムストーンを用いる。

自分のヴィクリティを明らかにする

すでに述べてきたように、現在の状態であるヴィクリティが、本質的な状態のプラクリティとは一致しないかもしれません。それが本当かどうかを知りたければ、再度質問に答えてみてください。今度は✓の代わりに×をつけていきます。ヴィクリティを明らかにするため、答えていく際基準にすべきは、ごく最近感じていたことや、現在の体調や精神状態と比べてどうかです。もちろん、どんな些細なものであれ、現在患っている疾病や何らかの変化があれば、それもしっかりとあわせて考えてください。

答えていくときは、プラクリティ(✓をつける、これまですごしてきた総体的な状態)とヴィクリティ(×をつける、最近か現在の状態)のどちらを考えているかをしっかりと意識することが大切です。混乱しないよう、まず先にどちらかの答えだけを書き、それが終わってから、もう一方の答えを書いていくようにしましょう。

また、心と体にかんする質問をわけて、3巡目に挑戦してもかまいません。今度は、○と□で答えを書いていきましょう。これによって、心と体のドーシャが同じかどうかがわかります。両者が違う場合、食事にかんするアドバイスは心のドーシャにしたがってください。たとえばカパの体とピッタの心を持っている人は、カパの食事と、運動メニューにしたがいます。マッサージのやり方も同様です。また、鎮静効果を有するカラーと落ちついた環境も用意してください。

「ヴァータ」「ピッタ」「カパ」

右ページの質問表は、「ヴァータ」「ピッタ」「カパ」の3つの項にわかれています。自分のヴィクリティ(状態)またはプラクリティ(体質)がわかったら、優勢なドーシャのページを見てください。不調(ヴィクリティ)改善の詳細なアドバイスや、本来の性質(プラクリティ)を維持する方法が書いてあります。優勢なドーシャが複数ある場合は、実践する前に必ず、各項をじっくりと読みます。また、

スタミナがとぼしくエネルギー消耗に苦しみがちなヴァータタイプは、落ちついていることを学ぶ必要がある。

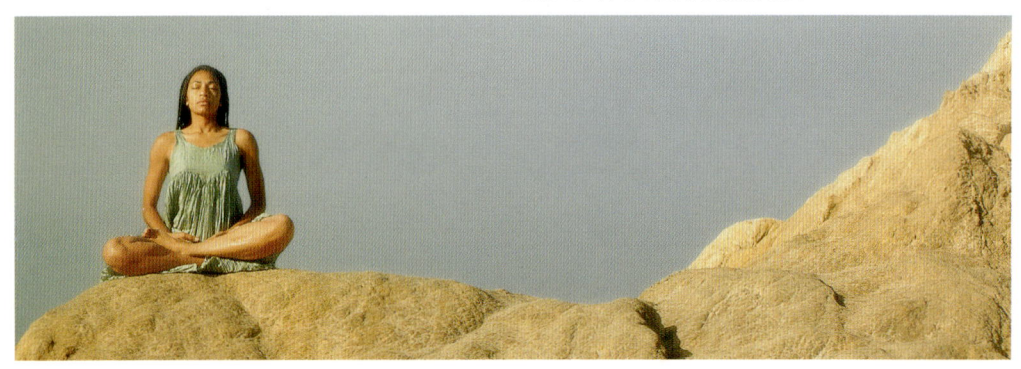

アーユルヴェーダ医療のハーブを用いる場合は、明らかな症状が認められるあいだだけにすることも忘れずに。ハーブが、自分の基本ドーシャのニーズに適しているかの確認も必要です。これは、1週間ごとに自分の状態を調べながら、頻繁に確認してください。

アーユルヴェーダの処方薬や技法を用いだすと、つい講釈したくなりますが、それはやめておきましょう。百害あって一利なしです。処方薬は、個々人のドーシャの割合に応じて配合されています。たとえわずかでもそれを変えれば、せっかくの効能がすべて台なしになってしまうかもしれません。アーユルヴェーダはそれほどに複雑かつ厳密なものなのです。たとえば、各ドーシャに応じたクリスタルインフュージョンに用いられる特定のクリスタルにかんする、長い説明がありますが、それを読んだからといって、資格や豊富な経験を有していない場合は、該当インフュージョン以外のインフュージョンはおこなわないほうがいいでしょう。クリスタルやジェムストーンは、非常に強い効力を秘めていることがあるからです。

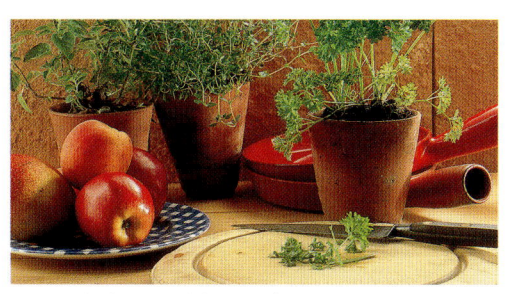

ドーシャの状態に応じて食物やハーブを選ぶ。

自分のドーシャを知る

質問表に✓(体質であるプラクリティの場合)か×(最近か現在の状態であるヴィクリティの場合)をつけていく。

	ヴァータ	ピッタ	カパ
身長	低いか長身痩躯	ふつう	高いか低くがっしり
筋肉	少量、浮きでた腱	ふつう／筋肉質	多い／たくましい
体格	やせ型	ふつう	大きい／がっしり
体重	軽い、太りにくい	ふつう	重い、太りやすい
発汗	最小限	大量、特に暑いとき	ふつう
肌	乾燥、冷たい	やわらかく温かい	しっとり、ひんやり、脂性の場合も
顔色	黒ずんでいる	ふつう、ピンク、赤、そばかす	青白い、白い
髪の量	ふつう	細く白くなるのが早い	多い
髪質	乾燥、細く黒くごわつく	細くやわらかい、赤毛、金髪	太くつややか、茶色
目の大きさ	小さく細くくぼんでいる	ふつう	大きい、出目
瞳の色	こげ茶か灰色、どんより	青、灰色、ハシバミ、濃色	青、茶色、きれい
歯と歯茎	歯が突きでて歯茎が後退	黄色っぽく、歯茎から出血	白い歯、丈夫な歯茎
歯の大きさ	小さいか大きくふぞろい	ふつう	大きい
動作	すばやく活発	おだやかなペース、ふつう	ゆっくり、安定
忍耐力	低い	ある	とてもある
体力	ない	ある	とてもある
気温	暖かさを好み寒さは苦手	涼しさを好む	低温多湿を嫌う
便通	便秘がち	軟便がち	大量、ゆっくり排便
生活スタイル	変わりやすい、不規則	忙しく、多くをなしとげがち	安定、食事抜きも可
睡眠	浅く断続的	充分、短い	深い、たっぷり寝たがる
感情傾向	不安、心配、臆病	激しい、怒る、断定的	タフ、所有欲が強い
精神活動	変化を求めアイデア豊富	俊敏、几帳面、論理的	おだやかでむらがなく安定
記憶力	最近のことはいい	鮮明、概していい	長期間にわたっていい
ストレス対応	簡単に興奮	すぐにカッとなる	容易に怒らない
仕事	独創的	理知的	他者への助力
気分	コロコロ変わる	ゆっくり変化	概して安定
話し方	早口	機知に富みはっきりと正確	深みがあり、ゆっくり
静止状態の脈拍			
女性	80以上	70-80	70以下
男性	70以上	60-70	60以下
✓総　数	ヴァータ	ピッタ	カパ

ヴァータ

ヴァータタイプは、どちらかと言えば落ちつきがなく、クールで、寒さに敏感です。ヴァータが過剰になると、不安、うつ、緊張感が重要な特徴として顕著に現れ、抑圧された感情が免疫系の劣化となって明らかになってきます。ですが、適切なスタイルの生活を送り、少し変化を受け入れれば、よりよいバランスをもたらすことができ、一段と多くのことを実現できるようになるでしょう。

ヴァータタイプの体格は通常やせ型で、体に厚みもありません。太りにくく、生来落ちつきのない場合が多く、忙しく活動的なときは特にそうです。髪は乾燥し、肌は冷たく、寒がりな傾向にあります。エネルギーのレベルは不安定で、疲労から体調不良へとつながりかねないため、注意が必要です。リッラクスが苦手と思われ、頭がさえすぎて不眠症になりかねません。

ヴァータの症状は変わりやすく、本来寒がりなため、寒い季節になると悪化します。変化の際は、あらゆる痛みがひどくなるでしょう。ヴァータタイプは鼓腸、腰痛、関節炎、神経障害に苦しむかもしれません。このタイプは、持って生まれたせわしなさゆえに、食物の定期摂取が欠かせず、決まった時間に、腰を落ちつけて食事をとる必要があります。丁寧な運動をつねに適度におこなってください。きちんと計画した、あまりきつくない運動を日課としてしっかりと続けていけば、集中力を維持し、体内バランスを完璧に保つ一助となります。

ヴァータタイプは体を温めるものを食べるように。土の中で育つ新鮮なものの滋養を調理で高める。サラダより豆スープ。

元素：空と風。
環境：乾燥して寒い。
原理：移動。
気分：不安、心配、おびえ、過敏、臆病、自信がない、そわそわしがち、気分屋。
過剰ヴァータにより最も影響を受ける部位：神経系。結腸も。
過剰ヴァータの症状：鼓腸、腰痛、循環器系疾患、乾燥肌、突発性関節炎、便秘、神経系疾患。

太陽光がすべてを乾かしていく夏になると、ヴァータはあっというまに蓄積していく。
肌も乾燥するが、それを避け、保湿しておくには、最上質ナチュラルクリームの使用が1番。

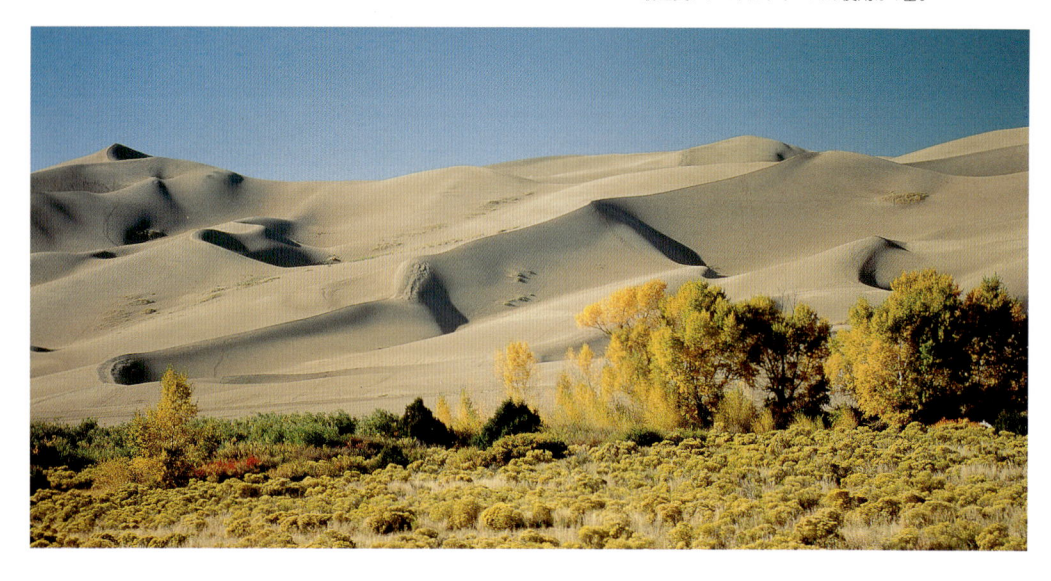

食餌情報

ヴァータタイプはつねに周到には違いありませんが、的がはずれているため、ともすれば料理にまでは気がまわりません。そこで、わかりやすく基本的なガイドラインを記します。

どんなに好きでも揚げ物はすべてだめですし、必ず規則正しく食べてください。不規則なドカ食いは避けましょう。過剰ヴァータを減らすには、ヴァータにふさわしい食事や生活設計をおこなってください。リスト不掲載の食物や行動などは極力避けるようにします。動物性食品の摂取をすすめられている場合も、きちんと適量を守ってください。

ハーブとスパイス

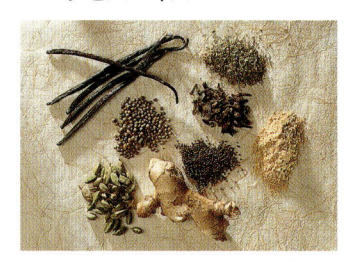

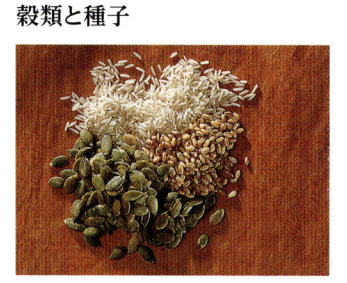

アーモンドエッセンス、アサフェティダ（ヒング）、バジルの葉、カルダモンの種子、コリアンダー（シラントロ）、フェンネル、生のショウガ、マジョラム、ミント、ナツメグ、オレガノ、パプリカ、パセリ、ペパーミント、スペアミント、タラゴン、タイム、ターメリック、バニラ。

穀類と種子

オーツ（加熱したもの）、カボチャの種子、キノア、米（稲も含む）、ごま、発芽小麦パン、ヒマワリの種子、小麦。

ナッツ、肉と魚

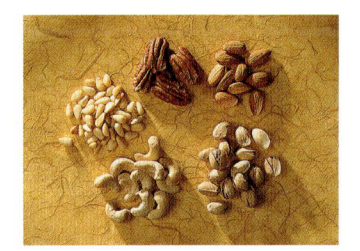

アーモンド、ブラジルナッツ、カシュー、ヘーゼルナッツ、マカダミア、ペカン、松の実、ピスタチオ、クルミ。牛、鶏、アヒル、卵、海水魚、エビ、七面鳥。

野菜

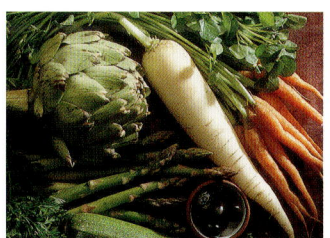

アーティチョーク、アスパラガス、ビート、ニンジン、ズッキーニ、キュウリ、大根、インゲン、ネギ、オクラ、オリーブ、タマネギ（加熱したもの）、パースニップ、カボチャ、ラディッシュ、ホウレン草（加熱したもの）、スウェーデンカブ（ルタバガ）、サツマイモ、トマト（加熱したもの）、生のクレソン。

フルーツ

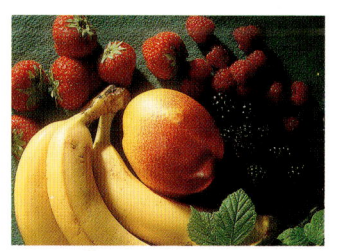

アンズ、アボカド、バナナ、ベリー類、サクランボ、生のココナツ、デーツ、生のイチジク、グレープフルーツ、ブドウ、レモン、ライム、マンゴー、メロン、オレンジ、桃、パイナップル、ルバーブ、イチゴ。

乳製品

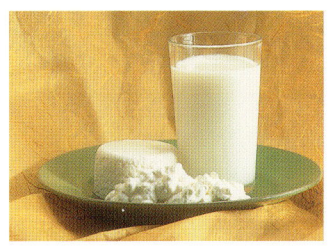

牛乳、カッテージチーズ、ヤギ乳、ヤギチーズ、ソフトチーズ。いずれも摂取はほどほどに。

料理用油

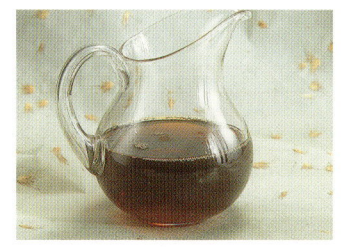

未精製のごま油。

飲料

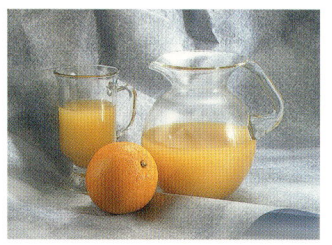

アプリコットジュース、ニンジンジュース、ショウガ茶、グレープジュース、グレープフルーツジュース、オレンジジュース、温かい乳飲料、レモンバーム茶、レモネード、桃ジュース。

アロマとマッサージオイル

　ヴァータタイプは、ほかの2つのドーシャよりもはるかに、マッサージから得られる効果が大きい傾向にあるのが特異な点です。したがって、毎朝の手足や頭のマッサージはもちろん、少なくとも週に1回はきちんとしたマッサージを受けるべきでしょう。マッサージは、大切な習慣として日々の生活にとり入れてしかるべきものです。

　ヴァータにおすすめなのは温かくて甘いアロマで、このタイプに最適なマッサージオイルは、軽く温めたセサミオイルになります。セサミオイルは応用範囲が広く、概して非常に香りのいいものがそろっています。入手が難しい場合は、ほかのオイル（なるべくならバージンオリーブ）でも大丈夫です。好みのハーブを加えて香りを付加することもできます。オイルはヴァータタイプに効果がありますから、ヴァータの乱れがひどい場合は、週1回のマッサージを3回まで増やしてください。すぐに目覚ましい改善を実感できるでしょう。

　エッセンシャルオイル使用の際は、必ず希釈します。直接肌に塗ったり内服はしないこと。同一オイルを2週間以上続けて使用することもおすすめしません。オイルをかえれば、毒性堆積も避けられ、香りに飽きることもないでしょう。妊娠中または何らかの疾病の診断を受けている場合は、有資格開業医への相談なしにはどのオイルも使用しないでください。

ヴァータマッサージ

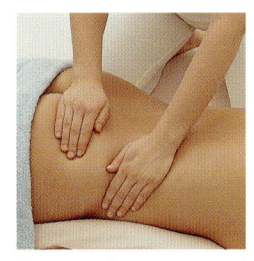

1 正しいヴァータマッサージはつねにやさしくおこなう。

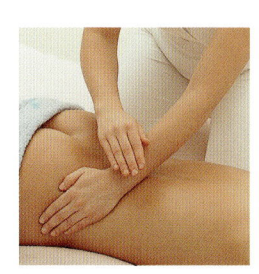

2 しっかりと規則的な動きを心がけ、ゆったりとくつろいでもらう。

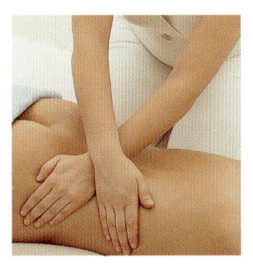

3 絶えまなく流れているようにやさしくさする。

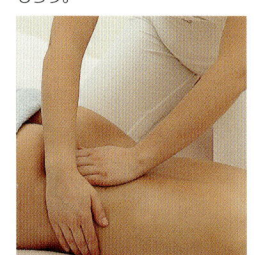

4 乾燥してこわばった肌をオイルでやさしくマッサージ。

カラー

　通常ヴァータタイプに有益なのは、大半のパステルカラーと、黄土色、茶色、黄色といった、おだやかで温かみのあるアースカラーです。

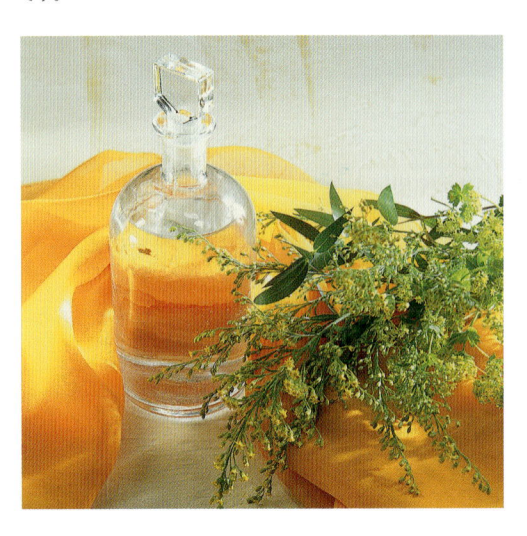

黄土色

　温かみがあってやさしく、リラックスできる色で、さまざまな器官のエネルギーの高ぶりをおさえ、しっかりとした安定感を得る一助となります。

茶色

　落ちつきと安心感のある色は、軽卒な行動が多いヴァータタイプが地に足をつけるのに役立ちます。感情をおだやかに保つ効果もあり、集中を助けてもくれるでしょう。

黄色

　温かみがあって元気のでる色は、感情と思考に関係があります。精神統一し、感情の高まりをおさえることで、つねに頭脳明晰でいられるよう助力してくれます。

カラーインフュージョン

　まず薄い綿か絹の布を用意します。布は温かみのある黄色で、光を充分に通す薄さのものにしてください。次にその布で、天然水を入れた（無色）透明の小瓶を包み、4時間、太陽光の下においておきます。その後、布をとりのぞきます。ヴァータのインフュージョンは冷蔵庫に入れず、室温で保存してください。

温かく、満ちたりた気持ちになれるインフュージョン。

ジェムストーンとクリスタル

ジェムストーンとクリスタルに秘められた繊細なヒーリングパワーは、アーユルヴェーダ医療で利用可能です。これらの貴重でよく知られた力を頻繁に用いるのがジョーティッシュ（ヴェーダ占星術師）で、あなたのライフチャートの情況をもとに、あなたが活用すべきジェムストーンなりクリスタルなりを断じてくれます。

トパーズはぬくもりのある石で、昔から恐れを追い払うと言われており、感情の高ぶりや不安を鎮めてくれるので、ヴァータにふさわしい石です。自信や自制心を持ちたいときにはトパーズを身につけるといいでしょう。アメジストは、ヴァータのバランスをとりたいときに身につけるのが適切な石です。すぐに理性や感情を明確にしてくれ、調和をもたらす一助となってくれます。

すべてのクリスタルを片づけたほうがいいときもあるかもしれません。生活環境が悪くなってきたときなどです。これは、あなたのバースチャートや体質が、特定のクリスタルのヒーリングパワーを必要としていないか、バースチャートのマイナス面が際立っていることを意味します。専門家に相談して、石をおきかえてください。

クリスタルの浄化とクリスタルインフュージョン

クリスタルインフュージョンをおこなう前に、クリスタルの浄化をします。というより、インフュージョンに用いるクリスタルは、毎回使用前後に浄化するのが理想です。まずはボウルに天然水を満たし、小さじ1杯分の海塩を入れて溶かします。その中にクリスタルを最長8時間まで浸けておき、その後きれいに洗ってください。

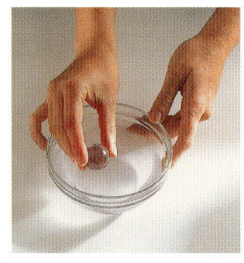

1 クリスタルを水に入れ、そのまま4時間か1晩、暗所においておく。

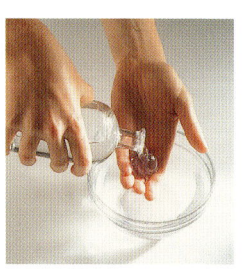

2 天然水で、目に見える汚れなどをすべてきれいに洗い流す。

クリスタルインフュージョンをおこないます。浄化したクリスタルを両手で持ち、そこに平安、静寂が満ちていると想像してください。ついでそのクリスタルを透明のガラスのボウルに入れ、天然水に浸して、そのまま太陽光の下に4時間ほどおいておきます。その後、クリスタルをとりだし、天然水を瓶に入れてください。これで、精神的につらいことに臨む前にいつでもインフュージョンが飲めます。頭をすっきりさせ、プレッシャーからくるであろうストレスの軽減に役立つでしょう。ただし、インフュージョンは24時間たったら必ず捨てます。また保存の際は、家電や電気機器から離れたところにおいてください。

運動と飲み物

ヴァータタイプは本来寒がりなので、ホッとできる暖かさが効果的です。風の吹く寒い日には、ヴァータ用の食材からいくつか組みあわせて、独自の温かい強壮飲料をつくりましょう。ただし砂糖にはストレス付加傾向があることから（別の免疫抑制剤です）、免疫系とヴァータを弱らせるので、甘いもの、精製された食物には特に気をつけ、代わりにフルーツのような自然な甘みのものを選ぶようにしてください。

また、ヴァータタイプに効果的な運動は、おだやかでゆったりとしたものになります。全ドーシャの中で最も疲れやすいので、やりすぎは禁物です。ウォーキングやヨーガ、ゆっくりとした水泳などがいいでしょう。大事なのは、量ではなくてやり方です。ヴァータタイプが日課とすべき運動はゆったりとしたもの。それさえ忘れなければ、たいていの運動はおこなって大丈夫です。

ヨーガなら、ゆっくりとやさしく筋肉をのばし、柔軟性を増していけ、幅広い効果が多分に望めます。ヨーガを真剣におこなわなければ、瞑想を完璧に、もしくは半分程度であってもきちんとおこなうことは過酷で難しいことがわかるはずです。だからといって、無理はしないでください。代わりに、瞑想用の特別なスツールを使うか、床にかためのクッションをおいて、その上に座ります。床に両膝をつき、足を体のほうにぐっと引き寄せて、しっかりとした三角形のベースをつくってください。

生のショウガとレモンのお茶

すばやく簡単につくれてとてもおいしいお茶。
ヴァータタイプ用のすばらしい強壮飲料。

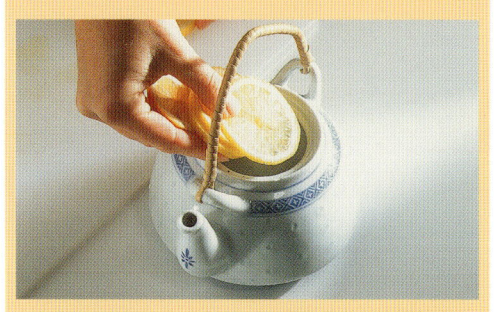

レモン1個　　　　　天然水
生のショウガ1かけ　　生のハチミツか果糖

1 レモンを洗い、皮ごと薄くスライスする。
生のショウガは皮をむいてから薄くスライス。
2 1を小さなティーポットに入れる。
3 わかした天然水を加えてからかき混ぜる。
ハチミツか果糖で甘みを加えてめしあがれ。

ピッタ

ピッタタイプは概してバランスがよく、中肉中背、性格もおおらかで、だれからも一目おかれますが、突然我を忘れるほどの激しさで何かに熱中してしまうこともあります。それが極限に達すると、非常に自己中心的で怒りっぽくなります。したがってこのタイプは、興奮しやすい辛くてスパイシーな食物は避け、おだやかな面をうながす食事を意識してとるようにするべきです。

ピッタタイプの体格は通常平均的で、バランスが非常によくとれています。食べることが好きで、食欲も旺盛です。髪は通常つやのあるストレートの金髪ですが、黒髪のピッタタイプもいます。赤毛の人は生まれながらにピッタをある程度有してます。火の元素らしく、非常に情熱的な気質を示すことがあり、それが度をこすと攻撃的になっていくでしょう。

このタイプの肌は太陽光に過敏な傾向があり、直射日光のもとですごす時間に特に注意してください。強烈な太陽光ゆえに炎症を起こし、肌の発疹やしみ、ひどい日焼けをしかねません。冷水のシャワーや涼しい環境、たっぷりの(冷やしすぎていない)清涼飲料水の摂取などが、体温や感情の高まりを鎮める一助となるでしょう。

短気で、すぐにカッとして攻撃的になるきらいがあります。しかしながら、非常にユーモアセンスに秀で、温かな思いやりの心も有しています。

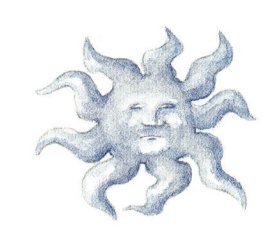

常に鎮静効果の高い食物を選んで食べるようにすること。
辛くてスパイシーと言われるものは必ず避ける。過度に冷たいものもしっかりとメニューからはずすこと。

概して効果的なのは、めまぐるしく騒々しい混沌とした都会の環境から離れてすごすこと。自然に囲まれた、心落ちつける、のどかで静かな木陰ですごすのがおすすめ。

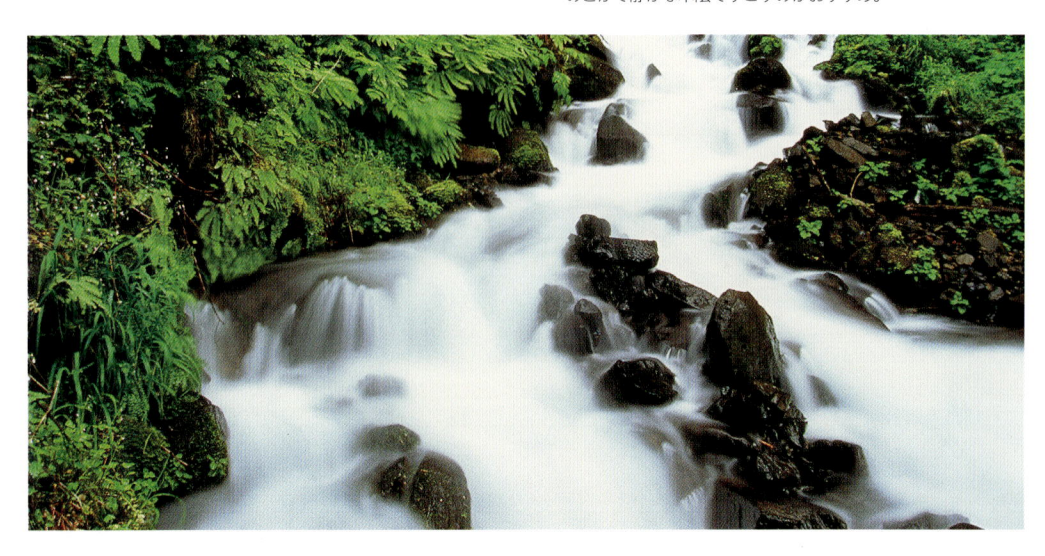

元素：火と水。

環境：高温多湿。

原理：変換。

気分：嫌悪、怒り、恨み、狭量、短気、興奮、イライラ、嫉妬、快活、聡明、機知に富む、おおらかで思いやりがある。

過剰ピッタにより最も影響を受ける部位：肌、代謝、小腸、目、肝臓、毛髪。

過剰ピッタの症状：肌疾患、胃酸過多、日光過敏症、若いうちからの白髪や毛髪の減少、頻繁な下痢。

食餌情報

辛くてスパイシーなものや酸味の強いものは、このドーシャを悪化させるので避けてください。揚げ物もです。加熱した食物は体内のドーシャを増加させるので、生もののほうを積極的に食べるといいでしょう。アーユルヴェーダは本来菜食主義なので、動物性食品の摂取を推奨していませんが、ピッタタイプには特におすすめしません。したがって、以下の一覧には肉類をはじめ動物性食品も挙げてあるものの、摂取する際は必ず適量を守ってください。つねに常識を働かせましょう。

ハーブとスパイス

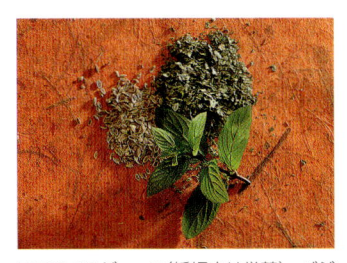

アロエベラジュース（妊娠中は厳禁）、バジルの葉、シナモン、コリアンダー（シラントロ）、クミン、ディル、フェンネル、生のショウガ、ひじき、ミントの葉、スペアミント。

穀類と種子

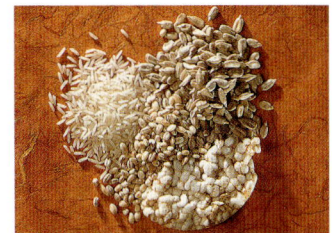

大麦、バズマティ米、亜麻仁、オオバコ種子、餅、ヒマワリの種子、小麦、小麦ふすま、白米。

たんぱく質

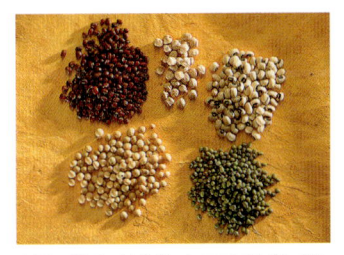

小豆、黒豆、ササゲ、ヒヨコ豆（ガルバンソ）、インゲン豆、レンズ豆（赤と茶）、ライ豆、緑豆、ぶちインゲン豆、大豆、さやをむいた干しエンドウ豆、テンペ、豆腐。鶏、淡水魚、ウサギ、七面鳥。

野 菜

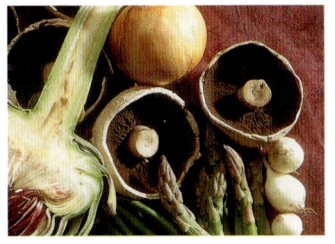

アーティチョーク、アスパラガス、ブロッコリー、芽キャベツ、バターナッツカボチャ、キャベツ、クルジェット（ズッキーニ）、セロリ、キュウリ、フェンネル、緑豆、シシトウ、キクイモ、ケール、ネギ、レタス、マッシュルーム、タマネギ（加熱したもの）、パースニップ、ホウレン草（加熱したもの）。野菜は基本的に加熱せず生で食べる。

フルーツ

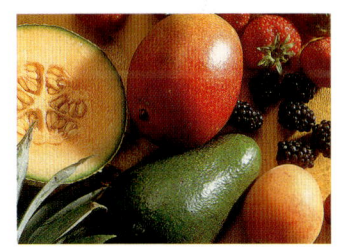

リンゴ、アンズ、アボカド、ベリー類、サクランボ、デーツ、イチジク、マンゴー、メロン、オレンジ、洋梨、パイナップル、プラム、ザクロ、プルーン、マルメロ、レーズン、ブドウ、スイカ。必ず、完熟した甘く新鮮なものを食す。

乳製品

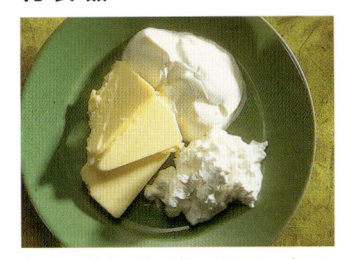

カッテージチーズ、牛乳、希釈ヨーグルト、ギー（澄んだバター）、マイルドなソフトチーズ、無塩バター。いずれも摂取はほどほどに。

料理用油

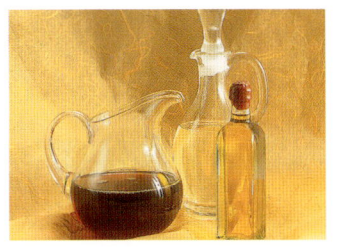

オリーブオイル、サンフラワーオイル、大豆油、クルミオイル。すべての乳製品同様、オイルの摂取もほどほどに。

飲 料

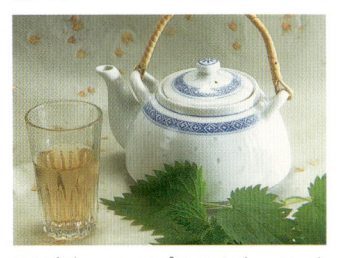

リンゴジュース、アプリコットジュース、冷たい乳飲料、グレープジュース、マンゴージュース、野菜ミックスジュース、豆乳、野菜ブイヨン、エルダーフラワー茶、ジャスミン茶、スペアミント茶、ストロベリー茶。

アロマとマッサージオイル

　ピッタタイプ用のエッセンシャルオイルには、スイカズラ、ジャスミン、サンダルウッド、ベチバーなどがあります。オイルは必ず希釈し、内服は決してしないでください。毒性堆積を避けるためにも、オイルは2週間ごとにかえます。妊娠中または何らかの疾病の診断を受けている場合は、有資格開業医に相談してから、オイルを使用するようにしてください。

　できれば、施術法をしっかりと理解している、経験豊富なマッサージ師のところに行きましょう。いずれあなたが基本を身につければ、ほかの人にやさしいマッサージをおこなえるようになるかもしれません。成功の鍵は、ゆっくりと時間をかけ、相手にしっかりとくつろいでもらうこと。落ちつかないままにやさしくマッサージをしたところで意味はなく、2、3分ですらじっと横になっているのは難しいもの、それが20分ともなればなおさらですから。エッセンシャルオイルを用いる場合、手の動きはしっかりと一定方向に定め、突然その方向を変えるようなことは決してしないでください。波が、なだらかな海岸に向かって1本の長く美しい曲線を描きながらゆっくりと広がっていくようなイメージで、手を動かすといいでしょう。だからといって極端に走り、相手の肌に触れているのかいないのかもわからないようなかすかな動きでは効果もありません。しっかりと髪を洗うときのような圧が適当です。

　施術後は、すぐに起きあがって何かはじめたりしないでください。せっかくの効果がたちまち台なしになってしまいます。代わりにゆっくりとくつろぎ、できればうたた寝などするのもいいでしょう。日常生活に戻っていくのは、心身の準備が完全にできたと思えてからにしてください。そうすれば、気分もすっきりとおだやかになり、頭もさえてきます。自分ではストレスを感じていない日に施術を受けても、おおいに役立ちます。

ピッタマッサージ

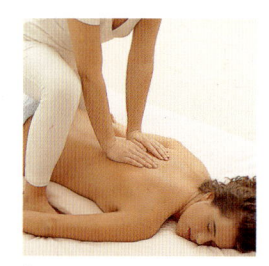

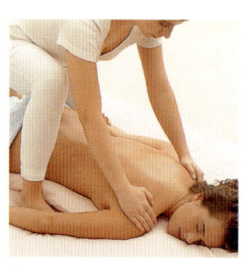

1 最初は背中の真ん中から。

2 ゆったりとした、大きく、多彩な動きを続ける。

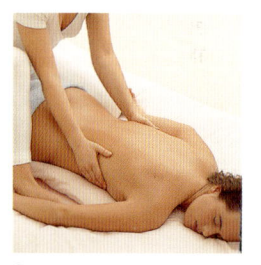

3 硬直や痛みのある部位はやさしく。

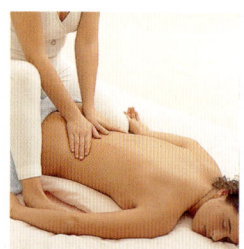

4 押しだすような感じのゆっくりとした動きを続ける。

カラー

　いらだちや短気といった過剰ピッタの症状があるときや、忙しく活動的な1日をすごすことが前もってわかっている場合には、体内バランスを整えるために、天然素材のものを身につけます。色は、緑や青、紫といった冷却、鎮静効果を有するものか、落ちついたパステルカラーがいいでしょう。

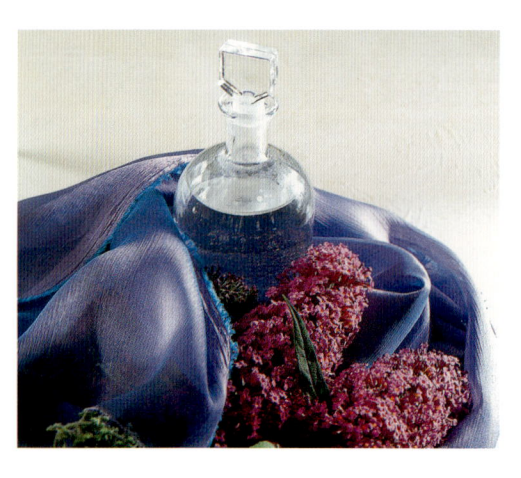

青

　鎮静効果の高いヒーリングカラーで、活動的なピッタタイプにぴったりです。精神的意識に関係があり、過剰興奮することなく、おおらかでおだやかでいられる一助となります。

緑

　自然界に不可欠なこの色は、情動を鎮め、激しやすい感情をなだめる能力を有しているので、調和のとれた感覚をもたらしてくれます。

紫

　洗練された色で、心を鎮め、開放的にしてくれます。精神的な事がらへの気づきも高めてくれます。

カラーインフュージョン

　まず、光を通す薄い綿か絹の布を用意します。色は紫か明るい青です。その布で、天然水を入れた（無色）透明の小瓶を包みます。それを外にだし、直射日光ではなく、漏れさす光の下に6時間ほどおいておきます。その後、布をとりのぞき、インフュージョンを飲んで、内なる平穏と調和のすばらしい感覚を高めてください。

青のインフュージョンは堆積するプレッシャーを一掃する一助となる。

ジェムストーンとクリスタル

　過剰ピッタを減らしたいときは、真珠を身につけるか、シルバーの台座にマザーオブパールをセットした指輪を、右手薬指にはめます。真珠には、突然の激情や興奮を含め、怒りをかきたてるような状態を減じる力があります。天然真珠が理想ですが、養殖真珠でも大丈夫です。真珠を身につけるのに最適な日は、新月の月曜日（月の日）になります。ただし、風邪のようなカパの状態のときには真珠は身につけないでください。ムーンストーンには、感情を鎮める力があり、やさしく涼しげで、女性らしさを高めてくれます。間違いなく、ピッタの特性を鎮める一助となるでしょう。

　特別なインフュージョンとして、右の写真のように石を使うこともできます。天然水を入れたガラスのボウルに石を入れるだけです。このインフュージョンの行程で1番の鍵は、石を入れたボウルを外においておくこと、それもなるべくなら、雲のない満月の夜にです。長くおいておけばおくほどいいでしょう。効果のあるインフュージョンをつくるなら、最低でも3時間はおいておいてください。

　ボウルを回収したら、その特製の水をきれいなグラスに入れ、朝食前に飲みます。きちんと毎晩ボウルを外においておけるなら、毎朝ムーンストーンの水を飲むことができますから、すぐに違いがわかるようになります。以前にも増しておだやかにリラックスでき、頭もさえ、しっかりと足が地についている感じがし、何より内面の強さを実感できるはずです。どんどん自信もついてきます。周囲からも一目おかれ、次第に人が集まってくるようにもなります。自分がさらなる人望を集めていると実感することで、ますます元気になれるでしょう。

ムーンストーンのインフュージョン

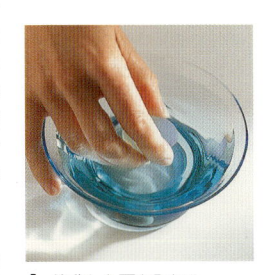

1 浄化した石を入れる。

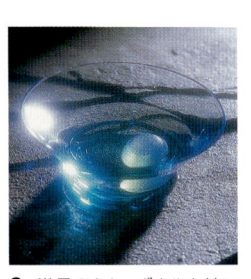

2 満月のもと、ボウルを外においておく。

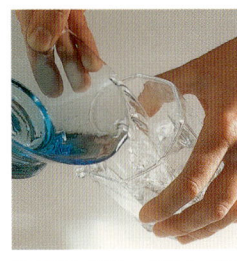

3 石をとりだし、水をコップに入れる。

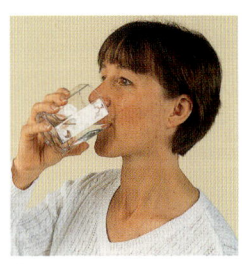

4 起きたら、ムーンストーンのインフュージョンを飲む。

オレンジとエルダーフラワーのインフュージョン
夏にぴったりの、口当たりの軽いリフレッシュドリンクがつくれる。

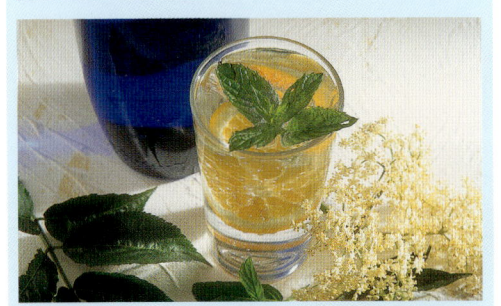

大きめのスイートオレンジ　1個	天然水　300ml
エルダーフラワーの花頭　2つ	お好みで果糖
生のスペアミント	

1 オレンジを天然水で洗い、スライスしてピッチャーに入れる。
2 エルダーフラワーの花頭とスペアミントを加え、天然水を入れる。
3 1時間おいておき、お好みで果糖を加えてめしあがれ。

運動と飲み物

　新鮮な果物と野菜ジュースでつくる冷たい飲み物は、ピッタタイプに最適な強壮飲料です。

　ピッタには適度な運動が必要で、ある程度頑張らないとできない、多少激しいものになります。たとえばジョギングや団体競技、突然の激しく攻撃的な動きを強いられたりしない、比較的おだやかな動きの武術などです。ピッタの運動では、体に過剰な刺激を与えてはなりません。どの運動も、ごくふつうに努力し、挑戦すればできるレベルを守ってください。ピッタの特質を忘れて極端に走ると、結局は度を超してしまうので気をつけましょう。したがって、たとえばテニスならシングルスよりもダブルスがよく、スカッシュよりも水泳、いきなりの全力疾走よりもゆっくりとしたジョギングのほうがいいということです。ですが結局は、何をするよりもどうするかのほうが大事と言えます。

　左の写真のオレンジとエルダーフラワーのインフュージョンは、口当たりも軽くて香りもよく、強壮飲料の代わりに飲めます。すべての材料を煮立たせてつくる強壮飲料は、その過程でどうしても火が必要なため、ピッタタイプにはふさわしくないのです。ただ、そういったことを知っていれば、食事全般においても正しい選択ができるでしょう。飲み物も、あなたが口にするほかのもの同様とても重要なことを忘れないでください。心身の健康に大きく寄与しているのです。

カパ

カパタイプは落ちつきがなく、複雑でとても興味深い相反する面を有します。非常に活発にもかかわらず、充分な動機づけが必要です。さもないと、簡単に太ってしまいます。感性豊かというプラス面がある反面、周囲からも多分に繊細に接してもらうことを強く望みます。全体としては、十二分に頼りになる、きちんとした人で、さらなるエネルギーが注入されれば、つねに1歩先んじていくタイプです。

カパタイプの体格はがっしりしていて太りやすく、運動プログラムがカパの活発な行動を維持するにたるものでない場合にその傾向が高くなります。カパタイプは本来運動好きですが、動機づけが必要なのです。このタイプは概して非常に繊細で情緒的で、自分を理解してもらいたがります。そしてそれが叶わないと、感情を支え、安定させておくために、食物に走る傾向があるのです。したがって、口にするものが自分のドーシャタイプに適しているか、つねに確認するべきでしょう。髪は太くてつややかでウェーブがかかっています。やわらかくてなめらかな敏感肌を有し、疑うことを知らない大きな目はとても魅力的です。

カパタイプは万事ゆっくりで安定しており、几帳面かつ実際的で、変化をとても嫌います。ですが、信頼でき、いつでも求めに応じてくれるので、いいマネジャーになるタイプです。持って生まれた采配能力から、ビジネスにおいては錨のような役割を演じます。あざやかで力強く、印象的なカラーは、過剰カパの減少におおいに役立ち、無気力や停滞感、倦怠感を感じている人を刺激してくれます。

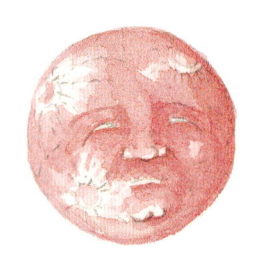

カパの食物は、軽いもの、干したもの、辛いもの、刺激的なものにすべき。つねに加熱した食物を選ぶこと。たとえば、生サラダの代わりに辛くてスパイシーな野菜カレーなど。

元素：水と地。

環境：低温多湿。

原理：結束。

気分：我慢、どん欲、嫉妬、所有欲、無気力、信頼および論理的行動、やさしさ、母性的。

過剰カパにより最も影響を受ける部位：関節、リンパ管、体中の体液および粘膜。

過剰カパの症状：うっ血、痰／鼻汁、消化遅延、吐き気、精神的反応の緩慢、怠惰、睡眠欲、過剰体重、体液うっ滞。

カパタイプは無力になりがちなので、充分な動機づけが必要。1日を勢いよくはじめるには、しっかりとしたウォーキングやジョギングなど、早朝の外での運動を習慣にすること。

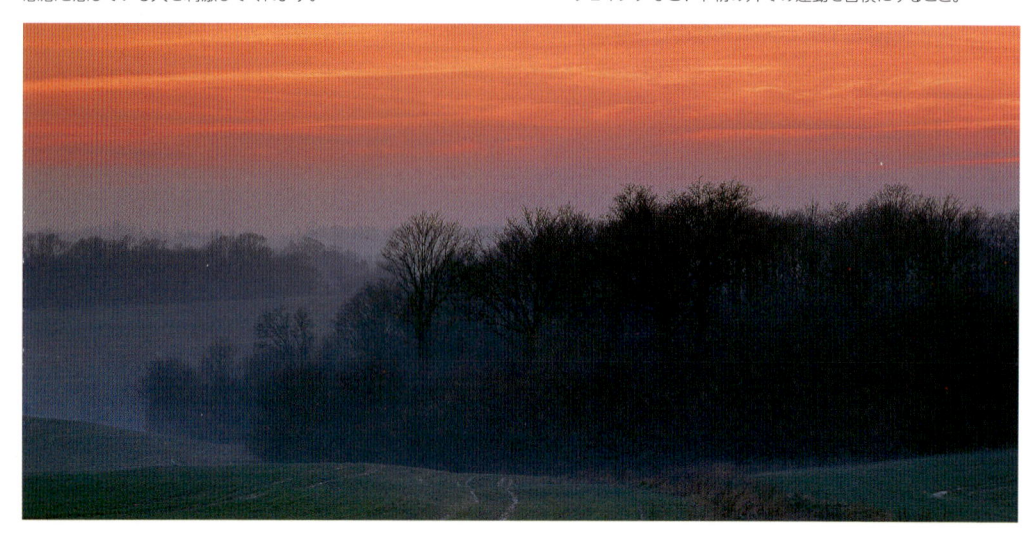

アーユルヴェーダ　75

食餌情報

カパタイプは、加熱した食物の摂取を心がけるべきですが、サラダもたまには食べてかまいません。辛くてスパイシーでない場合は、脂やオイルは避けてください。乳製品や、甘いもの、すっぱかったりしょっぱいもの、小麦を大量に使用しているものもカパを悪化させます。その中には、肉類や動物性食品も含まれていますが、これらは常時適量を摂取すべきです。

カパの過剰レベルを減少させたり（ヴィクリティ）、カパドーシャの正しいバランスを維持するには（プラクリティ）、以下の食材を日々の食事に計画的にとり入れるようにし、ここに掲載されていない食材は避けるようにしてください。

ハーブとスパイス

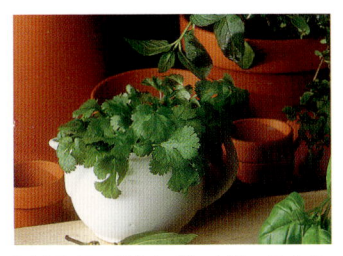

アサフェティダ（ヒング）、ブラック／インディアンペッパー、チリペッパー、コリアンダーの葉（シラントロ）、乾燥ショウガ、ニンニク、ホースラディッシュ、ミントの葉、マスタード、パセリかほかの香辛料。

穀類と種子

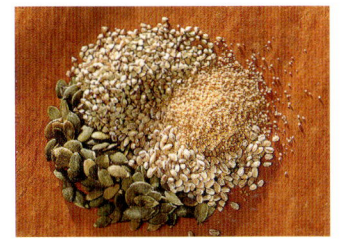

大麦、そば、トウモロコシ、クスクス、オートブラン、ポレンタ、ポップコーン（プレーン）、ライ麦、トーストしたカボチャの種子。トーストしたヒマワリの種子もたまに少量なら。

豆 類

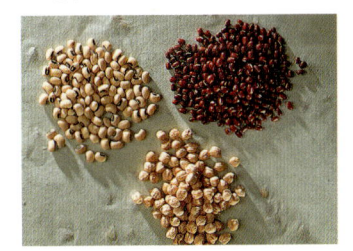

小豆、ササゲ、ヒヨコ豆（ガルバンソ）、ライ豆、ぶちインゲン豆、赤レンズ豆、さやをむいた干しエンドウ豆、テンペ。

肉と魚

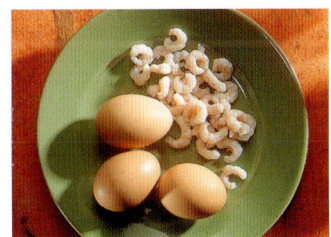

卵、淡水魚、七面鳥、ウサギ、エビ、鹿。

野 菜

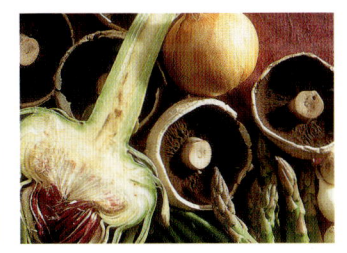

アーティチョーク、ブロッコリー、芽キャベツ、キャベツ、ニンジン、カリフラワー、セロリ、大根、フェンネル、インゲン、ケール、ネギ、レタス、マッシュルーム、オクラ、タマネギ、エンドウ豆、唐辛子、ラディッシュ、ホウレン草。カパ用の野菜は加熱すること。

フルーツ

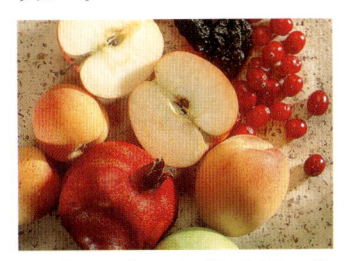

リンゴ、アンズ、ベリー類、サクランボ、桃、洋梨、ザクロ、プルーン。

料理用油

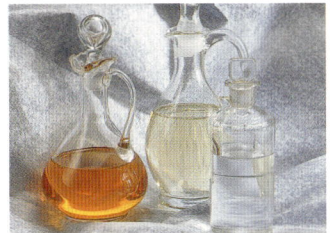

コーンかアーモンドかヒマワリ油なら、少量の使用は可。

飲 料

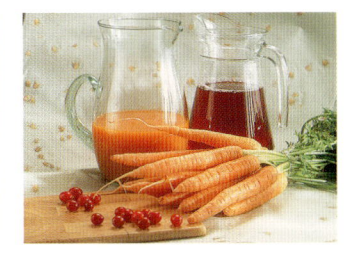

果実飲料は、砂糖や添加物が含まれていないもの。おすすめは、紅茶、ニンジンジュース、クランベリージュース、グレープジュース、マンゴージュース、野菜ミックスジュース、イラクサ茶、パッションフラワー茶、ラズベリー茶、たまに飲むワインなど。

アロマとマッサージオイル

　カパタイプは、どんなマッサージでもオイルを使いません。使用したとしても最小限です。代わりに、天然の無香料タルカムパウダーを用います。これはたいていの健康食品店で購入できます。エッセンシャルオイルを使う場合、カパタイプに最適なのは、ユーカリ、シナモン、オレンジピール（光過敏症を引き起こしかねないので、このオイルを使ってマッサージをしたあとは、強烈な太陽光は避けてください）、ジンジャー、ミルラなどです。これらのオイルによる適切な刺激を得るには、まずエッセンシャルオイル7-10滴ほどをキャリアオイル25mlで希釈し、肌に少量用いて、何らかのアレルギー反応が見られないか確認してから、使用するようにしてください。

　ピッタのリラックス用マッサージは、一定方向へのなでるような、繊細でやさしい動きでしたが、カパは、すばやく力強い動きになります。マッサージを受ければ、一定のリズムを保った、しっかりとしたエネルギッシュな手の動きを実感するでしょう。そういうマッサージを、友人やパートナーにしてあげる場合には、驚くほど疲れることがありますから気をつけてください。マッサージの目的は、とどこおりがちな代謝を刺激し、促進することです。

　臀部と脚のつけ根を集中的にマッサージすれば、リンパ排液をうながすことができ、脇の下周辺なら、うっ血を緩和できます。最後に、エッセンシャルオイルは必ず希釈すること、また決して内服はしないこと。同じエッセンシャルオイルを2週間以上続けて使うのもやめましょう。妊娠中または何らかの疾病の診断を受けている場合は、有資格開業医への相談なしにはどのオイルも使用しないでください。危険を承知でやってみる価値はありません。

カパマッサージ

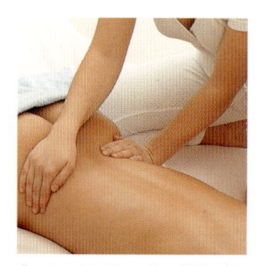

1 かなりの強い力と刺激が必要。

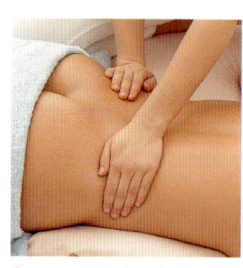

2 タルカムパウダーを用いて、手をすばやく動かしていく。

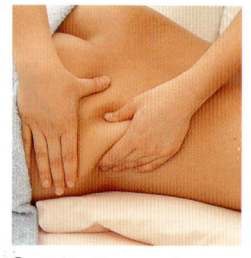

3 臀部／脚のつけ根のマッサージでリンパ排液を助ける。

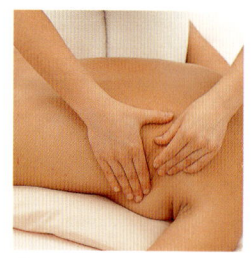

4 脇の下周辺にもリンパ腺が集中している。

カラー

　カパタイプに効果があるのは、温かみがあって刺激的なカラーです。カパの過剰状態である無力感や停滞感などを感じたときや、特に活発に行動する必要があるときは、明るく、元気のでる刺激的な色を身につけます。すぐに、あなたの気質を変えてくれるその効果に気づくでしょう。

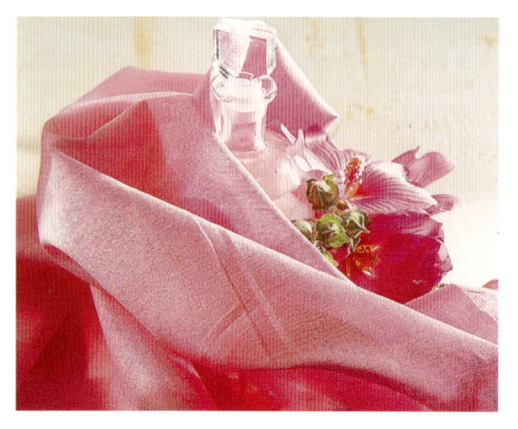

赤

　血の色であり、循環促進とともに、エネルギーが得られ、前向きにもなれます。ただし使用は控えめに。さもないと、カパを過剰に刺激し、ピッタが増えすぎてしまいます。

オレンジ

　温かみのある滋養色で、生殖器にパワーを付与します。あざやかな色は、うっ血の緩和に役立ちます。

ピンク

　温かみがあり、ホッとできる色がカパをやさしく刺激し、活動的にしてくれます。赤よりもやわらかい色あいなので、かなり長期間でも悪影響なしに身につけられます。非常に役に立つ色です。

カラーインフュージョン

　まず薄い綿か絹の布を用意します。布は温かみのあるピンクで、光を充分に通す薄さのものにしてください。次にその布で、天然水を入れた（無色）透明の小瓶を包みます。それを、たっぷり降りそそぐ太陽光の下においておきます。または、開け放った窓辺におき、日光が自然に瓶に当たるようにしてください。4時間ほどそのままにしておきます。その後布をとりのぞき、中の水を24時間以内に飲みます。

　できれば、天然の染料で染めた布を選ぶこと。

アーユルヴェーダ

ジェムストーンとクリスタル

　過剰なカパを確実に減少させるのに適した、非常に有益なクリスタルはラピスラズリです。天の石とも言われ、カパタイプの体の振動を、にぶくゆっくりとしたものから、正確でスピリチュアルな共鳴へと高めるべく、すぐに力を貸してくれます。ラピスラズリは非常に能力の高い石ですから、探してみるだけの価値はあります。

クリスタルインフュージョン

　インフュージョンの前にまず、ラピスラズリを浄化します。ついで数分間、両手で石を持ち、純化とインスピレーションの視覚化を試みてください。時間をかけてきちんとおこないます。これで石を使える準備ができました。石を透明なガラスのボウルに入れ、天然水をそそぎます。そのまま外にだし、太陽光の下に4時間ほどおいておきます。空が晴れわたり、日差しがあればあるほどいいでしょう。次に石をとりのぞき、その力のしみこんだ水を瓶に入れます。1日かけて、飲みたいときに少量ずつ飲んでください。あなたの精神は確実に継続して高められていき、霊感を受けたように元気に行動できるようになるでしょう。

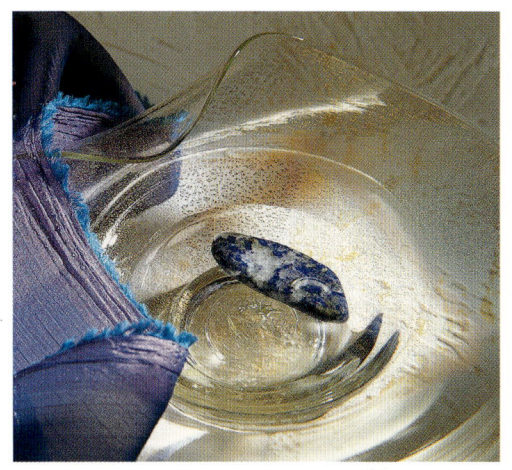

ラピスのインフュージョンは過剰カパの減少に効果的。

運動と飲み物

　カパタイプはこの項を飛ばしてもかまいません。運動をすすめているのですから！　とはいえ、体を動かすことへの嫌悪感は本質的に持っているので、その点からは目を背けないように。運動をすれば、驚くほどの違いが現れてきます。過剰なカパが減少して貴重なスペースができ、そこから内面の美しさや輝きがにじみでてきます。

　ハードな運動を敬遠する傾向があるので、適度な自己鍛錬が必要です。しかしいったん習慣化してしまえば、どんな運動でも感じられる、いきいきとしたエネルギッシュな感覚を楽しむことができ、効果も得られます。カパタイプに適したそれなりの運動量を有するものとしては、ランニングや速さを意識した水泳、エアロビクス、フィットネストレーニングなどがあります。そういった運動に慣れていない場合は、軽めの運動を日課にとり入れることからはじめ、資格を有する専門トレーナーの指導を求めてください。

　いつも以上の刺激が必要な寒いあいだは、運動レベルをあげることをおすすめします。それが習慣化すれば、カパタイプに一段と磨きがかかり、すぐに効果が明らかになってくるはずです。

　カパタイプは、エアロビクスのようなしっかりとした運動を確実におこなうこと。

スパイシーなヨギティー

温かくておいしい飲み物で、
過剰カパの減少にすぐに役立ち、
寒い日に芯まで冷えきった体をしっかりと温めてくれる。

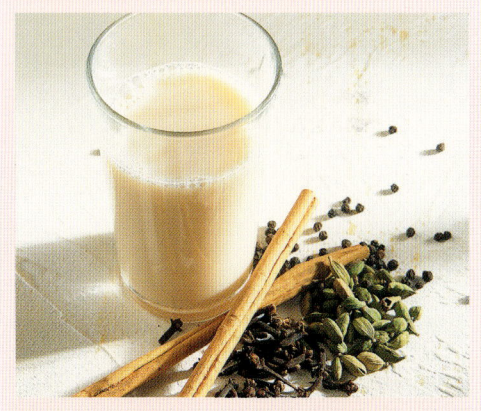

乾燥ショウガ小さじ 1/2
カルダモンのさや 4つ
クローブ 5つ
ブラックペッパーか
ピッパリ（インドのロングペッパー）少量
大ぶりのシナモンスティック 1本
天然水 600㎖
ヤギ乳か有機豆乳 30㎖

❶ 鍋にスパイス類をすべて入れる。
❷ 天然水を加え、半分になるまで煮詰める。
❸ 火を止め、ヤギ乳か豆乳を加える。
❹ 軽くかき混ぜてから濾す。温かいうちに召しあがれ。

2つのドーシャ

公私にわたるすべての関係において、あなた独自のドーシャにふさわしいアプローチをとるようにしていけば、結果はやがて大きな違いとなって現れてきます。ヴァータタイプは、確実で首尾一貫した仕事を心がけるべきですし、ピッタタイプは、寛容と忍耐強さを目指すべきです。たいして、非常に独占欲の強いカパタイプがつねにまず頭においておくべきは、他者への信頼と柔軟性になります。

ヴァータ／ピッタ ― ピッタ／ヴァータ

前出の質問表に答えて、ほかの2つのドーシャよりも2倍近くポイントの高いドーシャがあった場合、あなたのドーシャは主としてそのタイプになります。たとえば、カパのポイントが30で、ほかが5か10であれば、カパタイプです。しかし、カパが30でピッタが20のようにあまり差がなければ、カパ／ピッタタイプに分類されます。そのように2つのドーシャを持っているときは、以下の重要な説明をよく読んでください。

ヴァータ／ピッタは、空／風と火／水の元素が組みあわさっています。この2つのドーシャタイプに属する場合、ヴァータとピッタ両方の食餌法や生活プランを参照してください。春から夏と高温多湿の時期はピッタタイプ用から選びます。秋から冬と、低温低湿期はヴァータタイプのアドバイスにしたがいましょう。たとえば、刺激物はピッタを悪化させますが、ヴァータは冷たいため、その緩和には役立ちます。それゆえ、天候や自分の健康状態をはじめ、さまざまな要因に応じて選ぶものを変えていかなければならないのです。そうした要因を定期的にきちんと調べ、それにあうようアプローチを変更していくことがとても重要と言えます。

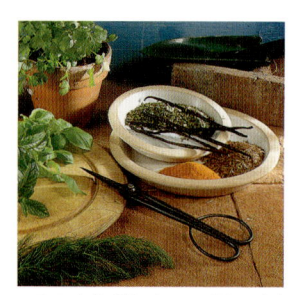

このタイプに適したハーブは、バジル、コリアンダー（シラントロ）、クミンシード、フェンネル、ミント、ターメリック、バニラポッドなどさまざま。

ヴァータとピッタの悪化を最小限におさえるには、極力加熱し、ヴァータ用のスパイスで味つけした旬の野菜を食べることです。苦みのある野菜を用いる場合は、ごく少量にしてください。ヴァータ／ピッタタイプに適した食物は、ブロッコリー、カリフラワー、キュウリ、エンダイブ、ケール、タマネギ（加熱したもの）、オオバコ、ココナツ、スイートオレンジ、アンズをはじめとする甘いフルーツなどです。お茶は、エルダーフラワー、フェンネル、レモンバーム、ローズヒップなどが効果的です。適切なハーブやスパイスは、フレッシュバジル、キャラウェイ、カルダモン、クミン、フェンネル、ガラムマサラ、スペアミント、バニラなどになります。

ヴァータの特質は変化ですから、気候を要因とするドーシャの影響になじんできたら、臨機応変に適切なものに対応していくといいでしょう。ただし、影響をおよぼしているのは、気候のみならず、日々の生活にかかわるすべてのものであるということは忘れずに。

生活スタイルは健康に左右されかねない。
ピッタまたはヴァータタイプは、時間をつくって静かで落ちつく環境を用意し、リラックスしてゆっくりすること。

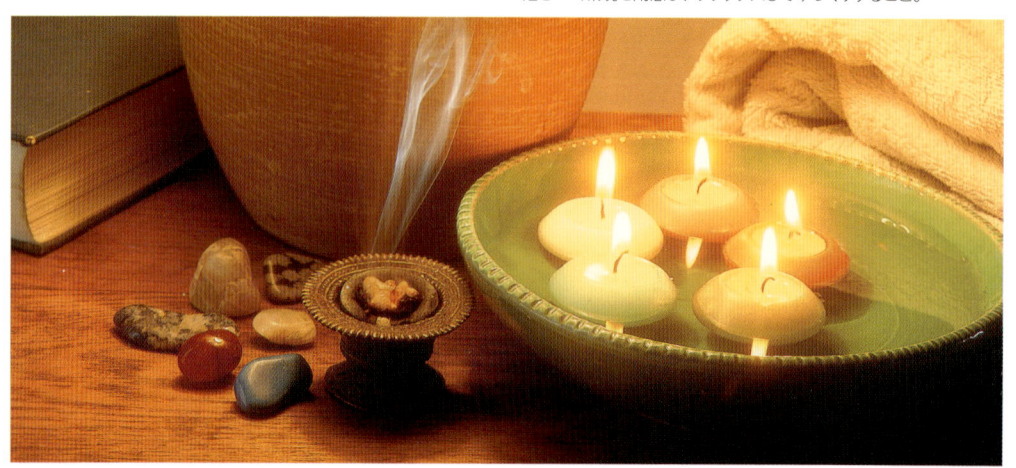

アーユルヴェーダ　79

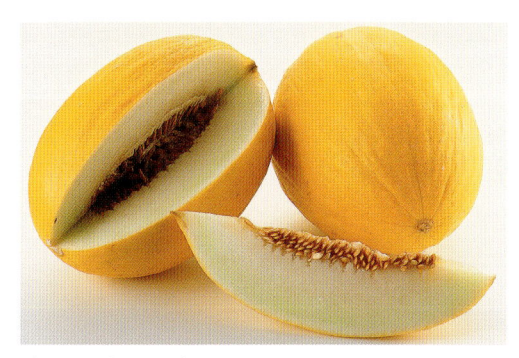

ヴァータ／ピッタタイプなら、メロンやオレンジなど、
甘くて完熟した旬のフルーツをたっぷり食べること。

ピッタ／カパ ― カパ／ピッタ

　火と水と地の元素が組みあわさっています。このタイプは、冬および低温多湿のあいだはカパの食餌法や生活プランにしたがい、夏および高温多湿の時期はピッタのアドバイスに注意を向けてください。

　選ぶ食物はつねに刺激や辛みのあるもの、たとえばタマネギやセロリ、レモン、タンポポ、カラシナ、クレソンなどで、新鮮なフルーツや野菜を食べます。フルーツジュースはすべて、水か牛乳で割ってください。適したお茶は、茎番茶、ブラックベリー、タンポポ、ジャスミン、リコリス(高血圧またはむくみを患っている場合は飲用不可)、スペアミントなどです。ハーブやスパイス、薬味は、コリアンダー、ディルの葉、フェンネル、クズ、オレンジピール、パセリ、ローズウォーター、さわやかなスペアミントの小枝などがいいでしょう。

ヴァータ／カパ ― カパ／ヴァータ

　このタイプは、空、風、水、地の組みあわせです。冬と春および低温多湿のあいだは、カパの食餌法や生活プランにしたがってください。秋と夏および低温低湿で風の強い時期は、ヴァータ用のアドバイスを守るといいでしょう。

　寒さを感じやすいので、刺激物、辛いもの、スパイシーなものをたくさん摂取するようにします。中華や東洋の料理なら〝間違いありません〟。最適な食材例としては、アーティチョーク、アスパラガス、カラシナ、パースニップ、ペポカボチャ、冬カボチャ、クレソンなどがあります。種のある野菜は、ヴァータ用のスパイスを用いて充分に加熱し、悪化の可能性を最小限におさえましょう。

　同じく重要なのが、新鮮な旬のフルーツをたっぷり食べることで、アプリコットやベリー類、サクランボ、レモン、マンゴー、桃、イチゴなどがあります。なおこのタイプの人は、玄米だけを食べることのないよう、くれぐれも注意してください。

　ハーブとスパイスは、オールスパイス、アニス、アサフェティダ(ヒング)、バジル、ブラックペッパー、シナモン、コリアンダー、クミン、カレー粉、ニンニク、ナツメグ、ケシの実、サフラン、バニラなどです。

トリドーシャ

　ごくまれに、3つのドーシャのポイントがほぼ同じで、3種類のドーシャすべてを有している人がいます。これがいわゆる「トリドーシャ」で、意味はそのまま3つのドーシャになります。このめずらしい組みあわせの場合、トリドーシャ用の特別な食餌法や生活プランが必要です。ドーシャが1つの人に比べて体質はとても複雑なので、プランも当然、一段と特殊で変化に富んだものになります。ですが、季節ごとの変化にしたがい、適宜計画を調整して、実際的で配慮の行き届いた改良をおこなうのは、あくまでも自分の責任です。トリドーシャタイプには、ある程度の自己鍛錬と、3つの生活スタイルを即座に切りかえられる賢明な能力が求められます。

　食べるものはつねに、天候と自分の環境にしたがってください。たとえば、暑い日だったり春や夏であれば、ピッタのプランにしたがいます。寒い日や冬はカパのプランに。晩夏から秋にかけてや、風の強い日、低温多湿期なら、ヴァータのプランに倣うといいでしょう。

　自分が、非常にまれで特徴的なこのタイプだとわかったら、時間をかけてでも、アーユルヴェーダの開業医を探して相談してみることをおすすめします。トリドーシャの何たるかがさらによくわかるでしょう。

ピッタ／カパ(カパ／ピッタ)タイプ用の食物は、
カレーリーフやカレー粉、ガラムマサラ、ミント、オレンジピール油、
ローズウォーターなど。

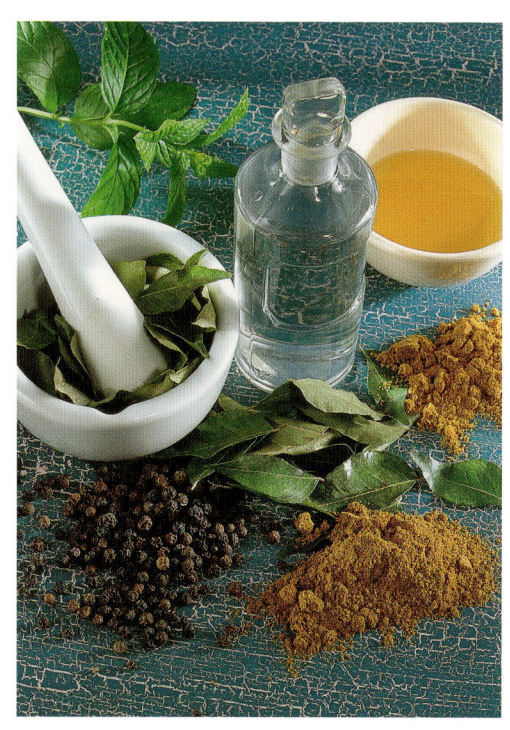

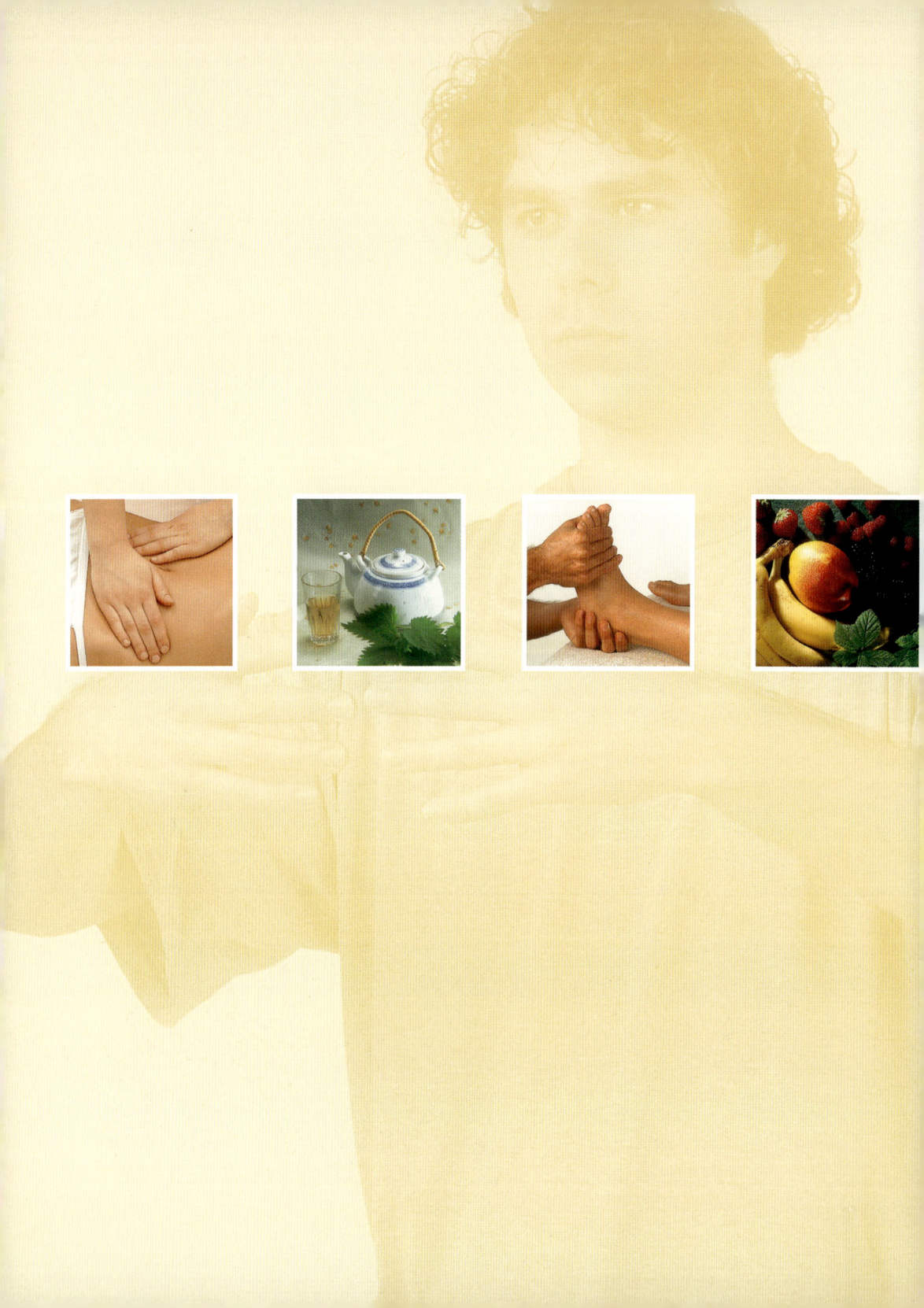

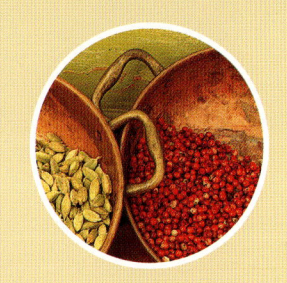

アーユルヴェーダ療法 ayurvedc treatments

アーユルヴェーダ療法のすべての基本であり、概念そのものとも言えるのが食餌療法です。ここで言う食餌とは、きちんと立証された特定食物の使用および組みあわせにつきます。幸い、創作力に富んだすばらしいアーユルヴェーダの料理本が何冊も出版され、広範にわたるおいしそうなレシピが多数ありますし、いずれもつくってみる価値のあるものばかりですから、アーユルヴェーダ的な栄養摂取についてさらに知りたい場合は、そういった料理本を集めて勉強してみてください。食事の時間が大きく変わってくることでしょう。

次ページからの各項は、各タイプの基本的な特徴の概説を明確な目的としています。アーユルヴェーダアプローチの根幹、基礎、核心をなす重要な情報も満載です。あらゆる感情と密接に結びついている、各ドーシャに最適な療法もとりあげています。不節制が原因のさまざまな症状についても詳細に説明してありますし、食べるべきものと控えるべきもの、ぜひ身につけたほうがいいカラー、用いるべき香りやオイル、最も効果的なハーブやスパイス、各ドーシャごとのドリンクレシピについても詳述しています。

さらに、鍵となるマッサージのやり方も掲載。ブラフミーオイルを用いた腹部マッサージの際の大腸の流れに沿ったやり方や、過剰ドーシャを減らしてバランスのいい、健全な状態にするために用いるべきジェムストーンやクリスタルについても説明してあります。

初心者にとっては、いささかひるみかねないものもあるでしょう。西洋医学の伝統的な療法に支配されてきた人は特にそうかと思います。ですが、いったんこの療法や独特な用語に慣れてしまえば、シンプル極まりない原則が見えてきます。ここに記されているのは、非常に実際的なアドバイスばかりだという原則が。あとは、過剰なドーシャを減らしたいのか、体内バランスを正してそれを維持したいのかに応じて、適切なプランにしたがえばいいだけです。

また、数多くのすばらしいアーユルヴェーダ療法に慣れてきたら、少々冒険してみてもいいでしょう。自分の体にあった、独自のドリンクレシピを開発してはいけない理由などありません。自分にふさわしい食餌プランから選んだ食材を組みあわせ、治療効果を高めるおすすめのハーブやスパイスを使えば、簡単につくれます。

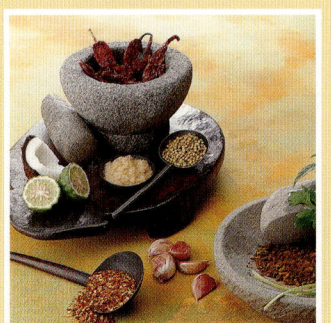

消化器系

アーユルヴェーダ理論および療法における大事な基礎の1つは、消化管（GIT）が体の中で群を抜いて重要であり、必要欠くべからざる部位である、ということです。そこが、各ドーシャの中心、または主要部位と考えられているためです。ヴァータの座は大腸で、ピッタは小腸、カパは胃になります。言いかえれば、この消化管は、従来の医学では認められていない格別な重要性を有しているのです。

便 秘

温かい飲料を飲みます。白湯は大丈夫ですが、氷水はだめです。最適なハーブはトリファラとサットイサゴール（サイリウムハスク）になります（妊娠中または消化管潰瘍を患っている場合、トリファラの使用は不可）。トリファラは、薬効成分のある3種のフルーツを組みあわせたもので、それぞれが各ドーシャにたいする回復効果を有しています。サットイサゴールは、鎮痛緩下剤です。やさしい鎮痛効果を備え、大腸内に水分を確保して、乾燥や寒さに特に弱いことで知られるヴァータタイプを助けてくれます。トリファラと併用すれば、しっかりと補いあってくれます。

鼓腸、膨満、コリック

これらの症状は通常便秘に関係があります。本来食物は、24時間で消化管を通過すべきです。しかしそれ以上長くとどまっていると発酵がはじまり、その結果ガスが発生してきます。この場合伝統的なハーブ療法で用いるのは、アサフェティダ、ピッパリ、ジンジャー、ブラックペッパー、クミン、ワイルドセロリシード、岩塩を混ぜたものです。ほかにも伝統的な療法としては、ブラフミーオイルを使ったマッサージがあり、神経系の回復、リラックス効果を有します。

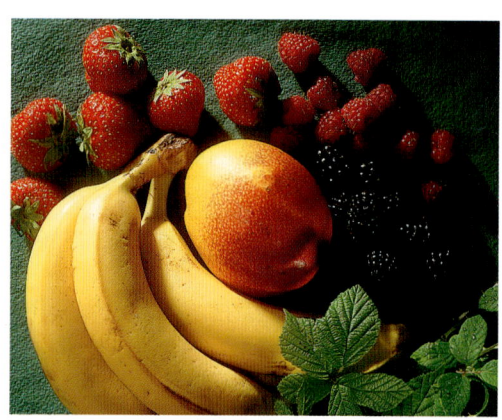

ヴァータの健康的な食事をすれば、消化管にかんする多くのヴァータの問題を解決できる。

胃酸過多／胸焼け

（クエン酸無添加の）アロエベラジュースを飲みます。食事に加えるといいのは、生および乾燥コリアンダー（シラントロ）、ターメリック、サフラン、ココナツ、フェンネル、ペパーミントなどです。不快な胃酸過多のバランスを整えるために、昔からアーユルヴェーダ医療で用いられていたものには、シャタバリ（Asparagus racemosus）、リコリス（高血圧またはむくみを患っている場合は使用不可）、アマラキがあります。

下 痢

ピッタの下痢は概して激しく、よく見られるのが、黄色がかったにおいのきつい便です。下痢は主としてピッタに関係がありますが、強い毒素（アマ）やストレス、感情の問題など、ほかの原因があることもあります。しつこい症状は必ず、経験豊富な専門医に診察してもらってください。下痢になった場合は、刺激物の摂取を避け、きちんとピッタのプランを実践します。その場合も節食を心がけ、水分はしっかり補給します。症状が続いているあいだのピッタタイプに最適な食事は、米とひきわりムング豆と野菜といった粗食です。

執拗な空腹感／増進する食欲

通常は、前述したようにピッタのプランにしたがい、アロエベラジュースを飲んでください。できるだけリラックスするため、瞑想やヨーガをおこないます。また、ブラフミーオイルを使ってじっくりとマッサージもしてみてください。つらい症状が続くようなら、すぐにかかりつけ医に相談してみましょう。

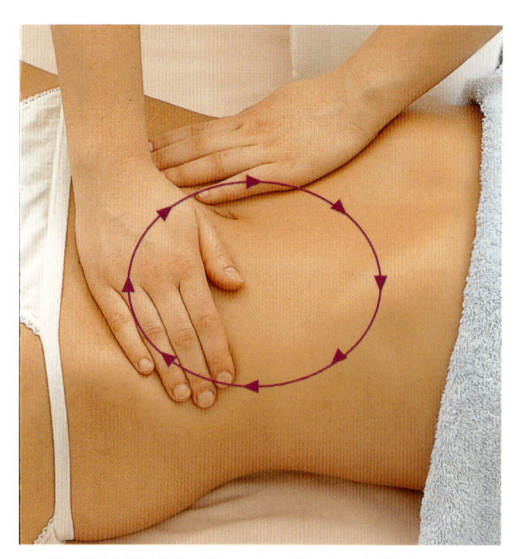

マッサージは大腸の流れに沿っておこなうこと。左下からはじめ、時計回りに円を描くように。

アーユルヴェーダ

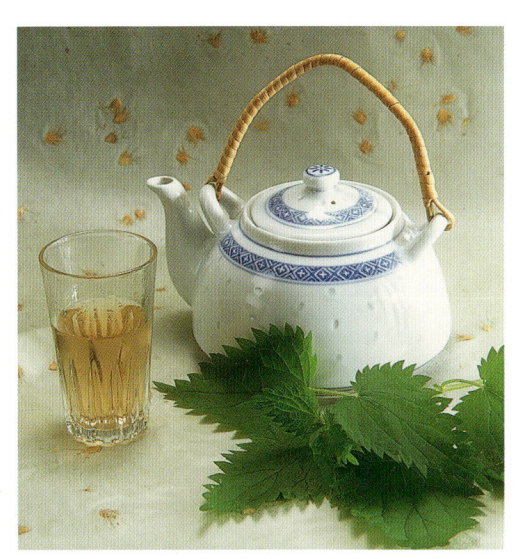

ネトル茶は消化器系のバランスをとるのに効果的で、下痢のようなピッタの疾患緩和にも役立つ。

吐き気

簡単に言えば、吐きたいという強い感覚です。実際に吐くまでにはいたらなくても、すぐに緩和したいムカムカ感がいつまでも続きます。とにかく気分はよくありません。

ショウガとカルダモンのお茶は、多くの場合とても効果的に吐き気を抑制できます。つくり方は、生のショウガ1かけの皮をむいてスライスし、カルダモンのさや5つとあわせ、そこに沸騰した天然水をそそぎます。そのまま5分ほどおいてから濾し、熱いうちに飲んでください。

ショウガは駆風薬、興奮薬としても知られます。つまり2つの鍵となる力を有しているということで、まずは腸の膨張と戦い、ついで消化管の消化スピードを速めてくれますから、すぐに管内のバランスは回復するでしょう。

冬から春にかけてカパが活発になる時期は、乾燥ショウガを沸騰させた天然水に入れ、生のハチミツを少量加えれば、消化器系の活発な動きを保つ一助となります。これにはほかにもすばらしい効果があり、風邪や咳、インフルエンザをはじめとする、吐き気以外でも人を何日もベッドや家の中に縛りつけておきかねない冬ならではの病原菌に感染する危険性を減らす役にも立つのです。

カルダモン(南インドなど熱帯地域でよく知られ、今ではスーパーで簡単に入手可能)は、カパとヴァータの消化器系疾患に利用できます。ただし使用は少量で。さもないと、あっというまにピッタを悪化させたり、極端な過剰ピッタをもたらしかねません。

おすすめの食物やハーブ、スパイスはいずれも、上質であればあるほど効果も高くなります。したがって、できるだけ最高品質の新鮮な有機ハーブやスパイスを購入するようにしてください。すぐにその違いがわかるでしょう。

ドーシャと消化管

カパ
典型的な消化器系の症状にあるのが食欲不振。カパはアグニ(消化の火)が弱い傾向にあるため、代謝遅延、体重増加、吐き気、粘液増加、風邪、副鼻腔疾患、咳、インフルエンザ、循環不良を引き起こし、結果として毒性(アマ)を蓄積しやすい。カパのプランにしたがって、チリペッパー、ニンニク、ショウガ、ブラックペッパーなどの香辛料をたっぷり摂取すること。ただし体調が回復するまでで、その後は摂取量を減らす。ハーブならトリカツ(「3種の刺激物」の意)を摂取したり、食事に加える。3種の組みあわせは、ピッパリ、ショウガ、ブラックペッパー。しっかりとした運動を充分おこなうことも必要。

ヴァータ
日々の規則的な排便は消化管が健康な証し。典型的な消化器系の症状は、便秘、ガス／鼓腸、過敏性腸症候群のような激痛や痙攣など。

ピッタ
ピッタの消化は早く、食物を「燃やす」傾向があり、怒りや欲求不満によって悪化する。ピッタを減少させる食事をとっていき、静かでリラックスした状態で食べること。典型的なピッタの消化器系疾患には、胃酸過多、胸焼け、ゲップや酸不消化による諸症状、下痢または頻繁な軟便、執拗な空腹感とそれにともなう過剰反応などがある。

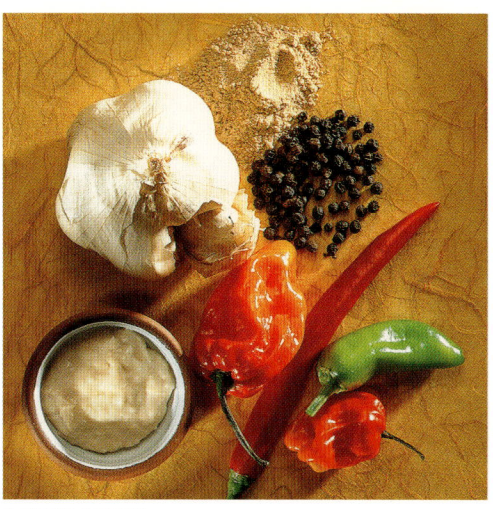

カパに適した香辛料。

一般的な症状

言うまでもなく、一般的に発症するさまざまな疾患の状態や適切な療法は、その人のドーシャタイプに応じて変わってきます。そこで以下の各項では、個々人にあった行動プラン、すべきこと、してはいけないことを説明していきます。ただし、症状がいつまでも続いたり重症の場合にはすぐに、有資格専門医に相談してください。

不眠症

定期的な旅行やストレス、不規則な生活スタイル、紅茶やコーヒーといった刺激物の過剰摂取などによってヴァータが増えてくると、不眠の一因となる場合があります。ヴァータベースの不眠治療に用いられるハーブは、ブラフミー(センテラ)、ジャタマンシ、アシュワガンダ(Withania somnifera)、ナツメグです。ブラフミーオイルを使ってきちんとしたマッサージをおこなえば、こちらもすぐに絶大な効果を実感できます。

ピッタの不眠をもたらすのは、怒り、嫉妬、欲求不満、発熱、過度の日光または高温です。熱を除去するピッタプランにしたがって、ブラフミー、ジャタマンシ、バアリンラジ(タカサブロウ)、シャタバリ、アロエベラジュースを摂取してください。また、ブラフミーオイルを使って、頭と足のマッサージもおこなえば、さらに驚くほどリフレッシュできます。

カパタイプは寝るのが好きで、むしろぼーっとしたりゴロゴロしたりしがちなので、不眠で苦しむことはめったにありません。

頭痛／偏頭痛

ヴァータの頭痛はひどい痛みを引き起こします。関係があるのは不安や緊張です。治療に用いる適切なものは、うっ血を解消してくれるトリファラやジャタマンシ、ブラフミー、カラムスなどです。

ピッタの頭痛は、熱や焼けるような感覚、肌の紅潮、光にたいする視覚感度の異常をともないます。怒りや欲求不満、興奮性や、肝臓および胆のうとも関係があります。治療に用いるのはブラフミー、ターメリック、アロエベラジュースです。カパの頭痛はにぶくて重く、吐き気を引き起こすこともあります。カタルのようなうっ血状態が認められる場合もあるでしょう。最小限のオイルを用いたマッサージで刺激をしてください。

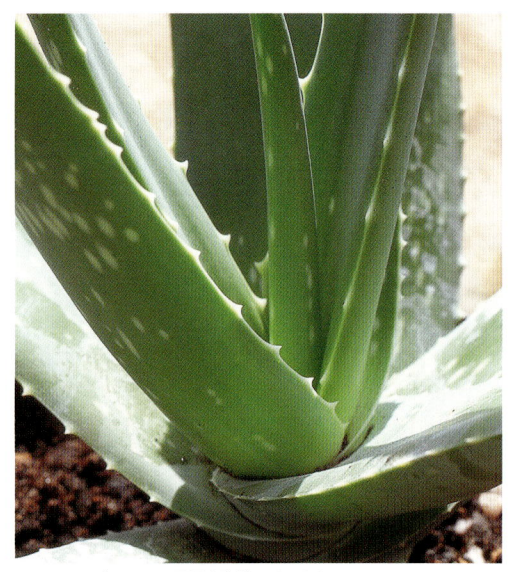

アロエベラジュースは不眠症改善に用いられる。

風邪

粘液増加やカタル／痰がひどくなりがちなのは病人にはつらいことですが、通常その原因は、胃の消化不良にあり、その結果アマ(毒性)とカパが増加します。ただし、通常カパは全体として非常にすばらしいドーシャと考えられています。

ヴァータタイプの風邪がともなうのは乾燥症状、つまり乾いた咳やのどの渇きなどです。ヴァータの咳や風邪に適したハーブは、ショウガ、クミン、ピッパリ、トゥルシー(ホーリーバジル、Ocimumsanctum)、クローブ、ペパーミント、リコリス(高血圧やむくみがある場合は使用不可)、シャタバリ、アシュワガンダになります。また、左右の鼻孔にセサミオイルを1、2滴たらしてください。すべての症状が落ちついてくるまで、ヴァータプランにしたがいます。

ピッタタイプの風邪は熱さをともない、通常顔は紅潮して、発熱が見られる場合もあります。粘液は黄色くなることが多く、ときに血が混じってくることもあり得ます。ピッタの咳や風邪に効果的なハーブは、ペパーミントをはじめとするミント系、サンダルウッド、クリサンセマム、少量のトゥルシーなどです。症状が落ちつい

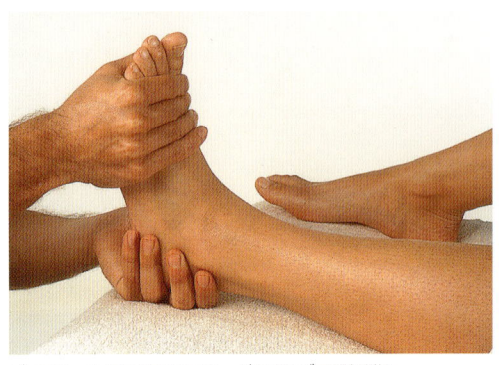

ブラフミーオイルで足のマッサージをすれば不眠解消も。

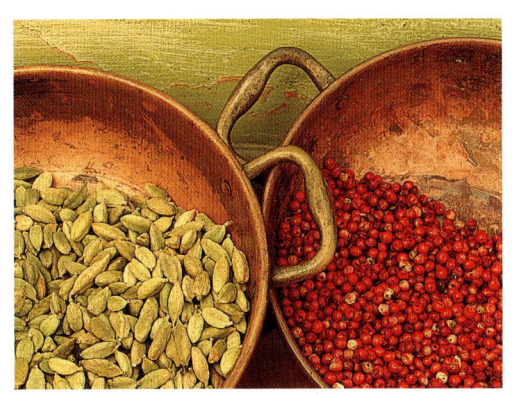

カルダモンのさやはヴァータタイプの咳に効果的。

てくるまで、ピッタプランにしたがいます。

　カパの風邪は重症で粘液も増加し、頭や体が重く感じられます。低温多湿の天候も、その状態にさらされることも避けてください。食事は、砂糖、美食、肉、ナッツ、乳製品、パン、脂肪、油を控え、香辛料をたっぷり使います。スパイスを効かせたお茶（ショウガとシナモン入りのホットレモンにクローブかトゥルシーを加え、生のハチミツ少量で甘みをたしたもの）を飲んでください。カパの風邪に適したハーブは、ショウガ、シナモン、ピッパリ、トゥルシー、クローブ、ペパーミントです。サウナや入浴は、カパタイプの体温上昇に役立ちますが、ピッタが過剰増加するので、入りすぎないようにしてください。症状が落ちつくまで、カパプランにしたがいます。

咳

　ヴァータの咳は乾いていて、粘液がほとんどないためのどがヒリヒリします。主要な症状は、しばしば口の渇きをともなう、痛みのある咳です。ヴァータの咳に有効なハーブとスパイスには、リコリス（高血圧またはむくみを患っている場合は使用不可）、シャタバリ、アシュワガンダ、カルダモンなどがあります。症状が落ちつくまで、ヴァータプランにしたがってください。

　ピッタの咳は通常大量の痰をともないます。胸が詰まってとてもつらいのに、粘液はきちんと分泌されません。熱くなったり発熱することが多く、胸またはのどに焼けるような感覚があります。高熱であれば医師の治療を受け、ぜんそくを患っていて、咳や風邪のせいでゼーゼー言いだしたり、呼吸困難になった場合には、すぐにかかりつけ医に相談してください。ピッタの咳に最適なハーブは、ペパーミント、トゥルシー、サンダルウッドなどです。症状が完治するまで、ピッタのプランにしたがいます。

　カパの咳の場合、通常大量の痰がでて、吐き気をともなう食欲不振に苦しみます。胸には痰がたくさんからんでいますが、咳をして吐きだすのは難しいかもしれません。カパタイプは、疲れてしまいそうだからです。そんなカパタイプの咳の治療に用いるのは、生のハチミツ、レモン、クローブ、チャワーンプラーシュ（ハーブジャム）です。症状が落ちつくまで、カパのプランにしたがいます。また、香辛料の摂取を増やし、トリカツパウダーも使ってみましょう。温かくしていることも忘れずに。

肌疾患

　往々にして内部の毒性（アマ）の状態に起因し、主としてピッタにかかわります。ヴァータの肌疾患は、乾燥と荒れです。肌の保湿を心がけてください。ハーブ療法なら、トリファラとサットイサゴールです。ピッタの場合は赤みと、表面が黄色くなることが多い腫れです。太陽光や暑さ、入浴を避け、サラダをたくさん食べるようにします。ピッタのプランにしたがうとともに、ターメリック、コリアンダー、サフランを食事にとり入れてください。レメディに用いるのは、マンジスタ（クルマバアカネ）、カツキ（コオウレン）、ターメリック、アロエベラジュースです。カパの肌疾患にはうっ血があり、それから肌が腫れたり、粘液増加や稗粒腫を引き起こしたりします。運動レベルをあげ、カパのプランにしたがってください。療法にはつねに、カラムスに乾燥ショウガとターメリックをあわせたものを少量用います。

尿路感染

　冷水、紅茶、コーヒー、アルコール飲料の過剰摂取は腎臓を悪化させます。同様に、塩、砂糖、乳製品のようにカルシウムを大量に含む食品、ホウレン草も、腎臓を悪化させ、毒素を蓄積させる傾向があります。最良の腎臓強壮剤としてアーユルヴェーダで用いられるのがシラジット、ヒマラヤ山中から採取されるミネラル豊富な混合物です。ただし、腎石を患っている場合は使用を避けてください。妊婦や子ども、薬物治療を受けている人は、この療法をおこなう前に必ず、アーユルヴェーダ専門医に相談しましょう。

膀胱炎

　ヴァータタイプの膀胱炎は、軽症の傾向があります。レメディには、バラ（シダコルディフォリア）、アシュワガンダ、シャタバリとともにシラジット（腎石を患っている場合は使用不可）を使います。

　膀胱炎は、その激しく焼けるような痛みゆえに主としてピッタの疾患となります。ピッタのプランにしたがい、たっぷりのコリアンダー（シラントロ）を用い、香辛料は避けてください。レメディには、アロエベラジュース（妊娠中は使用不可）、ライムジュース、ココナツ、サンダルウッドなどがあります。カパタイプの場合は、うっ血をともない尿道に粘液が詰まります。療法に用いるのは、シナモン、シラジットと併用でのトリカツ、ゴクシュラ、グッグルです。

フレッシュミントなどのハーブをたくさん用意しておけば、
多くの一般的なアーユルヴェーダ療法に活用できる。

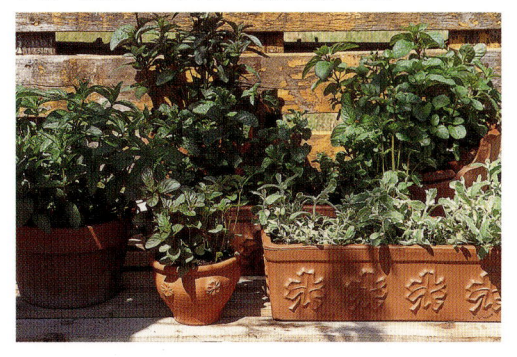

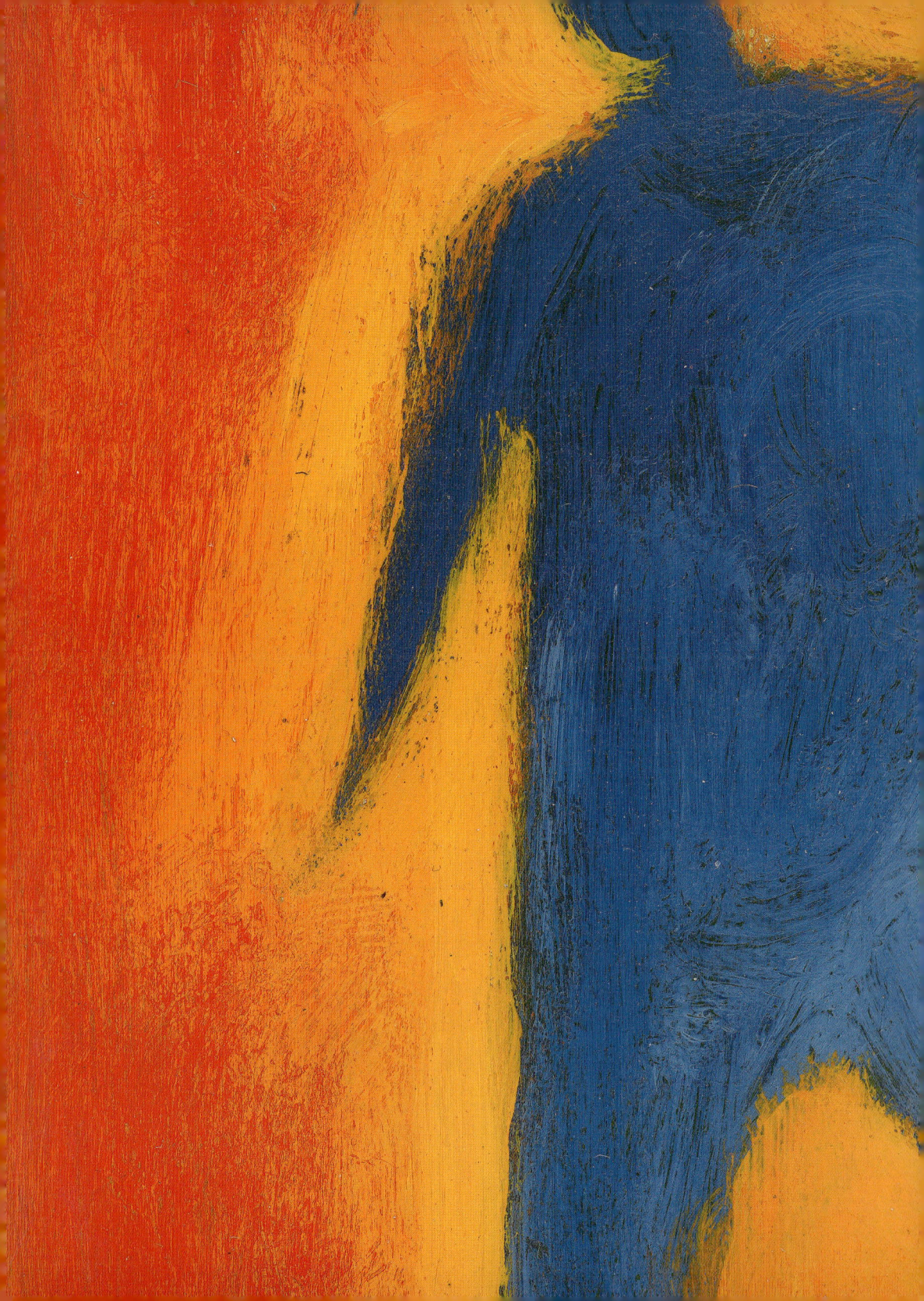

invigorating

healing　　　　　　　　　　　*soothing*

sensual

タッチセラピー
the power of touch

触 れる力を明確に示す方法、そのすばらしい力があらゆる疾病を癒す一助となれる方法、そして何より、あなたがベストコンディションを維持できる方法が、主として4つあります。第1はマッサージ。自分はもちろんパートナーにも実践できます。アロマセラピーのすばらしい技術が教えてくれるのは、丁寧に浸出されたさまざまな成分を含むオイルの力です。オイルの内服や外用で、健康を著しく改善できます。指圧は昔から伝わる技術で、陰陽のバランスの保ち方がわかります。リフレクソロジーには、足から体のさまざまな兆候を読みとるすばらしい力があり、触れることで、不健康な状態を改善できるのです。

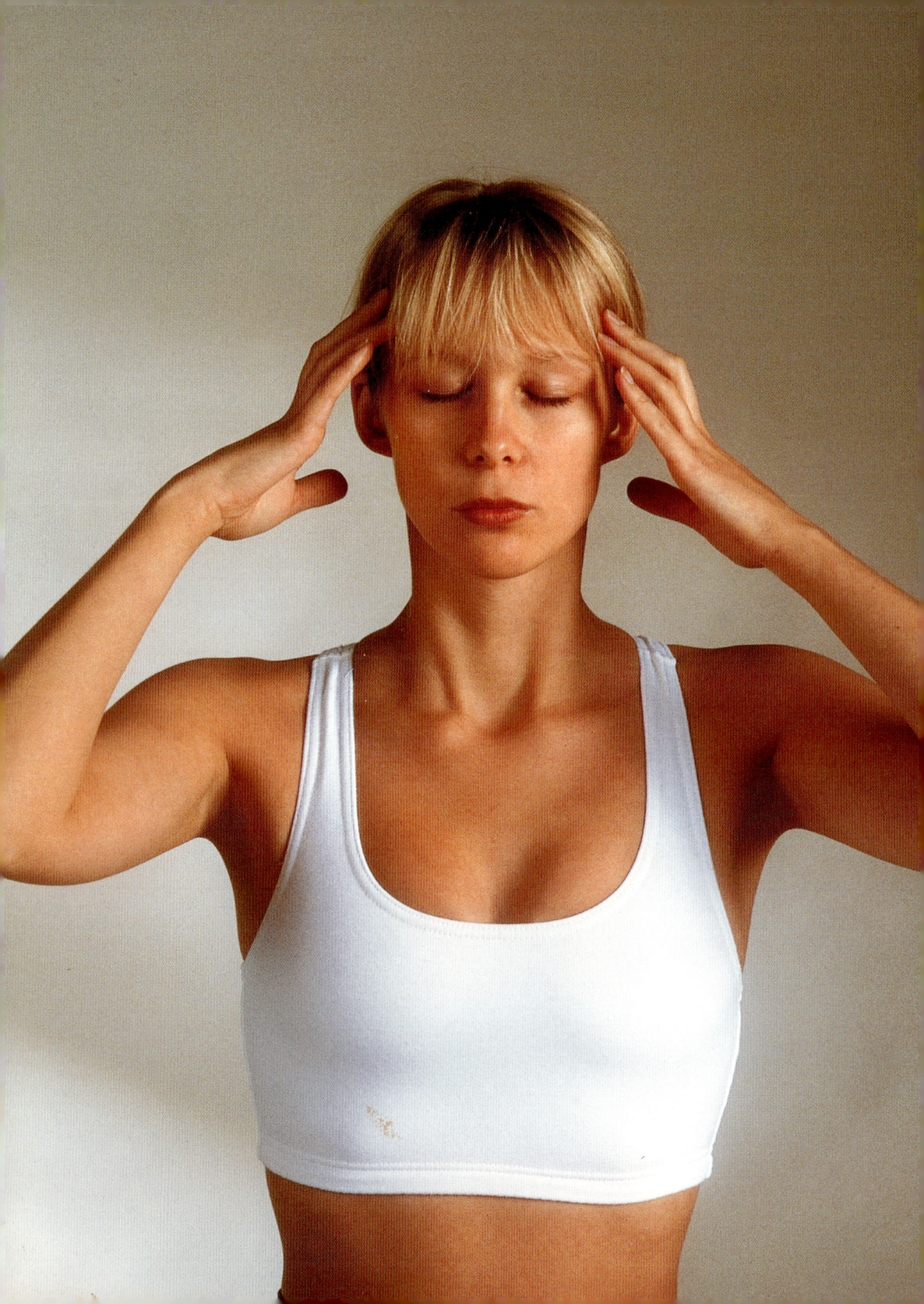

マッサージ massage

1日の終わりに帰宅すると、首や肩がガチガチにかたまっているような気がしませんか？　そんな緊張して痛む部位を、大半の人はほぼ無意識のうちにさすったりして、一時的に痛みをとっています。けれどきちんとしたマッサージをおこなえば、筋肉そのものはもとより、心身すべての満足感にすばらしい効果をもたらせます。触れることは、最も大事でありながら軽視されがちな感覚ですが、生涯を通じてその必要性が変わることはありません。

　人間の成長において、触れることがいかに大事か、この30年間、多くの研究がなされてきました。ノースカロライナ州デューク大学のソール・シャンバーグ博士とフロリダ州マイアミ大学のティファニー・フィールド博士は、未熟児を対象とした詳細な調査をおこないました。10日間毎日45分やさしくなでてもらった赤ん坊は、そうでない赤ん坊に比べて50％近くも体重が重く、より活発で敏捷で、反応もよかったのです。

　実際、マッサージで体系的にやさしく触れることにより、エンドルフィンの分泌をうながすことがわかっています。このエンドルフィンは、子どもの発達はもちろん、大人の心身の幸福にも影響をおよぼすものです。さらにマッサージは、さまざまな体の問題を効果的に治療することもでき、すばらしくリラックスできるものでもあります。多くの簡単なやり方をマスターし、自分やパートナーの緊張を自宅でほぐしてみてください。

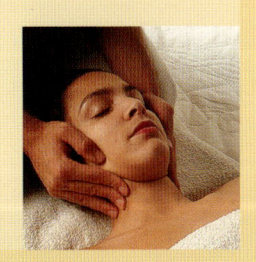

マッサージの準備

気が向いたときに、非常に効果的なマッサージをおこなうのも充分に可能ですが、概してさらに高い効果を求めるのであれば、前もってきちんと準備をしたほうがいいでしょう。いつでも確実に必要な準備は、適切な環境をつくり、タオルからオイルにいたるまで、材料がすべてきちんとそろっているか確認することです。本当にいいマッサージは特別なもので、ゆったりと落ちついて、やさしく満ちたりた気持ちにさせてくれます。

雰囲気づくり

治療のための適切な環境と空間をつくりあげれば、マッサージを一段とリラックスした状態でおこない、より効果的な結果をもたらすのに確実に役立ちます。そのためにも、施術前にまず大事なのは、マッサージをおこなう室内を適温に暖め、パートナーがしっかりとくつろげるよう、必要なものを充分に用意することです。忘れてならないのは、たくさんのタオルかシーツを1枚。それを手近なところにおいておきます。これで施術していない部位を覆ってください。さもないと、床の上でおこなう場合など、すきま風のせいでむきだしの部位に鳥肌が立ってしまいますから。オイルを使用するなら、ひっくり返したりしないよう、簡単に手が届く便利な場所に用意します。

あなた自身の準備も大事です。時計やアクセサリーははずし、爪はきちんと手入れをしておき、ゆったりとした動きやすい服、それもできれば半袖のものを着ます。少しストレッチをして、2、3度深呼吸もしてみましょう。気持ちを落ちつける一助となります。施術時にあなたが緊張していれば、パートナーにも伝わりかねません。逆もしかりですから、相手の体の緊張を逃がし、相手のストレスを感じないようにする精神的な準備もとても大切です。

オイル使用時は、相手の体に直接たらしたりせず、まず最初に自分の手にとって温めてください。冷たいオイルはゾクッとします。オイルは、(ガラスの)ボウルかチューブボトルに入れておくと使いやすいでしょう。オイルをゆっくりと体に塗り広げたら、少しずつマッサージをはじめていきます。

マッサージをする際、オイルの選択肢は多岐にわたる。

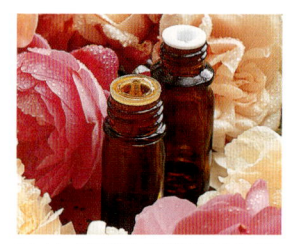

マッサージで昔から好まれているのはやさしい香りのオイル。

マッサージオイル

万国共通で好まれているのは、通常ベジタブルオイルです。これはどこでも簡単に入手でき、肌の上で手をなめらかに動かす一助となります。おりにふれて上手に使われているのが、オリーブオイルやガチョウ脂、ヤギ油などです。アフリカの一部地域で使われているのは油を塗った生地で、マッサージをスムーズにおこない、筋肉をリラックスさせると同時に、肌のゴミや毒素を吸着させる機能も有します。

ほかのオイルよりも使い心地がよく、用途も広く、肌への高い効果を有するオイルもあります。最も有益にして、プロのマッサージで最も幅広く活用されているオイルはスイートアーモンドでしょう。軽くてベタつかず、肌に吸収されやすいオイルです。グレープシードオイルは油性肌に適しているうえ、価格も手頃なので、こちらのほうが入手しやすいといえます。

粘度は高いものの使いやすいのは大豆オイルです。乾燥肌に使用する際は、小麦胚芽オイル(小麦アレルギーの人は使用不可)かアボカドオイルを少量加えてください。クルミのようなナッツ系のオイルは濃厚ですが少々ねばつき、肌に広げたときのにおいもあまりよくありません。ほかに利用できるものがない場合にはサンフラワーオイルを使ってもかまいませんが、サラダのドレッシングを使っているような気がしないでもないでしょう！　オリーブオイルも使えますが、香りのきつさが大きな問題になってきます。地中海沿岸の国々では、昔から好まれているのは間違いありません。最後に、鉱油は使わないでください。肌に吸収もされなければ、ベタつきも強いですから。

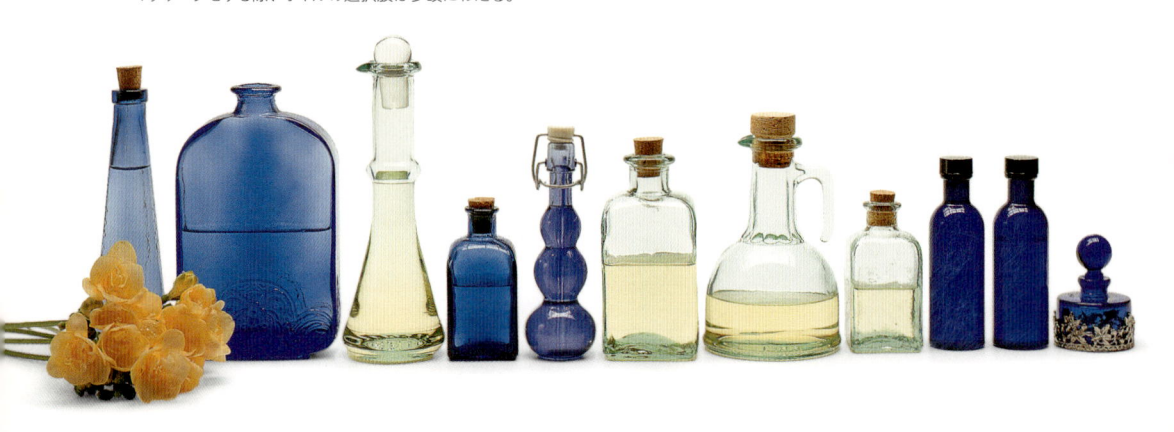

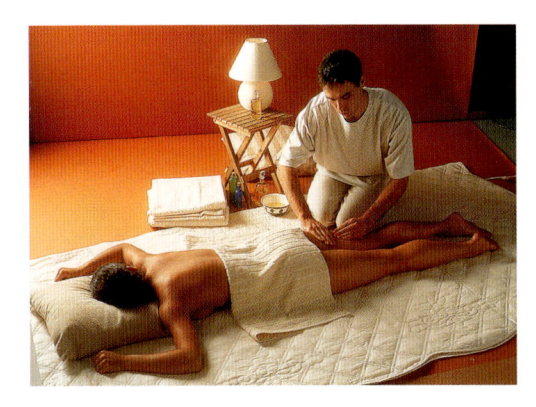

マッサージは、つねに落ちついてリラックスした状態でおこなうこと。
緊張感はすぐにパートナーに伝わってしまう。

エッセンシャルオイル

　前述したベースオイルに、エッセンシャルオイルを加えて使ってみる、という方法もあります。理由は2つ。香りと、さらなるセラピー効果の付加です。エッセンシャルオイルは非常に濃度が高いので、つねに慎重に扱ってください。とはいえ、多少とも疑問がある場合は無理に使う必要はありませんし、肌に炎症が見られたら、すぐに問題のオイルは洗い流します。

　今ではほとんどのエッセンシャルオイルが、スポイトボトルに入れられ、使いやすい状態で売られています。また肌に用いる際は、絶対に希釈したものしか使用できません。一般に安全なレベルは1%と考えられていて、これはベースオイル5mlにたいしてエッセンシャルオイル1滴と同じ割合です。絶対に指定量以上を使ってみたりしないでください。逆効果で、かえって害をもたらすことになります。

　エッセンシャルオイルをベジタブルオイルに付加しても、決して失敗はありません。後者の有する健康増進という特性を高めることができるためです。最良のベジタブルオイルには、ビタミンD豊富なアーモンドがあります。ボラージにはGLAが豊富ですし、湿疹や乾癬治療によく用いられます。ビタミンEが必要なら、ホホバオイルしかありません。抗菌物質も含んでいるため、ニキビ治療にも効果を発揮します。ピーナツオイルもビタミンEが豊富なうえ、肌の調子も整えてくれるので、やわらかく弾力のある肌になります。フェイスマッサージに使ってみてください。

　ほかにも、使ってみる価値のある万能オイルにはグレープシードがあります。くせがないので、アーモンドのような濃厚なオイルと混ぜるのが1番です。サフラワーオイルには、安価で入手しやすいという、切っても切れない2つの利点があり、とてもいいベースになります。サンフラワーオイルも同様で、こちらはビタミンとミネラルが豊富です。

　オイルの調合に長けてきたら、さまざまなエッセンシャルオイルも混ぜあわせられるようになります。ブレンドすることである種の化学反応が起き、新たな混合物ができあがるでしょう。たとえば、ラベンダーをベルガモットに加えれば、鎮静効果を高められます。ところが、同じベルガモットにレモンを加えると、今度は精神高揚の力を高められるのです。2つのエッセンシャルオイルを混ぜあわせて、たくみに効果をあげたものは、シナジーと言われます。同時に複数の症状を治療したい場合、それも特に心と体の双方の治療が必要な場合に非常に役に立つものです。気持ちの揺れや、今の体調に応じて混ぜるオイルの割合は、練習をかさねるにつれて飲み込めていきます。

　同じように大事なのが、きちんとした香りです。最初は難しいかもしれません。アーモンドオイルやセサミオイルは、単独で使ったほうがいいのか、それとも混ぜあわせるべきなのか、その場合はどんな割合で混ぜればいいのか？　そんな疑問も、既存の「レシピ」を見れば解消し、次第に最良の組みあわせもわかってきます。やがて自信を持って扱えるようになれば、割合を変えて、独自のレシピをつくっていくことも可能です。ただし、香りの調合に際しては、バランスよくつくれるよう、エッセンシャルオイルはあらかじめ3つの「ノート」に分類されていることを覚えておいてください。ノートはそれぞれトップ、ミドル、ベースと言われ、理論上は、各ノートから1種類ずつ選んだオイルを混ぜたものがバランスのいいブレンドということになっています。

　トップノートはフレッシュで、オイルの揮発が非常に早いため、すぐに気づく香りです。1番最初に香ってきます。ブレンドの中心はミドルノートで、トップに続いてより深い香りを供してくれ、ベースノートは最後に芳醇な香りを添えてくれます。トップは揮発性が高いため、必要量も多くなることに注意してください。理にかなった一般的な割合は3(トップ)対2(ミドル)対2(ベース)です。

　リラックスを目的としたマッサージの一般的なブレンドには、ベースのベジタブルオイルに、ラベンダーとマジョラムのエッセンシャルオイルを同量加えてみてください。いずれのオイルも、筋肉の緊張、疲労、過度のストレス緩和に役立ち、やがて全身をほぐし、温かく、リラックスして満ちたりた気持ちをもたらしてくれます。どちらも非常に効果の高いオイルです。少し元気をだして気分を高めたいブレンドをつくりたければ、マッサージオイルにベルガモットとゼラニウムのエッセンシャルオイルを加えてみましょう。どちらにも全身のリフレッシュ効果があります。緊張を緩和し、性欲アップにも役立てたい場合は、ローズとサンダルウッドという、一風変わった豪華なブレンドの希釈液を試してみてください。

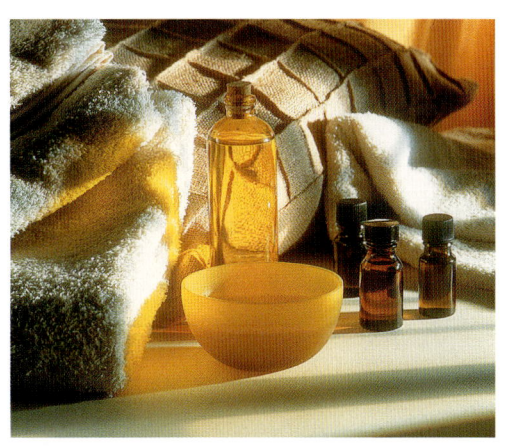

ベルガモットは日光過敏症を引き起こしかねないので、使用は慎重に。

基本ストローク

マッサージの動きは何種類もあり、いずれも独自の効果を有します。ですが各マッサージのパターンはつねに、ある基本原則にのっとっています。どんな動きも、最初は必ず触れることから。パートナーに最初に触れる、ゆるぎのない、ゆっくりとリラックスした動きこそが、これからはじまる長く、心休まる時間の基盤となります。そのためにも、時間をかけて基本ストロークをきちんと身につけてください。

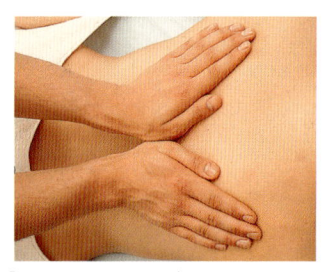

1 両手全体をスムーズに動かしていく。

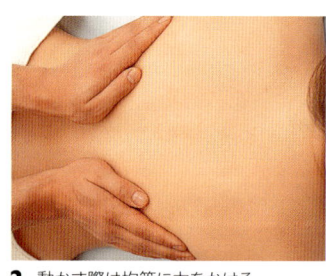

2 動かす際は均等に力をかける。オイルをたっぷり使う。

グライディング

通常マッサージは、ゆっくりとした広範囲にわたる、比較的表面的な動きからはじめ、次第に、痙攣や緊張の見られる局所への、特化した深みのある動きへと変えていきます。相手が心身を元気にすることを望む場合は、より速い動きをとり入れてもいいでしょう。最後は充分なストレッチまたはストロークをおこない、リラックスした状態で終えます。最初と最後のマッサージによく用いられるのが、このグライディングストロークです。

サークリング

続いての動きはサークリングで、広範な筋肉の上で、円を描くように両手を動かしていきます。筋肉が緊張し、内部がしこり状にかたくなっている状態のときには、筋繊維に沿って、また横切るようにしてマッサージをする必要があります。この円を描くような動きでしこり状のものをほぐしてから、次のより深い動きを用いてください。

このストロークは、片手でもおこなえます。両手を使う場合は、重ねることで、よりしっかりと安定した動きになります。グライディング同様基本的には、ゆっくりとリラックスした動きなので、決して急がずにおこなってください。

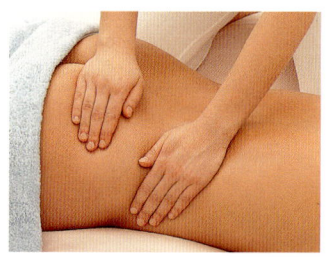

1 シンプルなサークリングのバリエーションでは両手を使う。すべてのストローク同様、あなた自身の体にも余計な力を入れず、手や腕も緊張させないこと。

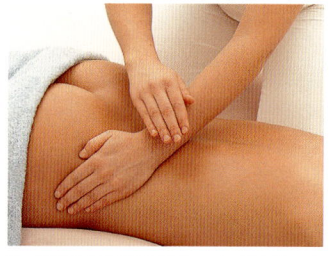

2 まず片手で円を描き、ついでもう一方の手でおこなう。徐々に運動量とエネルギーを増やしていくことで、おだやかで落ちついた気分にさせられる。

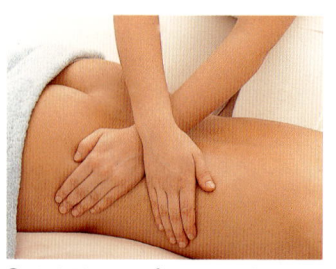

3 うまくおこなうポイントは両手を重ねること。これにより、それぞれの手をスムーズに動かせる。できるだけ楽な姿勢をとり、無理のない動きでおこなう。

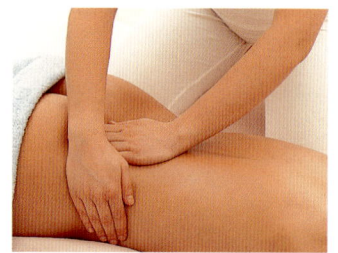

4 両手で大小の円を描きながら、徐々に、脊椎底部から首近くまで背中を移動していく。

注意

効果がわからなかったり痛みが認められる場合は力をこめないこと。やりすぎず、たりないぐらいで。軽擦法と揉捏法だけでも、充分にリラックス効果は得られる

リンギング

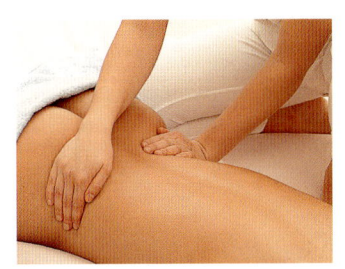

　リンギングも重要なストロークの1つです。一方の手に向かってもう一方の手を、筋肉をしぼりだすように力強く動かしていきます。たとえば背中に施術する場合、しぼりだされるような筋肉の動きにたいして、脊椎がいわばブロックとなってそれを阻む役割を演じます。これはとても効果的なストロークで、こわばって緊張している筋肉から素早く老廃物を除去できるのです。

　老廃物という言葉を見て、驚かないでください。すべての筋肉活動は、毒性を秘めているかもしれない老廃物、それも特に乳酸をつくりだしています。しかも、人が緊張してかたまっていれば、こうした老廃物はすぐに筋肉内にたまり、さらなる痛みをともなってますますこりかたまっていくでしょう。リンギングは、非常に効率よく、乳酸をはじめとするさまざまな老廃物を除去し、新たな血液が流れこめるようにすることで、個々の細胞に酸素と新鮮な栄養素を供給できるのです。

リンギングは、片手をもう一方の手に向かって徐々に動かしていくストローク。

圧迫法

　マッサージの過程で、グライディングなどの基本的なストロークが、痛みのある局所に特化したよりこまかい動きに変わっていくことがよくあります。プロのマッサージセラピストなら、両手の指を使ってしっかりと圧をかけ、より力をこめた動きをおこなうでしょう。普通の人であれば、両手だけでなく、つねに全身を使って圧をかけていきます。ただし、やせている人に圧をかける場合は、通常軽めにしてください。

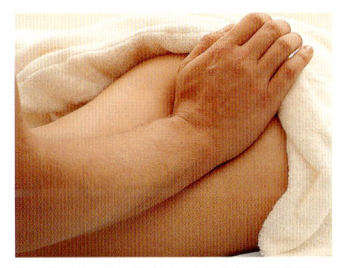

1 手のひらを平らにすれば、広範囲にしっかりとした均等な圧をかけられる。

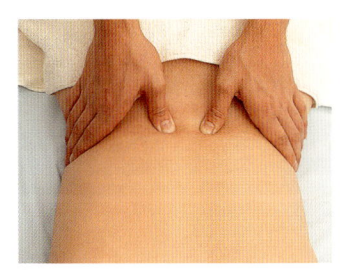

2 親指を使うことで、正確に圧をかけられる。

叩打法

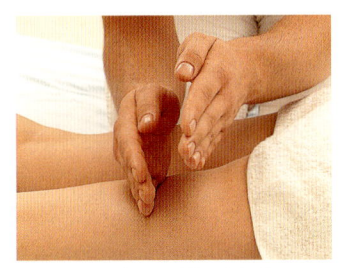

　何となくだるい、元気をだしたいという人に施術する場合は、より速い動きが効果的です。こうしたストロークを叩打法といいます。ここで説明しているほかのストロークと違い、肌の下の循環を刺激して、関連筋肉の緊張緩和をうながすため、叩打法には素早い動きが必要です（大きめの筋肉には、こぶしを軽く握って叩くといいでしょう）。叩打法の中でよく知られている動きにハッキングがあります。両手の側面を使い、軽くリズミカルに上下に動かしていき、痛くない程度に刺激を与えます。多くの人が、これをマッサージの典型的な動きと考えていますが、実はこれは、効果はあるものの、主要な動きではありません。似たようなストロークのカッピングは、マッサージ部位に血液を送りこむ一助となるものです。嚢胞性線維症のような疾患治療時、肺に粘度の高いどろりとした粘液が大量に分泌されるときに用いられます。背中へのカッピングは、この粘液の緩和に役立ちます。

軽いハッキングは循環刺激に効果的。

ニーディング

　施術を受ける人が、しっかりとしたストロークやグライディングなどでリラックスし、筋肉の緊張もほぐれてきたら、プロのセラピストは、さらなる技術を駆使して、より深部のこりかたまった部位をやわらかくしていきます。こうした動きの多くは概して揉捏法と言われ、かたくしぼるような動きを含み、それによって筋肉内のすべての老廃物排出をうながし、酸素たっぷりの新鮮な血液が流れていくようにするのです。

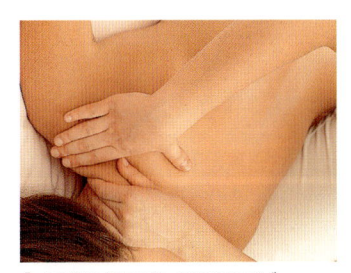

1 両手を交互に使っておこなえば、緊張してこりかたまった筋肉をほぐす一助となる。

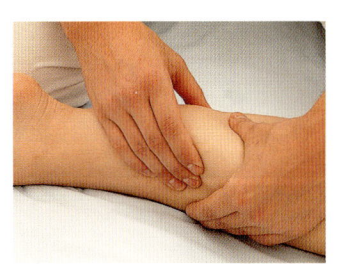

2 ふくらはぎのような狭い部位は、不快感を与えないよう圧は控えめに。

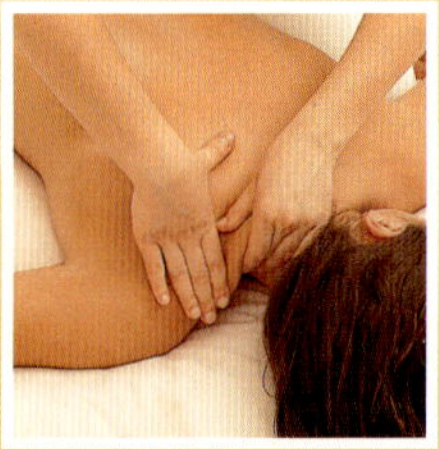
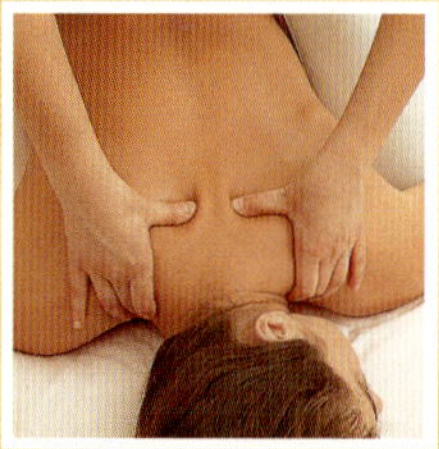
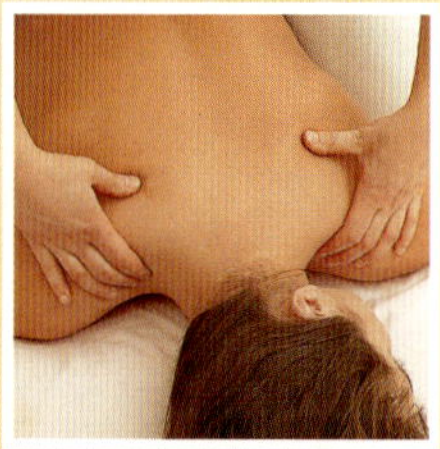
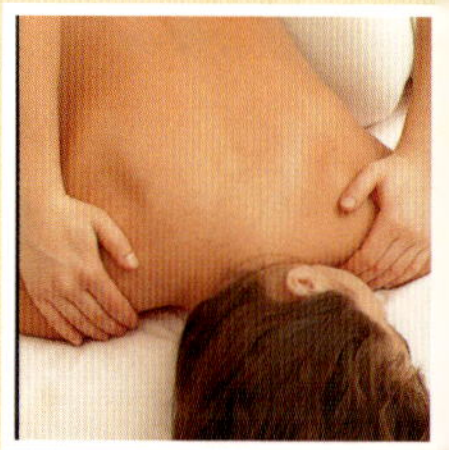

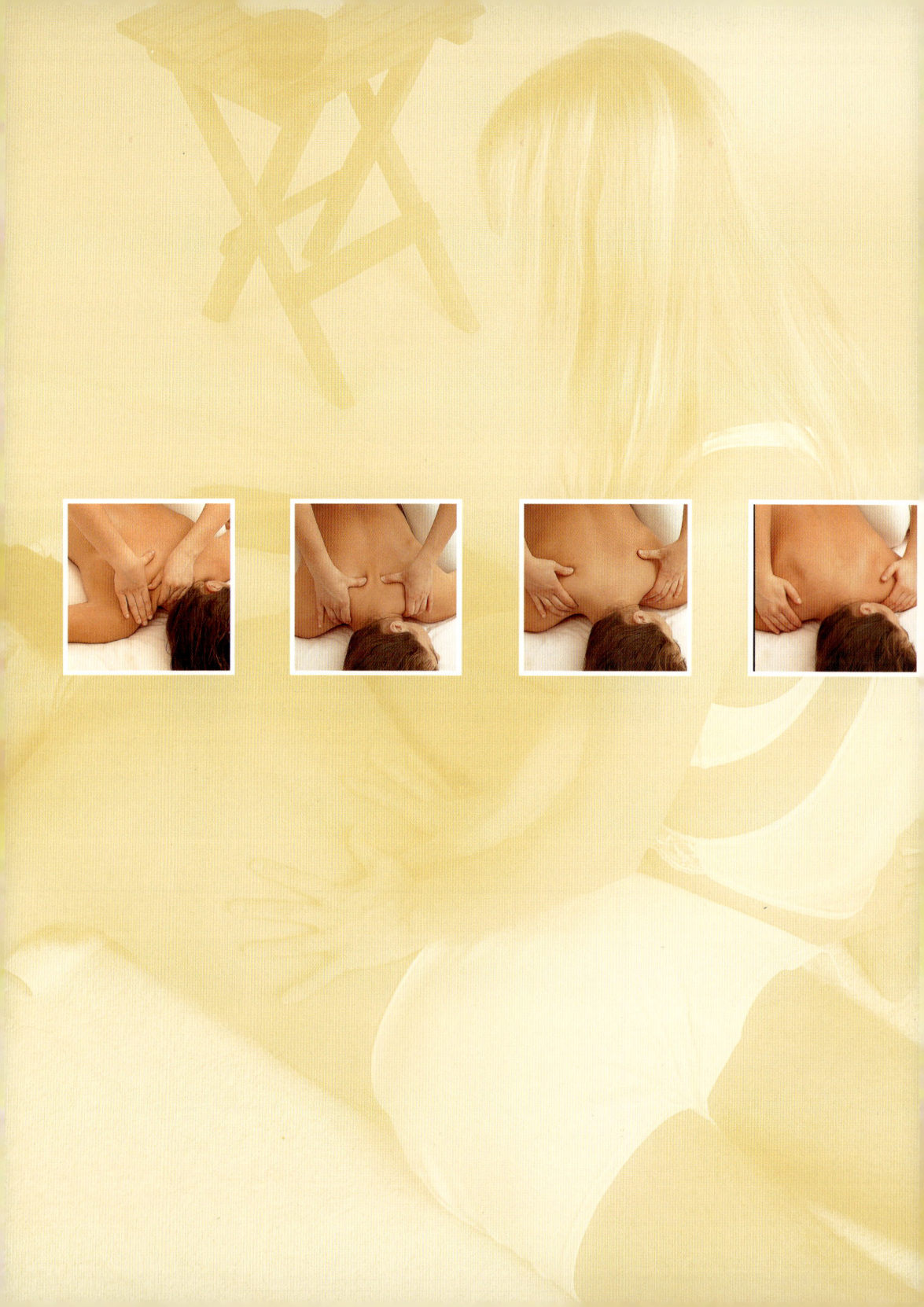

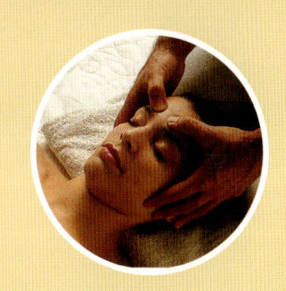

マッサージの順序 massage sequences

相手との関係をよくし、深める最良の方法は、思いやりのある肌の触れあいを増やすことであり、マッサージはその理想的な方法と言えるでしょう。マッサージのあいだ、緊張をやわらげ、しっかりとリラックスしてもらう技術があれば、施術をするほうもされるほうもともに深い満足が得られます。

だれかにマッサージをする、またはセルフマッサージをする、どちらも可能ですが、いずれにせよ、療法面からも精神面からも非常に効果があります。マッサージは、筋肉の痛みや疲れをやわらげる一助ともなれば、不安や、筋肉に蓄積した緊張を解き放つ役にも立つのですから。

また、施術する相手は自分やパートナーにかぎりません。ほかの家族や友人、同僚など、さまざまな人の力になれるうえ、彼らとのあいだにもよりよい関係を築いていけます。

だれかにマッサージをしてもらえば、自分でするよりもしっかりと筋肉をもみほぐしてもらえます。マッサージをしてもらうには、その人への確かな信頼が必要であり、あまりよく知らない人のマッサージをおこなう場合には、この点をしっかりと心にとめておいてください。マッサージの専門家は、クライアントと親密な触れあいをする許可をもらっているということをよく承知しています。そしてそれこそがプロの特権なのです。

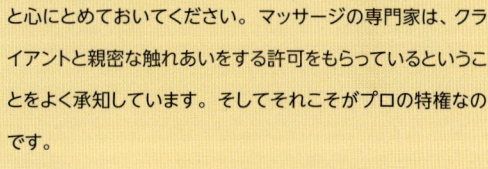

マッサージの準備をする際には、まず少し時間をかけて、きちんとした環境をつくれているか調べます。相手が暖かく、心地よくいられるか、マッサージの必要な部位に簡単に接触できるか、確認してください。より快適でリラックスできる空間をつくるなら、外からのぞかれないようにし、室内の照明を落として、おだやかな音楽を流すといいでしょう。マッサージをおこなうときは、オイルやタルカムパウダー、クッション、予備のタオルなど、必要なものをすべて、手近なところにおいておくようにしてください。

同じ圧でも、心地よく感じる人もいれば、くすぐったがったり、痛がったりする人もいる、ということをくれぐれも忘れずに。それでは、充分に配慮しながら、施術をおこなっていきましょう。

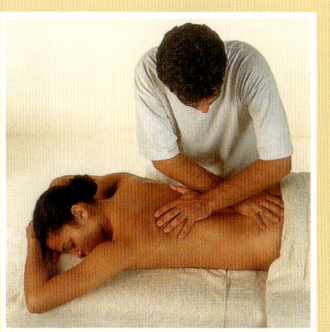

首のこりをほぐす

筋肉の痛み、緊張、疲労が最も一般的に見られるのは、間違いなく首と肩です。さらに、疲れてくると姿勢が悪くなることがよくあり、猫背のせいで肩の痛みは増していきます。1番のリラックス法は、横になってしっかりとしたマッサージをじっくり受けることですが、手軽にできるのはセルフマッサージです。非常に効果的で、時間もかからず、気分もすっきりします。

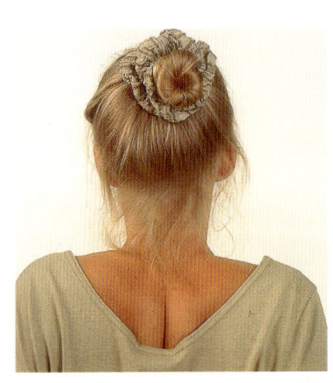

1 簡単な動きは肩をすくめること。充分にリラックスした状態で思い切り肩をあげ、すぐに勢いよくすとんと落とす。これは、手も使わずにできるマッサージ法。

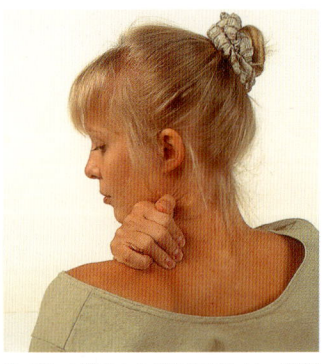

2 疲れた筋肉から老廃物を除去し、新鮮で酸素たっぷりの血液が流れるようにする最良のマッサージ法の1つはニーディング。自分でおこなう場合は、かたく握りしめたこぶしで反対側の肩を押しこむようにマッサージする。

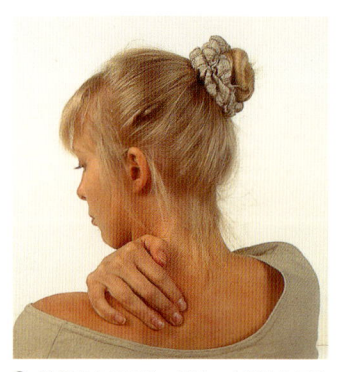

3 時間をかけてゆっくりと、右手を左肩の手前から後ろへしっかりと押しこむように数回動かす。同様の動きを、右肩でも、今度は左手を使っておこなう。

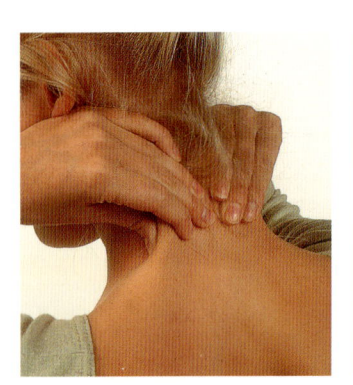

4 次に、指で首の後ろをつまみ、円を描くようにゆっくりと、あるいは早く揉んでいく。首の両脇につながるすべての筋肉をリラックスさせるのにも非常に役立つ。

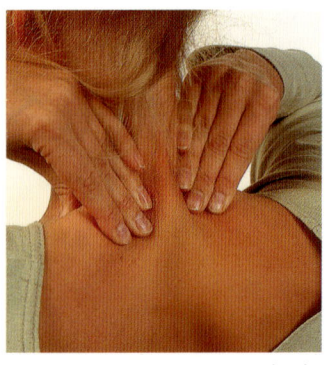

5 ゆっくりと、できるだけ首の上ギリギリまで揉んでいき、次いで肩のほうへとさがっていく。

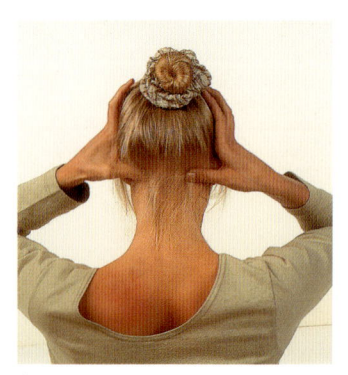

6 首のさらに奥深くまで揉みほぐすには、首の後ろに沿って下から上へ、両手の親指を円を描くように動かしていく。適度な圧をかけはじめたらじきに、指先に骨を感じるはず。

頭をすっきりさせる

ほとんどの人が、いろいろなときに頭痛で苦しんでいることでしょう。原因はさまざまです。VDU前でのすごしすぎや、不安、不眠、疲労、副鼻腔のうっ血など。けれど最も一般的な原因は、一定期間ストレスを感じていたあとの緊張です。原因は何であれ、この簡単なセルフマッサージをおこなって、頭痛を解消し、元気になりましょう。きちんと集中できる一助にもなります。

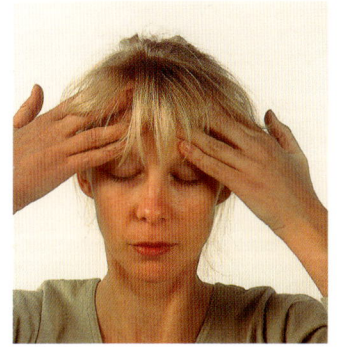

1 指先で小さな円を描くようにしながら、まずは額を、次いでこめかみを、それから頬へと手を休めることなく揉みほぐしていく。

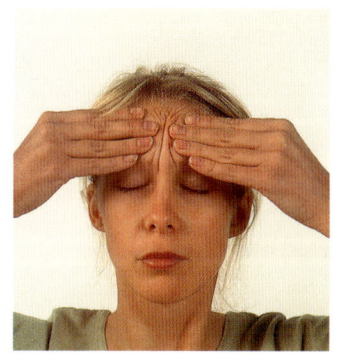

2 しっかりと圧をかけ、ゆっくりとした動きで、顔面筋の緊張をほぐしていく。

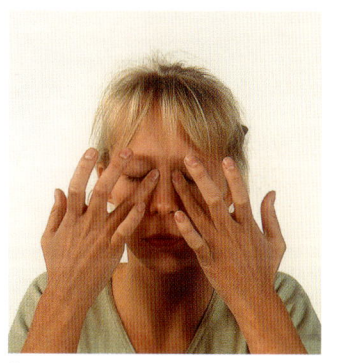

3 眼窩の下や鼻のきわにも、指先でやさしく、だがしっかりと圧をかける。心地よく感じる、リズミカルな動きで。

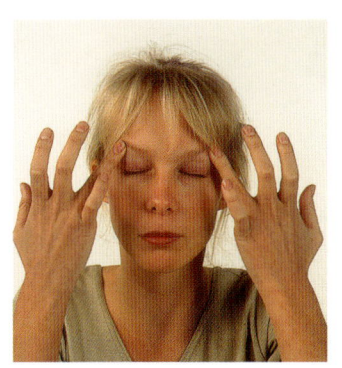

4 次に、眼窩周辺のしわをのばすように、眉骨のすぐ下まで、弧を描くように、力を入れて充分に引きあげる。

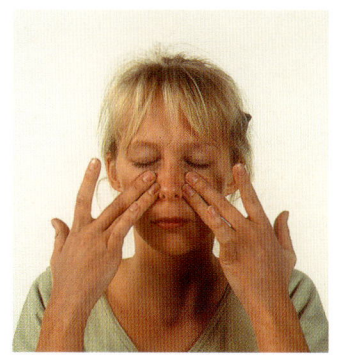

5 頬から鼻の脇に沿っても揉みほぐしたら、緊張することの多い下あごの輪郭に移動。肌は決して下に引っ張らないように。代わりに、円を描くような動きでストレスを緩和させていく。このとき、顔をやさしく持ちあげるつもりで。いずれのマッサージも、時を選ばずいつでもおこなえる。

ポイント

- 頭痛はごくまれに、重症疾患の症状の場合がある。痛みは脳膜、頭皮、血管からくる。
- タイプも原因に負けず劣らず多様。原因には、首を支えている筋肉の過剰緊張もある。痛みが局所にとどまっている場合もあれば、連鎖反応を起こして頭痛につながる場合も。
- 典型的な原因は、二日酔い、姿勢の悪さ、騒音、寝すぎ、新鮮な空気の欠乏など。きちんと食事をとることもきわめて重要。
- 赤ワインなど、ある種の飲食物が原因で頭痛を引き起こす人もいる。頭痛の兆候を感じたらすぐに、手を止めてリラックスすること。早めの対処が効果的。

すぐに元気になるマッサージ

11時や4時までに決まってばてていませんか？　早朝会議や長時間の運転、子どもを迎えにいったり、パーティに参加して好印象を与えるためにも、元気はつらつとしていなければならないのでは？　けれどエネルギーは、何の前触れもなく突然、切れてしまうかもしれないのです。元気だと思っていたら、次の瞬間にはもうヘトヘト、というわけです。この効果的な一連のセルフマッサージで、すぐに「シャキッと」しましょう。

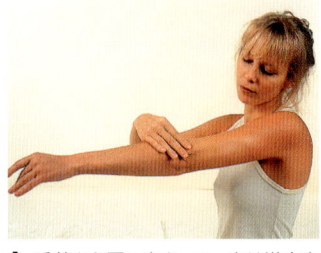

1 手首から肩に向かって、次は逆方向に、しっかりと押しこむような動きで、両腕を揉みほぐしていく。

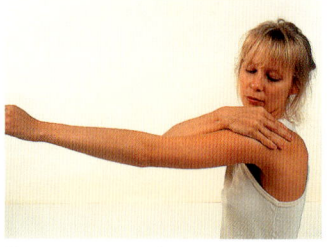

2 通常のマッサージよりも素早い動きで。このストロークで、両方の腕と肩が順次すっきりしてくる。

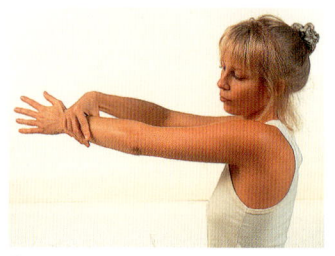

3 次いで両腕の外側をしっかりと素早くこすっていく。徐々に循環が刺激され、改善されてくるはず。

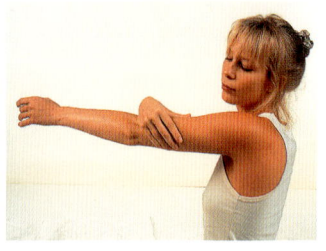

4 手首から肩に向かって繰り返しこすることで、心臓に血が戻るのをうながせる。

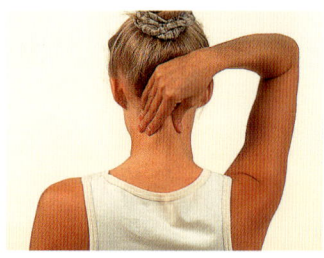

5 片手の指5本を使い、円を描くようなリラックスした動きで、首の筋肉をしっかりと揉みほぐす。

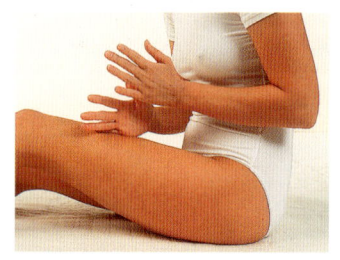

6 両手を広げ、小指側を使い、素早く連続した動きで太腿の前を軽く叩いていく。

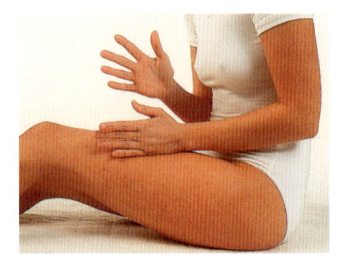

7 空手チョップのように叩くのではなく、筋肉の上を軽く弾ませるような感じで。

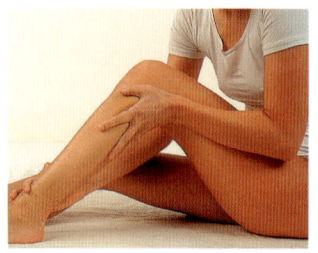

8 ふくらはぎを勢いよくこすってほぐし、血流をよくする。膝を軽く立てておこなう。

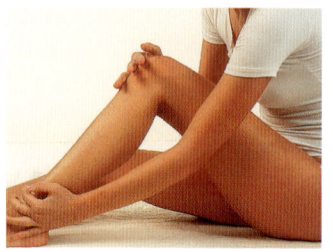

9 両手を交互に使いながら、つねに足首から膝に向かってマッサージする。最後に立ちあがり、全身をゆらす。

脚の痛みの緩和

店員や覆面調査員、教師やホテルの受付係など、多くの人が1日の大半をじっと立ったまま、あるいはほとんど動かずにすごしています。当然脚の循環が悪くなり、疲労や痛み、足首の腫れやときには痙攣さえ引き起こしかねません。ですが、1日の終わりに簡単なセルフマッサージをおこなえば、こわばりや血流停滞を緩和できます。手軽ですばらしい回復法です。

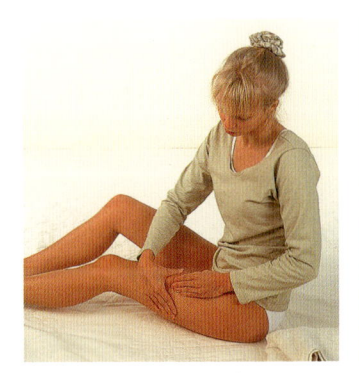

1 両手で一方の太腿をしぼるように揉みほぐしていく。膝からつけ根に向かって、両手で交互におこなうのが効果的。もう一方の太腿も同様に。

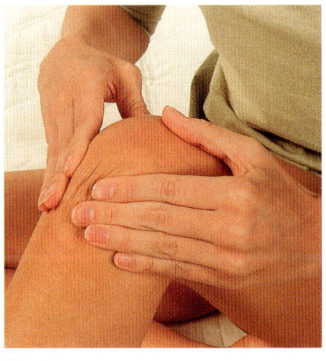

2 膝のまわりにも同じようなストロークを施していくが、今度は指先を使い、小さめの円を描くようにしながら、全体的に軽めの圧をかけていく。

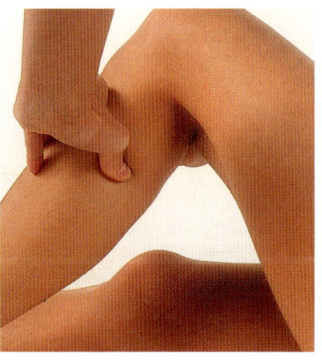

3 膝を立てる。できれば、椅子か棚に足をのせる。親指を使い、円を描くような動きでふくらはぎを揉みほぐしていく。

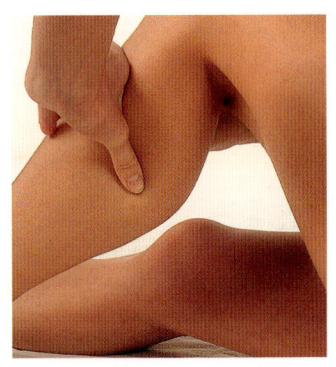

4 何度か繰り返すが、必ず足首から膝に向かってマッサージしていくこと。

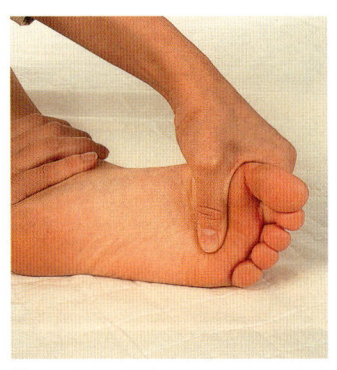

5 足を揉んで筋肉をほぐしてから、土踏まずをやさしくストレッチする。

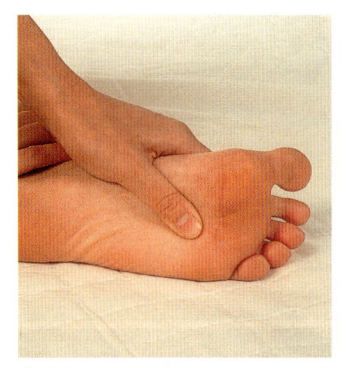

6 親指でしっかりとした圧をかけて足全体をストレッチ。もう一方の足も同様に。

頭痛と緊張の緩和

緊張型頭痛と言われるものの原因で最も一般的なのがストレスです。気の毒にも、この頭痛に毎日のように見舞われ、偏頭痛まで引き起こす人もいます。けれどこうした痛みもすべて避けることができるのです。鎮静効果を有する数分のマッサージをおこなうだけで、そうした苦痛の背後にある筋肉の痙攣の除去が可能になります。パートナーに施術してもらえれば、リラックス効果も期待できます。

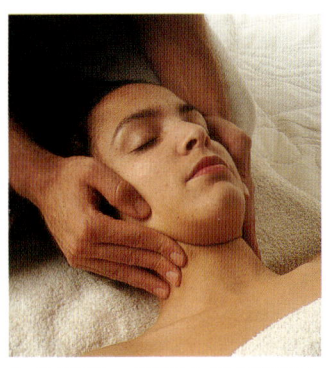

1 指先を使い、交互に小さな円を描きながら、首の両側の筋肉をやさしく揉みほぐしていく。

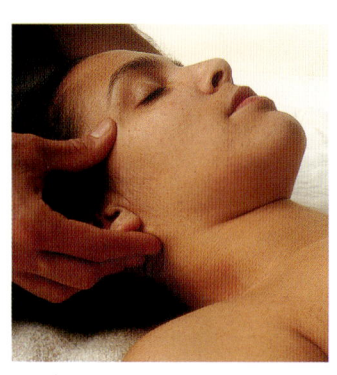

2 そのまま今度は両手を使って、側頭部と両耳の後ろもマッサージする。

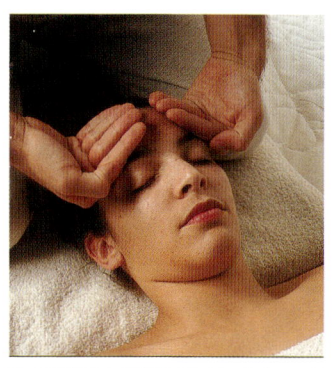

3 手の甲または側面でやさしくストロークし、こめかみから緊張をとりのぞいていく。

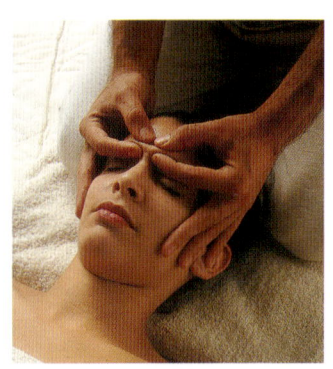

4 眉のラインに沿って、やさしくつまんで揉みほぐしていく。中央から外に向かうにしたがって、圧は減らしていくこと。

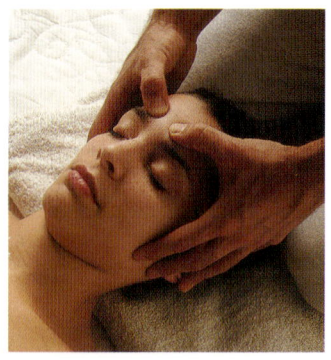

5 親指を使い、眉間から徐々に外側に向かって、額の下のほうにしっかりと安定した圧をかけていく。

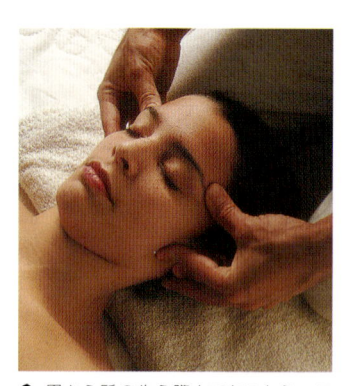

6 眉から髪の生え際までおこなう。この部位にはツボも多く、詰まった気の流れもよくなる。副鼻腔のうっ血緩和の一助にも。

腕と手の回復法

体の中で最も酷使され、多大な負担を強いられているのは間違いなく手と腕です。仕事の種類を問わず、手と腕が休むことはありません。ページをめくったり、タイプをしたり、何かを持ったり、のばしたり指し示したり、ありとあらゆることをします。そのため、1日の終わりにはこわばり、緊張した感じがすることもしばしばですが、そんな不快感も、2、3マッサージの技術を駆使するだけで簡単に緩和でき、気分もすっきりさせることができるのです。

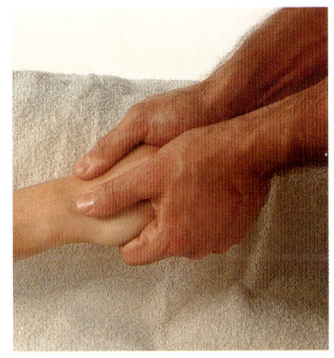

1 仰向けに寝ているパートナーのそばに膝立ちする。手のひらを下に向けたパートナーの手を両手で持ち、親指で手の甲をしっかりとストレッチしていく。

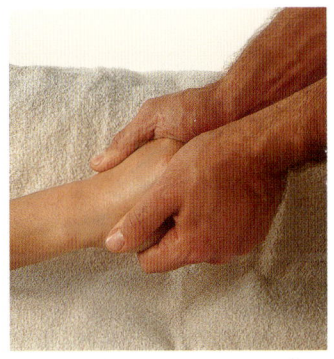

2 強めだが、心地よい圧をかけながらこれを数回繰り返す。その後、手のひらを上にし、親指を使った同様の動きで、手のひらをなでるようにストレッチしていく。

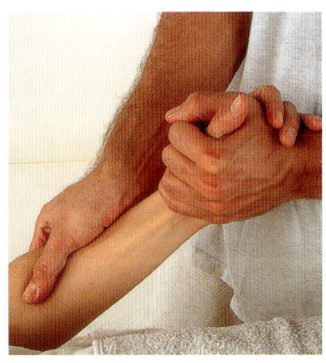

3 次に前腕をやさしく揉みほぐしていく。ここも緊張することがある。手と5本の指を使い、手首から肘に向かってゆっくりと施術をおこなっていく。

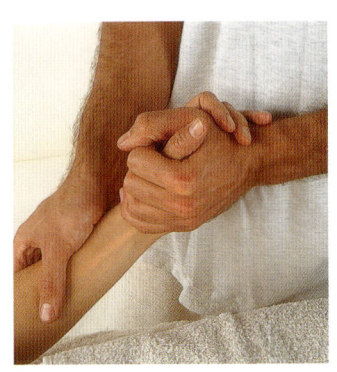

4 この動きを繰り返す。肘周辺は動きを素早く。筋肉がこわばっていそうな部位を1つも見逃さずに、しっかりと揉みほぐしていくこと。

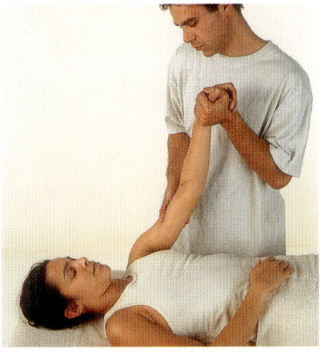

5 腕を軽く持ちあげる。決して無理矢理引っ張らないこと。同様の動きで、肘から肩に向かい、上腕を揉みほぐしていく。

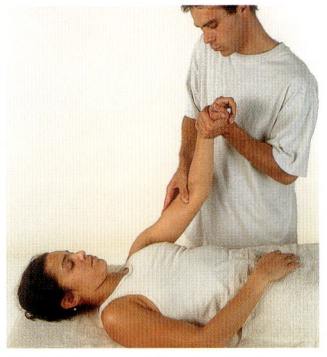

6 腕全体に同じ施術を繰り返し施していく。必要な場合は施術する手をかえ、より快適なマッサージをおこなう。もう一方の腕にも同様に。

肩と首の緩和

肩の筋肉で最も緊張を強いられるのが僧帽筋です。肩をすくめた際、両側に浮きでてくる筋肉で、首までつながっています。重いものを持ったり、ガーデニングで屈みすぎたりすると僧帽筋が緊張し、その結果治療が必要になってくるのです。リラックスさせる最良の方法の1つは、やさしく揉みほぐすこと。この簡単で効果の高いマッサージをおこなえば、すぐに元気になれます。

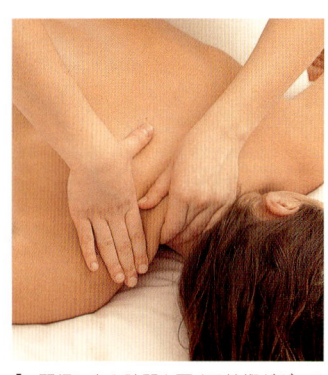

1 習得に少々時間を要する技術だが、その価値はある。首のつけ根に両手をおき、交互に動かしながら揉みほぐしていく。手も指もすべてを使うこと。つまんだりせず、指を転がす感じで動かす。この動きを繰り返しながら肩先までいく。反対側の肩も同様に。

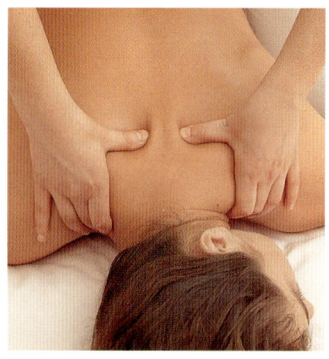

2 左右の肩それぞれにおこなったら、次は両肩いっしょに施術する。親指は脊椎の両脇に、残りの指と手は肩におく。そうやって両手でつかんだ肉を、こねるような感じで揉みほぐしていく。

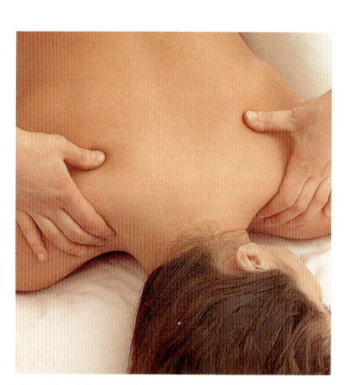

3 肩の筋肉に沿って、両の親指を静かにすべらせていく。

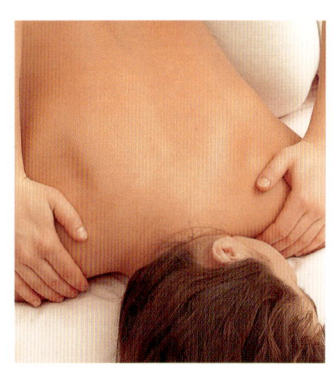

4 親指の圧をゆるめ、両手を同時に使って、肩甲骨を外側に向かってストレッチしていく。

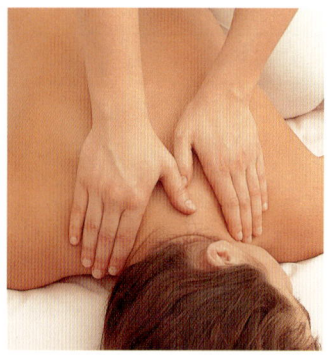

5 端までいったら、両手も親指も中央に戻し、同じストロークを繰り返す。

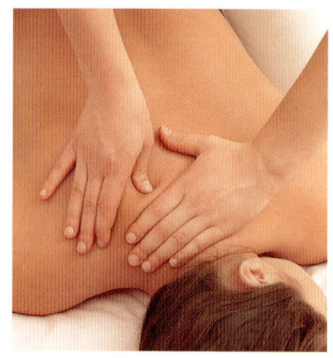

6 首のこりがひどい場合は、親指でやや強めの圧をかけながら、こねるように揉みほぐす動きを何度か繰り返す。

背中の緊張と痛みの緩和

肉体的な痛みや疲労の大半が概して現れてくるのが背中です。実際、毎年最も仕事に支障をきたしているのが、体のほかのどんな部位にも増して背中に見られる不調なのです。だからこそ、広範にわたる、リラックスできる動きを駆使して、しっかりとマッサージをおこないます。もちろん、悪くなってから治療をするだけではなく、日ごろからメンテナンスを心がけ、できるだけベストな状態を保てるようにすることも重要です。

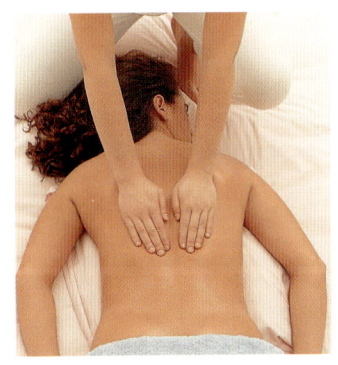

1 最初におこなう動きとして最適なのは軽擦法。頭の側に座るか、膝立ちになり、親指を軽く閉じた状態で、両手を脊椎の上、こりを見つけやすい位置におく。

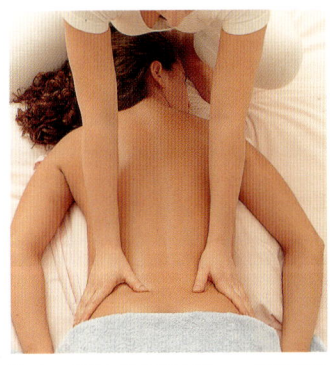

2 しっかりと体をのりだし、一定の圧をかけながら、腰に向かって両手を滑らせていく。

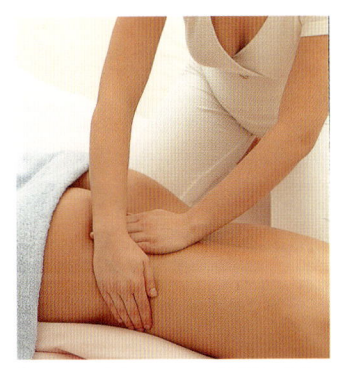

3 片側に膝立ちし、その反対側の背中に両手をおいて、円を描くようにしっかりと動かしていく。部分的に円を重ねながら、背中を上下に移動する。反対側に場所を移して同じように膝立ちし、同様の施術をおこなう。

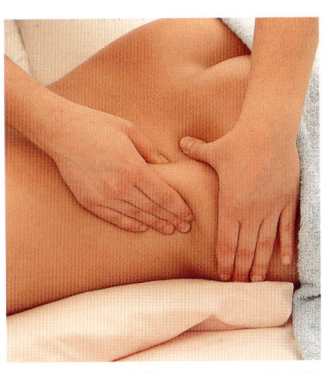

4 両手を、自分がいる側と反対側の背中におき、両手を交互に動かしながら、こねるような感じでしっかりと揉みほぐしていく。

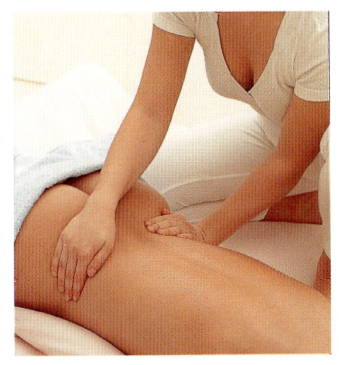

5 一方の手を自分のいる側に、もう一方を反対側におき、背中に圧をかけながら、最初は両手を近づけ、次はまた離していく。この動きを繰り返しながら、背中を上下に移動しつつ、ゆっくりかつしっかりとマッサージをおこなう。

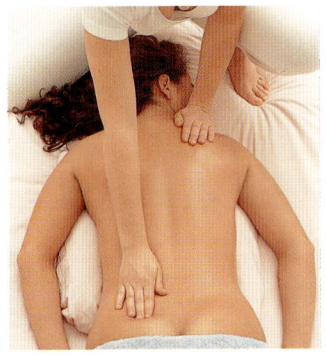

6 両手を背中の中央においてから、一方を上に、一方を下に動かしていく。体をのりだし、ストレッチをおこなっているあいだつねに一定の圧をかけていられるようにする。

腰のリラックス法

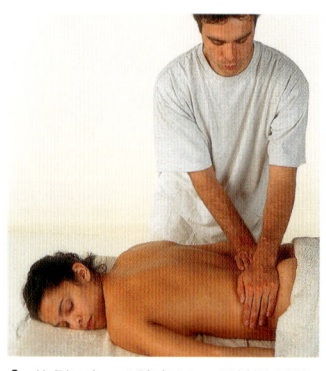

緊張状態から最も悪くしそうな部位の1つが、骨盤に向かって湾曲している腰です。悪い姿勢を続けていたり、物を持ちあげる際、本来はまず膝をまげ、背中はまっすぐのばしたままでおこなうべきところを、いい加減な体勢でやってしまうため、腰の不調を悪化させかねません。そんなうずくような痛みにパートナーが多少とも苦しんでいるなら、マッサージで体をストレッチし、リラックスさせてあげましょう。

1 片側に立つか膝立ちし、反対側の腰に両手をおいて、自分のほうに力を入れて引いてくる。場所を移して、反対側も同様におこなう。

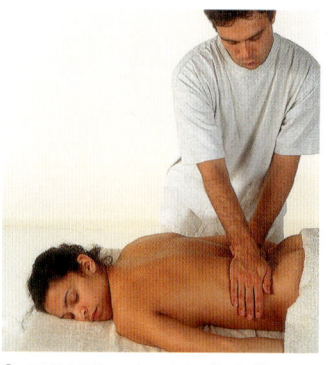

2 両手を重ねておこなえば、包帯を当てているよりもはるかに心落ちつく効果をもたらせる。

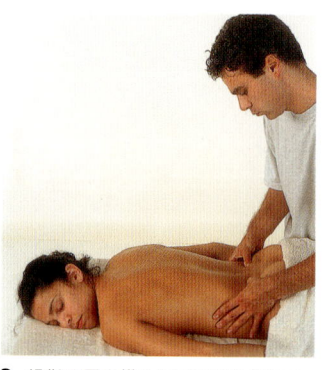

3 親指で円を描くように腰全体をマッサージしていく。体をのりだすようにしながら、しっかりとした均等な圧をかけていくが、脊椎は圧迫しないこと。

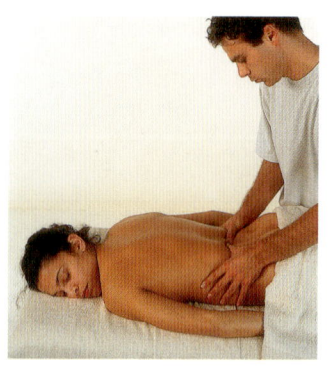

4 両側から中央に向かって数回、親指を滑らせるようにしながら腰の筋肉をしっかりとストレッチしていく。両方の親指にしっかりと圧をかけ、脊椎の両側まで少しずつ滑らせていく。

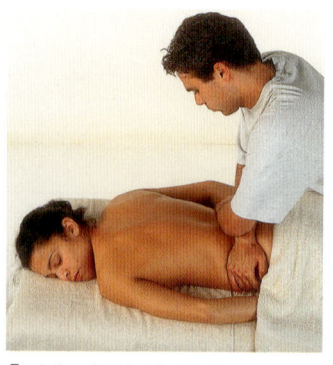

5 中央で交差させた手を両サイドの下まで動かしながらストレッチしていく。緊張してこりかたまった筋肉をほぐし、リラックスさせられるよう心がけて。

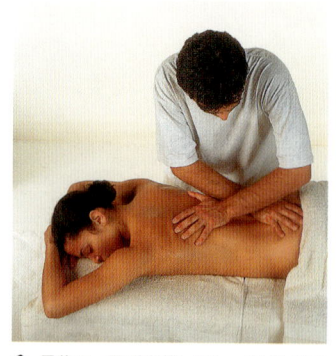

6 最後に、両手を離してしっかりと背中全体を押し、ストレッチをする。

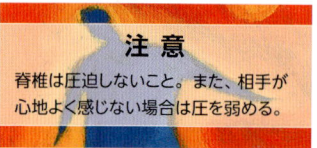

注意
脊椎は圧迫しないこと。また、相手が心地よく感じない場合は圧を弱める。

簡単な足の回復法

足はほとんど不平も言わずに、1日中、ときには猛暑の中を何時間も、あなたを運んでまわってくれます。体のほかの部位とその大きさを比べたら、たまには足が反乱を起こしたり怒りをぶつけてきても驚くには値しません。そんな足の疲れや痛みを緩和する最良の方法は、10分間の簡単マッサージです。びっくりするほど即効性があり、また元気よく日々を歩いていけるようになります。

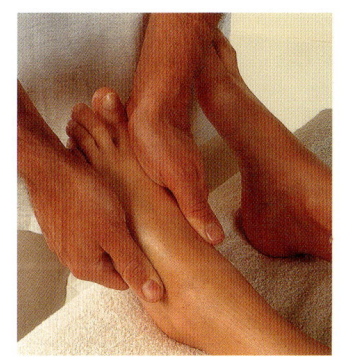

1 親指を上におき、両手で包みこむように片方の足を持つ。足の甲からやさしくストレッチをはじめる。親指を動かしているあいだ、ほかの指はなるべく固定しておくこと。

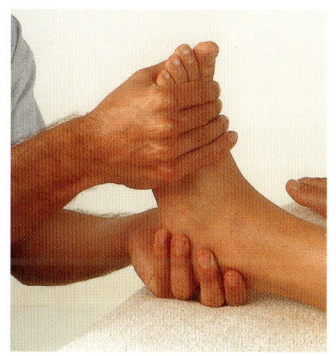

2 足全体と足首を少しほぐすために、抵抗する足をあえてまげる。次いでやさしくのばしていく。心地よく感じる範囲内でしっかりと。

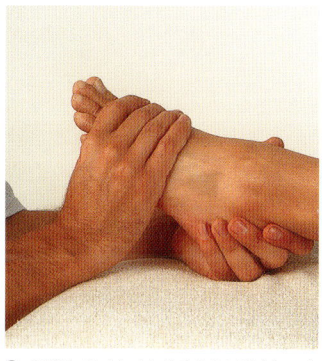

3 両側にやさしくねじるように動かし、小さな筋肉もすべてしっかりのばす。

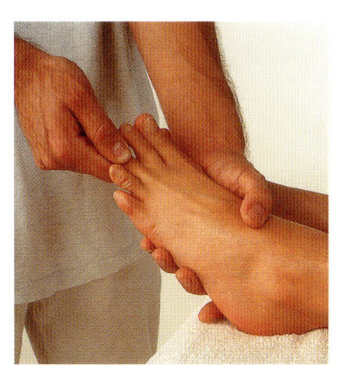

4 指を1本しっかりと持ち、圧をかけながら引っ張る。すべての指に同様の施術をおこなう。

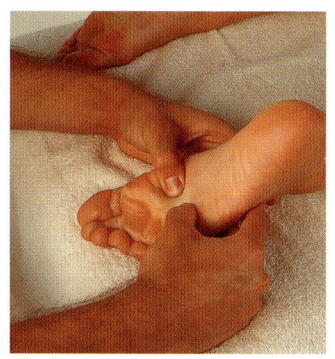

5 指で円を描くようにしながら、足裏をしっかりとマッサージする。親指のほうがやりやすければ親指で。くすぐって終わった、ということのないように。

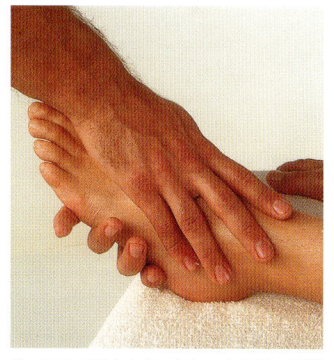

6 片手で足を支え、もう一方の手で甲側にストロークを施す。ついで指先から足首に向かって、足全体をやさしくストロークしていく。もう一方の足にも同様の施術をおこなう。

腹部の緊張の緩和

腹部の緊張は、消化不良や便秘、ときには月経痛など、とても不快な身体的症状となって現れることがあります。ですが緊張の原因は感情的なものと言ってもいいでしょう。多くの人が、口にだせない不安をここにためこんでいるからです。自分の気持ちを封じこめ、はっきりと言えずにいるなら、腹部が痙攣してくるかもしれません。以下のマッサージをおこなえば、そんな緊張もすぐに緩和できます。

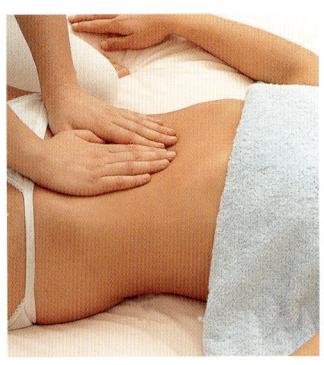

1 最初に両手をそっと腹部におく。この段階では、パートナーの体にいい霊気を送りこもうとすることにだけ、気持ちもエネルギーも集中させる。その結果に驚くはず。

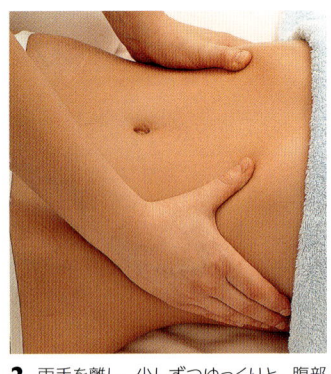

2 両手を離し、少しずつゆっくりと、腹部の両側に移動させていく。おだやかでゆっくりとした一定のリズムを刻みながら、この動きを2、3回繰り返す。

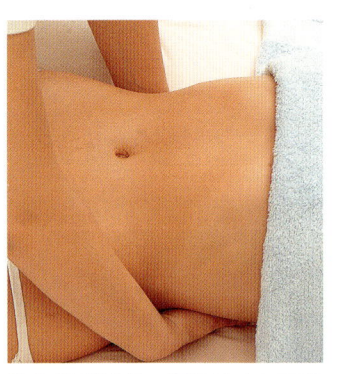

3 片側に膝立ちし、腹部の左右から両手を背中の下に滑りこませ、脊柱まで持っていく。そっと体を持ちあげてアーチ状にまげ、背中のストレッチをおこなってから、臀部に向かって少しずつ両手を引き抜いていく。

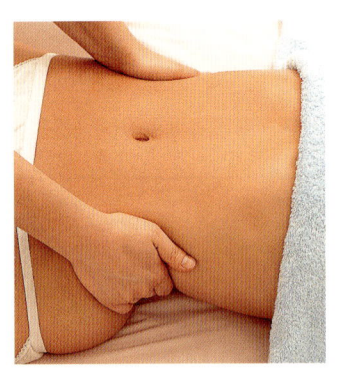

4 最終的にウエストのところで両手を完全に引きだしたら、再度もとの位置にそっと滑りこませて、今のストロークを2、3度繰り返す。

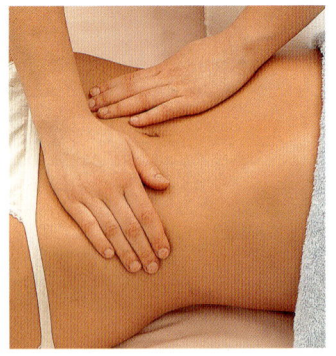

5 両手を腹部におき、時計回りにしっかりと動かしていく(大腸の働きに倣った動き)。

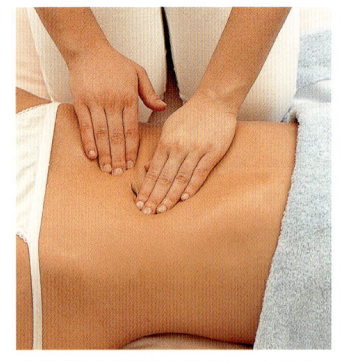

6 最後に同じ動きを繰り返すが、今度は指先を使って少しきつめに圧をかけていく。ただし、あくまでも不快感を与えない程度に。

同僚のストレス緩和

マッサージは多様性に富んだ技術で、さまざまな状況で活用できますが、その最たる場所がオフィスです。同僚が、ひどいこりや肩の痛みのせいで仕事にならないとこぼしているのを何度となく耳にしてはいませんか？　今こそ、率先して手を差しのべましょう。5分間マッサージをおこなうだけでいいのです。効果は絶大で、みなさん、すぐに元気になり、気分もすっきりします。

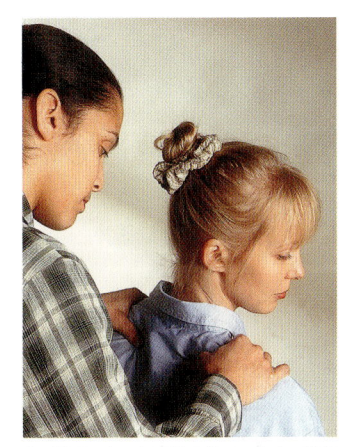

1 椅子に座った同僚の後ろに立ち、親指を手前に、そのほかの指を前にして、両手をそっと両肩におく。

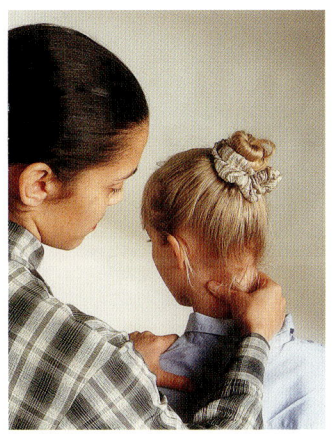

2 うなじを上下しながら、指で小さな円を描くように揉んでいく。そのあいだ、マッサージをおこなっていないほうの手で頭を支えておく。

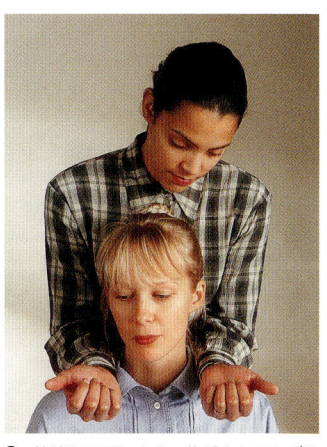

3 前腕を両肩におき、体重をかけながら少しずつ押していく。僧帽筋の揉みほぐしとストレッチができる。

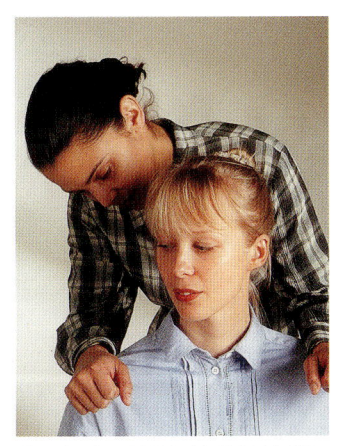

4 つねにしっかりとした圧をかけながら、前腕を徐々に外側へ移動させ、肩全体をマッサージしていく。

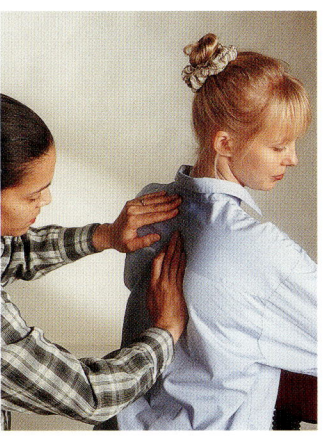

5 片方の肩甲骨まわりの筋肉に指を沈みこませるような感じで施術をおこなう。反対側も同様に。

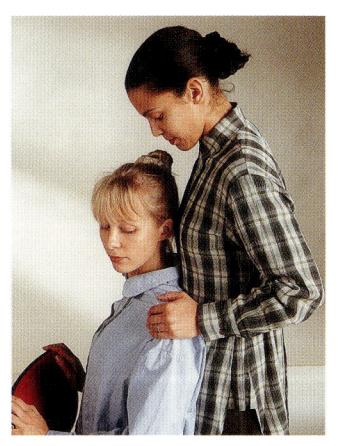

6 両方の肩関節に手をおき、そのまま自分の体にぐっと押しつけるようにして、胸郭上部をストレッチする。

官能的なマッサージ

筋肉のストレスや緊張緩和同様、互いを思いやりながらの触れあいを増やしていくことで、相手との関係を高めていけるのもマッサージの魅力です。2人の関係がマンネリ化し、性的なエネルギーも低下しているようなら、やさしくしっかりとしたマッサージストロークで、2人ともにリフレッシュしてみてください。室内をいつもより暖かくし、お気に入りのおだやかな音楽を流せば、万事うまくいくでしょう。

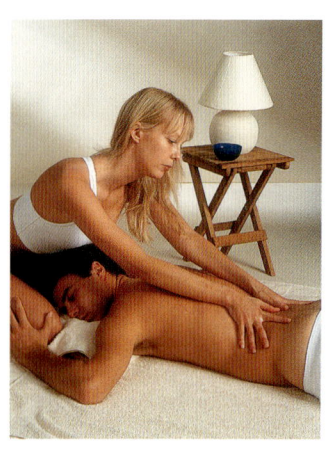

1 両手を脊椎の両脇におき、背中を上から下へ、中央から両脇へと滑るように動かしていき、もとに戻す。これを数回繰り返す。

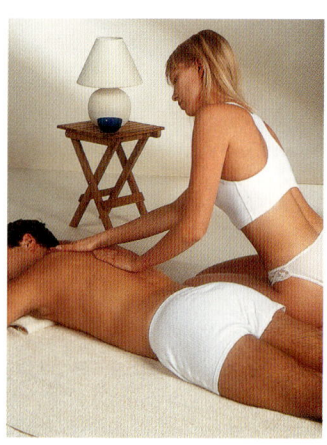

2 背中の中央、首もとで両手を縦に並べ、下に向かって、ゆっくりとやさしくなでていく。猫をなでているような感じで。

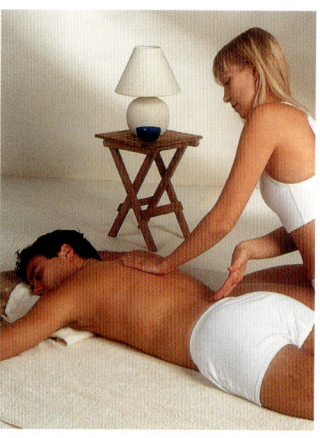

3 一方の手が骨盤に達したらそっと離し、もう一方の手を首から同様に動かしていく。

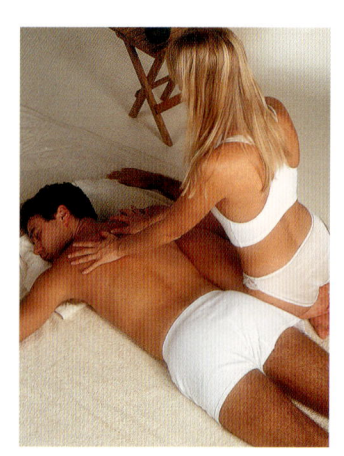

4 両手を扇形に広げて背中の上部におき、外側に向かってストロークをおこなう。

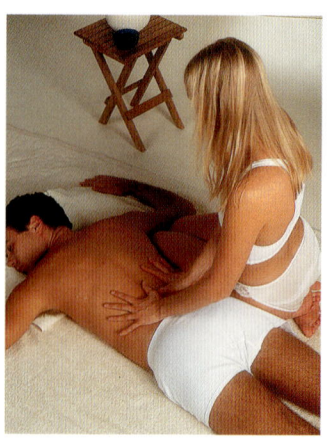

5 扇形に広げたまま、今度は手を下に動かしていく。臀部にも施術する。

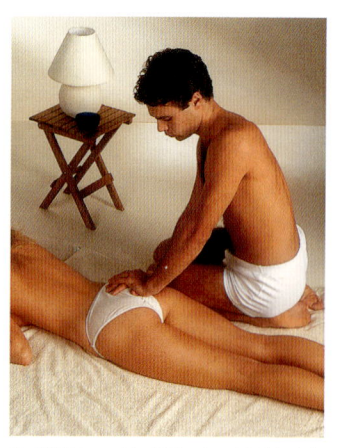

6 臀部のマッサージは、しっかりとした力強い円を描きながらおこなう。

マッサージ 109

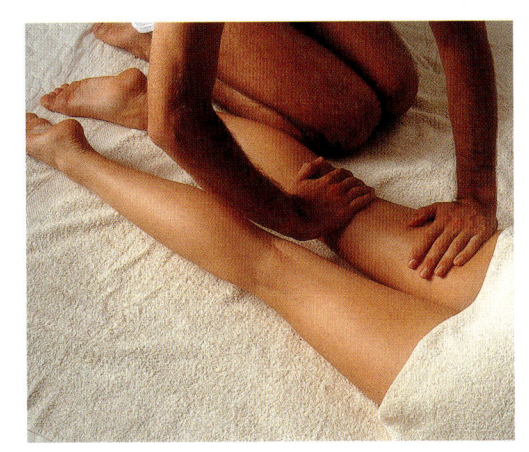

7 脚の裏側をマッサージする。まずは片手で、ついでもう一方の手でそれを追いかけながら、スムーズで流れるようなストロークを連続しておこなう。

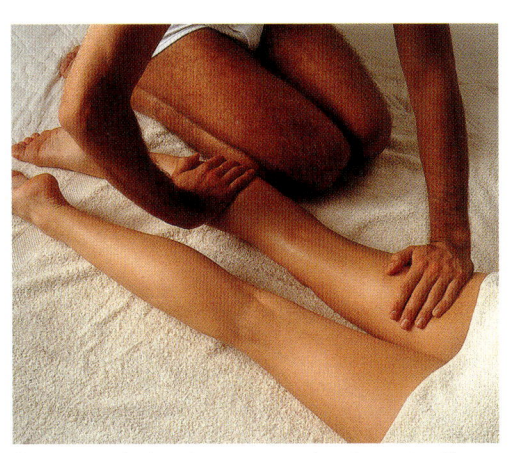

8 一方の手が臀部に達したら、もう一方の手でふくらはぎのマッサージをはじめる。一定のリズムで手を休めずに。

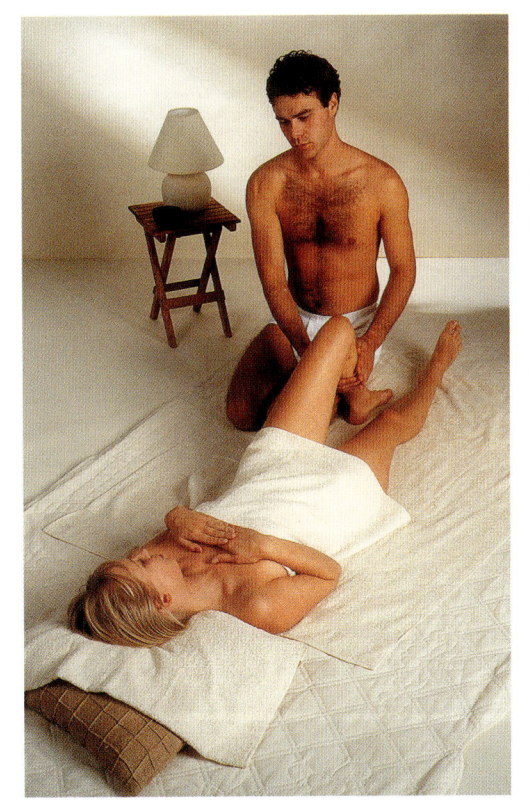

9 パートナーに仰向けになってもらい、脚の前側をストロークしていく。筋肉をリラックスさせる一助として、脚を軽くまげてもらう。

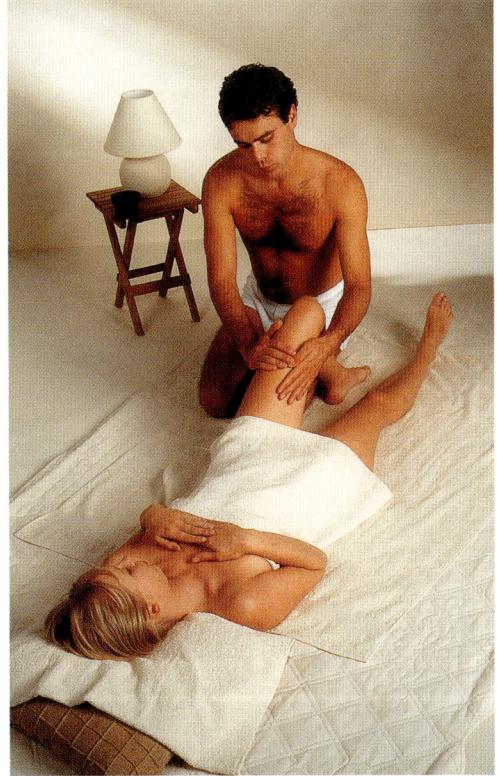

10 両手を使い、膝から太腿に向かってストロークを続ける。

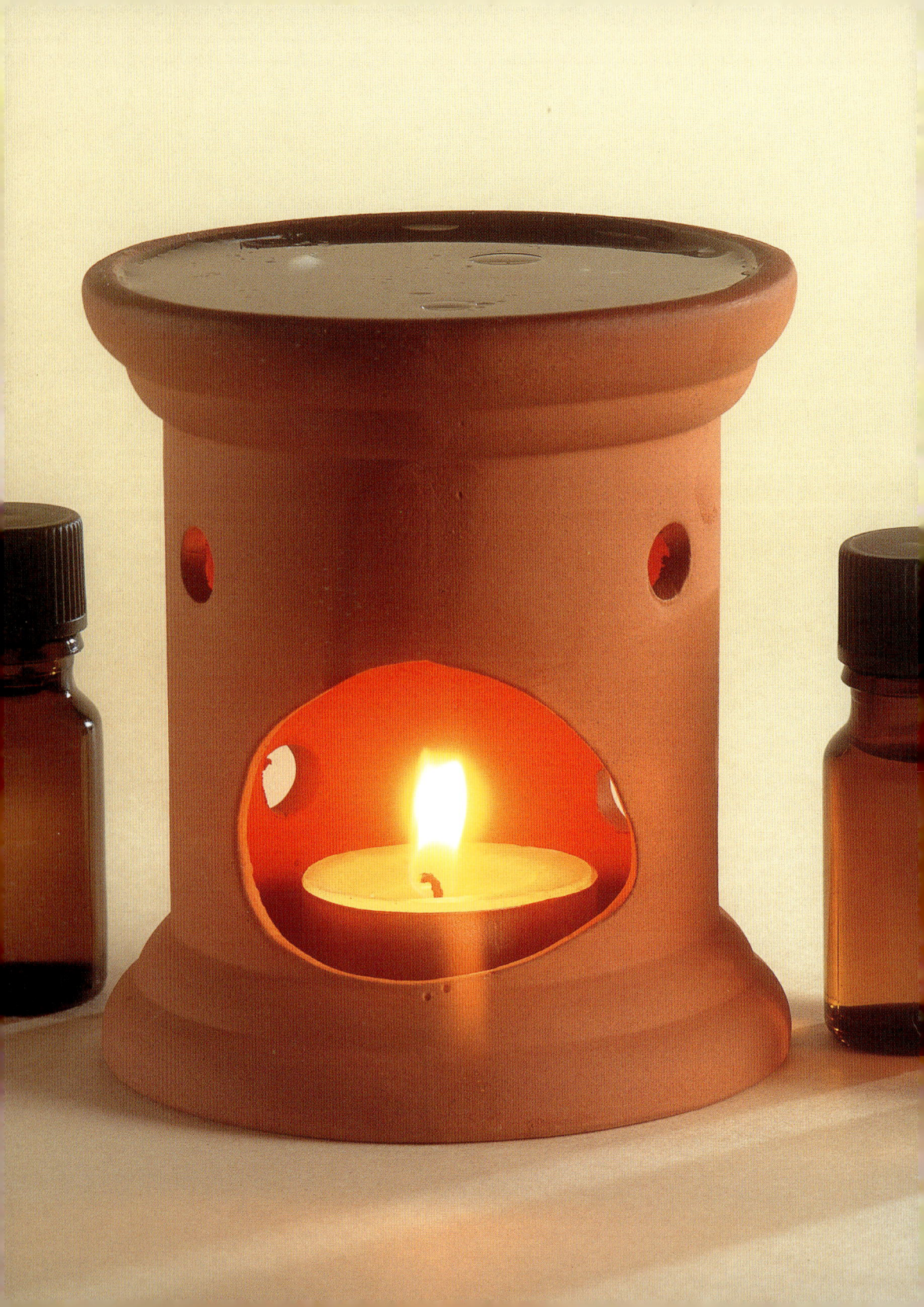

アロマセラピー
aromatherapy

すてきな思い出のときを呼び覚ましてくれるお気に入りの香りはありますか？　情動反応を刺激する嗅覚は、人のシステムにすぐに効果をもたらす力を有することが確認されています。ただ現実には、嗅覚は最も過小評価されている感覚です。それでもそこには、わたしたちの生活における最も不思議な意義が秘められているのです。では一体、どのように機能するのでしょう？

　エッセンシャルオイルを含む芳香植物は長年にわたって、リラックスや鎮静、リフレッシュ、さらには刺激のために用いられてきています。香りのいいオイルはそれぞれ成分の組みあわせが異なり、それらが順次、人体の化学的性質と作用しあい、独特なセラピー効果をもたらしてくれるのです。

　20世紀初頭、フランスの化学者ルネ・モーリス・ガットフォセは、実家の香料製造所の研究室で実験中に、手と前腕に大やけどをおいました。彼はすぐさま、手近にあった液体に手をつっこんだのですが、それがラベンダーオイルだったのです。そして気がつきました、このオイルのおかげで、痛みがあっというまに消え、跡も残らず、すみやかに治ったのだと。以来ガットフォセは、エッセンシャルオイルの有する明確なセラピー能力について研究をはじめ、単離または合成化合物よりもはるかに効果的である場合が多いことを発見しました。そして1928年、アロマセラピーという言葉を用いて、身体的または精神的疾患治療における芳香オイルの使用についての説明をおこないました。以下のページでとりあげていくのは、主としてストレス対処用のアロマセラピーのやり方です。

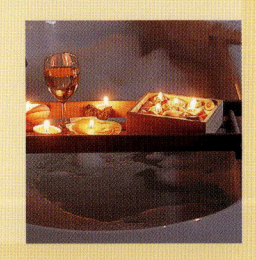

オイルの使い方

アロマセラピーのやり方がよくわからず、見たこともないような器具を準備しなければならないのではと心配しているなら、とんでもない間違いです。必要なのは、アロマセラピーならではとも言える何本かのとてもきれいな小瓶と、キャンドルバーナーくらいです。それだけで、充分な愛好家になれます。一度その魅力にとりつかれれば、後戻りすることもないはず。そしてオイルが、あなたをさらに健康にしてくれます。

オイルの買い方と保存法

エッセンシャルオイルは健康回復のためにさまざまな方法で用いられます。ですがオイルは濃縮されたものなので、安全のため希釈しなければなりません。すぐに皮膚反応が現れる場合もありますから、マッサージの際、ごく少量のオイルを試して確かめてください。また妊婦は、マッサージの前に医師のアドバイスを求めましょう。

オイルは現在、さまざまな会社から販売されているので、必ず純度100%の高品質のものを購入するようにしてください（概して品質は値段相応です）。できれば、購入予定のオイルはサンプルで香りを確認し、合成ではない、すっきりとしたいい香りであることを確かめます。オイルは直射日光に当たるとあっというまに劣化しますから、遮光瓶に入れて、必ず冷暗所で保存します。香りが飛ばないよう、蓋はしっかりと閉めておいてください。買うときはつねに少量にします。特に柑橘系のオイルは香りの飛びが早いので気をつけて。

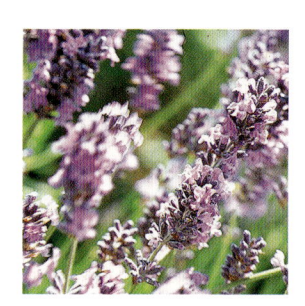

いつまでも心に残る香りの思い出が、その香りにつねにやさしさを添える。

香りを広げる

自宅でオイルを扱う場合、基本的な器具があるととても役に立ちます。オイルの揮発に便利なのはバーナーです。素材はテラコッタ。小さくシンプルな形で、中にロウソクを入れ、上部はくぼんでいて、そこにオイルを入れるボウルをおきます。これでポプリを温めたい場合も、ロウソクさえあれば大丈夫です。ロウソクをバーナーの中、ボウルの下におき、ゆっくりと温めていけば、やがてすばらしい香りが広がってきます。このすばらしい方法を用いれば、室内に一段といい香りが満ちるでしょう。ごくかすかでも香りを長くもたせたい場合は、あらかじめいろいろな種類のドライポプリを混ぜてある業務用を使います。場所を考えながら、ポプリを入れたボウルを家中においていきましょう。強さの異なるさまざまな香りが広がってきます。

ローズオイルはその心地いい香りがマッサージに適している。どんなに緊張した人もリラックスできる。

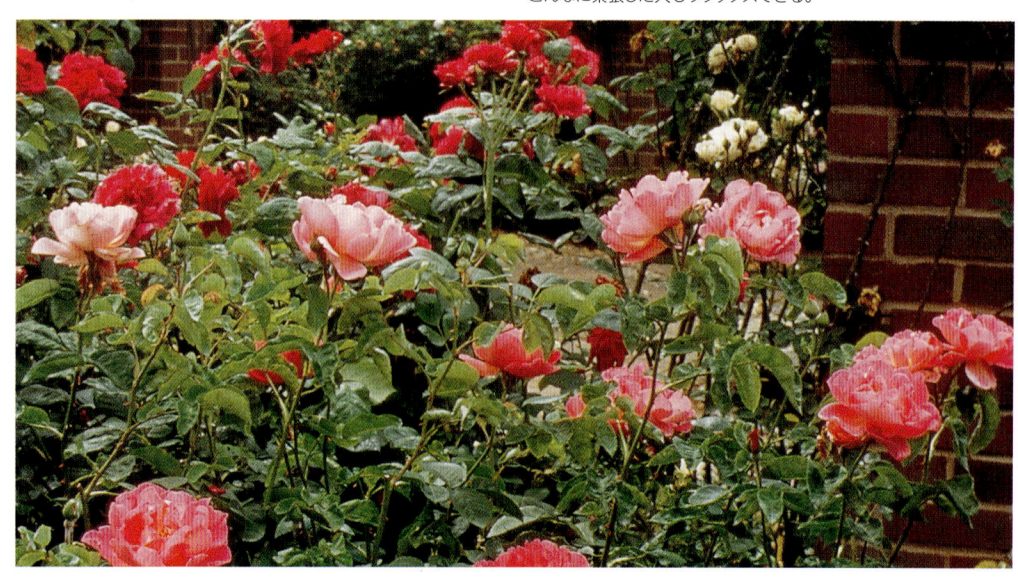

どうやってはじまったか

アロマセラピーをはじめるにあたって、その非常に印象的な歴史には意味がありません。人類は太古から、香り高いものを用いてきました。3000年も前、ヴェーダ時代のインドの記録には、芳香オイルの使用について、驚くほど詳細に記されています。紀元前1500年ごろのエジプトのパピルスや、それから300年ほどあとの出エジプト記にも、芳香オイルの使用が広まっていたことが書かれています。その多くは、宗教上の儀式で用いられましたが、マッサージや入浴時、体や髪にまとうために使われた香りも少なくなかったのです。そしてそれがそのまま、ほとんど変わらずに続いてきました。いい香りのものが長く愛されているのは当然でしょう。

芳香オイル

こうしたオイルを最初につくったのはおそらく、10世紀のアラビアの医師たちです。それは非常に明確ながら、ヒマラヤ山麓の丘陵地帯のインダス川流域で5000年前から用いられていた、と強く異を唱える声もいまだにあります。ですが、西洋では広く「アラビアの香水」として知られる、アラビアの蒸留濃縮オイルの使用が、芳香植物の活用再生につながったのは確かです。

蒸留法は西洋で広まり、さらに多くのオイルが抽出されました。香水と、より医療的なものとのゆるやかな線引きもありました。けれど皮肉なことに、アロマセラピー発展を真にうながしたのは前者だったのです。今日それは世界中に広まり、かつてないほどの人気で楽しまれています。現代のアロマセラピストたちは、生理作用を有する特別なエッセンシャルオイルを用いていますが、リラックス効果を持つオイルも使っていないわけがありません。実際、今のこの騒然とした過酷な世の中では、後者のほうに目がいく場合もままあるはずです。心身を本来の状態に戻す、おだやかで心休まる、すばらしい香りの療法。すでに長い歴史を有するアロマセラピーは、これから先もずっと歴史を刻んでいくことでしょう。

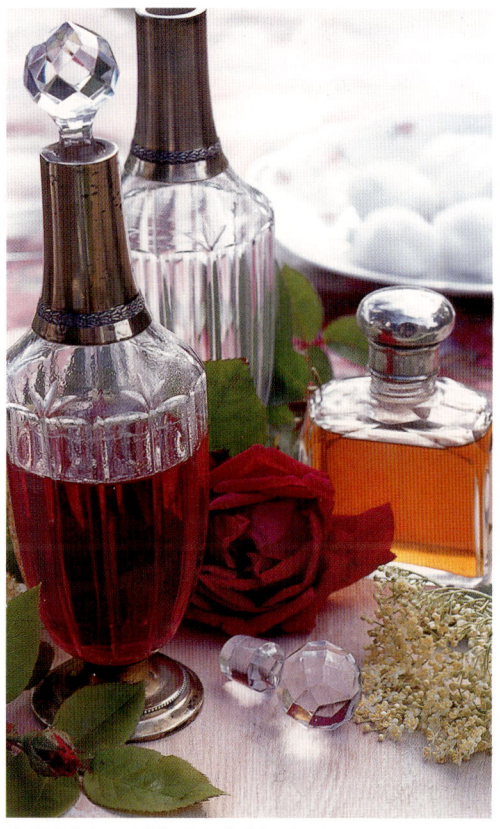

オイルを集めていけば、すぐに素敵なコレクションに。

マッサージ用のエッセンシャルオイルの調合

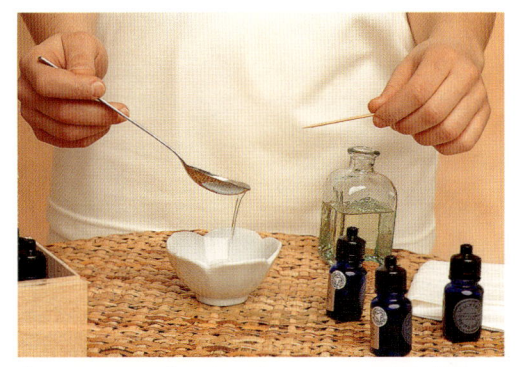

1 はじめる前にまず手を洗って乾かし、すべての道具が清潔で濡れていないことを確かめる。好みのベジタブルオイルを10mℓほどはかる。それをブレンド用のボウルに慎重にそそぐ。

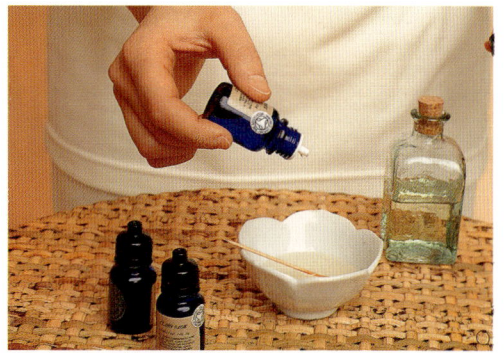

2 エッセンシャルオイルを加える。決してあせらず、つねに細心の注意を払って、1滴ずつ。きれいで濡れていない楊枝などでやさしくかき混ぜる。子どもがそばにいないことを確認してから作業をはじめること。

アロマセラピーの活用法

アロマセラピーには、驚くほどの活用法があります。あらゆる疾病治癒の一助となるのはもちろん、日々の生活に欠かせない存在となるほど、日常のちょっとした痛みにも対処できるのです。循環不良や頭痛、毎日のつらい長時間労働の結果見舞われる背中の疲れや痛みにも、すばらしい効果を発揮します。心をこめてオイルを扱えば、すぐに元気にさせてくれるでしょう。

マッサージ

上質なベースオイルに適宜希釈したエッセンシャルオイルを使えば、パートナーや家族のためにすばらしいマッサージができます。厚めのやわらかいタオルで、マッサージをおこなっていない部位を必ず覆うようにし、室内は、ポータブルヒーターを用意するなどしてつねに暖かくしておいてください。すきま風だらけの寒い場所でおこなって、マッサージの効果を台なしにしないようにしましょう。

また、エッセンシャルオイルはすばらしい自然療法ですが、非常に濃度が高いため、慎重に扱ってください。したがって、内服は専門家の処方があった場合にかぎり、使用時は常に希釈します。マッサージ用は通常1%で、入浴や蒸気吸入には5滴で充分です。ぜんそくや癲癇の人に用いる場合はことのほか注意が必要ですし、だれであれ、わずかでも拒否反応を示した場合には、常識で判断し、すぐにオイルの使用をやめてください。事前にパッチテストをおこなえば、ふつうは問題の有無がわかります。

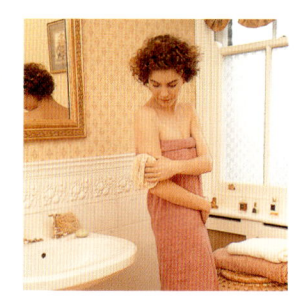

ヘチマでやさしく全身をこすれば、アロマセラピー入浴の効果がアップ。

入浴

想像してみましょう。熱いお湯につかり、エキゾチックな花のすてきな香りに包まれて、1日の緊張が溶けだしていく……。アロマセラピーなら、それを簡単に実現できます。オイルは植物のエキを集めたようなものであり、ゆえに、松の香りに満ちた森や、すがすがしいオレンジの香りの果樹園、摩訶不思議な東洋の香辛料市場へとたやすくつれていってくれるのです。

オイルを用いる場合、入浴直前に5滴たらします。オイルが湯の表面に薄い膜を形成し、それが呼吸をするたびに肌から吸収され、湯のリラックス効果とあいまって、精神的および生理的効果をすぐにもたらしてくれます。

朝晩の入浴

リフレッシュし、元気をだしたい朝の入浴には、ベルガモット3滴とゼラニウム2滴のブレンドオイルを試してみてください。長い1日の終わりに、緊張を解き放ってリラックスするなら、ラベンダー3滴とイランイラン2滴のブレンドオイルをつくります。酷使して疲労と緊張のたまった筋肉には、たっぷりの湯にじっくり浸かるのがおすすめです。その際、マジョラム3滴とカモミール2滴のブレンドオイルをたらしてみてください。

ハンドバス、フットバス

体の末端の循環は、さまざまな要因の中でも特に緊張とストレスのレベルに影響を受けやすいのですが、湯が素早く血管を広げてくれます。頭部の血管が頻繁に充血するときに見られる緊張型頭痛やつらい偏頭痛の治癒にも非常に効果的です。ハンドバスやフットバスをおこなう場合は、大きなボウル2/3に熱すぎない湯を入れ、好みのオイル3-4滴を加えてそっと混ぜます。

疲労による熱の除去

手や足が痛み、熱を持っている場合は、ペパーミント2滴とレモン2滴を混ぜたオイルを使います。循環改善には、ラベンダー2滴とマジョラム2滴をあわせてみてください。これは、循環不良で末端が冷たく緊張してつらい人にもとても効果があります。

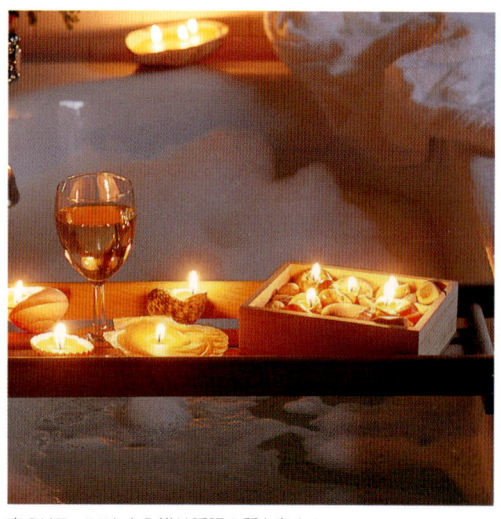

夜のリラックスした入浴は睡眠の質を高める。

蒸気吸入

風邪や副鼻腔疾患は簡単にうっ血を引き起こしかねませんが、その結果、程度の差こそあれ緊張を強いられ、閉塞感を覚え、自由に呼吸ができなくなります。蒸気吸入なら、膜組織を温めて湿らせられますし、エッセンシャルオイルも、気道を広げてリラックスさせる一助となります。やかんに湯をわかし、ボウルにそそいだら、オイルを加えて蒸気を深く吸いこんでください。シンプルながら非常に効果的な療法です。

鼻づまりがつらく、苦しくてイライラし、おそらく疲労感もあるときは、ユーカリ3滴とペパーミント2滴を試してみてください。わかしたての湯を入れた大きなボウルに加えて混ぜるだけです。すばらしいレメディとなります。胸が苦しく、息をするのもつらい場合は、ラベンダー4滴とフランキンセンス3滴を用いて、気道をリラックスさせてください。

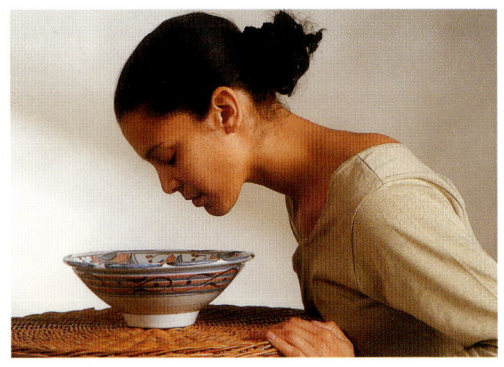

特に呼吸がつらい場合に、蒸気吸入は昔から非常に役立つレメディと見なされてきた。

香りに満ちた室内

自宅でもオフィスでもアロマセラピーはさまざまに活用できます。たとえば香り豊かな環境をつくりあげることで、広範にわたる非常に有益な効果が得られるでしょう。

ポプリ

ポプリを温めれば、室内を香りで満たせます。無添加の香りのいい花と葉を混ぜたものを水を入れたボウルに浮かべ、下から静かに加熱します。ロウソク1本で充分です。ドライポプリと違い、香りは長くは持ちませんが、より強い香りが立ちのぼってきます。水1.2ℓにたいして、カップ1杯分のポプリを加え、独自のブレンドをつくってみてください。

眠りの質を高めるポプリのブレンドは、ライムの花1/2カップとカモミールの花1/4カップ、スイートマジョラム大さじ1、ラベンダーの花大さじ1です。リフレッシュして、より元気になりたいときは、レモンバーベナの葉1/2カップとジャスミンの花1/4カップ、レモンの果皮大さじ2、コリアンダーシード大さじ1のブレンドを試してみてください。

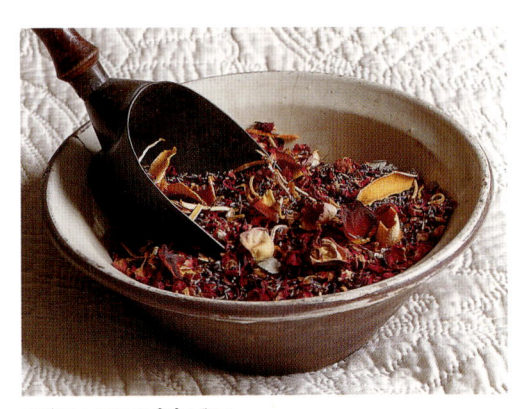

すばらしい香りのポプリボウル。

エッセンシャルオイルバーナー

大半のオイルはバーナーで使用できます。基本的な仕組みはとても簡単です。オイルを数滴たらすための小皿と、その下において静かに加熱するもの。これにはロウソクがよく使われます。加熱は低温で。オイルをゆっくりと揮発させ、香りを長持ちさせるためです。

室内消臭したい場合は、パインやユーカリ、ジュニパーといったオイルを3、4滴バーナーにたらします。頭も気分もすっきりさせておきたければ、ペパーミントかローズマリーを2、3滴たらせば効果抜群です。イランイランかラベンダーを2、3滴なら、逆の効果が得られます。長くてつらく、疲れた1日の終わりに、ゆったりとくつろげます。

さまざまなバーナーを扱っている専門店をぜひ訪ねてみてください。一風変わったデザインの魅力的なバーナーを選びましょう。東洋のものは往々にして、面白い凝ったタイプです。プレゼントにも最適で、オイルつきの一式なら、クリスマスのすばらしいサプライズプレゼントになり、相手はすぐさまアロマセラピーの魅力にとりつかれるはず。

湯を入れたボウル

湯を入れたボウルにエッセンシャルオイルを2、3滴加えれば、室内やオフィスに手軽に香りを満たせます。おしゃれなボウルを使ってみましょう。ボウルは必ず、子どもの手の届かないところにおくこと。この方法の場合、それなりの時間香りが残りますから、オイルは特に好きなものを使ってください。朝なら、ベルガモットやマンダリン、レモンが気分を高めてくれます。1日の終わりには、ローズかジャスミンを使いたくなるかもしれません。

そのほかの香りを演出するもの

エッセンシャルオイルは、さまざまな形で広く贈り物に利用されます。その形態は、ロウソクからスティックやコーン型まであります。ただし、こうした商品を選ぶ場合、必ず天然のエッセンシャルオイルが使用されているものにしてください。その際、自分がすでに使っている香り、それもとてもしっかりとした香りをもたらしてくれるものを選んでいることに気づくでしょう。

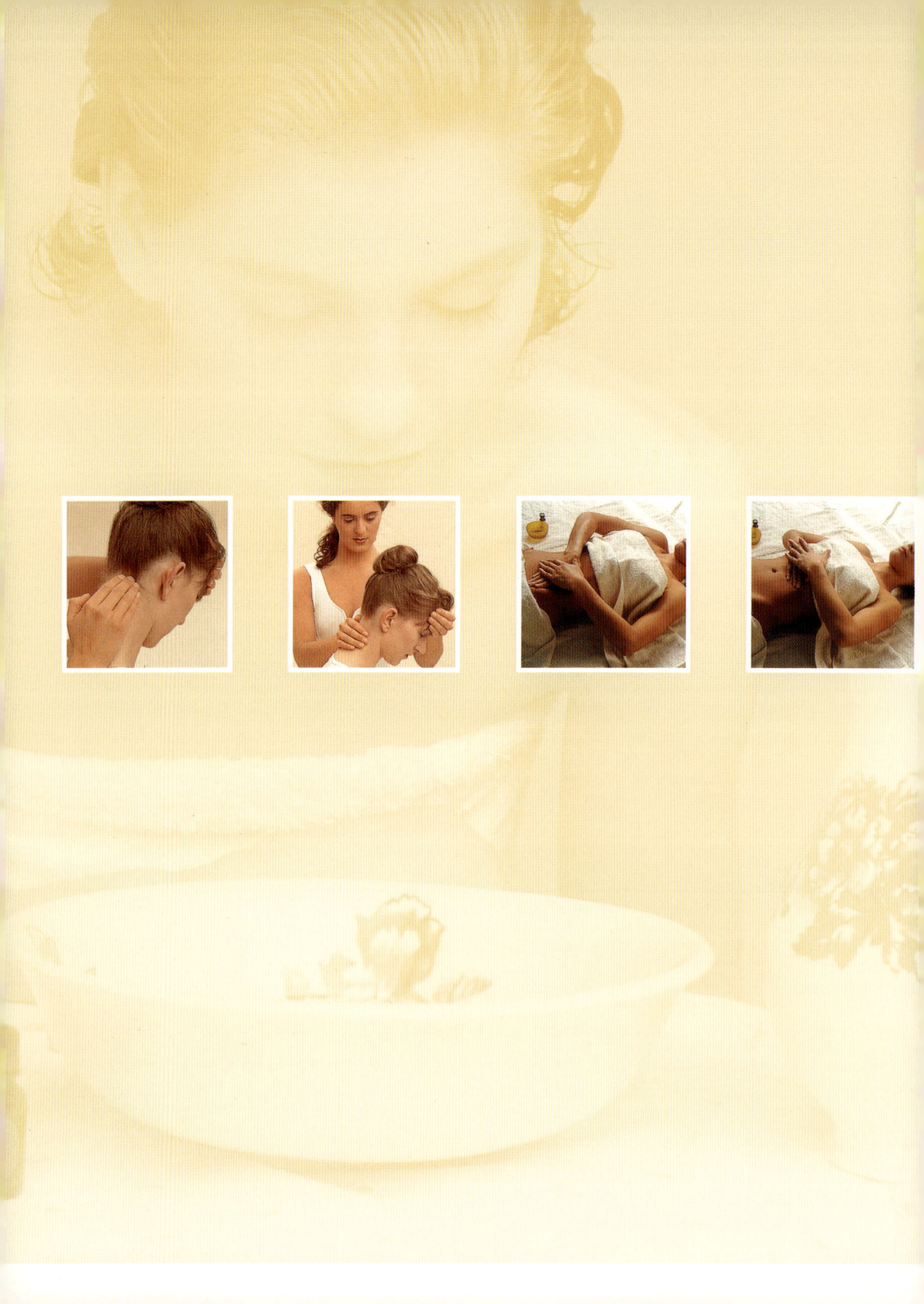

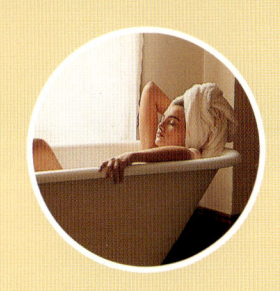

アロマセラピーレシピ therapeutic recipes

長い歴史を有するアロマセラピーを利用する喜びの1つは、多くのすばらしい活用法を知ることです。またブレンド可能なオイルが、さまざまなセラピー効果をさらに高めてくれると同時に、新たに生みだされる香りが五感を癒してもくれます。

以下のページをご覧になれば、オイルの組みあわせをいろいろと変えて用いるメリットに気づかれるでしょう。いずれのオイルも、それぞれに秘められた治癒能力に応じて選ばれたものです。そしてもちろん、それぞれが供してくれるすばらしい香りも理由となっています。けれど香りの好みは個々人によって大きく違うので、特定の香りを好きにならなければいけないということはなく、とりわけ、好きでもない香りを楽しまなければ、と思う必要もありません。あるブレンドが好きではないなら、前述したオイルの働きと希釈率を心にとめたうえで、自由に独自のブレンドをつくってみてください。

成功の秘訣はとてもシンプルです。つねに上質なエッセンシャルオイル、それも、天然の純粋なエキスから抽出されるすがすがしい香りのものを買うよう心がけてください。どの香りを好きになるべきだ、などというルールはありません。自分の鼻を信じれば、万事うまくいきます。うっとなる要因と言われるものがあっても、かなり強烈な香りであっても、五感を異様に刺激されたり威圧されたりすることがなければ、自由にその香りを楽しんでください。

本項で紹介している各ブレンドのオイルの量は、マッサージに使用する場合、スイートアーモンドのようなベースのベジタブルオイル20mlで必ず希釈してください。蒸気吸入であれば、記載量のオイルを、1ℓの湯を入れた大きなボウルに加えます。湿布用なら、250mlの湯を入れたボウルに規定量をたらします。また、あまり自信がないブレンドをつくるときは、まず少量をつくって、それが自分の望むブレンドなのかを確かめてください。作業は慎重に、それが賢明なやり方です。

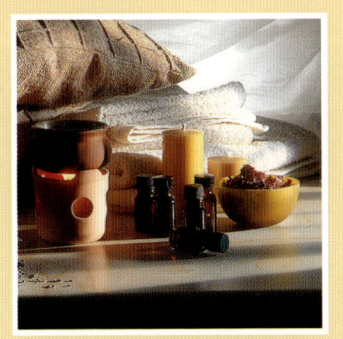

ストレス緩和

悲しいかな、今やストレスが日々の生活に占める割合はあまりにも大きく、つねにその原因を避けられるわけではありませんが、少なくともその影響を解消することはできます。しかも、1日の終わりに静かにリラックスできるわずかな時間をつくるだけでいいのです。そして、ゆっくりと時間をかけたリズミカルなすばらしいマッサージのような、心おだやかにくつろげるさまざまなセラピー法を用いれば、終わったときにはすっかり元気になり、リフレッシュできているでしょう。

ストレスをやわらげるもの

ストレス、というよりもむしろ、過剰なそれに対処しきれないことが、今日の最大の健康問題の1つです。相反することがままある多種多様な要求がつきつけられているような生活スタイルでは、大半の人がたまに、ときにはつねにストレスを感じても驚きはしません。過剰ストレスへの反応は人によってさまざまで、不安や抑うつ、疲労困憊などですが、だれもが一様に得られる効果があります。ストレスをやわらげてくる、すばらしくバランスのとれた効果、それをもたらしてくれるのが芳香オイルです。

人間の体は、ストレスの多い状況に対処するために、さまざまなホルモンを分泌して、体の生理的反応を引き起こします。それをまとめて称しているのが、いわゆる「闘争・逃走」反応であり、潜在的に危険な状況にたいする警戒態勢をとるよう体にうながすのです。余剰血液は筋肉に送りこまれ、心臓の鼓動は速くなる一方、消化のスピードは落ちます。こうした反応は、身体的脅威に直面した際には適切なものですが、今日では、まったく異なるストレスによって引き起こされ、意味のある役割を果たすことなく、結局は体に過剰な負担を強いるだけになりかねません。

すべてのシステムにたいするストレスの影響を減らすために必要なのは、まず第1に過剰なストレスを避け、ついで、ストレスにより体内に起こる変化を除去する方法を見つけることです。アロマセラピーはいずれの場合においても大きな助けとなります。オイルのおかげで心おだやかでいられるので、リラックスのために時間をかけておこなうマッサージのあいだや直後は特に効果的です。

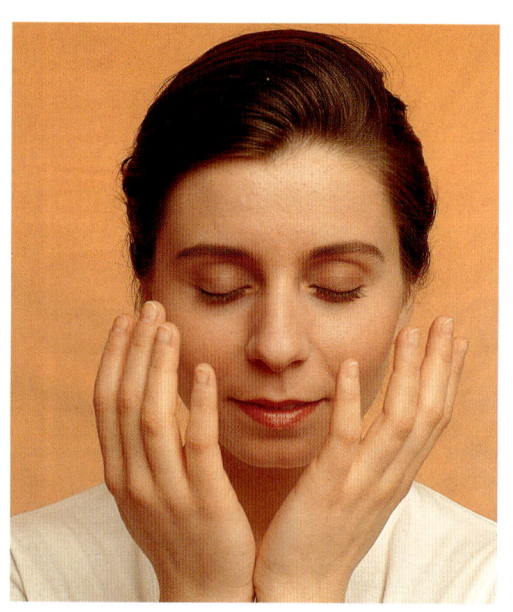

すぐに、自分に最適な特別なエッセンシャルオイルが見つかる。

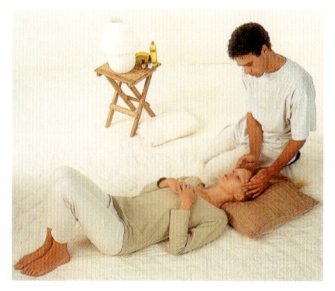

1 相手にはできれば仰向けになり、施術者の膝かクッションに頭をのせてもらう。指先でやさしく、顔にオイルをのばしていく。

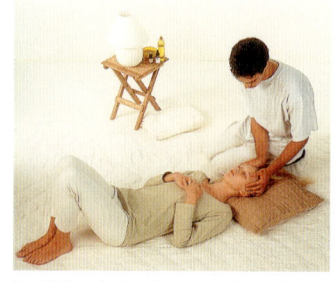

2 親指を交互に使って、やさしく慎重にストロークをおこない、額中央から緊張をとりのぞいていく。

不安をやわらげる

「緊張している」と言うときは、往々にしてその通りの状況におちいっています。顔と首の筋肉の緊張は、不安の明確な兆候です。そんな緊張をとりのぞくのがフェイスマッサージ。やさしくなでるようなストロークで、こめかみと額を特にしっかりと。夜おこなうのがいいでしょう。1日の気苦労や不安を鎮めてくれます。

顔がベタベタになるのを好む人はあまりいませんから、オイルの使用は2、3滴にとどめます。スイートアーモンドのような軽めのオイルに、ラベンダー4滴とイランイラン2滴を加えて、ブレンドオイルをつくってください。

筋肉痛

　ある程度のあいだつらいストレスにさらされていれば、たちまち体は反応して緊張し、その状態が続いていきます。もちろん、いいわけがありません。どこかの筋肉か、ひどければ全身の筋肉が痛みだし、ひどい疲労感や倦怠感にさいなまれ、体が鉛のように重く感じるかもしれないでしょう。

　あまりになじみがありながらまったく望まないこうした一連の症状を緩和し、根本原因である緊張も除去していくために、マッサージブレンドと称されるオイルを使ってください。

　痛む筋肉の表面から深部にまでしっかりとマッサージをおこなっていくにつれ、オイルも吸収されていきます。やがてオイルも効果を発揮し、内部の緊張を除去しだすのです。これは本来、とてもリフレッシュできる療法と言えます。

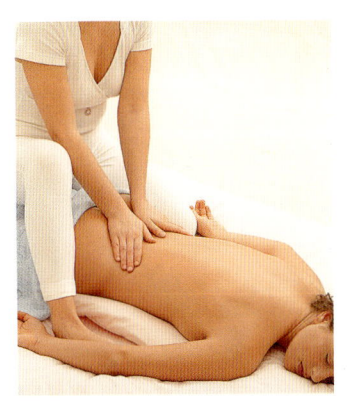

1 脊椎の両側、腰のあたりに両手をおく。両手に体重をかけて、頭部に向かってストロークしていく。両手を体に密着させたまま、しっかりと滑らせていくこと。

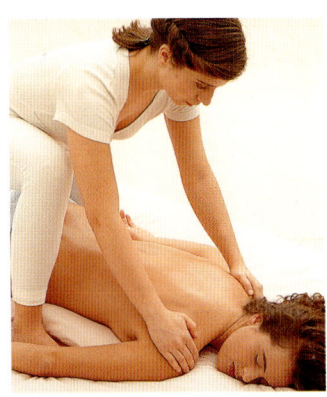

2 首もとまで達したら、肩に沿って外側に向かい、時間をかけて、なめらかで流れるような絶え間ない動きで施術していく。

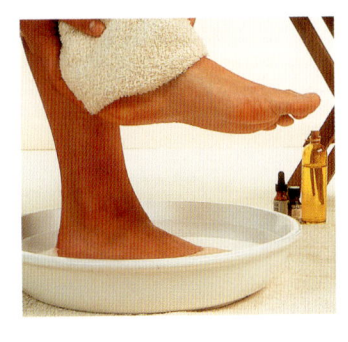

血圧

　かなりの高血圧を患っている場合はまず、専門医の治療を受けることを、声を大にして言っておきます。的確な指示もないまま、高血圧を自分で治そうなどとは決して考えないでください。ですが、危険性もなく急性でもない、軽度のもので、原因がほぼ不安や緊張であれば、エッセンシャルオイルで一時的に緩和できます。

　では早速、特別な療法をおこないましょう。すばらしく心が休まるフットバスです。まずは大きなボウル3/4に湯を入れてください。それからローズとイランイランを2滴ずつとラベンダー3滴をそっとたらします。フットバス専用に用意した、清潔で新しい大きめの木製スプーンで静かにかき混ぜたら、そのまま2、3分おきます。その後両足を入れ、最低でも5分は浸けておきましょう。ご褒美のリラックスタイムです。

コリック

　コリックは、強烈な痛みを引き起こす痙攣性の発作を言います。痛みは次第に増していき、やがてピークを迎えると徐々に引いていきますが、しばらくするとまたぶり返してきます。

　原因は、石詰まり(この場合は専門医の治療を受けてください)から腸内のガスまで多岐にわたり、後者は特に乳児によく見られ、大人であれば、過度の緊張を強いられる場合もあるでしょう。幸い、大人の症状は、やさしいマッサージを短時間おこなうことで簡単に治療できますし、痛みが治まれば、心おだやかにゆったりとリラックスもできます。必要な時間はわずか10分ほどです。

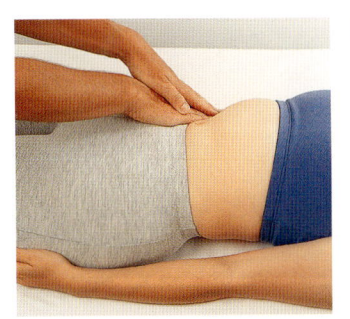

1 最初は右下腹部から。両手でしっかりと押し続ける。ただし、不快感をもたらさないよう気をつけること。

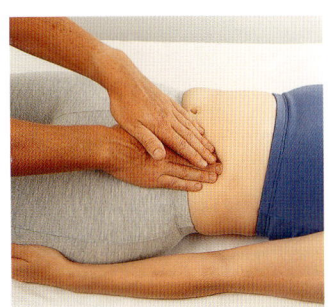

2 腹部の上で時計回りにゆっくりと両手を動かしていく。絶え間なく小さな円を描くようにしながら大腸をマッサージする。

不安緩和

不安の最も困った点の1つは、最終的に頭痛を引き起こしかねないことです。軽く支障をきたす程度にすぎないという人もいれば、次第に活動がにぶくなってくるという人もいるものの、ひどくなってくると、完全に体力を消耗しきってしまう場合もあります。対処が早ければ早いほど、より元気になるでしょう。ひどい症状がでがちな人は特にそうです。最良レメディの1つはやさしいヘッドマッサージ。驚くほどよく、痛みを軽減してくれます。

頭痛緩和

緊張型頭痛は、ほとんどの人が日常的に経験するものです。実際それはまったくと言っていいほど避けがたく、原因も、コンピュータとのひたすら単調で長時間にわたる睨みあいから、暴れる子どものだっこまでさまざまあります。

原因が何であれ、最初の効果的な緩和のチャンスは、そのときしていることをやめて、休憩することです。難しいかもしれませんが、痛みをひどくしてつらい頭痛になるのを避けるには、それしかありません。

カーテンを閉め、外部との接触を断った、ゆっくりとリラックスできるほの暗い空間をつくるようにしてください。右で説明しているマッサージのほかにも、できれば時間を見つけて、効果的な温湿布をおこないましょう。とにかく頭が熱いなら、ペパーミント4滴をたらしたオイルを使ってみてください。カモミール4滴でもいいでしょう。

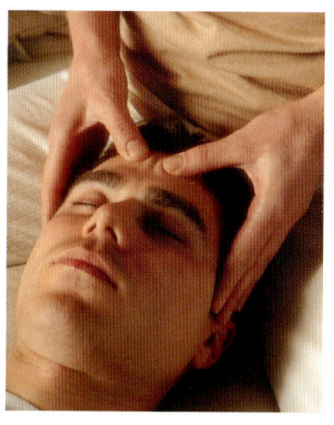

1 緊張型頭痛緩和のため、オイルを用いて額をやさしくマッサージしていく。親指を使い、しっかりと、それでいてやさしい圧を額にかけていく。このストロークを数分繰り返す。

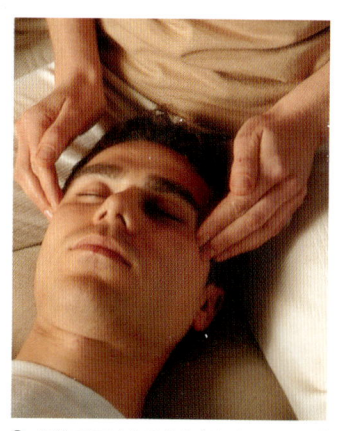

2 指先でこめかみをやさしくマッサージし、緊張とストレスを揉みほぐしていく。

偏頭痛緩和

最もややこしい健康問題の1つが、偏頭痛は、用事が山積しているときにそれを阻害する自然な現象だということです。偏頭痛を引き起こす要因は個々人で異なり、それぞれの原因を理解しようとするなら、どうしても専門的な治療が必要になります。偏頭痛に苦しむ人の多くが、発症時に嗅覚が鋭くなっていて、香りに耐えられないこともあるため、オイルは、細心の注意を払って控えめに使用してください。

偏頭痛のごく初期の段階におすすめなのが、ローズマリー2滴、マジョラムとクラリセージ1滴ずつをマッサージオイルで希釈したものです。これでこめかみと額をやさしくマッサージしてください。

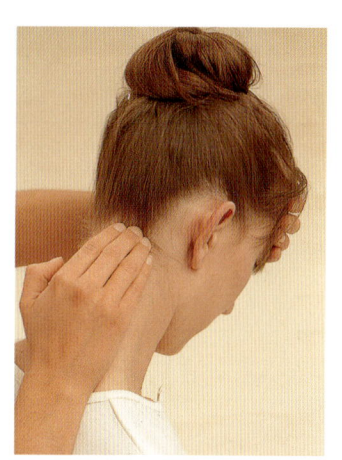

1 頭蓋骨のすぐ下を、小さな円を描くようにマッサージする。

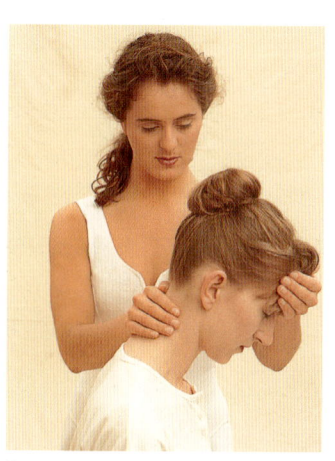

2 首の筋肉を、ゆっくりとリズミカルにやさしく揉みほぐしていく。

呼吸向上

「息をしなさい」……緊張し、ストレスを感じているとき、人は何度この言葉を自分に向かって言うことでしょう。呼吸は意識してコントロールなどしませんが、緊張すると、胸筋がかたくなり、肺の拡張が制限されて、少なからず影響を受けることがあります。

胸がしめつけられる感覚はとても気持ちのいいものではなく、体の左側にその兆候が見られる場合は、まず最初に必ず専門医の診察を受けてください。ですが、さほど深刻なものでないとすれば、1番に考えるべきは、リラックスして、深く、規則正しい呼吸をしっかりとすることです。あわてずに、ゆっくりと時間をかけておこないます。意識して落ちついた呼吸をしていくことが何より重要です。

原因が何であれ、やるだけのことをやってそれを追い払い、心身ともに落ちついてきたら、次に説明する蒸気吸入をおこなってみてください。うまくやるコツは、いい香りのブレンドをつくること。1番のおすすめは、ボウルに湯気の立つ湯を入れ、ベンゾイン3滴、マジョラムとユーカリ2滴ずつを加えたものです。軽くかき混ぜてから2、3分おいておき、その後頭からタオルをかぶって深く蒸気を吸いこみます。すぐにすばらしい効果に気づくでしょう。

オイルが気化する際、蒸気を深く吸いこむ。頭からタオルをかぶっておこなえば、オイルがすぐに揮発することもない。

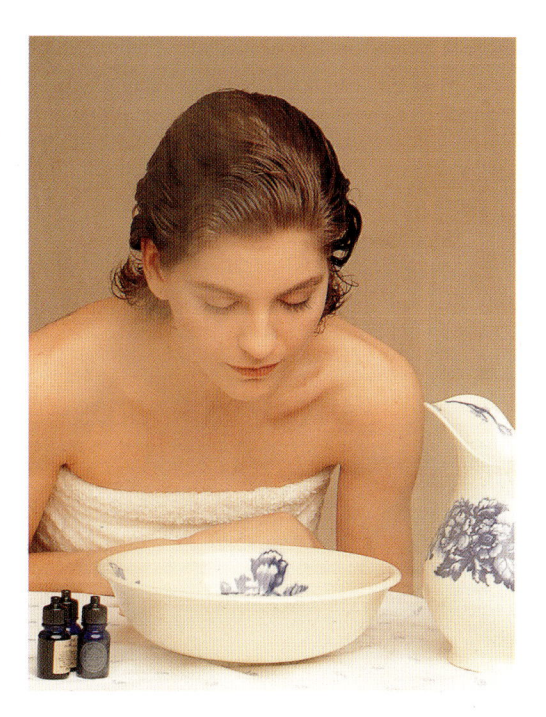

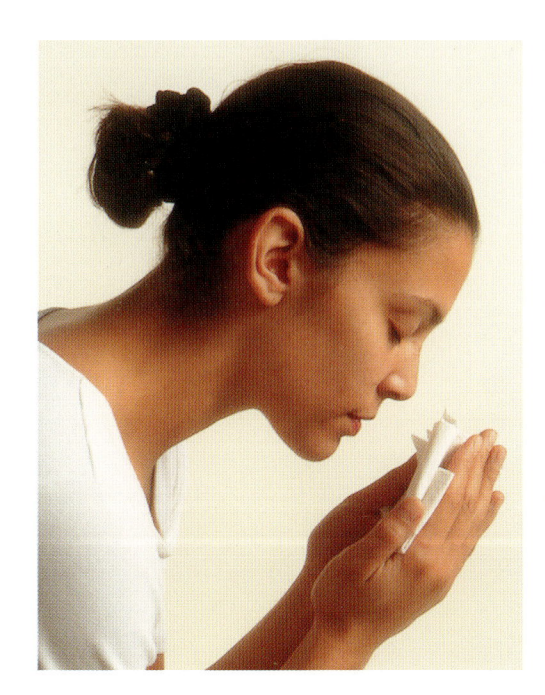

軽いショック状態の緩和

頭をぶつけたり、猫につまずいて転んだり、階段から落ちたり、レーキの歯を踏んだりすると、いきなり激痛が走ります。実際、庭での事故は最も一般的で最も危険なものです。レーキの場合など、完全に面食らい、ショックで呆然とするかもしれません。体の力が抜けてめまいがし、しばらく座りこまなければならないでしょう。そんなとき、応急処置としてとても役に立つのがエッセンシャルオイルで、すぐにもと通りシャキッとさせてくれるはずです。

軽いショック状態にあるとき、最も素早く、非常に簡単に効果を得られるアロマセラピーといえば、ラベンダーかクラリセージの瓶を開けて、怪我をした人の鼻先に持っていき、直接その香りをかがせてあげることです。もちろん、そんなオイルをつねに携帯しているわけではありませんから、こういうときに備えて、市販の「レスキューレメディ」を常備しておくことをおすすめします。ほかに特におすすめのレメディとしては、ティッシュペーパーにオイルを2、3滴たらし、それを鼻の下に持っていって、そのまま数分間、深呼吸させる、というものがあります。

ですが、ひどいショック状態にあるのではないかと思ったら、自宅での治療はやめてください。すぐに専門医の診察を受けましょう。突然の血流減少によるショックであれば、極端な場合虚脱を引き起こしかねません。注意が必要な症状としては、早くて浅い息継ぎ、冷たくじっとりした肌、かすかな脈拍、めまい、さらには失神などです。

腹部の諸症状

胃痛と言ったところで軽くきき流されるかもしれませんが、本人にとってはとてもつらいものです。完全に体力を奪われることもあれば、せっかくの夜を簡単に台なしにされたり、長旅ができなくなったり、とても重要な仕事上の会議をめちゃくちゃにされることもあるのですから。けれど即座に対処する方法を知っていれば、人生を根本から変えることもできるのです。以下に説明する方法のいずれかをおこなえば、もう2度と後悔しないですみます。

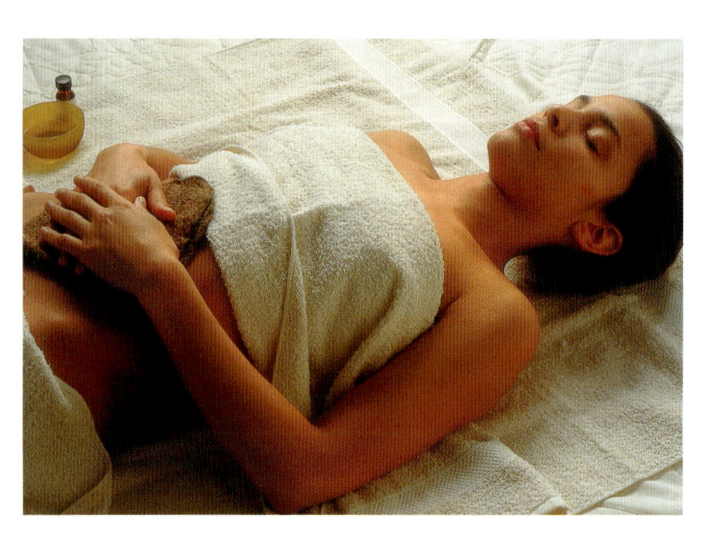

消化促進

不安は往々にして、胃の不調や腹部の痙攣に現れます。消化器官はストレスも消化しますが、あまり頻繁になると、消化しきれずにためこんでしまい、あらゆる不快感や消化不良を引き起こすと言われています。

大事なのは、そういった不安を解き放つよう体に教えてやることであり、その大きな一助となるのがアロマセラピーです。この場合、1番簡単なオイルの使用法は温湿布で、10分ほど腹部を温めます。まずボウルに湯を満たし、そこにオレンジ2滴とペパーミント3滴か、カモミール3滴とオレンジ2滴をたらします。そこにタオルを浸し、それを腹部においてリラックスしましょう。

旅行を楽しむ

旅行はワクワクする、と言われます。が、不幸にしてそうではない人もいるのです。憂うつになり、避けられない暗い不安にとらわれてしまうのです。車が故障したら？　この飛行機は大丈夫？　具合が悪くなったらどうしよう？　無事に生きて旅を終えられる？　不安と起こりうる問題のベルトコンベヤーにのったら最後、もうおりられません。

そんなふうに旅行が楽しめないなら、以下のエッセンシャルオイルを試して、心と胃を落ちつけてください。目的地にいたるまでの過程にストレスを感じることなく、新たな展望の喜びを満喫させてくれます。1番簡単な利用法は、オイルを2、3滴ティッシュかハンカチにたらして、頻繁にその香りをかぐことです。効果のあるオイルはペパーミントかマンダリンかネロリになります。

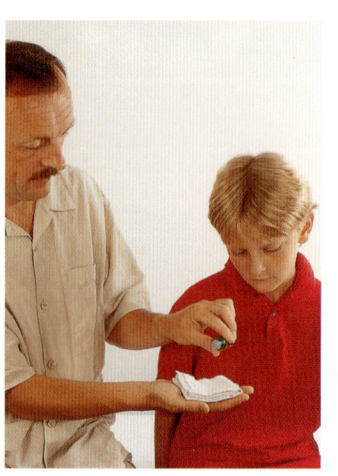

1 オイルを2、3滴ティッシュにたらし、いつでも手をのばせばすぐ届くところに用意しておく。

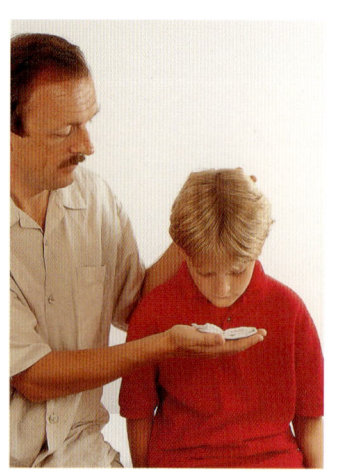

2 使い方は、ティッシュを鼻の下に持っていき、頭を少しさげる。そのまま2、3度香りを深く吸いこむ。

女性の健康問題

多くの女性が、さまざまな悩みや苦しみを、じっと黙って笑顔で耐えていますが、幸い今は利用できる広範な助けがあります。重症の場合はもちろん、必ずかかりつけ医に相談しなければなりませんが、軽症であれば、ありとあらゆるやさしいマッサージがおこなえます。そうすれば確実に不快な状態が緩和でき、日常生活に大きな支障をきたすこともなくなるでしょう。

PMT緩和

多くの女性が、月経前になると情緒不安定やイライラなどの症状に悩まされています。中には自責の念に駆られたあげく、さらにイライラを募らせる人も。イライラの連鎖反応です。ことのほか難しい状況の場合には、専門医の助けを借りるべきですが、軽度のものであれば、自分で充分に対処できます。

ローズとジャスミン3滴ずつにクラリセージ2滴をあわせた、気分のよくなるブレンドオイルを入浴時に試してみてください。ゆっくりと浸かって、緊張を溶かしましょう。このオイルを使ってマッサージも可能です。腹部をやさしくなでていけば、長期間にわたって、心おだやかにリラックスできます。実際、あまりの心地よさに、いつのまにかこのマッサージが習慣になっているかもしれません。

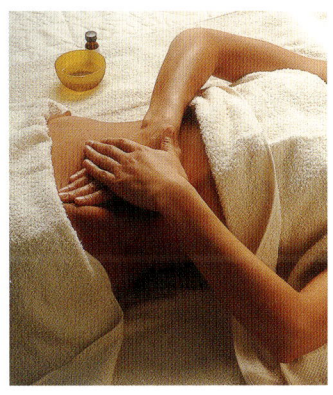

1 両手でゆっくり、しっかりと腹部をマッサージする。最初は円をたくさん描きながら、その後それを減らしながらこすっていく。不快感がゆっくりと減っていき、やがて消えるのが実感できる。

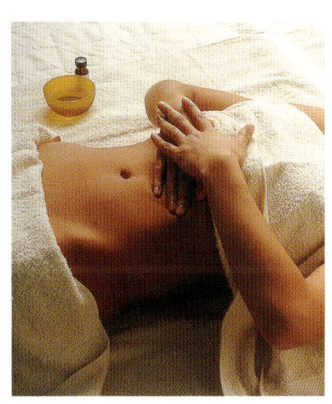

2 両手はまず時計回りに、ついで反時計回りに動かしてみてもいい。パートナーに施術してもらえればより効果的。パートナーにさらなる理解をうながす一助ともなる。

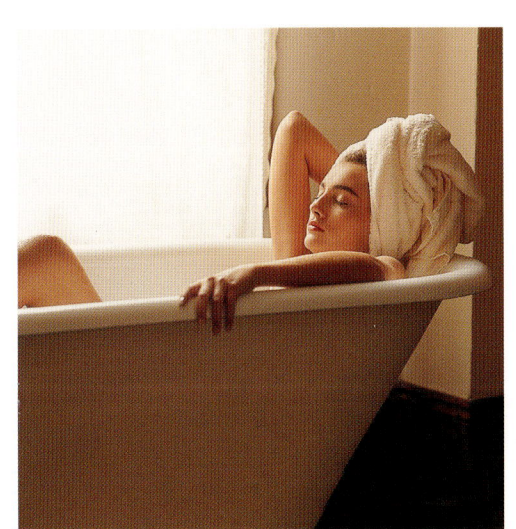

月経痛緩和

痛みの原因はさまざまですが、緊張が筋肉を痙攣させてさらなる月経痛をもたらしているのは確かです。仕事でとても重要な局面を迎えたり、1日中外出の予定を立てていたときなどにつらい月経痛に見舞われることほど腹立たしく、むなしいことはありません。

不快感の原因が有機的または構造的なものではないならば、エッセンシャルオイルを日常的に使ってみてください。下腹部への温湿布か、たっぷり時間をかけたぜいたくな入浴タイムのいずれかで活用できます。また、月経周期改善効果を有すると言われるオイルもあります。そんな長期的な療法についてもっと知りたい場合には、プロのアロマセラピストに相談してみてください。

温湿布には、ローズ、ゼラニウム、クラリセージを1滴ずつ使用します。あるいは、浴槽に熱い湯を張り、ローズとゼラニウム3滴ずつにクラリセージ2滴を加えれば、痙攣した筋肉の緊張も解きほぐされます。

オイルを加えた湯にゆっくり浸かればリラックスでき、じきに不快感も緩和されていく。

気分を変えるレシピ

増え続ける一方の無情な要求を前にすれば、いとも簡単に疲れ切ってしまいます。静かな場所で1人きりになり、エネルギーを補充しなおす余裕もないようです。すべてが列をなして押し寄せてくるかのよう。ですが、ほんのちょっとオイルを利用する時間をとるだけで、気持ちを切りかえ、憂うつな気分から抜けだして、すばらしくすがすがしいエネルギーを補充できます。

高揚オイル

特別なイベントや慢性疲労の蓄積など、原因は何であれ、悲しいかなだれの日常にも、ある程度落ちこむときはあります。活力を回復しもとに戻すための一環として、アロマセラピーは非常に効果的に気分を高め、エネルギーをしっかりと押しあげてくれるでしょう。

一時的に強い効果を望むなら、ベルガモット4滴とネロリ2滴を浴槽にたらします。まだ気分もよく、リラックスしている朝1番に入るのがおすすめです。疲労とストレスの影響が強烈に残る1日の終わりまで入らずにいるのはやめましょう。アロマセラピーは、用意できたてのときのほうがはるかに効果的です。さらに、効果を実感できれば、新たな自信を得て、元気よく1日をはじめられるのですから。なお、入浴後はやわらかなタオルで、やさしく叩くように拭いてください。決して力まかせにこすったりしないこと。

よりおだやかながら1日中効果を続けたい場合は、ベルガモットかネロリをオイルバーナーで温めるのもおすすめです。一度に使用するオイルはそれぞれ1滴ずつで充分です。あとは、好きなときに何度でも繰り返しおこなってください。

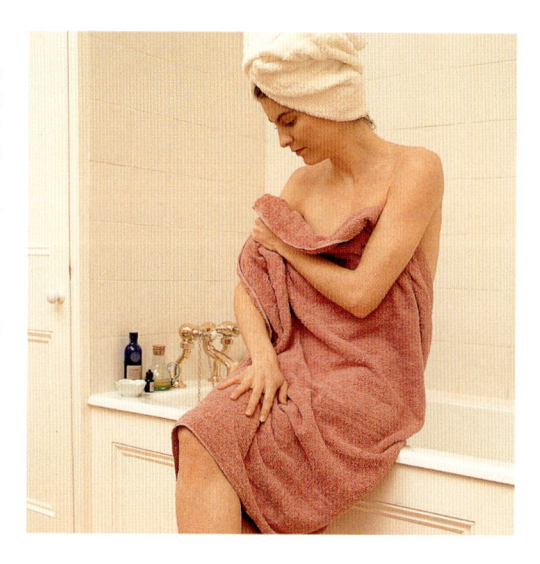

活性オイル

今日の世の中は、まさに「プレッシャーだらけ」です。だれもが1人2役を求められます。母親と労働者、父親と一家の大黒柱など。エネルギーを補充したり、1人静かに読書や音楽に没頭できる自分のための時間などほとんどありません。過剰な要求をこなそうと頑張った結果、ほぼすべての人が「脳神経衰弱」の状態、つまり、精神的な疲労と消耗により、徐々に活動が停止していく状態に達しているのです。

コーヒーや、さらに悪いことに緩和効果からはほど遠く、逆に中枢神経系抑制で知られるアルコールに手をのばすより、活性オイルを試してみてください。すぐに元気になり、驚くほど気力もみなぎってきます。

バーナーにローズマリーかペパーミントを1-2滴たらします。または、湯気の立つ湯を入れたボウルに、ローズマリー3滴とペパーミント2滴か、どちらか一方のオイルだけを4滴加えてもいいでしょう。充分に時間をかけてオイルを室内に蒸発させてから、心おきなく呼吸をします。その際、ある程度の時間、静かにリラックスしてすごすようにすれば、オイルの効果を満喫できます。

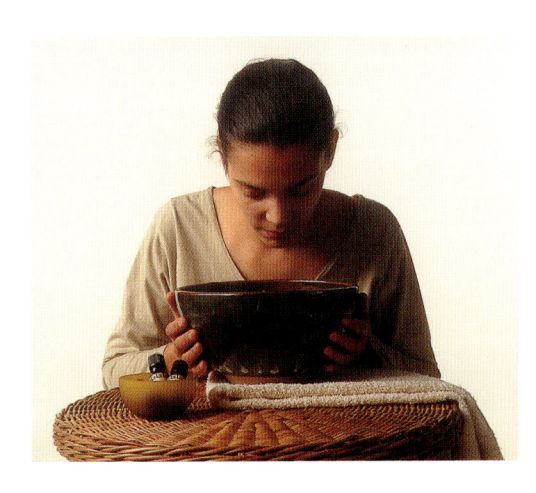

気力回復オイル

　慢性的な緊張から頻繁に引き起こされるのは、逃れる術のない疲労感であり、そうなるとすっかり気力を失ってしまいます。そんな、意気消沈して大変なときに必要なのは、とにかく気持ちを高めること。そして多くのオイルには、すばらしい強壮効果があり、過剰な刺激なしに、気力を回復できるのです。中でも特に適しているのが柑橘系のオイルで、鎮静効果の高いマンダリンから、すばらしいリフレッシュ効果を有するレモンまでさまざまな種類があります。

　温かい、けれど熱すぎない湯に、マンダリン4滴とオレンジ2滴か、ネロリ4滴とレモン2滴をたらします。または、このオイルのいずれかを2、3滴、湯気の立つ湯を満たしたボウルに加えてもかまいません。それから静かに座り、心おだやかに吸入をはじめます。じきに疲労感が消え、再び元気になってきます。

　マッサージや入浴が時間的または環境的に難しい場合に、オイルの効果を享受できる貴重にして簡単な方法が、こうした蒸気吸入です。

官能オイル

　緊張、不安、心配、落ちこみ、信頼や自信の喪失。これらは、性的なエネルギーや行為にマイナスの影響をおよぼしかねない多くの要因の一部です。そのせいで、セックスへの不安の悪循環におちいって抜けだせなくなり、やがて喜びも失っていくことがあります。

　それを避けるには、とにかく悪循環におちいらないこと。問題が手におえなくなってきそうになるまでは、心配したり落ちこんだりせず、むしろ忙しい毎日からほんの少し時間の捻出を心がけることです。そして、パートナーとともに楽しい時をすごしましょう。親密なマッサージをおこなえば、官能的な喜びも付与できます。以下に挙げるすばらしいブレンドオイルのいずれかを用いて、緊張を解き放ち、持って生まれた性的なエネルギーを自由に反応させましょう。

　お好みのブレンドを使ってください。ローズとサンダルウッド5滴ずつか、ジャスミンとイランイランを4滴ずつ。それとマッサージオイルをあわせたものを用いて、背中、臀部、脚、それから正面と、全身をやさしくストロークしていきます。

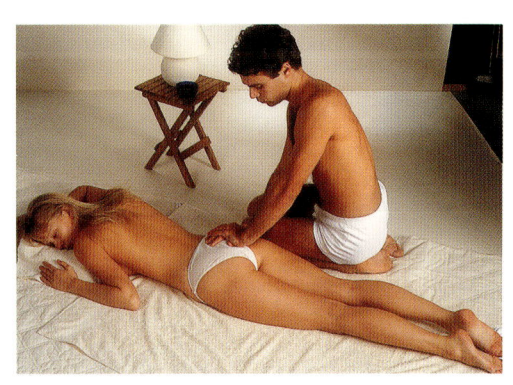

心をこめた軽いタッチで、やさしく全身をマッサージしていく。
秘訣は、時間をかけ、適切な環境を整え、適切な時間を選ぶこと。

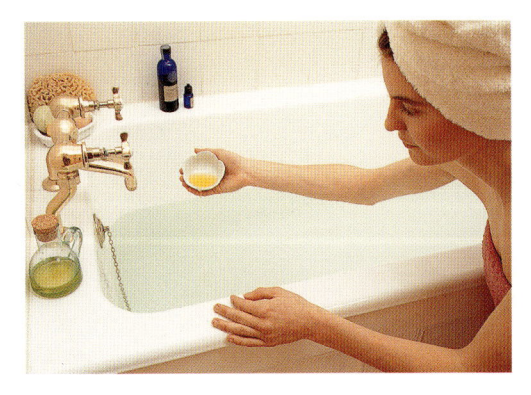

睡眠向上オイル

　心配は、頭の中でグルグルまわることもあります。それも通常は、寝ようとするときに。ひどくなると、夜中に襲ってきて、どんどんひどくなっていくのです。その結果、夜も心がざわついてゆっくり休めず、さらなるストレスや心配を引き起こしがちになり、悪循環におちいりかねません。この悪循環を断ち切るには、毎晩、適温の湯に浸かってリラックスするのが役に立ちます。利用可能なオイルはたくさんありますが、長い1日のあとでゆっくりくつろぐには、好みの香りが1番です。

　毎晩の湯にオイルを加えて、リラックスと睡眠をうながします。過度の鎮静がなく、適度にリラックスできるブレンドは、ローズマリー4滴とサンダルウッド3滴か、ラベンダー5滴とイランイラン3滴です。毎日の入浴の際に、アロマセラピーの準備も習慣として組みこんでしまいましょう。

オイル

オイルについて勉強し、学べば学ぶほど、個々人の必要性に特化した独自のブレンドやレシピをうまくつくれるようになります。思っているほど難しくも、集中力を要するものでもありません。ほんの少し時間をかけて、以下の説明を心静かに読んでみてください。オイルがさまざまな問題に打ち勝てることがすぐにわかるでしょう。あなたの生活スタイルにすばらしい彩りを添えてくれるはずです。

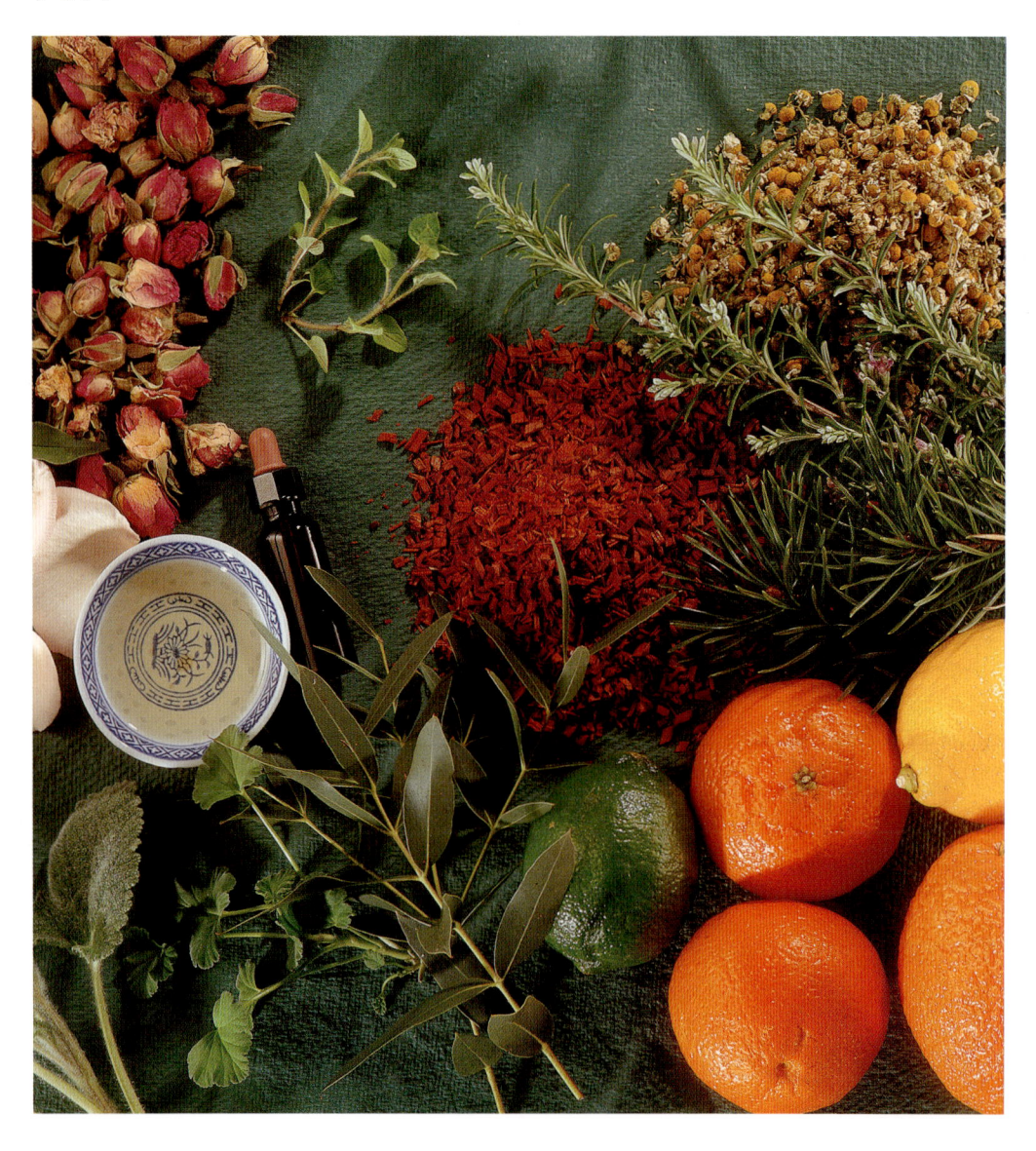

重要な植物

オイルが抽出されるのは、サンダルウッドやイランイランのようなめずらしい植物から、ラベンダーやカモミールといったなじみのあるものまでありますが、いずれも、独自の性質や能力を有しています。まずは2、3種類のオイルを試し、それぞれの異なる効果を理解して、香りを楽しんでください！

エッセンシャルオイルは濃縮物質です。レモンやオレンジのような柑橘系の果皮からはたっぷりオイルが得られますが、バラのような花には貴重なエキスがごく少量しか含まれていません。ピュアエッセンシャルオイル5mlを得るには、約5000本ものバラが必要なのです。それだけの濃度だからこそ、オイルはきちんと希釈して使用することが重要であり、少量でも長持ちするのです。

オイルは、植物のさまざまな部位から抽出されます。いずれも強力な治癒能力を有する部位です。つまり、人間の健康回復を助ける治療用化合物を大量に供してくれているのは、自然なのです。

サンダルウッド
(Santalum album)

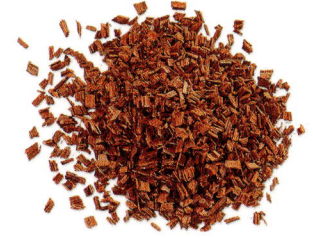

おそらく史上最古の香料。4000年以上前からの使用が知られている。重い香りで、女性同様男性にもよく好まれる。神経系へのリラックスおよび抗うつ効果を有し、落ちこみゆえの性的抑制や諸問題に効果的。天然の媚薬。

カモミール
(Matricaria recutica[ジャーマン]またはChamaemelumnobile[ローマン])

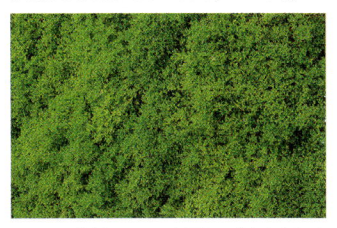

ローマンもジャーマンカモミールもともにオイル抽出に用いられ、性質もよく似ている。カモミールはリラックスおよび鎮痙効果を有し、緊張型頭痛や神経性の消化不良、不眠などの緩和に役立つ。

ベンゾイン
(Styrax benzoin)

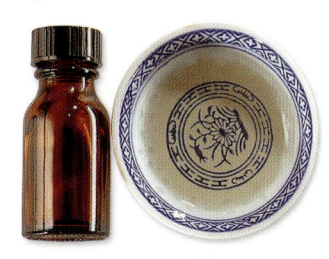

アジアの樹木で、その樹脂を通常溶剤に溶かして「オイル」をつくる。バニラのいい香りを有し、さまざまな吸入に広く用いられる。気道の弛緩に効果的で、緊張から胸部に不快な締めつけ感を覚えたり呼吸がしにくくなってきたときなどによく用いられる。

ゼラニウム
(Pelargonium graveolens)

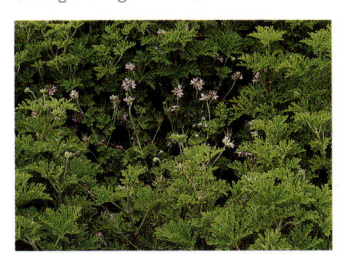

バラの香りのするゼラニウムには非常に有益な特性があり、特に、ほかのオイルとのブレンドに適し、一段と調和のとれた香りをもたらす。リフレッシュおよび抗うつ効果を有し、神経の緊張や衰弱によく効く。

イランイラン
(Cananga odorata var,genuina)

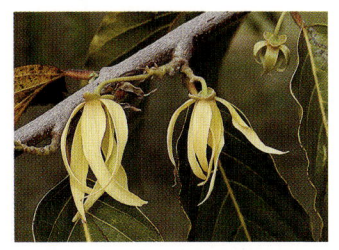

熱帯性の樹木でインドネシア原産。オイルの香りはとても甘く、鎮静と抗うつ両方の効果を有する。過度の緊張や不眠、パニック発作、不安、陰うつなどさまざまな症状に効く。ストレス緩和能力も有し、催淫効果もあると言われている。

ペパーミント
(Mentha piperita)

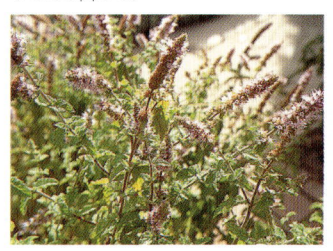

このオイルの主軸をなす広く知られるメントール効果もいい結果をもたらすが、カタル緩和用の吸入においても秀でた成分を有する。なじみのある鎮痛および鎮痙効果は、緊張型頭痛緩和の際こめかみをマッサージするのに非常に有益。できれば、少量のベースクリームかオイルに1滴たらして希釈してから使用すること。

ジャスミン
(Jasminum officinale)

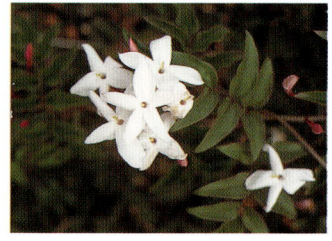

最もすばらしい香りの1つで、リラックスおよび高揚効果を有し、衰弱、陰うつ、無気力の際にしっかりと気分を高めてくれる。入浴時やマッサージオイルに使用する。ジャスミンフラワーウォーターを脂性肌に用いるのも可。

ユーカリ
(Eucalyptus globulus)

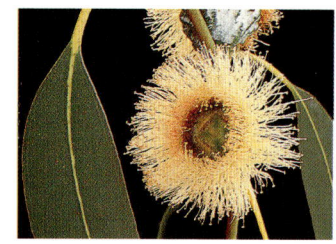

呼吸の不調に最適なオイルの1つで、市販の吸入薬の多くに用いられている。ベースオイルで充分に希釈したもの（1%以上のものは決して使用しないこと）を額に用いれば、熱を持った緊張型頭痛の緩和に役立つ。

ラベンダー
(Lavandula angustifolia)

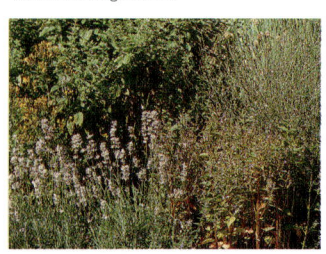

最もなじみのある香りの1つで、何世紀にもわたり、室内のリフレッシュと香りの付与および、多くのストレス系疾病のレメディとしても用いられてきている。緊張型頭痛や神経性消化不良の緩和に特に役立つ。マッサージオイルや入浴時に使用すれば、ゆったりとくつろいで心おだやかになれる。最上品は真正ラベンダー（Lavandula angustifolia）から抽出されるもので、最も活用範囲の広いオイルの1つ。やけどの応急処置からストレス緩和まで利用可。

ローズマリー
(Rosmarinus officinalis)

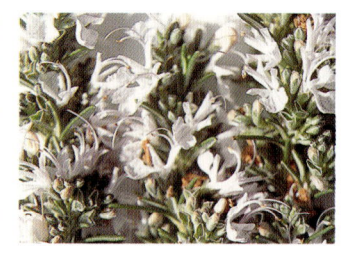

深くしみこむ刺激的な香りで、何世紀ものあいだ、神経衰弱やさまざまな緊張型頭痛、偏頭痛の緩和に活用されてきている。脳への血流改善でも知られ、精神的な疲労や衰弱に打ち勝つ秀でたオイルでもある。**注意**／妊娠中は、専門医への相談なしには使用しないこと。

マジョラム
(Origanum marjorana)

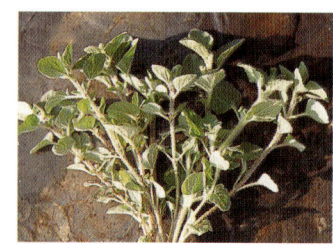

鎮静および体温上昇効果を有し、冷たくこりかたまった筋肉にも、頭痛や偏頭痛、不眠に苦しむ低体温で緊張しがちな人にもよく効く。マッサージブレンドに加え、疲労や痛みのある筋肉を揉みほぐしたり、入浴、それも特に夜の入浴に用いれば、ぐっすり眠れる一助となる。**注意**／妊娠中は、専門医への相談なしには使用しないこと。

パイン
(Pinus sylvestris)

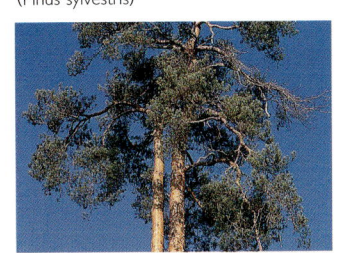

オイルをつくれるパインは2、3種類あり、特に有名なのは、テレビン油の商業用原料であるアメリカのロングリーフパイン。だが、アロマセラピーで用いられるパインオイルは概してスコッチパインからつくられる。吸入に使用すれば、気道をすっきりさせる一助となり、疲労緩和にも効果的。希釈したパインオイルを使ってマッサージすれば、筋肉の疲労や痛みも除去できる。

クラリセージ
(Salvia sclarea)

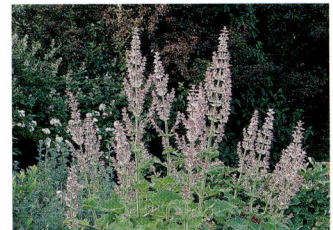

確実に幸福感を高めてくれる。ただし多用はしないこと。ぼうっとしてしまいかねない！ イランイランやジャスミン同様抗うつおよびリラックス効果を有し、それが媚薬として寄与すると言われている。**注意**／妊娠中は、専門医への相談なしには使用しないこと。

ローズ
(Rosa × damascena, centifolia)

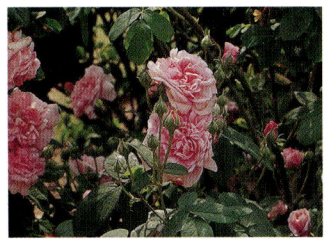

おそらく最も有名なオイル。ほかの花よりもさらに象徴的な意味が付加されていると思われる。オイル抽出に用いられるのは数種類。有名なのはダマスクローズとキャベッジローズ。微妙な違いはあるものの、いずれも鎮痛、鎮静、抗炎症に秀でる。当然ながら媚薬としての評判は高く、不安が要因の諸症状にも非常に有益である。入浴に用いれば、ゆったりとした官能的なひとときが楽しめ、ベースマッサージオイルに付加すれば、筋肉や神経の緊張をやわらげられる。

ベルガモット
(Citrus bergamia)

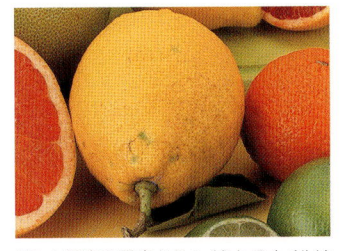

熟した果実の果皮からつくられるオイルはマイルドでやさしい。最も効果的な抗うつオイルで、1日のはじまりに使うのが最良。その葉は、アールグレイに独特な香りと味をもたらす。バーナーで温めれば、徐々に気分を高めていける。感光性が増すので、明るい日差しの中では肌に用いないこと。

レモン
(Citrus limon)

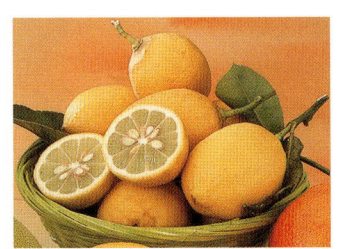

柑橘系の中でおそらく最も浄化および殺菌効果が高く、免疫系の活性化とスキンケアに役立つ。思考過程を新たにすっきりさせるのにも効果的。

グレープフルーツ
(Citrus × paradisi)

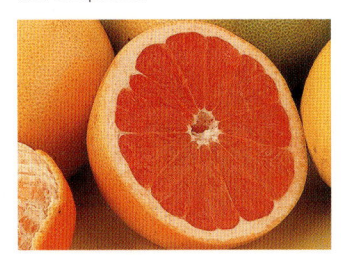

脂肪の多い食物の消化に非常に有効で、セルライトや毛穴のつまりの対処にも役立つ。高揚効果を有し、頭痛や神経衰弱を緩和してくれる。

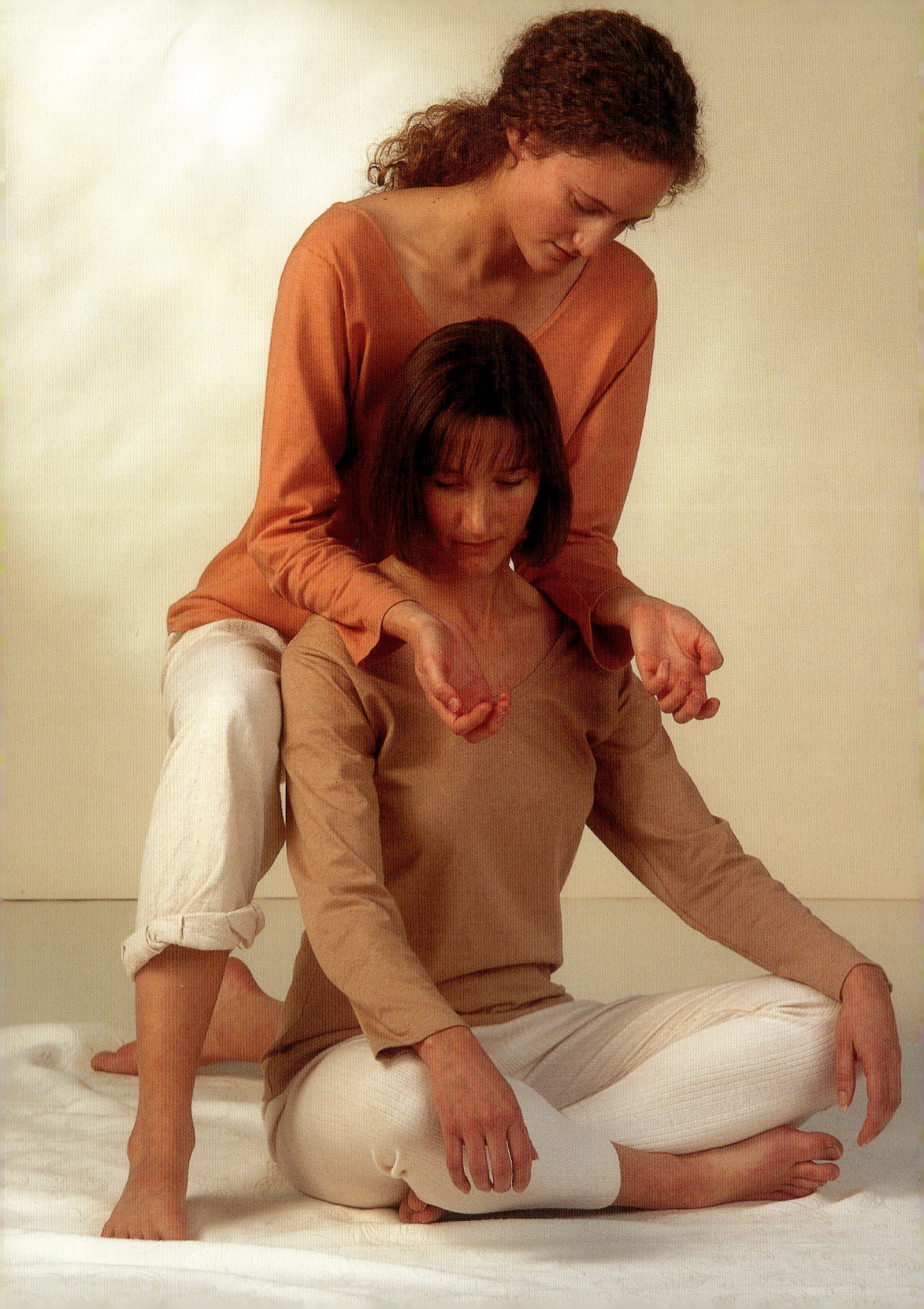

指圧 shiatsu

触れることが指圧の本質です。だれしも何らかの形で触れられることを必要としており、それを愛情をこめてやさしく満たすすばらしい機会を、指圧は供してくれるでしょう。慈しむように触れる指圧は、きわめて重要な自然治癒のプロセス誘発の一助となります。

　指圧は理学療法で、圧をかけることで相手の状態を治療していくことを目的としていますが、同時に自分の癒し方も学べます。治療法およびその哲学は経絡（エネルギーの通り道）やツボ（圧をかけるポイント）を用いる鍼治療に似ていますが、指圧に針は不要です。

　「指圧」は文字通り、指で押すという意味です。圧をかけることが、指圧の第1原則になります。さまざまなストレッチや矯正法も、肉体面、精神面双方から体のバランスを整えていく療法の一環として用いられることがあります。

　指圧の基本原則を学ぶのは簡単です。楽しく、気分もよくなります。自分の健康に責任を持つようになりますが、自分をいたわるということはとても大事なことです。健康であれば、必要なときに変化を引き起こせるのですから。指圧では、ホリスティックアプローチをおこない、その人の体と心と精神全体を見て、不均衡やストレスの原因を探っていきます。

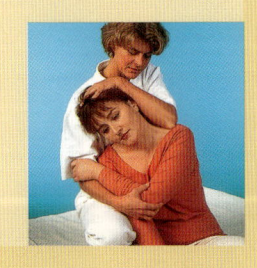

経絡の健康

心と体の働きについてまるで違う解釈を知り、学んでいくのはつねにとても楽しいもの。細部にいたるまで明確になされた説明のすべてに同意はできなくても、日々の生活をいかに営み、管理していくかについて、すばらしい知識を数多く供してくれているのは事実ですし、それは指圧も同様です。1つ確実に言えるのは、ストレスを除去する方法を知ることで、結果として、若々しく、生気にあふれ、健康でいられるようになるのです。

ストレスへの対処法

ストレスのせいで心身ともに健康が崩れますし、だれもがいつと言わずそれを痛感していることでしょう。指圧師はみな、ストレスをよく知っており、現代社会において健康に影響をおよぼす主要要因の1つと認識しています。ストレスは日常生活にごくふつうに存在し、実際、ある程度のレベルであれば、とてもよいものだと見なされているのです。ストレスをバネにして頑張れそうな人もいれば、同程度のプレッシャーに押しつぶされかねない人もいます。

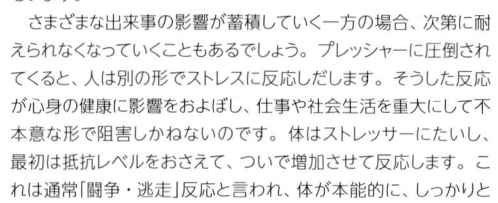

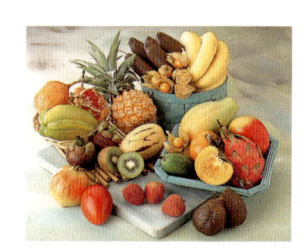

さまざまな出来事の影響が蓄積していく一方の場合、次第に耐えられなくなっていくこともあるでしょう。プレッシャーに圧倒されてくると、人は別の形でストレスに反応しだします。そうした反応が心身の健康に影響をおよぼし、仕事や社会生活を重大にして不本意な形で阻害しかねないのです。体はストレッサーにたいし、最初は抵抗レベルをおさえて、ついで増加させて反応します。これは通常「闘争・逃走」反応と言われ、体が本能的に、しっかりと立ち向かったり逃げたりする用意ができていることを意味します。けれどストレスは、そのさまざまな症状とともに、日々の生活におけるすばらしいバランス感覚をその人がすでに失ってしまっていることの明確な兆候なのです。人間には、バランスを保つための持って生まれたすばらしい機能があり、体はつねに、体内の調和がきちんととれた状態にしようと努力しています。こうした、バランスにしっかりと適応しようとするエネルギーこそが、ストレスに試され、つねに挑まれているのです。

ストレスへの対処は、家族や友人に助力や支援を求めることで簡単にできることがあります。だれかに話すことが、問題をより明確に見つめる一助となるでしょう。より賢明で広範な見方もできるようになります。けれどさらにいいのは、ゆっくりとやさしく指圧をしてもらうこと。それによって、心身ともにリラックスでき、ごくふつうのすばらしい健康感も戻ってきます。えも言われぬ経験のうちに、身も心もほぐれてくるでしょう。

日々青果物をたっぷりとるバランスのいい食事がすばらしい健康の基本。

バランスのとれた生活スタイル

心身の健康と防御バッテリーを向上させるには、ストレスの原因を正確に理解し、その避け方、適応の仕方を学ぶことです。ストレス軽減には基本的に2つの重要な面があります。生活スタイルの改善とリラックスです。

生活スタイルの改善は、転職や人生目標の再考を意味するかもしれず、あるいはたんに現状によりオープンな姿勢で臨むだけでいい場合もあるでしょう。さまざまな事象にたいして、コントロールするという感覚を持てば、ストレスの影響を減らせます。無理をしすぎるのは無意味です。望みを抱くのはいいことですが、そのためにいつも苦しい失敗や絶望感にさいなまれているようではいけません。自分に機会をあげましょう。

日々のリラックスは、健康と気力維持の最も重要な要素です。深くリラックスすることは眠ることではありません。しっかりとした効果を得るためにも、リラックスしているあいだは眠らないことが大切です。指圧は心も体もすべてリラックスできますから、施術後は充分にリフレッシュし、元気になれるでしょう。

補助的療法には、繊維食物、穀類、新鮮な野菜たっぷりのバランスのいい食事などがあります。糖分や塩分は、コーヒー、紅茶、炭酸飲料同様減らします。水や良質のフルーツジュースはおすすめです。健康と気力を維持したいなら、適度な運動も必要でしょう。新鮮な空気を吸いながら、毎日楽しく元気よく20分歩けば、体内エネルギーを刺激し、バランスが保てます。難しすぎたり過酷な運動をしてみる必要はありません。

闘争・逃走反応

- 脳が危険を察知すると、それに応じた反応をするよう、さまざまな筋肉や器官に神経を介して伝達する。(神経系／筋肉系)
- 心臓の鼓動が速くなり、筋肉や必要部位に血液が拍出され、発汗がはじまる。(循環系)
- 呼吸のリズムが変わる。気管支が拡張し、そこへさらなる空気を送りこもうとして呼吸が速くなっていく。(呼吸器系)
- 消化が遅くなる。(消化器系)
- アドレナリンやノルアドレナリンといったホルモンの分泌増加。(ホルモン系)

器官―経絡

　体がバランスよく機能するようコントロールしているのが、重要な12の内臓です。東洋医学における器官は、その生理的および精力的機能にもとづき、西洋の場合よりも広範な意味を有します。いずれの器官にも独自のエネルギーの動きとそれをつかさどる責任があり、いずれもエネルギーの通り道である経絡と関係しています。なお各経絡の名称は、それが影響をおよぼす内臓に準じたものです。経絡は体の左右それぞれに走っていて、「気」と言われるエネルギーがきちんと流れていくようにしています。

ツボ―圧をかけるポイント

　各経絡に沿って、多数のツボ、圧をかけるポイントがあります。ツボは、エネルギーが体表近くを流れていく経絡に沿って存在するので、治療にはとても便利です。体には700以上のツボがあり、経絡ごとに順次番号が振られています。たとえば、腎経の最初のツボは「KI1」です。ツボは、体の内部機能の状態をはっきりと表しています。

肺経(LU)
- 呼吸しながら空気と「気」をとりこみ、純化して、全身に分配。外部からの侵入物にたいする抵抗力を高める基本プロセス。
- 呼息を介したガスの排出。
- 寛容、情緒安定、熱心、すべてにわたる前向きなとり組み。

大腸経(LI)
- 肺の機能を助ける。食物処理と不要なものの排出。
- 「きき流す」能力。無視。

脾経(SP)
- 膵臓の機能に相当し、消化酵素を分泌、すべての器官に影響をおよぼす。女性の生殖腺にも関係があり、免疫系の制御因子でもある。
- 皮膚や、結合軟部組織、筋組織の健康維持。
- 自己像は、ほかの器官を助けたいという脾臓機能に強く影響を受ける。自信。

胃経(ST)
- 摂取食物とすべての液体を「受け入れてこなす」責任を有する。
- 心身の栄養のための情報源。
- 地に足がついている、中心的、自信、信頼性。

心経(HT)
- 血液および血管、また循環器系を管轄する。
- 心と感情を宿す。
- 喜び、平穏、コミュニケーション。

小腸経(SI)
- 血液と細胞の質が小腸の状態を反映。不安、感情的興奮または神経性ショックが小腸のエネルギーに逆効果をおよぼすことも。
- 感情の安定と平穏。

腎経(KI)
- 副腎の機能も含み、ホルモン系全体を管轄。
- すべての他器官のための気のエッセンスの供給および貯蔵をおこない、誕生、成長、生殖、進化を管轄する。生殖器系。
- 脊椎をはじめとする骨と脳を育む。神経系。
- 生命力、指導力、勇気、精神力。

膀胱経(BL)
- 浄化と調節。
- 脊椎強化。
- 勇気と、自信を持って人生を前向きに歩んでいく能力。

心包経(HG)
- 心臓および情緒反応に密接に関係するものの保護。
- 中心循環に関係あり。
- 他者との関係: 他者の保護。

三焦経(TH)
- 体の末梢部位にエネルギー、血液、熱を移送: 循環系。
- 寛大さおよび感情的な相互作用。

肝経(LIV)
- 血液と栄養分を蓄え、のちに全身に送りこむ。気が全身をスムーズに流れるよう努める。
- 筋肉および消化器系を管轄。
- 創造性とアイデア: 計画性と組織化に秀でる。

胆経(GB)
- 肝臓で生成される胆汁を蓄え、小腸に送る: 消化器系。
- アイデアの実用と意思決定。

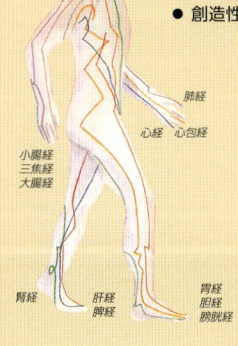

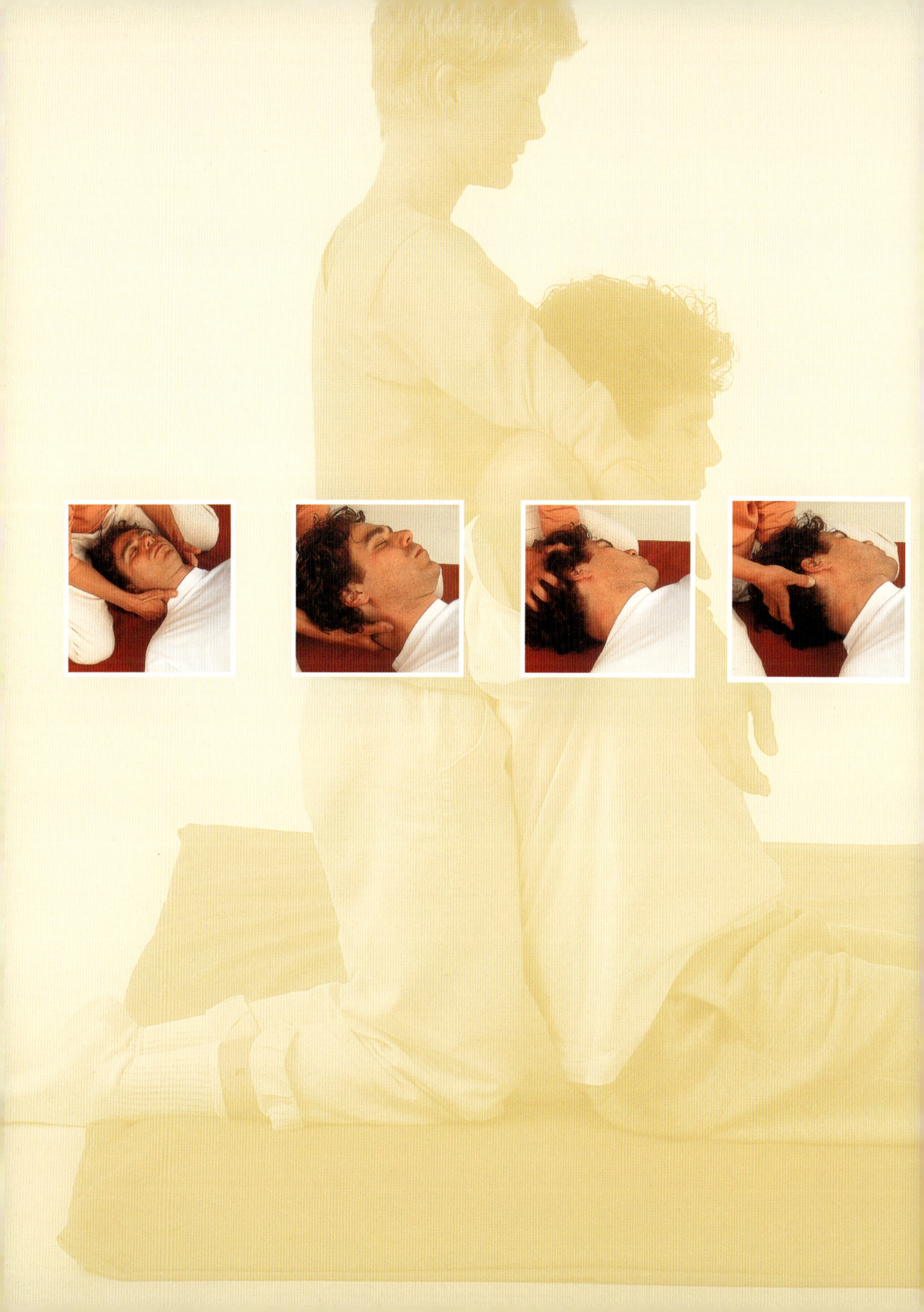

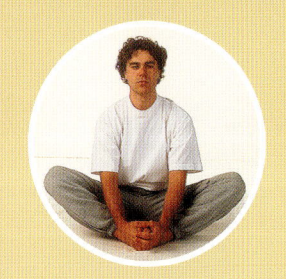

療法 treatments

指圧は施術を施す場合も受ける場合もとても心地よくリラックスしたものであり、他者とともにすばらしい時間がすごせます。ただし、はじめる前に考慮すべき大事な点がいくつかあります。まず、自分の健康と精神状態をしっかりと検討してください。気分はどうですか？ 疲れていたり落ちこんでいる、酔っていたり感染性の疾病を患っている、今すぐとりかかりたい気分ではないときなどは、決して施術をおこなわないように。充分な注意を払い、集中できる状態でなければなりません。心ここにあらずでは、すぐに相手にわかってしまいます。

施術前には、室内が清潔で暖かく快適な状態にあることもきちんと確認してください。実際、こういった確認に時間をかける価値は充分にあります。ラジオからにぎやかな音楽が流れてくる、蒸し暑くて狭い環境に、せっかくのすばらしい効果を台なしにされたくはないでしょうから。望ましいのは、静かでリラックスできる音楽、鳥のさえずりや早朝の教会の鐘の音のテープでもいいでしょうし、ギラギラとしたまぶしい光に代わる、やわらかくて抑えめの照明です。服装は、ゆったりとして軽く、着心地のいいもので、できれば綿製のものを選び、施術2時間前からは重い食事も控えます。こうしたこまかい配慮が、いい施術の基本となります。

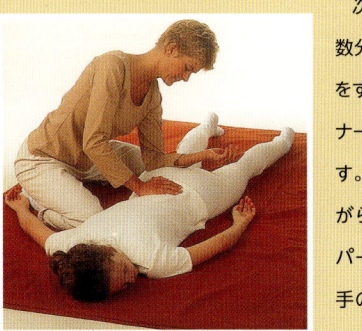

次の重要なステップに含まれるのが、数分を要してあなたとパートナーの準備をすることです。写真のように、パートナーの右側に正座し、仙骨に手をおきます。静かに座り、ゆっくりと息を整えながら雑念を追い払い、心を無にして、パートナーと気持ちを1つにしたら、相手の今の精神状態に意識を集中させます。指圧師はつねに、たくみな感情移入をおこなっているのです。

注意すべき最後の点は、施術時、圧はごく軽めにかけることもあれば、細胞の奥深くにまで届くよう強めにかけなければいけないこともある、です。両手に心をこめて施術をおこないます。また、つねに相手の気持ちを敏感に察知するよう心がけてください。

導引

「導引」とはセルフマッサージのことです。さまざまな技法の組みあわせを用いて、全身の循環と気の流れを改善していきます。以下のマッサージをおこなえば、筋肉の疲労回復や落ちこんだ気持ちの高揚のみならず、こわばって緊張した体やストレスにさらされた心をほぐすことも可能です。1日のはじまりに導引をおこなえば、たちまち体と心が目覚めます。すぐにその効果を実感するでしょう。

準 備

まずは、手足をはじめ体全体をやさしく振ります。腕と手を振れば、上半身の緊張緩和に役立ちます。ついで、足も同様にやさしく振ってください。両足を肩幅に開き、膝の力を抜きます。エネルギーがよく流れるよう背筋をのばしたら、肩の力を抜いて目を閉じます。1分かけて心の内に集中し、自分や自分の体がどう感じているのかを確かめてから、順次導引をおこなっていきましょう。

その際非常に重要なのは、何らかの不快感がある部位を自覚することと、一切の雑念を追い払って、心を無にするよう努めることです。後者の習得には時間を要しますが、次第にできるようになっていきます。最終的に大切なのは、緊張して、せっかくの導引の効果を台なしにしないようにすることです。

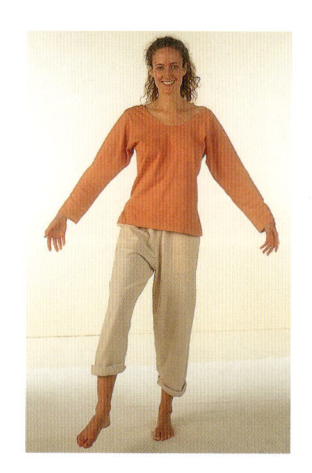

最良の仕あげ

以下のページでの説明に做って全身へのマッサージを終えたら、立ちあがって、再度体をやさしく振ります。両足を肩幅に開き、膝を軽くまげます。尾骨から頭頂部まで、脊椎の中をひもが通っている感じを想像してください。そのひもを引っ張って背筋をのばし、気の流れをよくします。しばし目を閉じ、施術後の自分の気持ちを考察します。施術前の状態を思いだし、今の感覚と比べてください。目を開け、仕あげに深呼吸します。

導引は、時間が許すかぎり頻繁におこなってかまいません。日課に組みこみ、早朝および夕方以降におこなうのが理想です。すぐにその効果のすばらしさを実感できるでしょう。

首

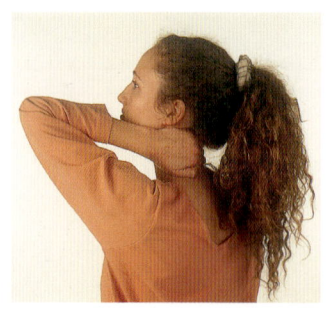

1 一方の手のひらをうなじにおき、しぼるようにしっかりとマッサージする。これにより、首への血液と気の流れが改善されて停滞が緩和、乳酸のような老廃物も除去可能。

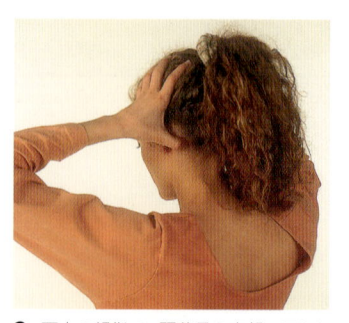

2 両方の親指で、頭蓋骨の底部に圧をかけ、そのまま頭蓋骨に沿って親指を上に移動させていく。

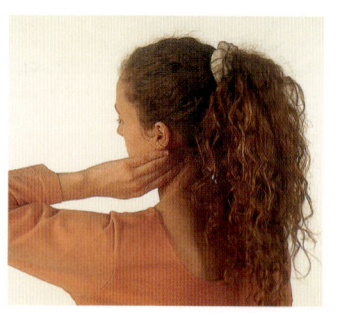

3 指先で、頭蓋骨底部の筋繊維を揉む。この動きで、この部位の筋肉と腱の緩和ができ、頭痛およびあらゆるレベルの肩痛の緩和にも役立つ。

頭と顔

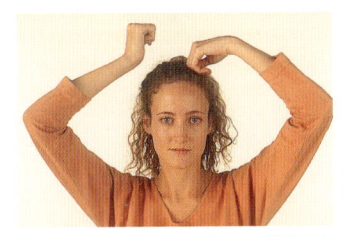

1 目を開け、両手を軽く握る。手首の力を抜いたまま、頭頂部を叩く。

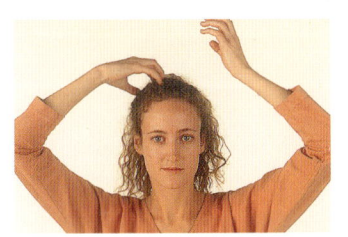

2 側頭部、前頭部、後頭部を含め、頭部全体にゆっくりと施術をおこなっていく。これにより、脳を目覚めさせ、血液循環を刺激する。

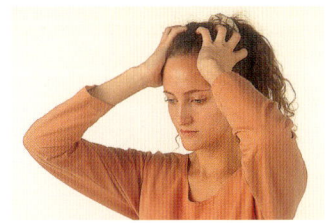

3 指で髪を梳くように、頭頂部および側頭部にある膀胱経と胆経を刺激する。

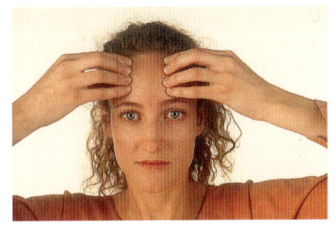

4 指を額におき、中心からこめかみに向かって、軽い圧をかけ、ストロークしていく。

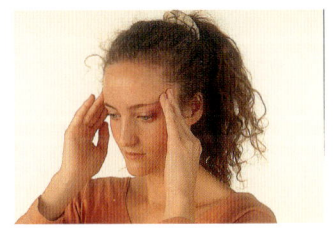

5 指をこめかみに持っていく。肘をさげ、円を描くようにこめかみをマッサージする。

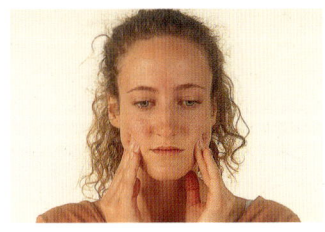

6 顔の側面をマッサージする。上から下に、顎に達するまで。

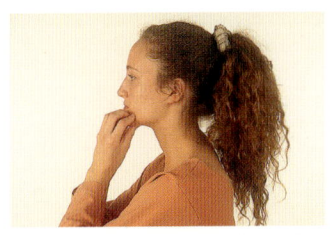

7 顎を、中央から外に向かい、顎骨に沿って揉みほぐしていく。リラックスするのにとてもいい施術法。

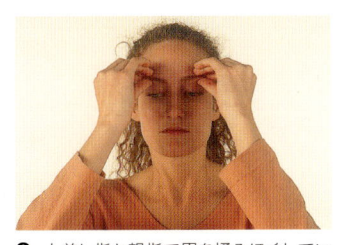

8 人差し指と親指で眉を揉みほぐしていく。眉頭からはじめ、ゆっくりと眉尻に向かって。

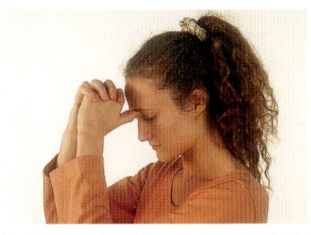

9 眉頭にある膀胱経の2番目のツボに親指を当てる。親指に頭を預けるように、頭の重みをかける。

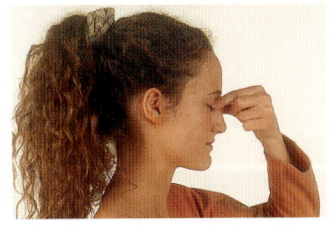

10 人差し指と親指で、鼻梁と目頭をつまむ。

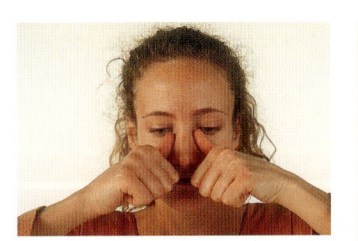

11 鼻の両脇に親指をおく。息を吸いながら、そのまま下に向かってストロークしていく。

重要ポイント

このページのマッサージは、風邪を引きそうなときや、すでに引いているときに特に効果的。導引はセルフマッサージ用に考案されたものだが、だるくて自分でできないときなどは、他者にも簡単にやってもらえる。つらい症状を緩和し、回復を早めてくれる。

肩、腕、手

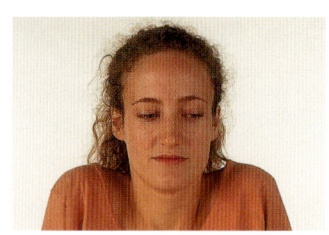

1 両肩をあげ、息を吸う。息を吐きながら肩をすとんと落とし、リラックスする。これを繰り返す。

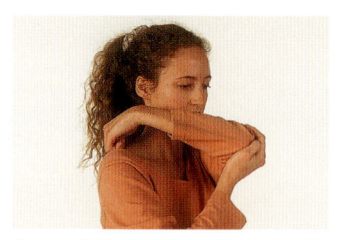

2 左肘を支えた状態で、軽く左のこぶしを握り、右肩を叩いていく。

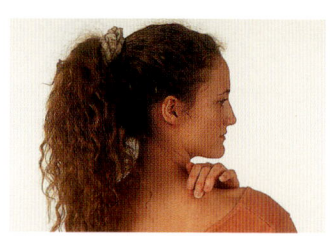

3 肩の最上部にある胆経21番目のツボ「肩井」を中指で押す。**注意**/出産時に陣痛促進に用いられることもある。妊娠中はおこなわないこと。

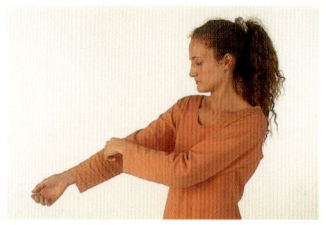

4 腕をのばして手を広げ、肩から手に向かって腕の内側を叩いていく。心経に効果的。

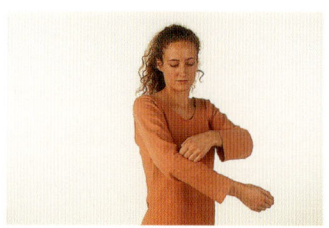

5 今度は腕の外側を、手の甲から肩に向かって叩いていく。腸経を刺激する。3回繰り返す。

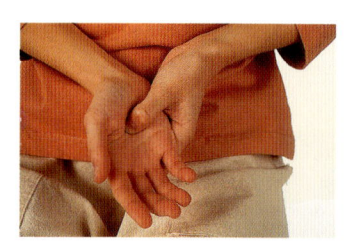

6 左手の親指で右の手のひらの中央をやさしくマッサージすることで、全体的な緊張を緩和し、精神的に高揚させる。

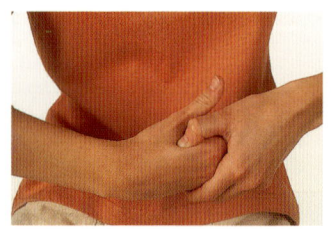

7 親指と人差し指のあいだにある、大腸経のツボ「合谷」を刺激する。**注意**/出産時に陣痛促進に用いられることもある。妊娠中はおこなわないこと。

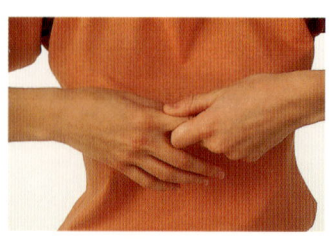

8 人差し指と親指で、各指の関節を慎重にマッサージして揉みほぐしていく。必要に応じて何度も繰り返す。

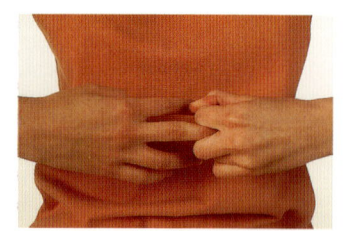

9 各指を引っ張り、すべての経絡の始点と終点を刺激する。手のストレスや緊張緩和に特に効果的。

胸部、腹部、腰部

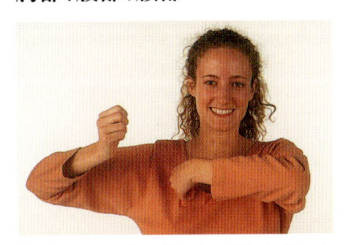

1 胸を開き、軽く握ったこぶしか開いた手、どちらか心地いいほうで、乳房の上や周囲を叩いていく。肺を刺激し、呼吸器系を強化する。

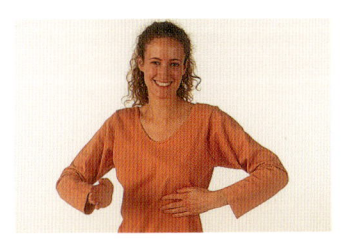

2 大きく息を吸いながら再度胸を開く。ついで息を吐きながら胸部を叩き、同時にお腹の底から「あー」という大きな声をだす。

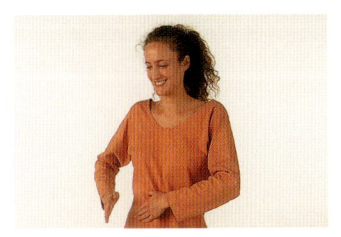

3 手を腹部に移動させ、開いた両手で腹部を時計回りに1分間、叩いていく。

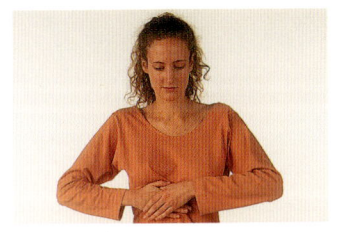

4 両手をぴったりと重ねたまま、さらに1分間、腹部のまわりを円を描くように動かしていく。

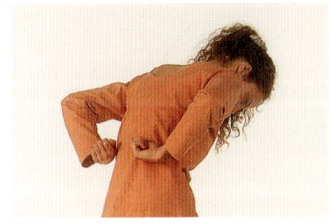

5 両手を背中、胸郭の真下におく。そのままそこをさすっていく。温かいと感じるまでおこなうこと。これにより、腎臓のエネルギーを刺激する。

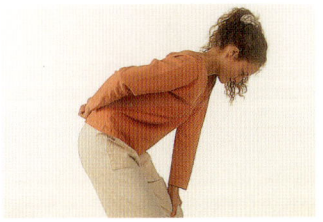

6 片手を膝におく。もう一方の手の甲で、脊椎の底部にある仙骨全体を叩いていく。神経系を活性化できる。

脚部、足

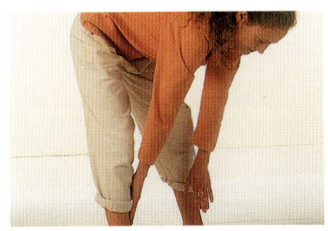

1 エネルギーの流れにしたがい、臀部からかかとに向かって脚の裏側を叩いていく。ついで脚の内側を下から叩いていき、肝臓を刺激する。

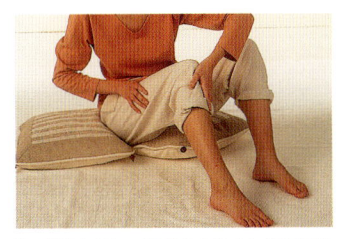

2 腰をおろし、膝頭から指4本分下側に親指をおき、ここにある胃経36番目のツボを押す。脚の疲れに効果的。

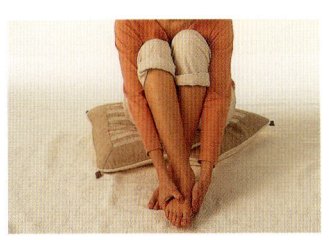

3 足の親指と人差し指のあいだの後ろのほうにあるのが、肝経3番目のツボ「太衝」。痙攣に効果がある。**注意**／このツボは、妊娠中は刺激しないこと。

パートナーとおこなう全身を癒す施術 パートナー

がだるそうだったり、疲労とストレスを感じている、上半身が緊張している、浅く速い呼吸に苦しんでいる、といった場合には、以下の療法がとても効果的です。リラクゼーションを助け、深い呼吸をうながし、全身により効率よくエネルギーを送れるようにしてくれます。手早く、簡単にできる療法です。

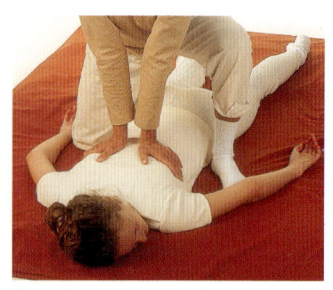

1 施術の準備として、パートナーのかたわらに膝立ちし、片手を脊椎の底部におく。パートナーの気持ちに意識を集中させる。両手のひらを、脊椎の両脇におく。かがんだほうがやりやすければ、その体勢で。

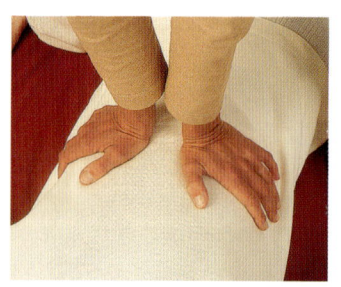

2 パートナーに息を吸うよう指示。息を吐くときに、両手に体重をかけ、パートナーの背中に圧をかける。その後圧をゆるめ、再度パートナーに息を吸ってもらう。両手の位置をさげ、次の呼息時にまた圧をかける。

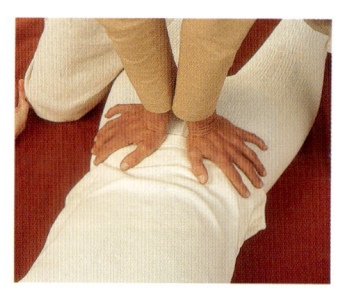

3 背中上部、肩甲骨のあいだから施術をはじめる。仙骨に向かって徐々に移動していく。これを3回繰り返す。施術中はつねに肘をまっすぐにのばし、体重をかけることを忘れずに。

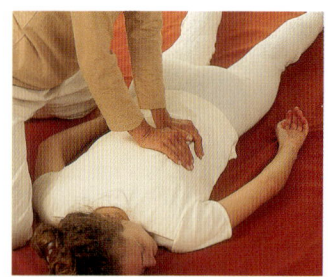

4 パートナーの体にたいして90°の位置に膝立ちになり、(脊椎をはさんだ反対側の)くぼみ、棘突起(脊椎の突起)と脊椎の両側にある広い筋肉が形成するくぼみに両手のひらをおく。両手のつけ根を使って、パートナーの体をゆする。そのまま両手をそろえて下に移動させてもかまわない。ただし、つねにリズミカルにゆすり続けること。3回繰り返す。反対側に移動し、同様の施術をおこなう。

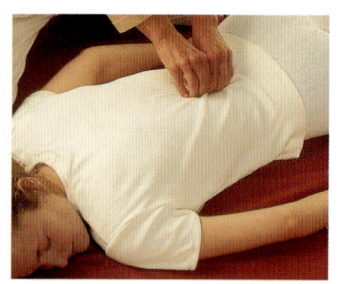

5 この施術の際は、特に脊椎に神経を集中させること。今回も体をゆするが、棘突起を指でつかんでゆすっていく。しっかりとつかんだまま、脊椎に沿って徐々に両手を移動させていき、脊椎全体にまんべんなく施術する。これによって筋肉をほぐし、神経系を刺激できる。

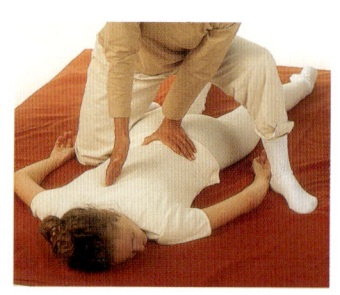

6 左手をパートナーの仙骨におく。右手の側面を手刀のように使い、のこぎりで木を挽く感じで脊椎の両側をマッサージしていく。両側を交互に3回ずつおこなう。

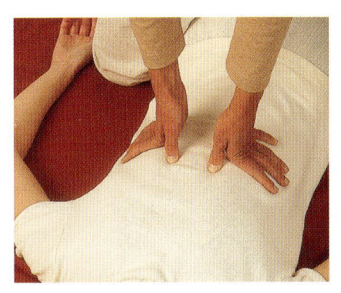

7 棘突起のうねりを感じるように、脊椎に沿って両手を動かしていく。2本の棘突起のあいだのくぼみから指2本分離れたところに両方の親指をおく。垂直に圧をかけていく。

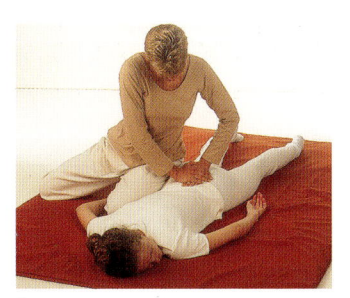

8 両手を重ねてパートナーの仙骨におく。そこにすべてのエネルギーを集中させながら圧をかけていく。

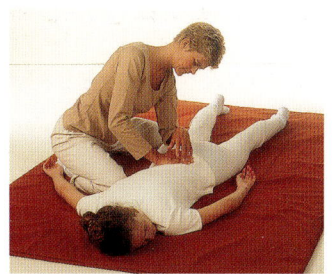

9 再度、パートナーの体にたいして90°の位置で膝を広げ、一方の前腕の肉のついた部位を使って、こねるような動きで臀部に圧をかけていく。そのまま位置を変えずに、両の臀部に施術をおこなう。

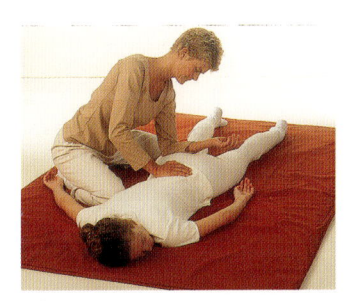

10 施術をおこなっていないほうの手の位置に気をつけること。また、臀部表面を前腕でこねるようにマッサージしていく際は、つねに両手の力を抜いておくことも忘れずに。

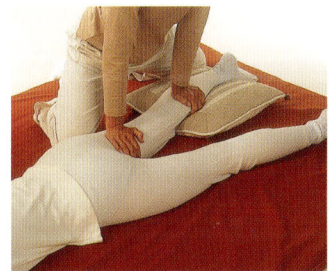

11 位置をずらして、脚のほうに移動する。片手はそのまま臀部においておくか、太腿の裏側におく。太腿の裏から施術をはじめ、徐々に下に移動していきながら、親指で圧をかけていく。パートナーの向こうずねの下にクッションをおき、下腿を支える。

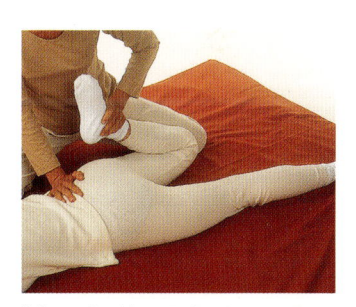

12 足首を持ち、臀部に向かって脚をまげる。適宜位置をずらし、しっかりと体重をかけてこの施術をおこなうこと。ついで足もとまで移動する。両手で一方の足首を持ち、後ろにそりながら脚をしっかりとのばす。

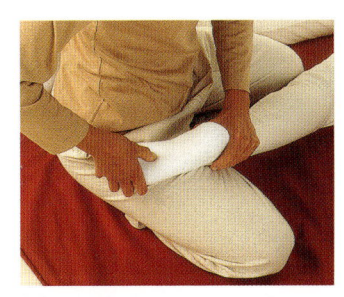

13 足を膝におき、足の人差し指のつけ根からかかとに向かって1/3のところにある、腎経1番目のツボ「湧泉」に親指で圧をかける。

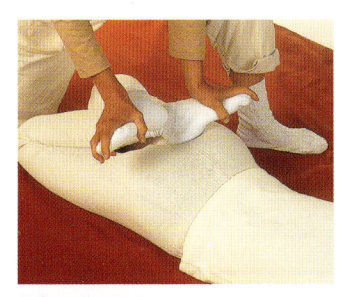

14 足首を交差させ、そのままゆっくりと臀部のほうに持っていく。2回繰り返すが、最初はまげやすいほうの脚を前にし(臀部により近い位置)、次は脚を組みかえておこなう。

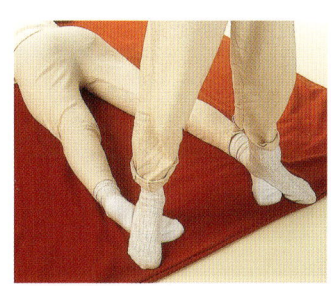

15 立ちあがり、かかとを使って、パートナーの足裏をマッサージする。脚を内側に向け、足裏に圧をかけていくが、つま先には決して体重をかけないこと。

神経系を癒す：セルフマッサージ

ストレスは神経系に無視できないほどのすさまじい害をもたらし、呼吸を含めた広範な機能にも悪影響をおよぼしかねません。もとに戻すのに最適な方法の1つは、以下のマッサージを背中におこない、膀胱経のエネルギーバランスを整えることです。いずれも神経系の緩和にぴったりのマッサージです。

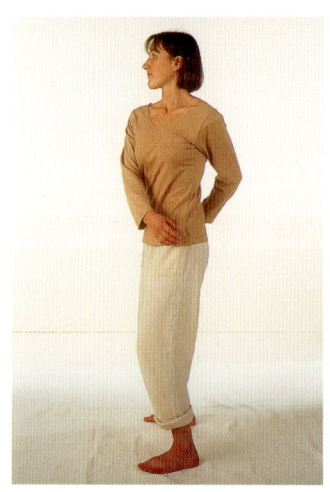

1 足を肩幅に開き、膝を軽くまげて立つ。背中はまっすぐに。両脇にだらりとたらした腕を、左右に振る。

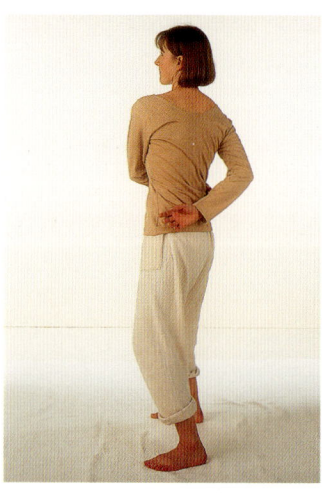

2 両腕を振ることで自然と脊椎もひねられ、徐々に腰椎の関節がほぐされ、より柔軟な動きができるようになってくる。

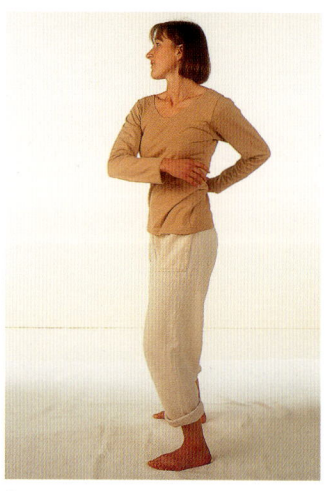

3 背中の真ん中をひねるような感じで、両腕の位置を少しあげて振る。これにより、胸椎と横隔膜をほぐせる。

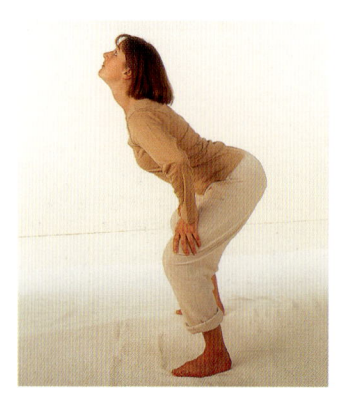

4 両足を大きく広げ、太腿に両手をおき、背中をまっすぐにのばす。上を向いたまま背中をゆらす。

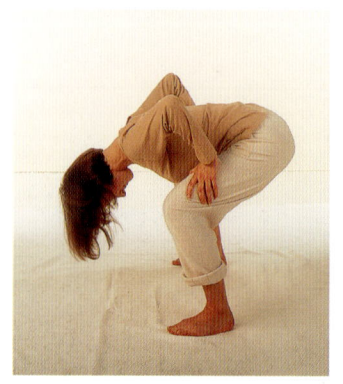

5 両腕をまげ、ゆっくりと上体をまげていく。天井を見ながらおこない、限界に達したら、首の力を抜いて頭をさげる。

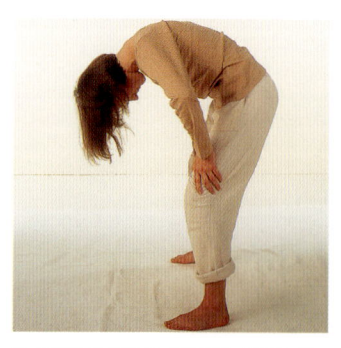

6 腹筋に力を入れ、頭は残したまま、ゆっくりと脊椎を丸めていく。最後に頭をあげ、脊椎をまっすぐにのばす。再度4の動きに戻り、これを10回繰り返す。

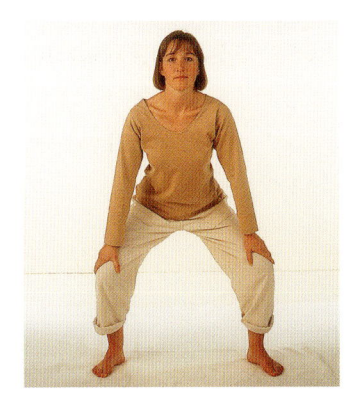

7 4の体勢のまま、両足を大きく広げ、太腿に両手をおき、背中をまっすぐにのばす。

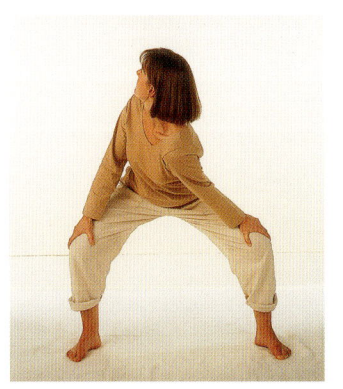

8 息を吸い、吐くときに、写真のように左肩を落とす。両肘は軽く固定しておき、右肩ごしに天井を見る。脊椎をひねるような感じで。

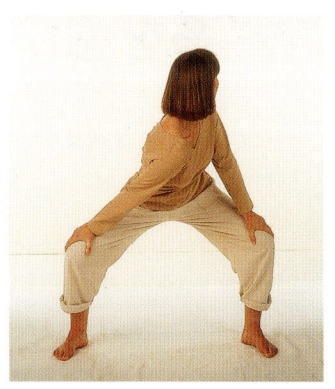

9 再度息を吸って、もとの体勢に戻り、今度は吐きながら右肩を落とす。左右それぞれ3、4回繰り返す。もとの体勢に戻って終了。上体の力を抜いて前に倒す。両足を閉じ、ゆっくりと背中を丸めながら楽な立ち姿勢に戻す。

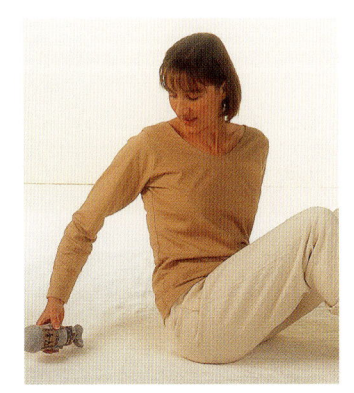

10 痛みや緊張があり、もっとしっかりと背中をマッサージしたい場合や、全体的にリラックスしたいときなどは、テニスボールを活用する。ボール2個を片方の靴下に入れて口を縛る。ボールそれぞれが脊椎の両側にくるように、ボールの上に寝る。膀胱経が流れている位置に相当する。肩のあいだもしくは、痛みや不快感を感じている部位からマッサージをはじめる。

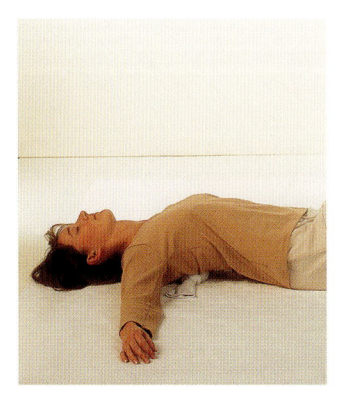

11 背中をボールに埋めるような感じで、深呼吸する。ボールが背中のラインにぴたりと沿って、膀胱経のエネルギーを刺激してくれる。筋肉がほぐれたと感じたら、「必要に応じて」ボールを次の部位にゆっくりと転がしていく。そこでも、呼吸を活用してリラックスをうながす同様の施術をおこなう。脊椎の上から下まで施術をおこなう場合は、10-15分程度で。施術後は、脊椎が充分にのびて、床にくっつくような感じになるはず。また、背中全体も温かくなっている。

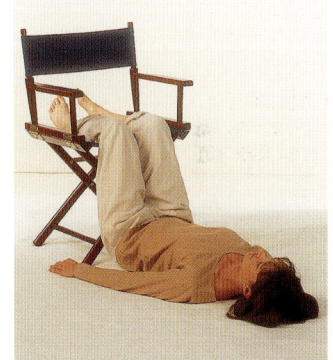

12 一連の脊椎への施術終了後は、床に横になり、下腿を椅子に預けてリラックスすると効果的。これによって腰の疲れをとり、脊椎を本来の状態に戻せる。目を閉じ、ゆっくりと呼吸しながら、脊椎の上から仙骨まで、エネルギーが波のように移動していくのを意識する。10-15分この状態を維持すること。
このリラックス法は神経系に直接効き、緩和してくれる。ストレスを感じたら、いつでもおこなってかまわない。

パートナーとおこなう、呼吸を高める施術 正しい

呼吸は、生きていくうえで最も大切で基本的なことです。けれど意外にも、ストレス状態が高じてくると、つねにきちんとした呼吸ができなくなってしまうのです。深くリラックスした吸入が、短くて浅くあえぐようなものになり、その影響はすぐさま全身におよびます。以下の施術は上半身のみを対象としたものですが、落ちついてリラックスし、再度きちんと呼吸できるよう助力してくれます。

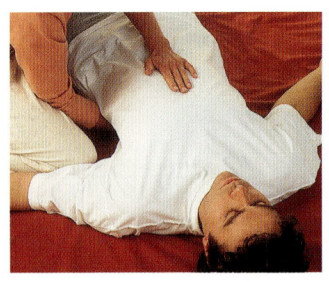

1 一方の手をパートナーの背中、みぞおちの真下に入れ、もう一方の手は胸骨の下におく。両手ではさんだ部位に神経を集中させ、パートナーにもそうするよう指示する。両手に感じるパートナーの呼吸から気の流れをとらえ、両手にかけていた圧をゆっくりと解き放っていく。次第に緊張が消え、筋肉がほぐれてきて、より深くリラックスした呼吸になってくるのを感じるはず。

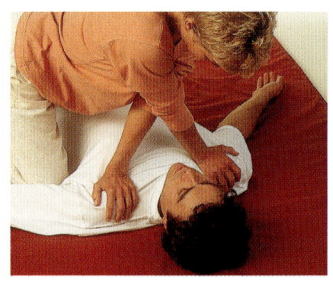

2 両腕を交差させた状態で、パートナーの肩に両手のひらをおく。息を吸うよう伝え、吐くときに体重を両手にかけ、肺経の1番目のツボを刺激し、やさしく胸部を開いていく。これを3回繰り返す。

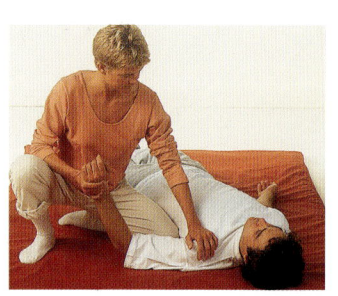

3 左手は肩においたまま、右手でパートナーの手をしっかりと握る。腕を床から持ちあげ、充分に振ってから、再度リラックスさせる。

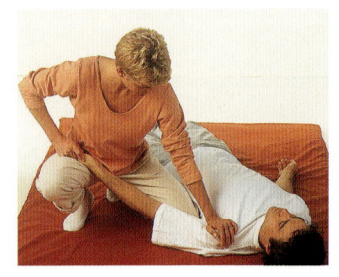

4 親指をしっかりと持ち、腕と肺経を充分にストレッチして活性化する。数回繰り返しおこなってもかまわない。

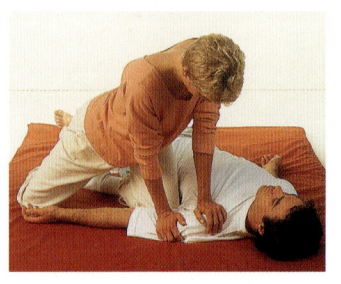

5 パートナーの腕を、体にたいして45°におく。一方の手で肩を押さえておき、もう一方の手のひらで腕から手にかけて揉みほぐしていく。肺経のエネルギーを活性化するため、施術はつねに腕の親指側でおこなう。

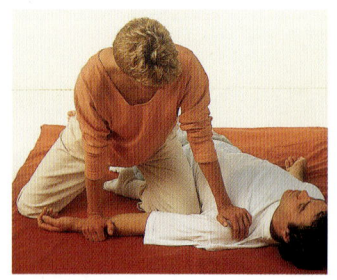

6 （肺経の終点である）親指の先まで続けて施術する。なお、肘の関節周辺に直接強い圧をかけるのは避けること。

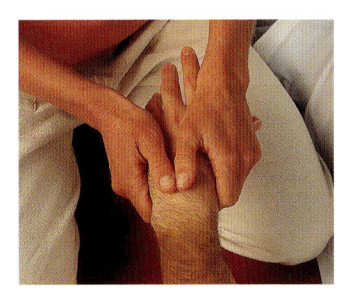

7 両手の親指で、パートナーの手の甲全体をマッサージしていく。

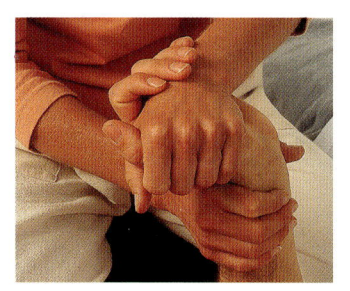

8 ゆっくりと手をまわして、手首の関節をほぐす。

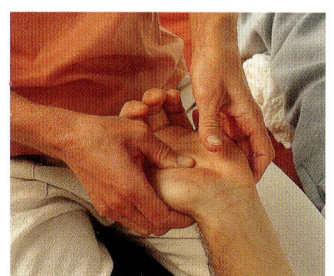

9 手のひらを広げてやさしくマッサージする。手のひらの中央にある、「労宮」と言われるツボに圧をかける。鎮静および緊張緩和に非常に効果のあるツボ。

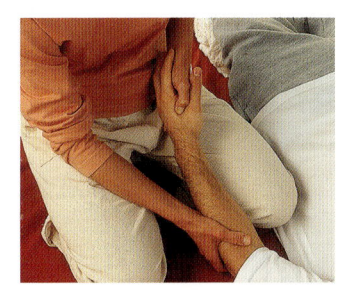

10 人差し指と親指のあいだの骨のまじわるところにある、大腸経の4番目のツボを探す。このツボを親指でやさしく刺激すれば、頭痛緩和や、肺に詰まった粘液の除去に効果がある。

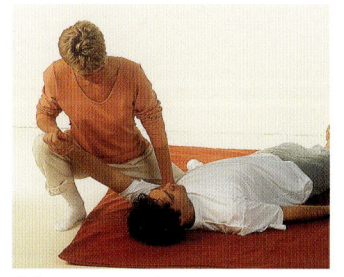

11 一方の手でパートナーの手首を持ち、もう一方の手で肩を押さえる。体を前にだし、腕を頭上に持っていって、しっかりとまわしてストレッチする。体を前にだす前に、肩を押さえたほうの手で必ず圧をかけておくこと。この圧を持続することで、きちんとしたストレッチがおこなえる。その後体勢を戻し、腕ももとの位置に戻す。

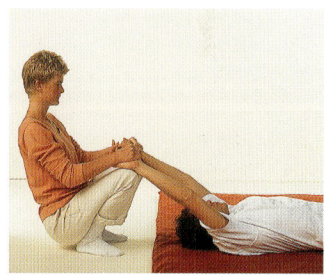

12 パートナーの手を自分の膝の上におき、後ろに体重をかけながら腕のストレッチをおこなう。

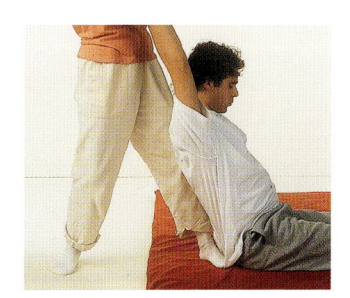

13 パートナーの背後にまわる。親指をしっかりと握ってパートナーの両手を持つ。ふたり同時に息を吐きながら、手を持ったまま立ちあがり、体がのびているとパートナーが実感するまで、後ろにぐっと引っ張る。

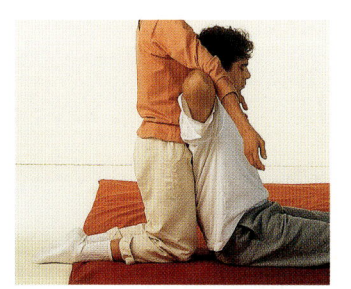

14 パートナーの背後に膝立ちになり、うなじで両手を組むよう指示する。パートナーの腕の前に自分の腕を持っていき、パートナーが息を吐くときにやさしく肘を両側に押し広げる。

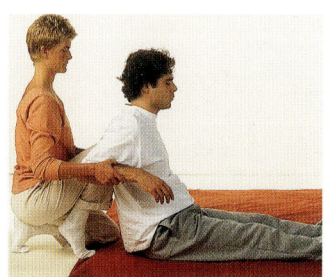

15 一方の膝を立てて、パートナーの腰を支える。パートナーの前腕を持ち、パートナーが息を吐くときに、パートナーの背後で両肘をあわせるような感じで引っ張る。

呼吸を高める：セルフマッサージ

肺のエネルギーは、外的環境からの新鮮な空気および気のとり入れをコントロールしています。けれど一定期間ストレスレベルの高い状態が続くと、気管支がさらなる空気をとりこもうと拡張し、その結果、「過呼吸」または呼吸亢進を引き起こしがちになるのです。肺経を刺激し、呼吸をうながす以下のエクササイズをおこなえば、より深く、心地いい呼吸ができるようになります。

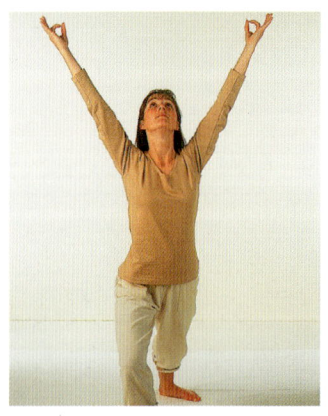

1 両手の人差し指と親指で輪をつくる。右足を前にだし、天井に向かって両腕をのばす。右足を戻し、腕の力を抜く。ついで左足でも同様におこなう。左右の足それぞれで3、4回繰り返す。

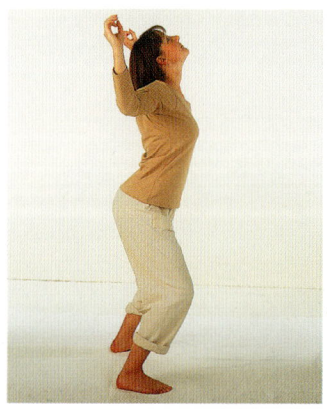

2 両足を開いて立つ。肘をまげた状態で両腕をあげ、軽くこぶしを握る。息を吸いながら、両腕をできるだけ後ろに持っていって胸を開く。

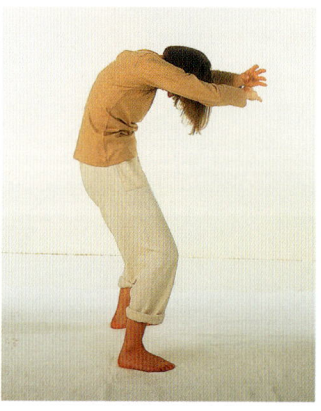

3 息を吐きながら、両腕を前方で交差させ、首の力を抜く。膝をまげたまま、肩甲骨のあいだを押し戻す。4、5回繰り返す。

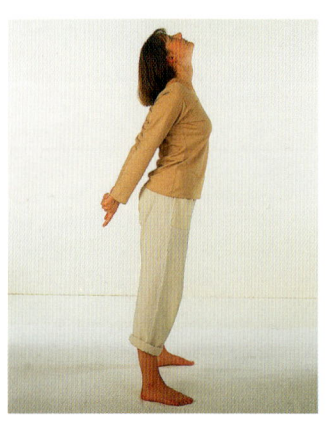

4 足を肩幅に開いて立ち、膝をまげ、足先を軽く開いて外側に向ける。後ろで両手の親指をつなぎ、上を見ながら息を吸う。

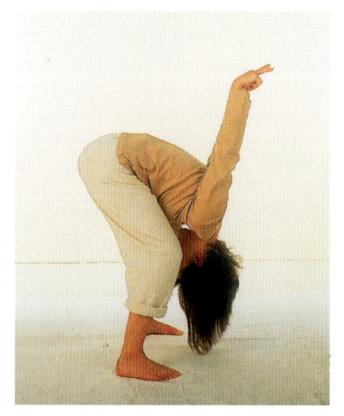

5 息を吐くときは、前かがみになり、両腕を頭上でのばす。脚の裏側、背中、腕がのびているのを感じながら息を吸う。再度ゆっくりと息を吐く。その体勢のまま、2回以上繰り返す。

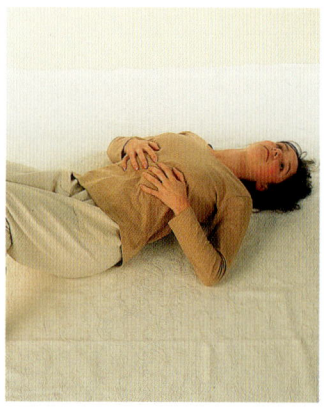

6 床に横になり、丸めたタオルを脊椎に沿ってあてがい、頭は床または枕にしっかりとつける。肋骨に沿って両手をおき、やさしく押しながら息を吐く。

免疫系回復

免疫系には、脾臓、胸腺、リンパ節も含まれます。タンパク質と脂質の全身への運搬、白血球と免疫の生成、体液の濾過を担っています。けれどストレスが続くと、免疫系は弱まり、感染しやすい状態が続いてしまうのです。以下の簡単な指圧をおこなえば、免疫およびリンパ系覚醒の一助となります。

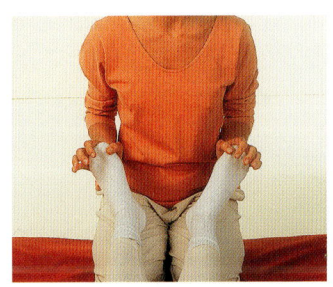

1 脚をのばして仰向けに寝るようパートナーに指示する。足の裏に両手のひらを当てる。毎秒約2回のリズミカルな動きで、断続的に足を頭に向けてやさしく押す。3-4分おこなう。

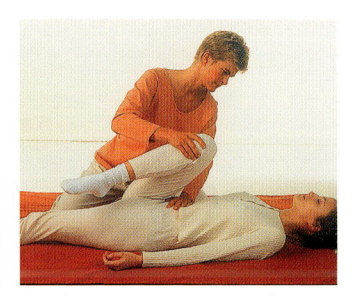

2 パートナーの一方の脚をまげ、足もとから片側に移動する。まげた脚の膝下を持つ。手前から反対側へと、股関節をゆっくりとまわしていく。あなたの胸部とパートナーの膝がぶつからないよう、つねに一定の距離を保つこと。

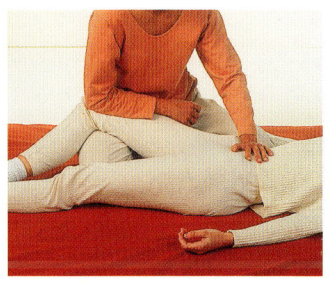

3 施術中の足先を、反対側の足首の内側につけるようにおいて脚をまげ、脚の内側をなるべく上に向ける。パートナーに息を吸うよう指示し、息を吐いたときに、前腕で脾経をマッサージしていく。

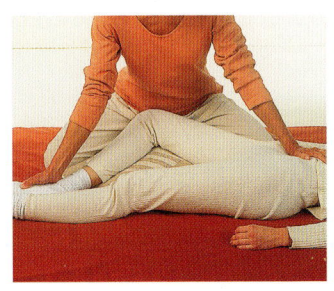

4 下腿をクッションで支え、足の親指の内側から施術を開始する。親指を使い、足の内側に沿って垂直に圧をかけていく。

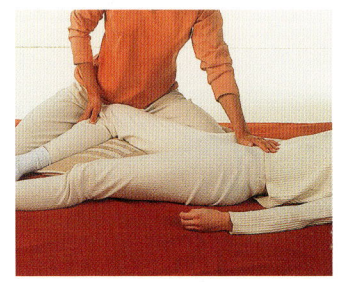

5 脚の内側の脛骨の上にあるのが脾経9番目のツボで、非常に効果が高い。このツボを押せば、腹痛や月経痛、膝の局所痛に効く。

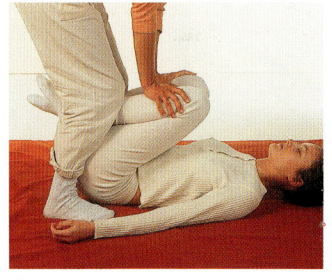

6 施術を終えた脚をまわしてから、もう一方の脚も同様にまげる。立ちあがり、パートナーの臀部近くに移動して足でパートナーの体を軽く固定し、まげた両膝を胸部に向かってやさしく押す。押し終えたら、膝をまげたままの両脚をまわす。今まで施術をおこなっていた脚の反対側に移動し、施術を終えた脚をのばしてから、もう一方の脚にも同様の施術をおこなっていく。

消化器系の機能を高める

胃と脾臓のエネルギー経路は、食物の摂取および消化という非常に重要な機能と関係があります。伝統的な中国医学では、胃は、口から小腸にいたるすべての消化管に通じ、気を生みだすと考えられています。以下のエクササイズは、消化器系の微調整と健康改善を目的としたものです。

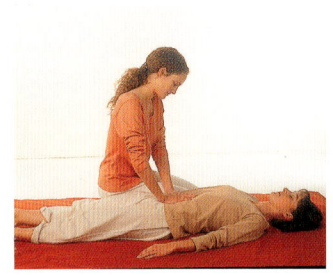

1 パートナーのかたわらに正座する。静かに数分かけて「同調」し、観察する。どんな緊張も見逃さず、呼吸のスピードに注意する。速くて浅ければ緊張を、ゆっくりと深ければリラックスを示す。
重要な体心である腹の外周をたどっていく。胸骨の下の胸郭からはじめ、骨盤に向かってゆっくりと。

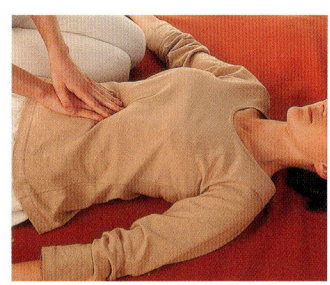

2 写真を参考に両手を重ね、腹のまわりに時計回りに指先で圧をかけていく。緊張している部位があれば、徐々に深い圧をかけていき、緊張をほぐす。

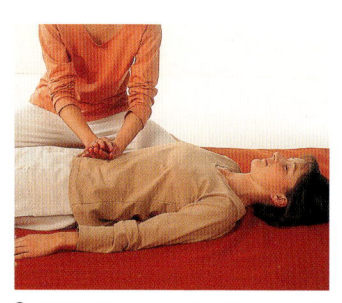

3 両手を重ねたまま、手のひらのつけ根を使い、片側から反対側に向かって、生地をこねるような感じでゆすりながら押していき、向こう側に達したら戻ってくる。リラックスするまで繰り返す。

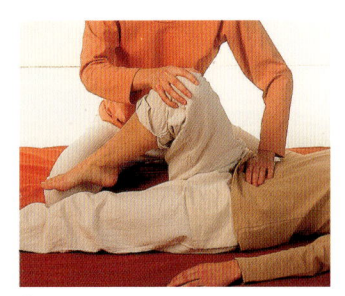

4 片手で、右脚の膝下を持つ。手前から反対側に向かって、脚をまわしていく。腕の筋肉だけではなく、全身を使って。臀部をバランスよくまわすため、あなたの胸部とパートナーの膝がぶつからないよう、つねに一定の距離を保つこと。

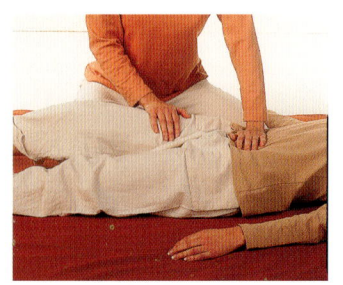

5 まげていた脚をのばし、自分の膝か枕をパートナーの膝の下において支える。胃経に沿って、脚の前面外側に手のひらで圧を加えていく。太腿のつけ根からはじめ、足に向かって。3、4回繰り返す。

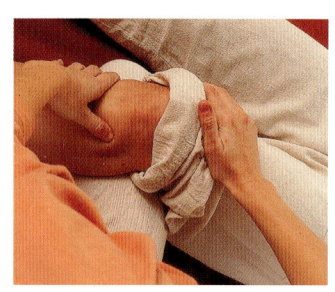

6 胃経36番目のツボ「足三里」を、親指の圧で刺激する。膝頭から指4本分下の脛骨の外側にある。そのすぐれた効果はツボの名前に現れている。忍耐力を高めるために昔から用いられてきたツボ。

循環系の機能を高める

伝統的な中国医学によれば、心臓、心経、心包経は、循環を整える中心です。けれど心臓のエネルギーは、ある種の状況下では驚くほど弱まることがあります。そんな問題に対処できるすばらしい方法の1つが、この部位に特化した指圧です。2重の効果で、心をおだやかにするとともに、循環系の諸問題の治癒にも役立ちます。

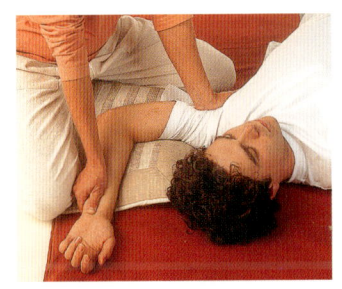

1 パートナーの一方の腕を、手のひらを上に向けて頭上におき、エネルギー経路を開く。肘の下にクッションをおいて支える。腕の前に正座する。全身、とりわけ末梢への血流改善のため、日々体をしっかりとこすること。乾燥ヘチマやボディブラシ、目の粗いタオルなどを活用する。

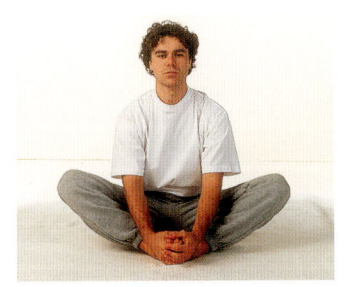

2 心経のエネルギーバランスを整えるため、床に座り、膝をまげて、体の前で足の裏をあわせる。足首を持ち、背筋をのばす。できるだけ背筋をまっすぐにしたまま、息を吸いながら上体を前に倒していく。ついで息を吐きながら頭を足もとに近づけ、両肘は脚の前に持っていく。脇の下を広げてリラックスする。

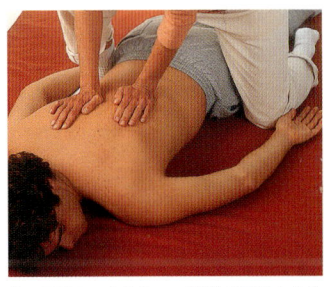

3 両手のひらを使い、脊椎の両脇を上から下にこすりながら、しっかりと圧をかけていく。

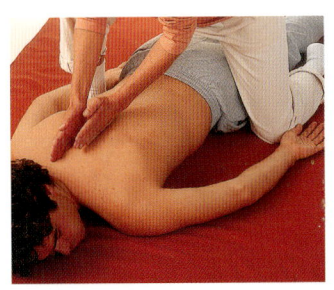

4 手の小指側を使って、脊椎の両側を数回、施術部位が赤くなってくるまで力をこめてこする。

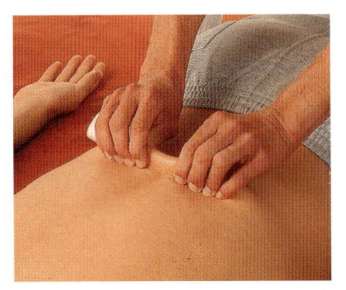

5 脊椎の底部にある脂肪をつまみ、皮膚を転がすようにマッサージする。組織を持ちあげ、脊椎の上部に向かって徐々に「転がして」いく。3、4回繰り返す。ついで、背中の中央に位置する脊椎から、両脇に向かって皮膚を転がすようにマッサージしていく。

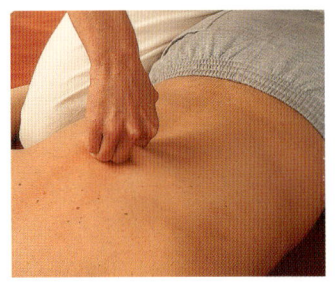

6 人差し指と中指を使って組織をつまむ。つまむと同時にねじって持ちあげる。パートナーが痛みに耐えられる範囲で施術をおこなう。背中全体をまんべんなく。循環がよくなってくれば、施術部位が赤くなってくる。

緊張緩和

意外かもしれませんが、ストレスにさらされていると、体の重力の中心がずれ、腹部から胸部に移動して、首、肩、顔の緊張レベルを高めてしまうことがよくあります。すると往々にして、肩が重く感じられるようにもなってきます。そんな華奢な部位にいたわるように触れてもらい、すぐに緊張をほぐしてすっきりと心地よくしてもらい、しかもその状態が長く続いたらどんなにいいでしょう。

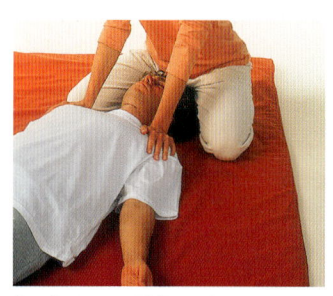

1 パートナーの頭部に正座する。両肩に手をおき、パートナーと同調する。呼吸やリラックスの状態を確認してから施術を開始。パートナーに息を吸うよう指示し、息を吐くときに、両腕に体重をのせて肩に圧をかける。数回繰り返す。これにより、リラックスをうながす。

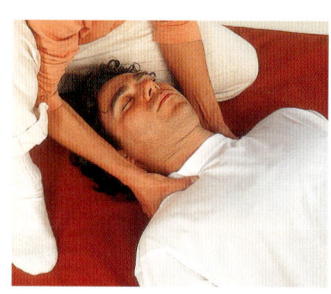

2 親指を肩の前面、それ以外の指を背面に持っていき、こねるような動きで、やさしくしっかりと肩をマッサージする。筋肉の緊張がやわらぎ、組織が次第にほぐれてくるのがわかるはず。

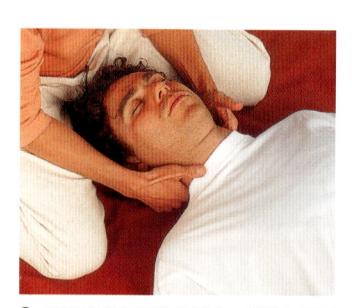

3 両手を首に移動させる。親指を側面に、それ以外の指を首の下に持っていき、やさしく引っ張って首をのばす。首の筋肉がほぐれてきたと感じるまで数回繰り返す。

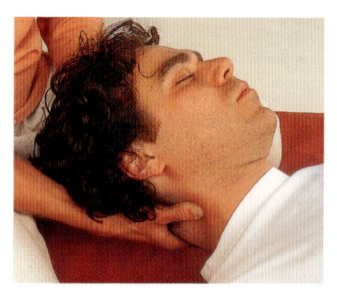

4 パートナーの頭をそっと床から持ちあげたら、首の筋肉をしっかりと揉みほぐしていく。強くやりすぎると不快感をもたらしかねないので気をつけること。

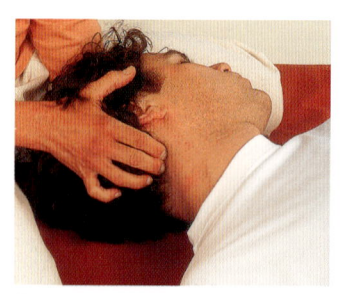

5 頭を片側に向け、一方の手で支える。もう一方の手の指先を使い、筋繊維に沿って首を「こするように」マッサージしていく。反対側にも同様の施術をおこなう。

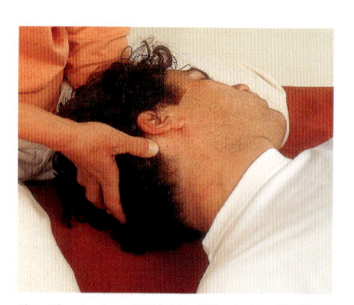

6 パートナーの頭を片側に向け、頭蓋骨底部に沿ってツボに圧をかけていく。耳もとからはじめ、脊椎に向かっておこなう。頭の向きを変え、反対側にも同様の施術をおこなう。

指圧　151

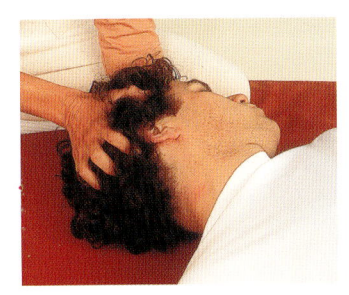

7 指先を使って頭皮をこすり、ついで髪にしっかりと指を走らせていく。数回繰り返す。

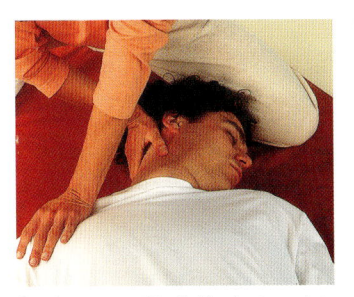

8 パートナーの頭を片側に向け、一方の手を頭蓋骨の下に入れて支える。パートナーに深呼吸するよう指示する。

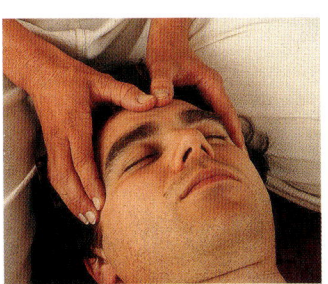

9 顔の施術をおこなう。まず、親指を額中央にそっとおき、他の指は側頭部におく。

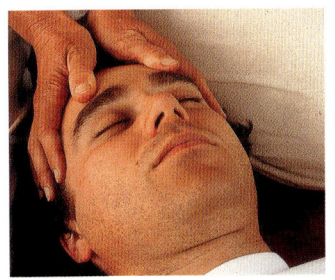

10 軽く圧をかけ、親指でこめかみに向かってストロークしていく。3、4回繰り返す。これにより、頭部の緊張を緩和できる。

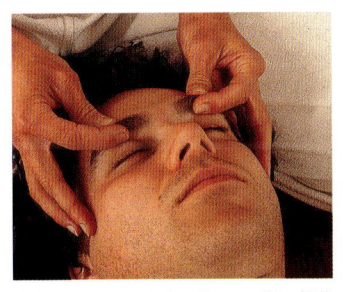

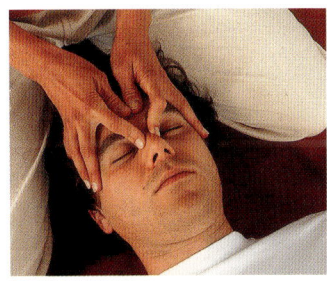

11 人差し指と親指を使って、眉の部分を揉みほぐしていく。眉頭からはじめ、眉尻に向かっておこなう。副鼻腔の症状がすっきりするまで数回繰り返す。

12 人差し指で鼻の両脇をストロークしていく。鼻詰まりの緩和に役立つ。鼻梁に沿って下から上に向かっておこなう。

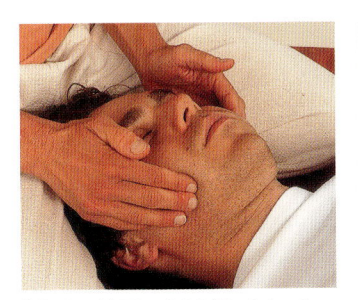

13 顔の側面を、上から顎に向かってマッサージしていく。この療法は全身をリラックスさせることができる。

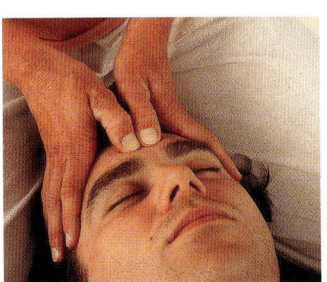

14 顔の施術開始時の位置に指を戻す。軽く圧をかけながら、両側に向かってストロークしていく。

重要ポイント

緊張緩和の施術をおこなうときは、少し時間をとって、まず自分が完全にリラックスすること。自分が1番楽で、力も入る体勢を確保する。静かな音楽を聴き、室内が暖かく、湿度も高くないことを確認し、完全に心がおだやかになったと感じてからとりかかる。これはとても親密なマッサージなので、相手に十二分に信頼してもらうことも非常に重要。施術前に軽く深呼吸してもらえば、相手の心を落ちつかせ、すばらしい安心感を引きだす一助となる。この深呼吸をしてもらうのともらわないのとでは大きな違いがある。すべての準備ができたら、施術開始。

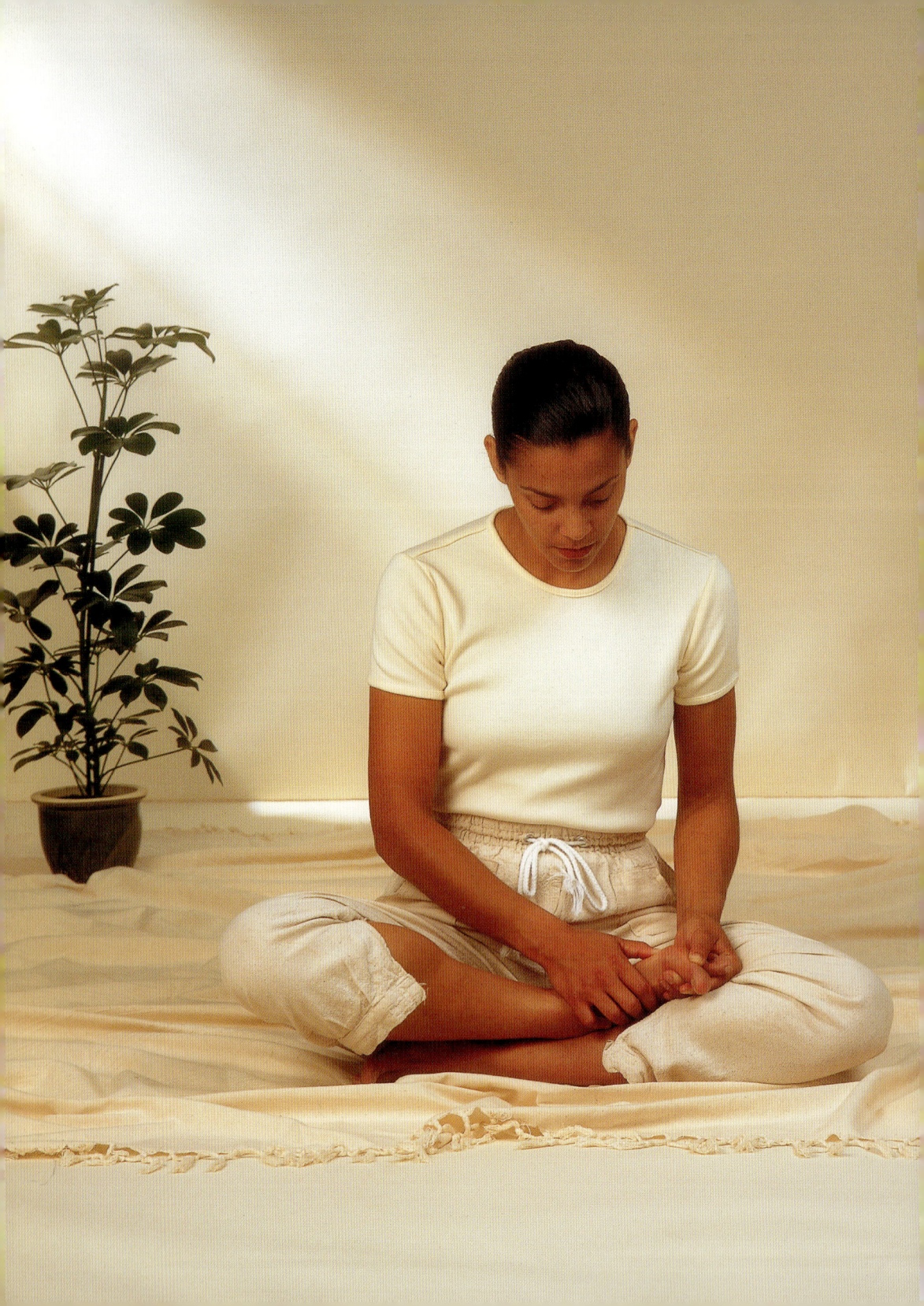

リフレクソロジー reflexology

手を用いた、体の緊張の緩和、解消は、人が本能的におこなうことです。向こうずねをぶつけると、反射的にぶつけた脚を抱えたり、痛みを緩和しようとこすったりします。こうして、傷をおった部位から発生する乱れたエネルギーを、手の乱れていないエネルギーとの接触を介して放逐しているのです。実際には、傷をおった部位のバランスをとりなおして、エネルギーの流れと循環、筋肉の緊張の調和がとれた、本来の健康な状態に戻している、と言えます。

　人間がはじめて、手に歩くための機能を求めることをやめ、特化した働きを求めるようになって以来ずっと、手は、癒しと心地よさとやさしさを付与し続けてくれているのです。多くの自然療法が、道具として手を活用しています。リフレクソロジーでも同様ですが、特に指を駆使して、反射点に圧を加える療法をおこなっていきます。反射点は通常足にあります。体のいたるところにある反射点は、手にも多く、頭部にもあるものの、頭部の反射点が治療に用いられることはほとんどありません。

　「反射点」は圧を加えるポイントで、手足にありながら、体の外面、内面を問わず、手足はもとよりさまざまな器官や腺、胴部や頭部にいたるまで、すべての部位の状態を文字通り反射投影しています。反射点の示すサインを正しく読みとり、それにきちんとしたがっていけば、広範囲にわたる治療が可能になります。

リフレクソロジーの働き

リフレクソロジーは、指で圧をかけることにより、対応する反射区を刺激して、体の各部位に働きかけていく施術です。体内には、浄化機能が妨げられるところがあり、そこには、静脈循環とリンパでは排除しきれない老廃物が、デポジットとなってたまっているのです。けれど、左右の足には全身の反射区があります。また、脊椎に対応する反射区は、それぞれの足の甲に沿って走っています。

頭と首

　頭に対応しているのは足指です。より正確に表現するなら、頭の右側は右足親指に、左側は左足の親指に対応しているのです。2本の親指だけで頭部全体に対応していますが、それ以外の8本の指にも、頭部の特定部位の微調整をおこなうための反射区があります。

　首の反射区は、すべての足指の「首」、つまりつけ根にあります。首のどこかが緊張していれば、対応する足指にも緊張感か不快感、またはしこりのようなものがあるはずです。頭と足指の対応関係は、最初はわかりにくいかもしれません。頭は1つなのに、指は10本もあるのですから（頭の左右それぞれに指は5本ある、とも言えます）。しかしリフレクソロジーは、昔から続く、よく知られた療法です。あなたもじきに、体と足裏の密接な関係がきちんとわかるようになるでしょう。

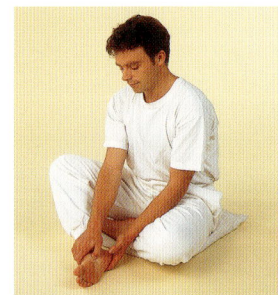

両足の甲に沿って走る脊椎の反射区をやさしくマッサージ。

胴部と脊椎

　左右の足が全身に対応している、という概念を理解さえしてしまえば、胴部が足のどこに相当するのかを認識するのはずっと簡単です。理解するための鍵は、脊椎の反射区は、足の甲に沿って走っていて、実際の脊椎と反射区をあわせられれば、ぴたりと一致する、という点でしょう。あなたの足に、あなたの全身がそろっているのです。

胸部

　左右それぞれの胸部に対応するのが、両足裏です。したがって、足裏およびその真上に相当する足の甲には、肺、気道、心臓、胸腺、胸、肩をはじめ、胸部すべての部位の反射区があります。全体を区切るのは横隔膜で、これは左右の足裏を横断する重要な反射区です。

腹部

　土踏まずには、腹部器官の反射区がそろっています。いずれも消化にかかわり、生命を健康に維持する機能を有する器官です。この重要な部位は、横隔膜とかかとのラインで明確に区切られています。

骨盤

　かかとまわりには、骨盤周辺の反射区があります。足裏はもちろん、かかとの両脇や足首の上部にも認められます。

手足

　手足の反射区は足の外縁にありますが、最も顕著なのは、上肢または下肢にあるものです。足裏には、実際に手足に対応する反射区はありません。けれど腕と脚は基本的な構造が同じなので、四肢それぞれに、同じ側の腕や脚の反射区があります。肩には臀部の反射区があり、臀部には肩の反射区があります。肘と膝、手首と足首、手と足も同様の関係です。経験豊富なプロのリフレクソロジストたちはこれを交叉反射と称しています。

足裏のゾーン　**体のゾーン**

横隔膜ライン
腰部ライン
骨盤ライン

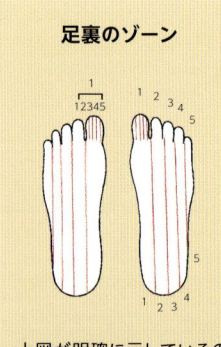

上図が明確に示しているのは足裏を走るゾーン。親指およびゾーン1にあるのは頭部すべての反射区。体の右側の反射区は右足に、左側の反射区は左足にある。

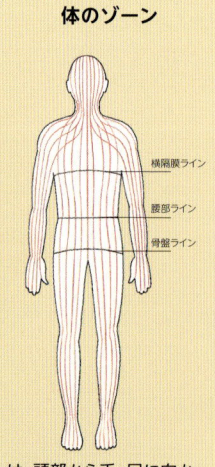

上は、頭部から手、足に向かって全身を垂直に走るゾーンの図。体を横切っているラインにも注意すること。

リフレクソロジーの効果

リフレクソロジーはシンプルな施術ですが、非常に確実で高い効果を有します。リラックスをうながし、筋肉内に蓄積した過剰な緊張を緩和してくれるのです。施術中に足のすべての部位が刺激されるのみならず、筋肉のリラックスや、全身の循環がよくなるといった効果も得られます。効果のほどはすぐに現れてきます。

リフレクソロジーとあなた

ホリスティック医療の原則にのっとっているリフレクソロジーでは、体と心と精神が結びついていると考えます。あなたに何かが起これば、意識しようとすまいと、その影響は体にも心にも精神にも現れます。プレッシャーやストレスを感じていれば、体の機能は損なわれるでしょう。筋肉は緊張が抜けずにこわばったままになり、循環や神経が圧迫され、それらの機能が支障をきたすようになるのです。同様に、身体的な災難に見舞われれば、事故の状況や痛みの程度や後遺症に応じて気持ちが影響を受けます。

手(や足)への施術を介して、全身への施術をおこなっている。

リフレクソロジーの施術の大半は足におこないますが、その効果は、内外を問わず全身におよびます。体の表面同様、内臓や腺にまで効果をもたらせるのは、反射区への施術によるものです。該当する部位に直接働きかけるよりも、反射区に施術をおこなうほうが、はるかにしっかりとした効果をもたらせます。リファラルトリートメントと称されることもあるこうした療法は、とても効果的です。

たとえば背中の痛みの場合、骨がずれたりゆがんでいるといったそもそもの構造上の原因であれば、整骨師や整体師、指圧師に診てもらうべきです。筋肉の問題から痛みが発症していたり、すでに処置したにもかかわらず依然筋肉のこわばりが残っているなら、次の段階は、関連する筋肉の部位をきちんと見極めたうえで、マッサージやリフレクソロジーで状況改善を試みていきます。これから説明していく療法は、いずれもとても効果的です。

マッサージは即効性があり、回復効果も高いですが、効果が消えてしまえば、痛みや不快感がぶり返すことがままあります。ですが、背中の反射区に施術をおこなえば、筋肉に直接施術するよりも、はるかに長く効果が続きます。これは、外側から筋肉を揉みほぐしていくのではなく、反射区への施術によって、内側から体を刺激しているからです。問題のある部位の反射区を刺激すれば、治癒をうながせます。リフレクソロジーは、マッサージと該当部位の反射区への刺激を併用することで、治癒効果を長く保てるのです。

必ず足を洗い、きれいにしてから施術をおこなう。

療法の内容

リフレクソロジーは、たんに足のマッサージにとどまらず、さまざまな技術を駆使していきます。まずは手を大きく使って、足全体をやさしくなでていきましょう。これによって、相手の全身がリラックスし、足も、反射区への圧をかけられる準備ができます。反射区に圧をかけながら、しこりなどを感じた部位をマッサージしていけば、徐々にほぐれていきます。マッサージは、全体の流れの中で反射区への療法と密接につながっていて、さまざまな個々の反射区への施術と同時に、全身をリラックスさせ、刺激しているのです。同じように効果的なのが、手を大きく使ったマッサージで、リフレクソロジー療法の仕あげに適しています。また施術終了時には、このマッサージのおかげで、相手は心身ともに満たされた気持ちになっているでしょう。

リフレクソロジーでは、患者をリラックスさせるとともに刺激もします。筋肉の緊張がほぐれ、分布している神経の圧迫が緩和されれば、体は深いリラックス状態に入っていきます。同時に、循環は刺激され、全身に栄養分を運んでいき、施術部位や全身の健康な機能を阻害する老廃物を除去していくのです。エネルギーもよりスムーズに全身を流れていくようになり、結果として、とても満ちたりた気持ちになれる、というわけです。

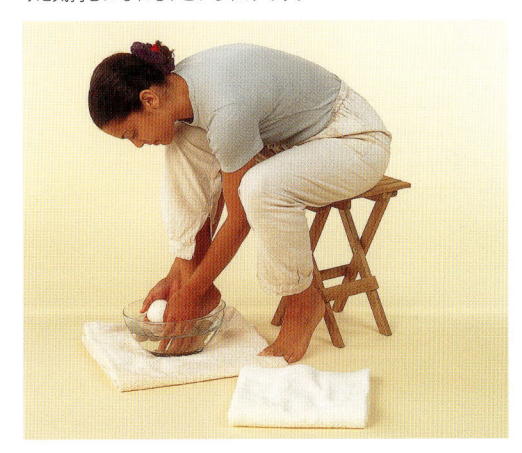

リフレクソロジーをおこなう

リフレクソロジーがはじめての人はだれでも、すぐにその独特な施術法に気づきます。リフレクソロジーでは、早急に治療が必要な1、2カ所の部位の集まり、として診るのではなく、体全体を診察し、全体を慎重に微調整して、正常な状態に戻します。体のすべての部位は相互に影響しあっている、という認識が、リフレクソロジーにたいする高い評価の理由なのです。

ホリスティックアプローチ

リフレクソロジーは、体の外側のマッサージとともに、内側にある器官や腺やさまざまな部位の反射区を刺激することで、体全体に働きかけていきます。足全体への施術により、該当の部位やシステムのみならず、全身を介して治癒をうながしていくのです。ゆえに、自然医療のホリスティックアプローチが、あますところなく効果をあげることができると言えるでしょう。

具合が悪くなっても、自然療法では患者を機械扱いはしません。局部の症状緩和のみをおこなうような、うまく機能しない部位を修理したりとりかえればいいといった考え方はせず、患者の全体を診て、問題の原因に対処していきます。ひどい歯痛の場合、鎮痛剤を服用すればホッとできるかもしれませんが、そもそも痛みを生じさせた毒素を処置しないかぎり、膿瘍の除去はできないでしょう。

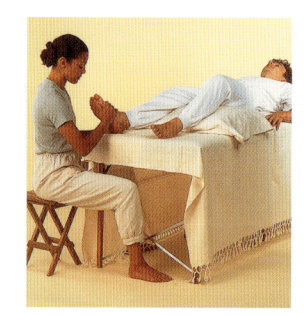

頭、首、膝の下に枕を当てて支え、パートナーが心地よくいられるように気をつける。

問題をつきとめる

頭痛に見舞われた場合、自分で原因がわかることもあれば、わからないこともあります。体のどこに問題が潜んでいるのでしょう？ 首や腰の緊張から？ 脚にたまった緊張のせい？ 多くの頭痛の裏には、そんな根本的な問題があります。もっともわたしたちは、頭が痛みだすまで、そういった問題が芽をだしはじめていることにすら気づきませんが。そして、そんな問題が認識されず、対処もされないままなので、頭痛は繰り返し襲いかかってくるのです。

頭の反射区をマッサージすれば、一時的に症状は緩和されるかもしれませんが、頭痛そのものは治らないでしょう。けれど、関連する反射区を刺激すれば、効果があります。ある症状がでたからといって、それに対応する部位のみに施術したりせず、足全体をマッサージしていけば、やがてしかるべき場所が見つかるはずです。

脚は、施術者が楽な姿勢で施術をおこなえる位置に持ってくること。

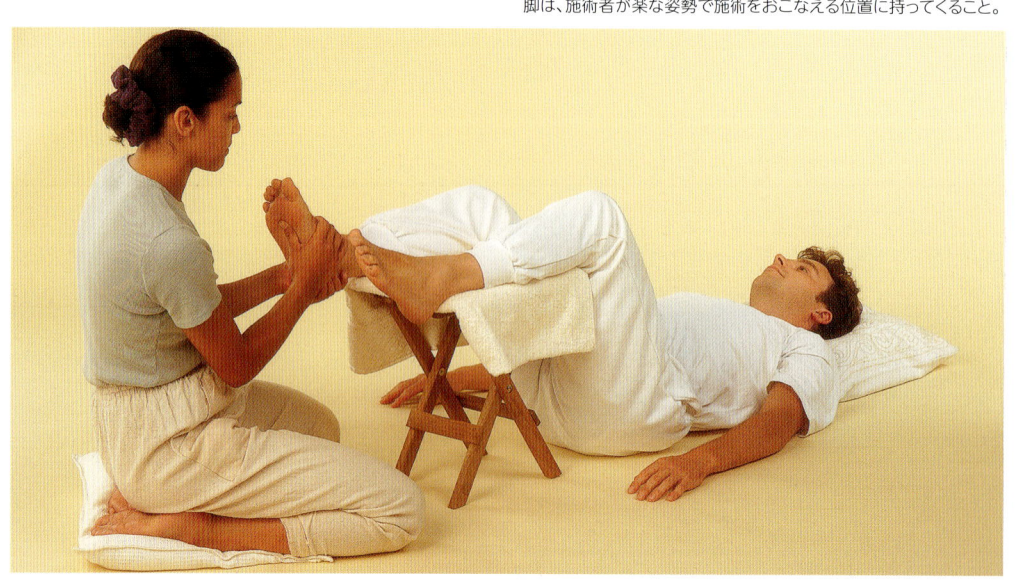

基本テクニック

施術時に使用する室内は、暖かく、落ちつけるようにしておきます。人の出入りはもちろん、電話やファクスなど、あらゆる邪魔が入らないようにしてください。適切な環境を確保できたら、基本テクニックを用いて、手と足をほぐしていきます。本格的な施術前におこなうのに適しています。これを身につければ、リフレクソロジーの手法もすぐに習得できるでしょう。簡単ながらとても効果的なテクニックです。

手と足の療法

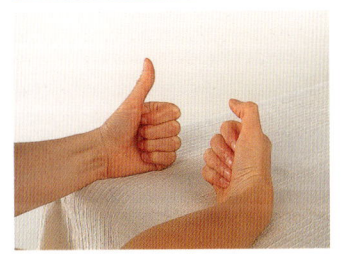

1 親指を使った施術、サムウォーク。両手の親指をまっすぐにのばし、1本ずつ、第1関節のところで屈伸させる。数回繰り返す。

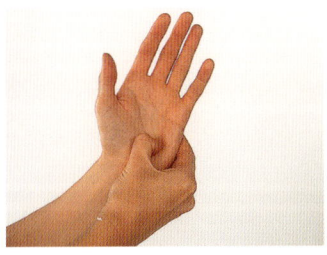

2 親指をまげ、下に向かってしっかりと圧をかける。片手のみでおこなうこと。

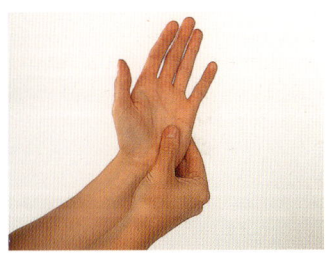

3 親指をのばしながら、指を前方にスライドさせる。このテクニックは「キャタピラーウォーク」と称されることがある。

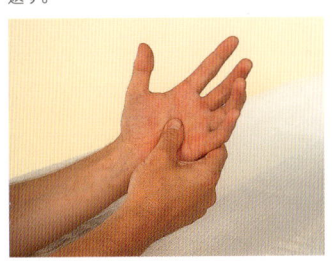

4 ピボッティング。親指を手のひらの1カ所におき、その場で軽く、円を描くようにまわす。少し圧をかけてもみてもかまわない。

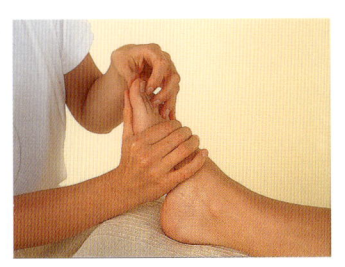

5 フィンガーウォーク。足の人差し指に施術する。1本または複数の指を使って、サムウォーク同様に施術していく。

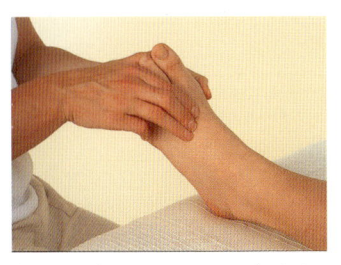

6 フィンガーウォークを続けるが、今度は人差し指と中指と薬指を3本いっしょに動かす。

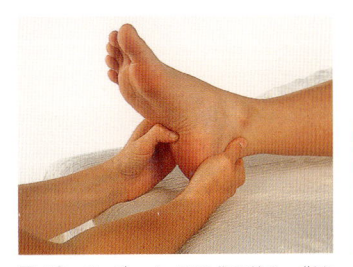

7 ピンチング。すべての指を使う。指をペンチのようにつけたり離したりして動かしていき、親指で圧をかける。

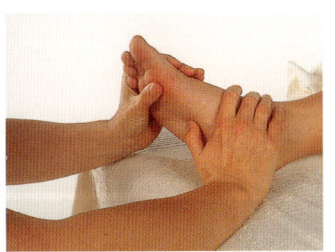

8 ホールド&サポート。片手で足をしっかりと持って支える。より繊細な施術をおこなう際に役に立つ。

リラックスする

足の施術をおこなう際、相手には必ず、心地よくいられる体勢をとってもらうこと。ソファに寝てもらうのもいい。一方の側にクッションをおいて背中と頭と首を支え、反対の側に足をのせてもらえば、簡単に施術できる。肘かけ椅子に座ってもらうなら、適当な高さの椅子かスツールを用意し、そこに足をのせてもらい、クッションを当ててしっかりと足を支えておく。施術者本人も楽な体勢で臨むことを忘れずに。

フットマッサージでウォーミングアップ

患者にとってつねに大きな効果をもたらすのが、リフレクソロジーの施術前に最初におこなうフットマッサージです。これによって、触れられることに慣れ、心にかかるもろもろの問題を忘れられます。患者の精神状態は非常に重要であり、確実にリラックスしてもらえるよう全力を尽くさなければなりません。反射区への施術やすべてのセッション終了時にもマッサージをおこなってください。

第1段階

マッサージによって、反射区への施術がおこなえるよう足の準備をします。組織を温めてリラックスさせ、あなたが触れることに慣れてもらい、全身の緊張を解いてリラックスしてもらうのです。マッサージをおこなえば、筋肉の緊張をほぐし、足や周辺への血流もうながします。その結果、反射点への刺激に、組織はこわばることなく充分に反応するようになるのです。とても重要な過程なので、必ずおこなってください。

施術中もさまざまなマッサージをおこないます。反射区から反射区への移動を助けたり、痛みをもたらしかねない反射点への施術と施術のあいだに足の緊張をほぐすためです。また、何らかの痛みや不快感がある部位にも、マッサージをおこなってください。

オイルとマッサージ療法

すべての反射点への施術後、心底くつろいでもらうため、仕上げに両足のマッサージをおこないます。少量のアーモンドオイルにエッセンシャルオイル2、3滴を混ぜたものを使います。ただしオイルは、最後のマッサージまでは使わないでください。いったん手についてしまうと、正確なリフレクソロジーの施術ができなくなってしまうからです。

マッサージに決まった順序はありません。あなた個人の判断で、さまざまな技法を組みあわせていけばいいのです。大事なことは、あなたと相手がともに心地よく感じられるようにすること。最初にご紹介するいくつかの技法は、導入として用いるのにいいでしょう。また、足首は必ずまわすようにしてください。これによって、足首から足への血液と神経の流れがよくなります。

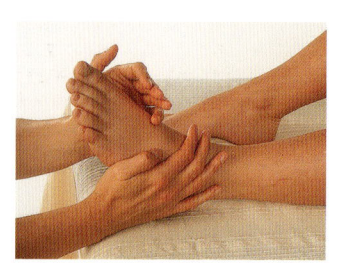

1 ストロークまたは軽擦法。その名の通り、軽くこするような感じの技法で、足全体、またしかるべき部位であればどこにでも施すといい。

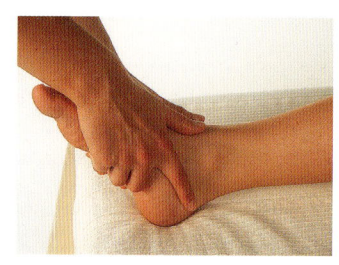

2 足の甲を押し広げる。親指以外の指は動かさず、親指だけを両脇に滑らせていく。

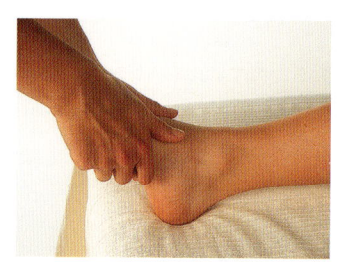

3 徐々に足首に近づきながら、この技法を繰り返していく。

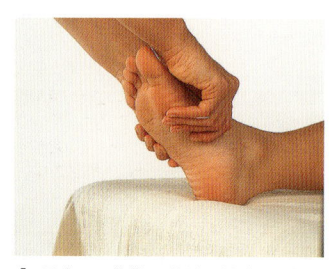

4 足裏への施術。前述の技法と同様に足を持つが、今度両脇に滑らせるのは親指以外の指で、親指は動かさず、固定しておく。

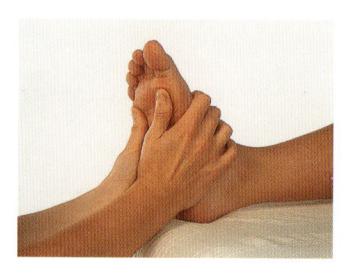

5 最後に母指球を親指でマッサージする。

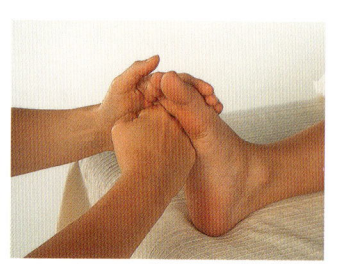

6 ニーディング。指の第2関節から下を使い、生地をこねるような動きで足裏をマッサージしていく。

リフレクソロジー

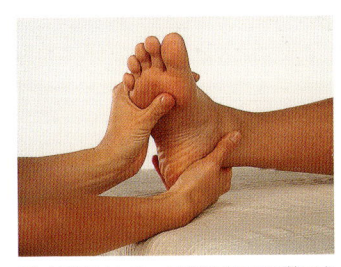

7 足首をまわす。足を時計回りに数回まわす。無理矢理まわさず、やさしくおこなう。ただし関節は充分に動かすようにすること。

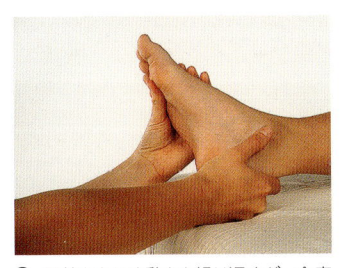

8 足首をまわす動きを繰り返すが、今度は反時計回りで。

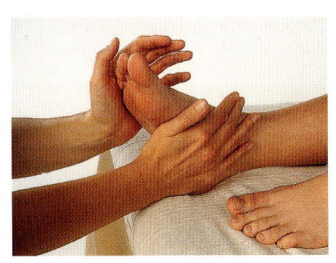

9 しっかりとした素早いマッサージ。足の上から下まで何度も両手を移動させながら、足の両脇をマッサージしていく。数回繰り返す。

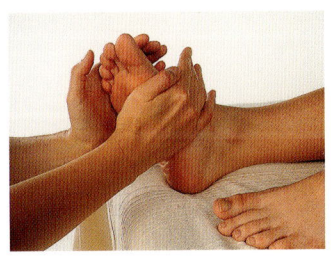

10 手の位置は同じだが、今度は、足を左右にゆらす感じで、両手を足の上から下まで交互に移動させていく。ただし、足首はひねらないよう慎重におこなうこと。

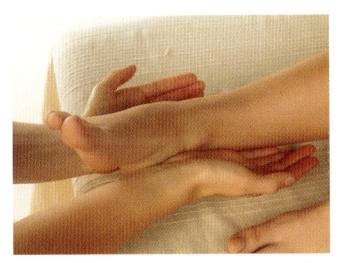

11 両手のひらを上に向けて足の両脇におき、素早く行ったり来たりさせて、足首を刺激し、ほぐしていく。この動きが正確にできれば、足が激しくゆれるはず。

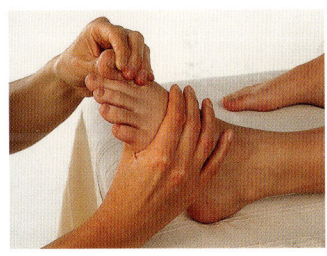

12 足指をまわす。親指からはじめる。しっかりと、ただしきつすぎない程度に持ったら、やさしくまわしていく。それぞれの指にも同様におこなう。

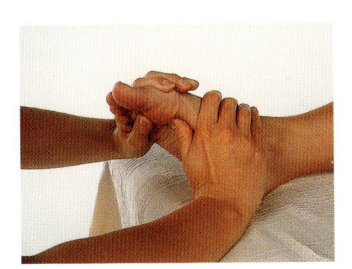

13 横隔膜をリラックスさせる。足を持ったら、自分の親指に向かってぐっとおろしていき、その後もとに戻す。ついで、親指の位置を少し横にずらしてから、同じ動きを繰り返す。

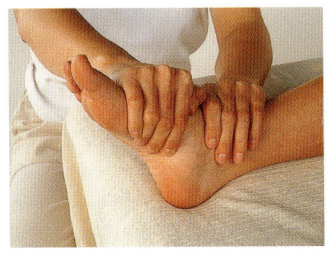

14 スパイラルツイスト。足首を押さえた手は動かさず、もう一方の手で、足の甲全体を行ったり来たりしながらマッサージしていく。数回繰り返す。

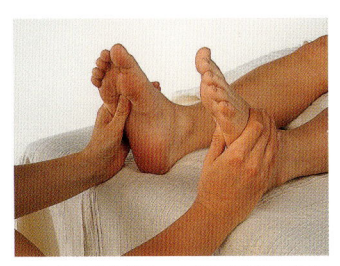

15 適切な呼吸と、太陽神経叢の反射区のリラックスをうながす。親指を土踏まずにおく。パートナーが息を吸うときに親指で圧をかけ、息を吐くときに圧をゆるめる。

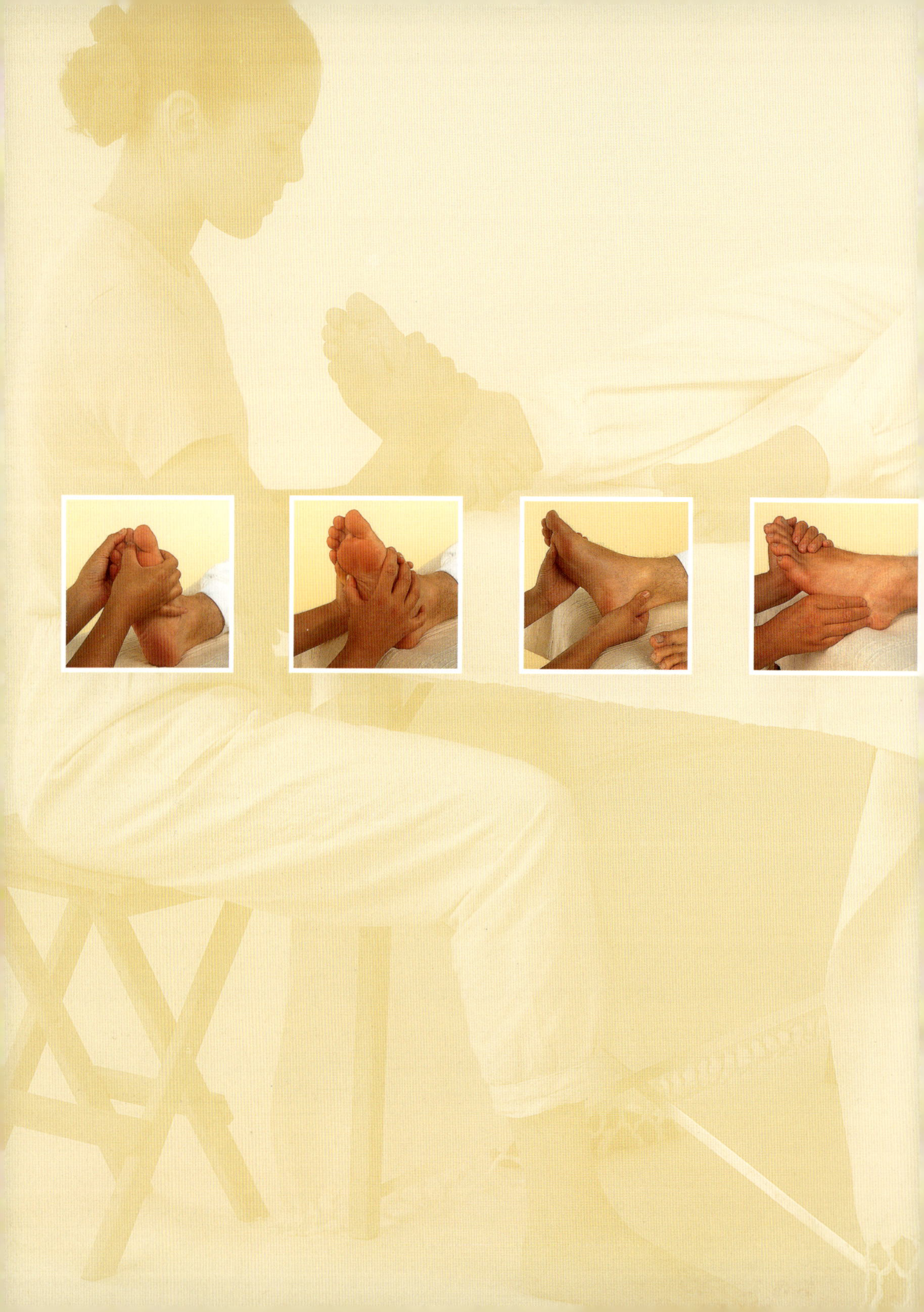

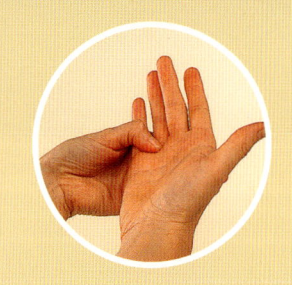

リフレクソロジーのルーティン reflexology routines

以下のページでは、リフレクソロジーのフルルーティンを、段階を追いながらわかりやすく説明していきます。これらは、パートナーが苦しんでいる問題の治療をおこなう前に、パートナーに施術してください。フルルーティンは、体のほとんどの重要な部位をカバーしますし、その中には、脊椎、足指、胸部、腹部、骨盤、手足も含まれています。施術の仕方に応じて、活性効果を発揮したり、施術前のリラックス効果をもたらしたりします。

体のすべての部位がどう反射し、また手や足のどこにその反射区があるのかを理解するには、本章の最後に掲載した詳細なチャートを見てください。手や足には、意外な力が秘められていることが一目でわかるでしょう。いずれも、非常に精密な反射点の集合体となっています。要するに、体のすべての部位の設計図のようなものです。すべての部位の正確な位置を覚え、近接する胃や脾臓には触れず、肺だけを治療している、と自信を持って言えるようになるには、当然時間がかかります。リフレクソロジーには、繊細でピンポイントの正確さを必要とする技法が含まれているのです。

そんな正確な施術を確実におこなうには、手にエッセンシャルオイルが付着していないようにすることが重要です。さもないと、意に反して手が滑ってしまいますから。また、このルーティンはより繊細な施術の前におこなうものとはいえ、急いでやっていいものでは決してありません。パートナーの調子を充分にあげ、その体がこれからの施術にきちんと反応するよう調整するのみならず、パートナーのリラックスを助けるすばらしい方法でもあるのです。本格的な施術のために、体の準備をうながしてくれます。面白いことに、多くの患者が言うのです、このルーティンこそが1番の治療であり、間違いなく高い効果があるに違いないと。

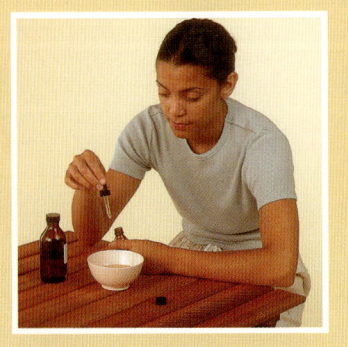

そんな施術をおこなえるようになってきたら、次にすべきことを正確に思いだすためにつねに必要となってくるのが、停止と起動の感覚です。経験豊富な専門医に施術してもらう喜びは、1つのルーティンが次のルーティンへと、違和感なくスムーズに流れていくことであり、ルーティンから伝わってくる、絶えることのない心地いい波に身を任せられることです。

リフレクソロジーのフルルーティン

これから段階を追って説明していくリフレクソロジーのフルルーティンは、問題のある部位への集中的な治療の前に、パートナーにおこなってください。またつねに、ここで説明している順番通りに施術するようにしましょう。わかりやすくするため、写真にラインを描いて、重要な反射点を際立たせている場合があります。

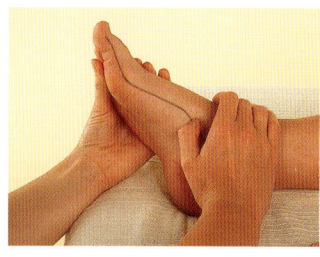

1 脊椎への施術。写真に示した、脊椎のラインにサムウォークを施していく。数回繰り返す。

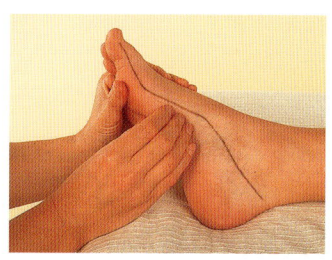

2 脊椎のラインの内側に、人差し指、中指、薬指の3本の指でフィンガーウォークを施していく。親指からはじめ、徐々にかかとに向かう。

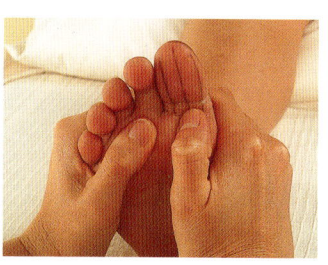

3 頭と首への施術。親指の裏側の3本のラインに沿って下から上にサムウォークを施していく。全体にもれなく施術。

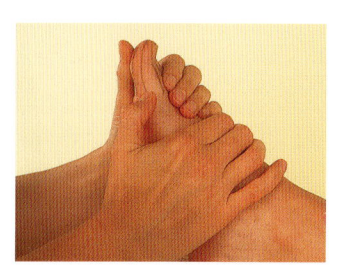

4 人差し指を使い、再度親指の3本のラインに沿って上から下にフィンガーウォークを施していく。ついで、親指の外側の側面に、下から上にサムウォークをおこなう。

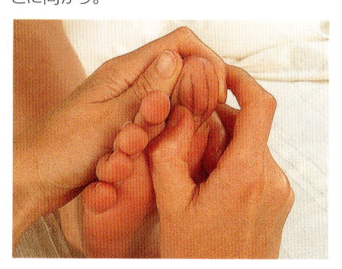

5 足親指の内側側面への施術。足裏側からおこなう。親指と人差し指のあいだに施術者の親指を押しこむ。首の反射区の脇にサムウォークを施す。

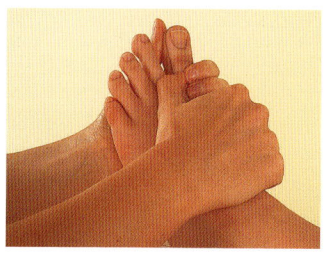

6 手をかえ、もう一方の親指を使い、前面からおこなう。再度親指を、パートナーの親指と人差し指のあいだに押しこむ。下から上に向かって施術。

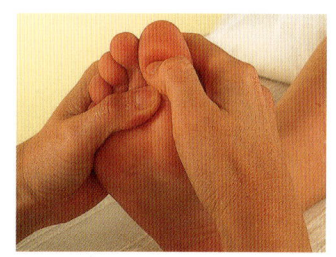

7 親指の指紋の中心を見つけ、下垂体の反射区に狙いを定めて指をおく。最初は、繊細なものを扱うようにやさしく圧をかける。

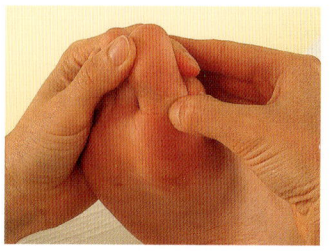

8 まず最初に裏面にサムウォークをおこなってから、親指の首の反射区周辺に2つの半円を描くように施術していく。

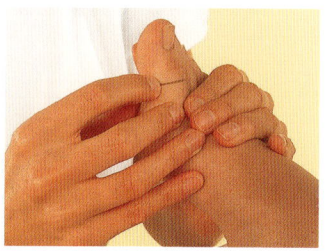

9 親指の前面にフィンガーウォークを施すが、今回は人差し指のみでおこなう。

リフレクソロジー　163

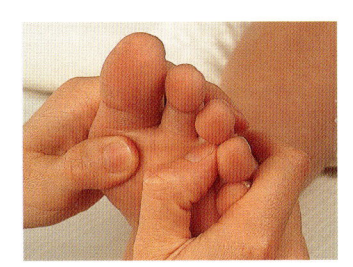

10 親指以外の指にも同様の施術を順次おこなっていく。これらの指は裏面に1本ずつラインを引く感じで。裏面へのサムウォークは下から上に、前面のフィンガーウォークは上から下に。

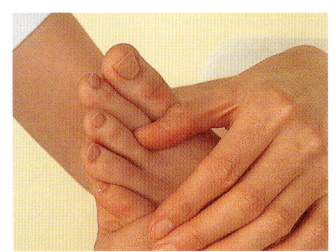

11 指の側面にサムウォークを施す。側面への施術は必ず甲側からおこなっていく。ついで手をかえ、同じ足の反対の側面へも順次施術をおこなっていく。

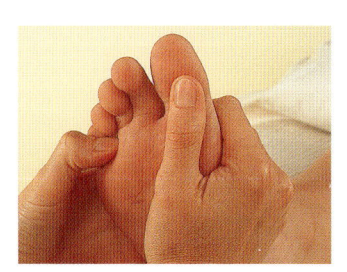

12 最後に、指のつけ根の下の隆起部にサムウォークを施す。数回繰り返したら、ルーティン終了。

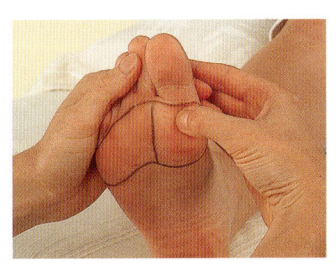

13 胸部への施術。親指の下、首の反射区の脇から、水平にサムウォークを施していく。写真に記した上のラインの下にも繰り返しおこなう。同様に、水平ラインを描くようにサムウォークを繰り返し、横隔膜のラインまでのあいだにまんべんなく施術していく。

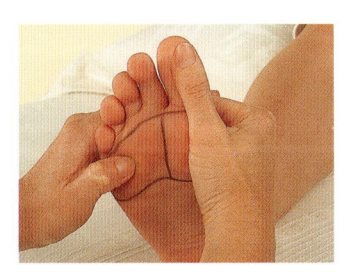

14 今度は小指の側から、同様に水平のサムウォークを施していく。13のように、2本のライン内をまんべんなく施術する。

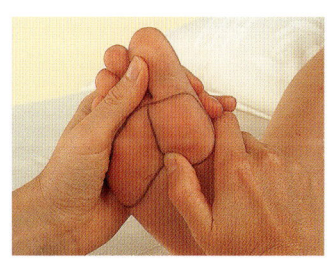

15 ついで、親指の下から横隔膜のラインに沿って慎重に施術していき、その後、親指と人差し指のあいだの自然な縦のラインに沿って、指のつけ根まで下から施術していく。

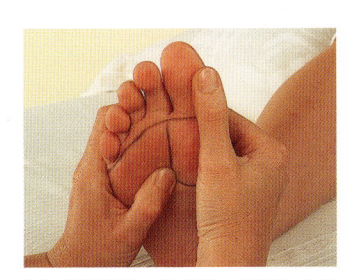

16 横隔膜のラインに沿って今度は小指側から施術していき、前述した縦のラインにぶつかったら、そのラインを下から上に指のつけ根まで施術していく。

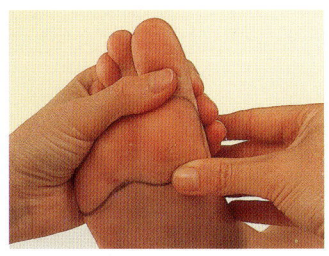

17 親指の下からはじめ、横隔膜のライン全体にサムウォークを施していく。

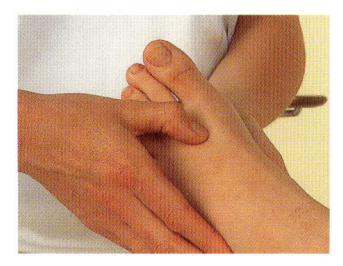

18 足の甲に達したら、足指につながる骨のあいだにあるそれぞれのくぼみに沿ってサムウォークを施し、施術終了。

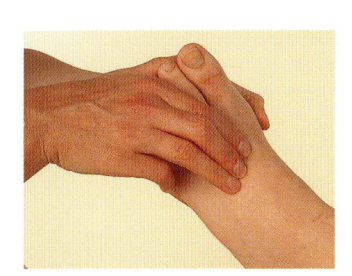

19 ここから最終段階に。人差し指、中指、薬指を使ったフィンガーウォークを、足の甲全体に施していく。指のつけ根からはじめて、足首に向かって施術していくこと。

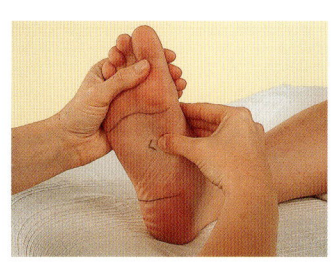

20 腹部への施術。親指の下から小指側に向かい、あらかじめ写真に記したライン内に、胸部のときと同様、水平にサムウォークを施していく。

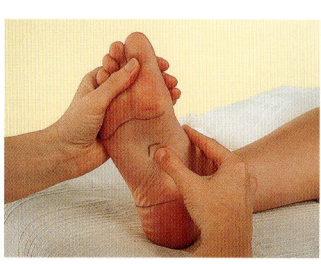

21 ついで、前述したのと同じ範囲に、親指側から小指側に向かって、今度は対角線上にサムウォークを施していく。

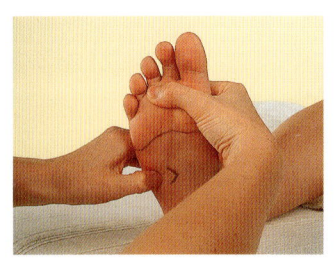

22 素早く手をかえ、水平ライン内にサムウォークを施していく。今度は小指側から親指側に向かって、前述したように施術をおこなう。

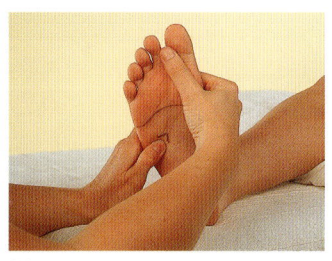

23 小指側から親指側に向かって、前の施術同様対角線上に徐々にサムウォークを施していき、範囲内にまんべんなく施術をおこなう。

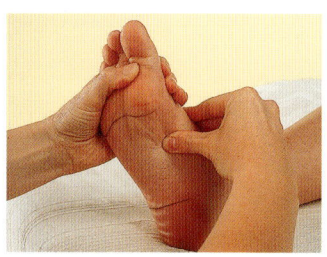

24 足裏チャートを参照しながら、親指からのびる腱に圧をかけつつ、副腎の反射区を少しずつまわしていく。

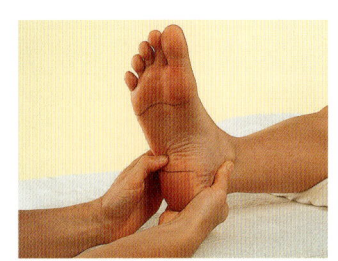

25 親指の内側を使い、ピンポイントで、回盲弁と言われる反射区に施術をおこなう。

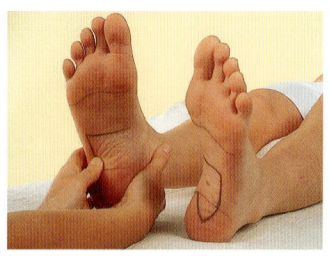

26 結腸のラインにサムウォークを施していく。右足にある結腸ラインの下からはじめること。

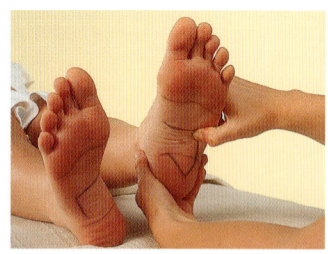

27 そのまま左足にも施術していくが、写真のように、頂点では左手から右手にかえる。

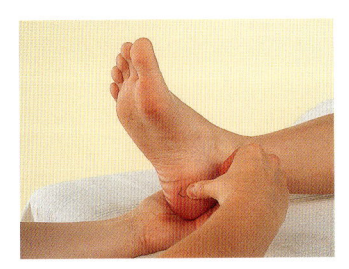

28 骨盤への施術。かかとからかかとへ、足裏を通って水平にラインを重ねるようにサムウォークをおこなっていく。難しい施術であることを心にとめておくこと。

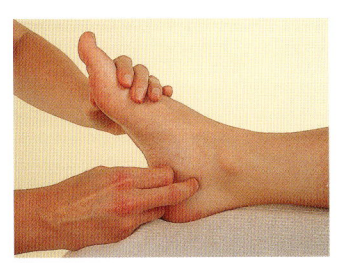

29 距骨中央と、足の内側のかかとにたいして直角に位置する点とのあいだの対角線上にある小さなくぼみを見つけ、中指の先でこの部位をまわす。圧をかけすぎないよう気をつけること。

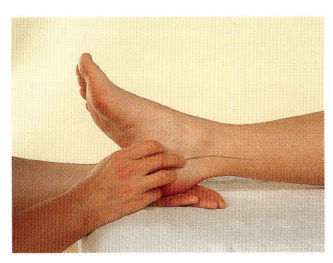

30 この部位から、同じ指を使い、くるぶしの後ろから脚に向かってのびるラインに沿って、フィンガーウォークを施していく。

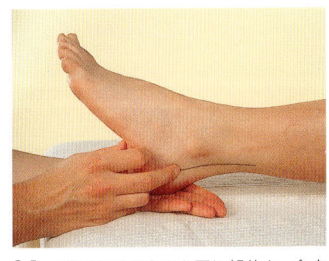

31 29で見つけたのと同じ部位を、今度は足の外側で見つける。反対の手の中指でこの部位をまわしたら、今度はくるぶしから脚に向かってのびる外側のラインに、30同様フィンガーウォークを施していく。

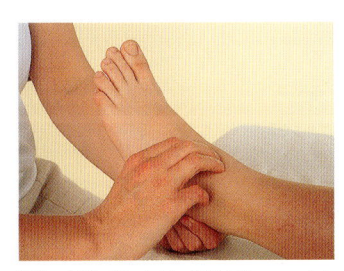

32 人差し指、中指、薬指を使い、一方のくるぶしからもう一方のくるぶしまで、甲側にフィンガーウォークをおこなっていく。

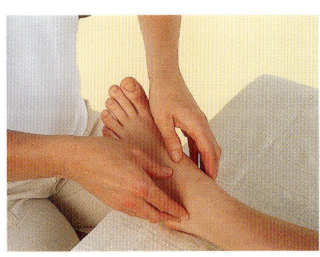

33 そのままフィンガーウォークを続け、同じ指で距骨のまわりにも施術していく。

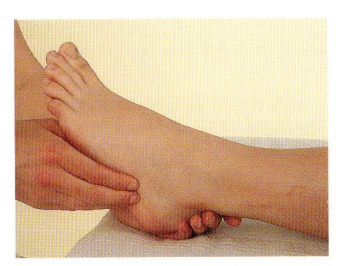

34 最後に、足のチャートを参照して膝／臀部の反射区を見つけ、2本の指をそろえたフィンガーウォークを施していく。

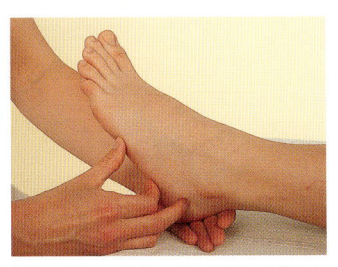

35 手足への施術。足の外側に施術をおこない、ついで、関連する交差した反射区をマッサージしていく。

重要ポイント

片足のみのルーティンしか説明していないが、必ずもう一方の足にも同様の施術をおこなうこと。一連の写真のように右足からはじめ、ルーティンを終えたら左足に移動し、右足同様の施術を繰り返す（左足への施術がやりやすいよう、右足への施術とは逆の手でおこなう）。毎回足全体のマッサージからはじめ、鎮静効果を有するマッサージの技法をいくつかルーティンに組みこむのもおすすめ。

緊張緩和

首には過剰な緊張が集中しています。首の緊張がどの程度たまっているかわからなければ、両手を首の両脇に当て、やさしくマッサージしてみてください。多少ともこわばりや不快感を感じるなら、パートナーに頼んで、以下の一連の施術をじっくりと足におこなってもらいます。きっと効果があるはずです。首の筋肉が緊張してこりかたまってくれば、痛みや耳鳴り、眼精疲労にもつながりかねません。けれどこの施術が、それを治癒してくれます。

首と肩の緊張

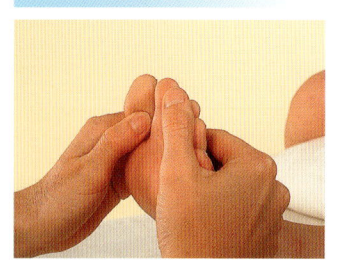

1 首の緊張への施術。親指の脇、および周囲にサムウォークを施し、ついですべての指のつけ根にもおこなう。

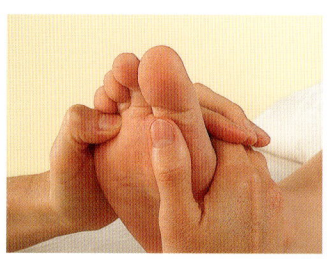

2 指の真下の隆起部に沿ってサムウォークを施していく。必ずこの隆起部の上に施術していくこと。

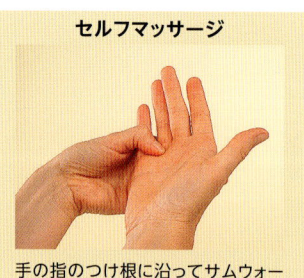

セルフマッサージ
手の指のつけ根に沿ってサムウォークをおこない、これを数回繰り返す。

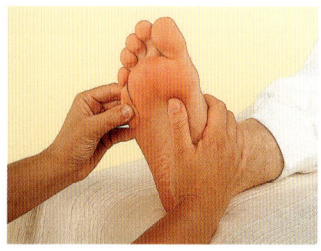

3 肩の緊張をやわらげる。肩のラインに沿って水平に、ラインを重ねながらサムウォークを施していく。

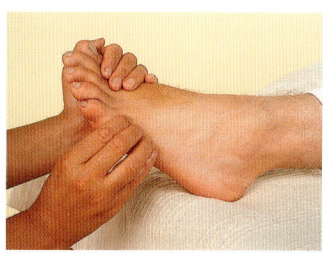

4 足の甲側の同じ部位に、3本の指を用いたフィンガーウォークを施していく。小指から半分ほど下にいった、足裏の真ん中あたりにもフィンガーウォークをおこなう。

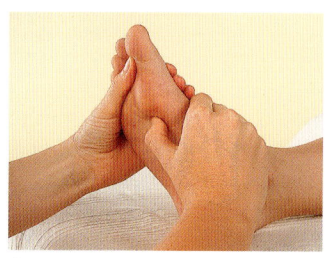

5 横隔膜をリラックスさせる。横隔膜のラインに親指をおく。足を持ち、親指に押しつけるように倒し、その後もとの位置に戻す。ラインに沿ってこの施術を繰り返す。

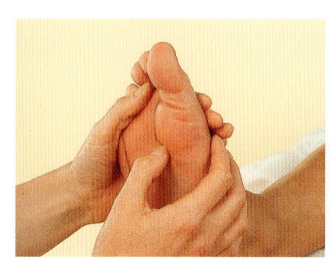

6 むち打ち症の緩和。親指と人差し指のあいだにサムウォークを施していく。

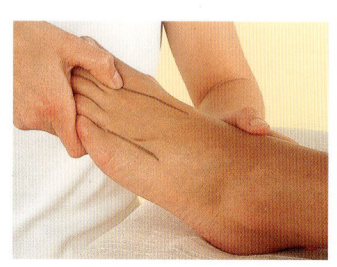

7 足の甲の同じ部位にも同様に。

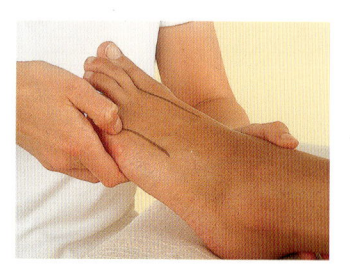

8 足の甲と裏の肩の反射区に施術をおこなう。

腰痛緩和

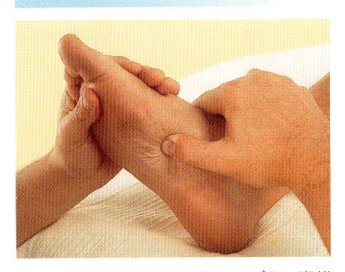

1 足の外側をやさしく支えながら、脊椎のラインを行ったり来たりしてサムウォークを施していく。

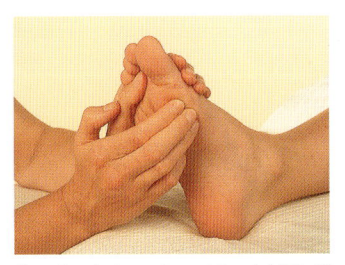

2 3本の指をそろえて、甲のすぐ下に縦に走っている脊椎の反射区にフィンガーウォークを施していく。

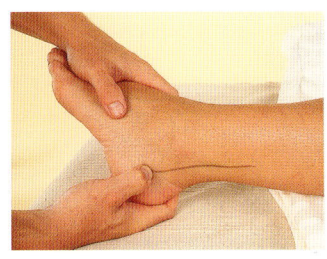

3 両足にある距骨の後ろの腰をサポートする反射区にサムウォークを施す。

繰り返す緊張の緩和

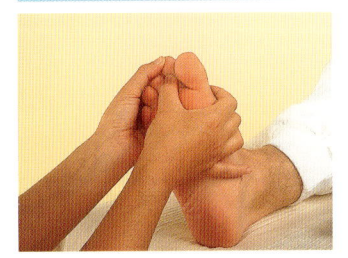

1 人差し指と中指の裏および両脇の目の反射区に、サムウォークを施す。首の緊張緩和にも役立つ。

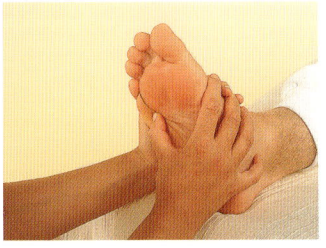

2 肩の反射区に、サムウォークを入念に施していく。ついで足の甲の同じ部位に、人差し指と中指と薬指の3本をそろえてフィンガーウォークをおこなう。

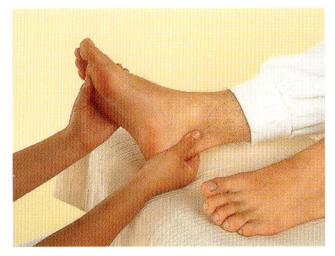

3 足首をまわすことで手首の痛みを緩和し、関節内の治癒の過程を刺激する。

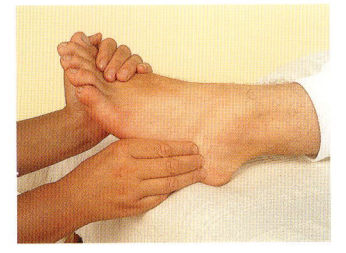

4 最終的な施術の前に、両足の外側に施術をおこない、肩、腕、脚、膝をリラックスさせる。

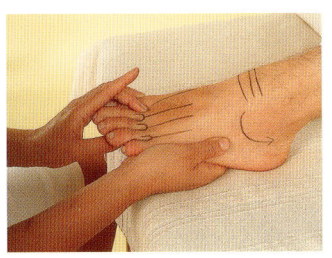

5 両足のリンパ系に施術をおこなう。指から足首に向かって走るラインにフィンガーウォークを施していく。その後、足首のまわりに施術する。

セルフマッサージ

p.175の詳細な手のチャートを活用すれば、関連する反射区が手のどこにあるかがわかり、痛みなどの問題をとりあえずすぐに緩和できる。繰り返し見られる緊張に対処する際つねに覚えておかなければいけない大事なことは、特別な緩和促進を保証する施術はない、ということ。すべてはあなた次第で、いかに緊張に苦しむ部位に正確に施術をおこなうかにかかっている。まずすべきは、チャートを参照して、関係する反射区を探しだすこと。施術にとりかかるのはそれからだ。

ストレスと痛みの緩和

大半の苦しみや疾病の背後にあるのが過剰なストレスです。適切な活動の機会をほとんどともなうことなく、長期にわたってアドレナリンが大量に分泌され続けていれば、副腎はいずれ消耗してしまいます。呼吸も異様に速くなったり、逆に抑制されて浅くなったりしてくるでしょうし、消化機能も乱れたり、無理を強いられたりしてきます。そんな状態になったら、すぐに自分を癒してあげてください。

全体的なストレスの緩和

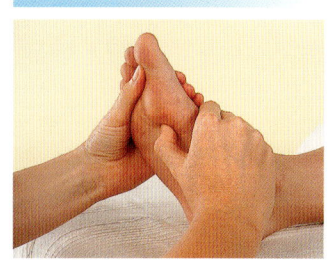

1 一方の手の親指に押しつけるようにして、横隔膜をリラックスさせる。その後もとの位置に戻す。親指を足の外側に移動させながら、同様の施術を繰り返す。

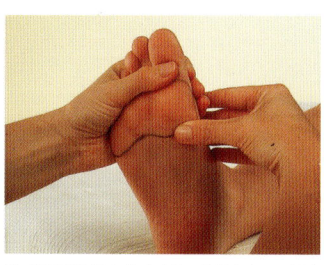

2 横隔膜のラインに沿ってサムウォークを施していく。緊張は横隔膜に集まり、こわばりをもたらす。横隔膜がリラックスすれば、腹部器官が刺激される。

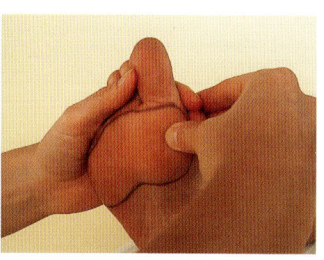

3 胸部のエリアにある肺の反射区に施術をおこない、再度横隔膜をリラックスさせ、しっかりと呼吸できるようにしていく。くつろげる一助ともなる。

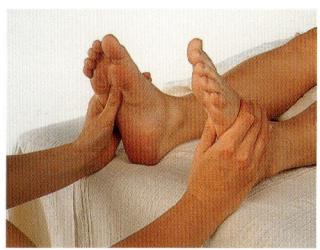

4 両足の横隔膜のラインに、親指で同時に圧をかけていく。息を吸うときに圧をかけ、息を吐くときに圧をゆるめる。

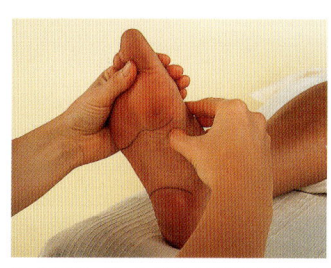

5 腹部のエリアに相当する胃の反射区および足の甲全体にサムウォークを施していく。消化をうながす施術。

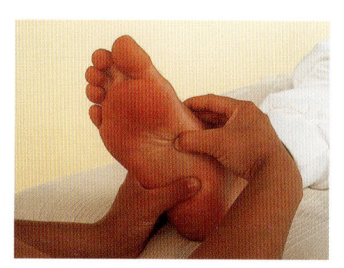

6 副腎の反射区をやさしくまわす。

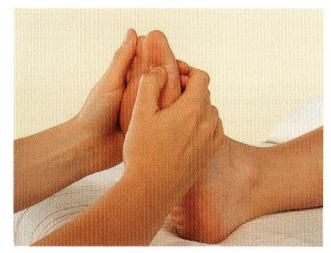

7 指のつけ根にある、緊張が集中する首の反射区に施術をおこなう。

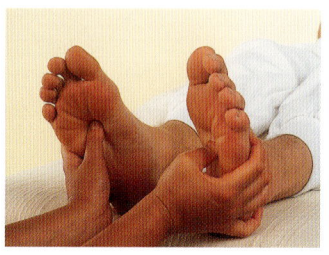

8 両足の太陽神経叢の反射区に施術をおこない、怒りからくるストレスを緩和する。

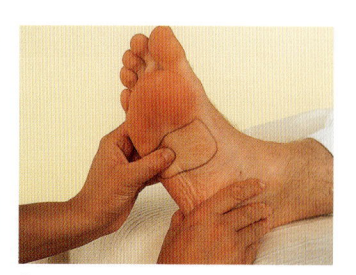

9 肝臓のエリアに施術をおこなう。

リフレクソロジー　169

背中の痛み

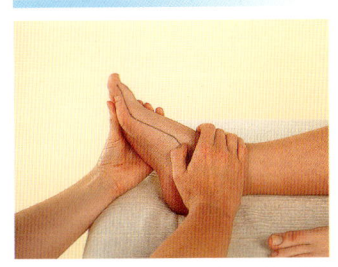

1 脊椎に沿って施術し、痛みのある部位を見つける。そこに集中して施術をおこない、うっ血を散らしていく。

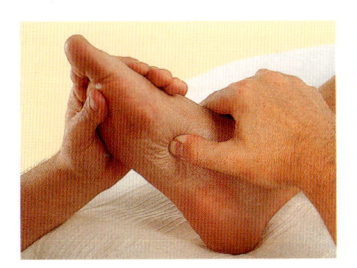

2 両足の副腎の反射区に施術をおこなう。副腎腺が効力を発揮すれば、炎症に対処でき、筋肉を正常な状態にする一助ともなる。

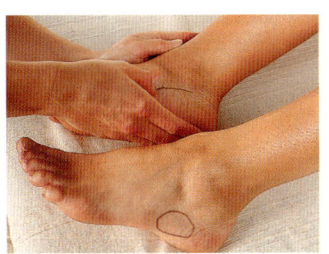

3 腰の諸症状には、腰をサポートする反射区を親指で丁寧にまわしていく。

神経痛

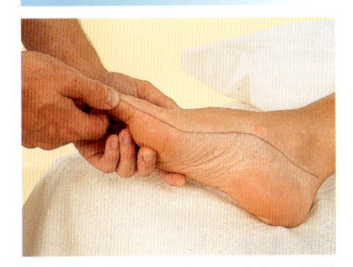

1 脊椎に沿ってサムウォークを施し、脊髄の中枢神経系を刺激する。

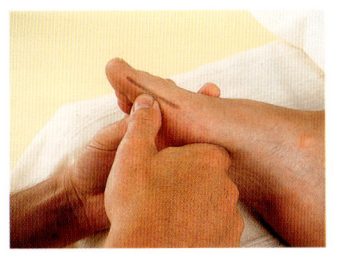

2 痛みのある部位の反射区を見つける。たとえば首の場合、頸椎に施術を施し、足にある、痛みをともなう首の部位を見つける。

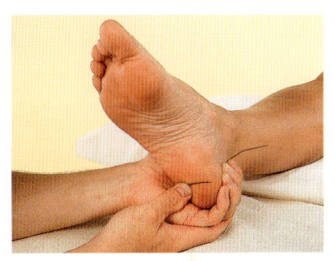

3 坐骨神経痛への施術。足のチャートに明示されている坐骨の反射区に施術をおこなっていく。

痙攣

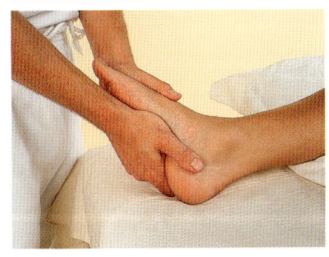

1 該当部位をしっかりと持ち、適切な交叉反射区をマッサージする。ふくらはぎの痙攣なら、マッサージするのは前腕の交叉反射区。

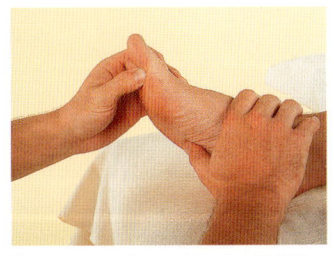

2 親指のつけ根の周辺にある甲状腺の反射区に施術をおこなう。

歯痛

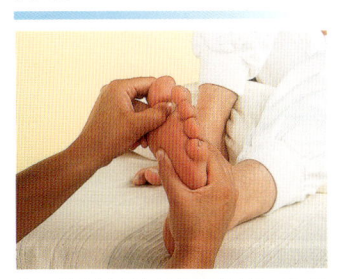

1 ひどく痛む足または手の指を見つけ、その部位に慎重かつ入念な施術をおこなう。

頭痛、呼吸、睡眠

心身ともに健康な状態を続けていくための3つの重要な要素は呼吸、睡眠、そしてさえた頭です。けれど、おそらくは過剰な緊張ゆえに呼吸に支障をきたすと、すぐさま頭痛を引き起こしかねません。夜ぐっすり眠れなくても、そのせいで翌日は頭が重くなるといった、喜ばしくない影響がでてきます。そんな問題に打ち勝つ一助となるすばらしい方法が、以下に説明するさまざまなテクニックです。

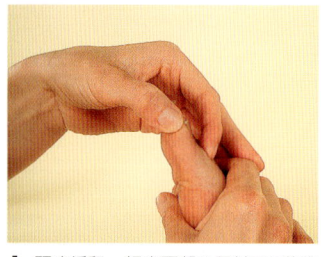

1 頭痛緩和。視床下部の反射区に施術をおこなう。ここは、鎮痛効果を有するエンドルフィンの分泌をコントロールしている。

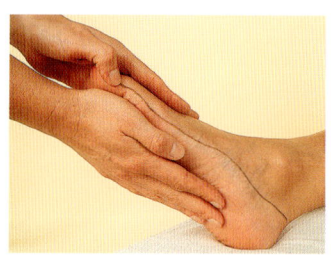

2 脊椎に施術し、体内のエネルギーを吸収して、頭へのプレッシャーをとりのぞく。

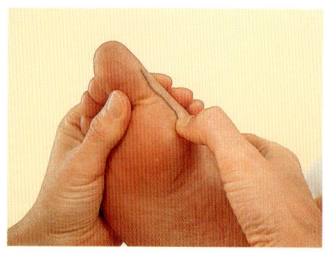

3 親指の頸椎に施術をおこなう。すべての指のつけ根にも施術をおこない、緊張を緩和する。

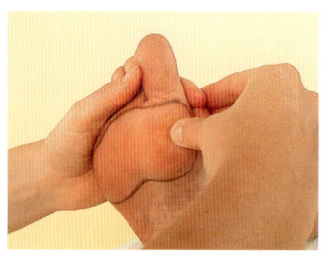

4 効率的な呼吸促進。胸と肺が楽になるよう、足裏の胸部エリア全体に施術する。

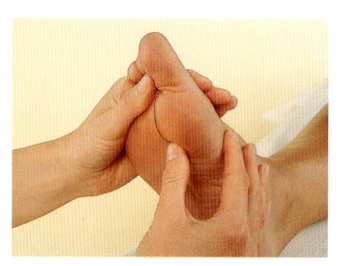

5 気道に施術をおこなう。これによって気道が刺激され、通りがよくなる。

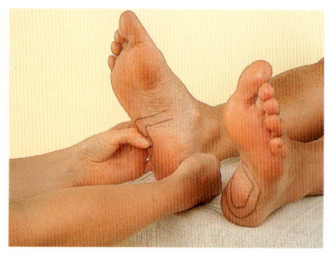

6 回盲弁と結腸全体に施術をおこなう。粘液レベルのバランスを整えるのに役立つ。

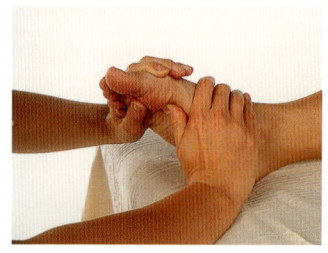

7 快眠。きき手と反対の手で足を支え、もう一方の手の親指に向けて足を倒していき、その後もとの位置に戻す。親指を少し脇にずらして、同様の施術を繰り返す。

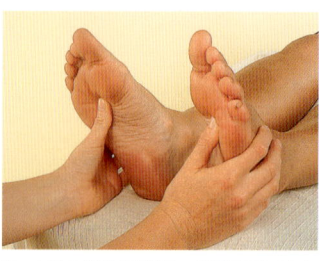

8 太陽神経叢を刺激し、呼吸運動をうながす。両足を同時に持ち、親指を左右それぞれの横隔膜ラインの中央におく。息を吸うときに圧をかけ、息を吐くときに圧をゆるめる。

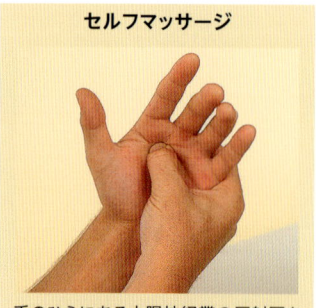

セルフマッサージ

手のひらにある太陽神経叢の反射区をやさしくマッサージする。

生殖器系の問題

リフレクソロジーは、生殖器系を順調に維持できるすばらしいテクニックです。意外にも往々に見過ごされるのですが、リフレクソロジーの簡単ながらとても効果的なテクニックを用いれば、月経痛や胸痛、つらい吐き気などのさまざまな問題に対処できます。そのための施術はすべて足、それも特に足首周辺に集中的におこないます。

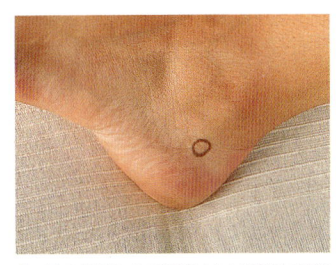

1 足の外側にある卵巣または精巣に施術をおこなう。

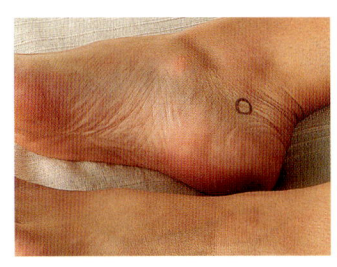

2 足の内側にある子宮または前立腺に施術をおこなう。

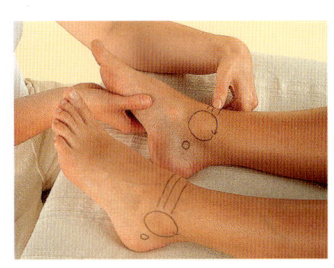

3 足首から甲にかけてある卵管または精管に施術をおこなう。

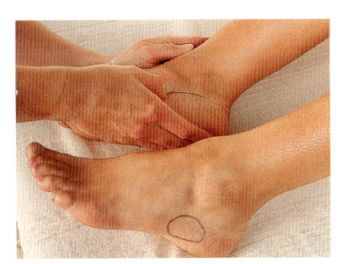

4 月経痛の緩和。子宮神経のために下部脊椎に施術をおこなう。

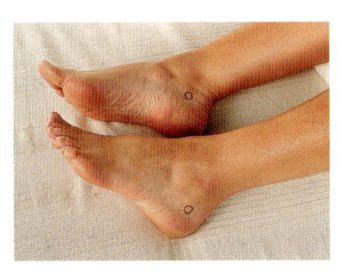

5 足の内側にある子宮の反射区に施術をおこなう。

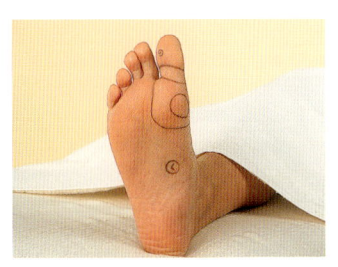

6 上の写真に記した範囲内にある両足の腺に施術をおこなう。

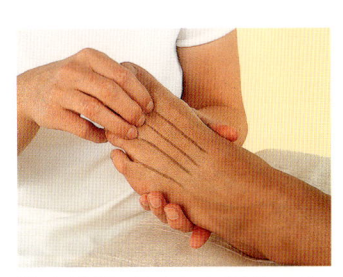

7 胸痛緩和。足の甲にある胸部のエリアに、人差し指、中指、薬指の3本をそろえてフィンガーウォークをおこなう。

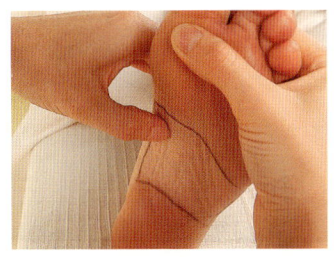

8 吐き気の緩和。腹部全体、特に痛みがあると思われる部位に施術をおこなう。やさしく慎重におこなうこと。

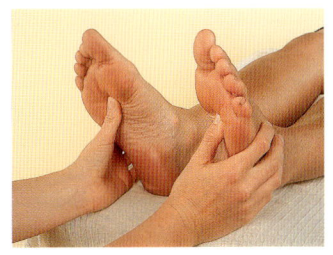

9 太陽神経叢を刺激し、呼吸運動をうながす。息を吸うときに親指で圧をかけ、息を吐くときに圧をゆるめる。

風邪、のど、副鼻腔

軽度の風邪と、それにともなう一連の副次的な影響を避けるのは、実際には不可能です。突然、容赦ないくしゃみに襲われ、ついでのどが痛くなり、副鼻腔も調子が悪くなって、気分が悪くなる、というわけです。けれど幸いなことに、それを笑って我慢する必要はありません。急に見舞われたそんな厄介な症状すべてに対処するのに役立つすばらしいテクニックがいくつもリフレクソロジーにはあるのですから。こうした施術をおこなえば、すぐに回復に向かいます。

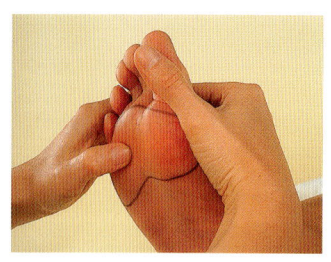

1 風邪の緩和。胸部のエリアに充分に施術をおこない、楽に呼吸ができるようにうながす。

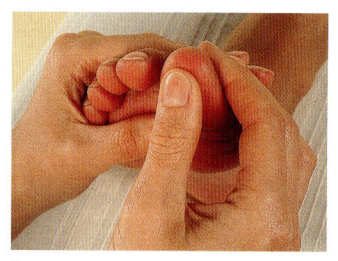

2 親指から順次、指の先端に施術をおこなっていき、副鼻腔の通りをよくする。親指中央にある下垂体の反射区にピンポイントで施術をおこない、内分泌系を刺激する。

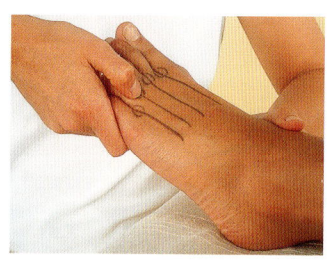

3 上半身のリンパ系に施術をおこない、免疫系を刺激する。

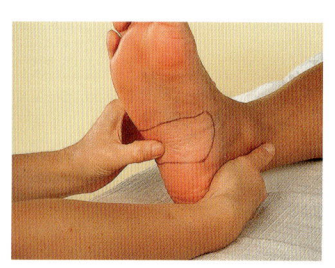

4 小腸に施術をおこない、毒素排出および栄養分摂取をうながす。ついで結腸に施術をおこない、排出をうながす。

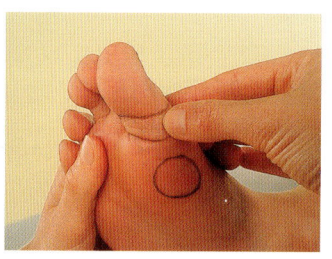

5 のどの痛みは上半身のリンパ系、のどは首、免疫系は胸腺と、それぞれに施術する。

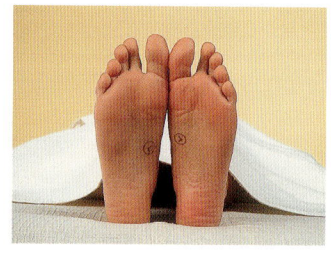

6 副腎の反射区を矢印の方向にまわす。

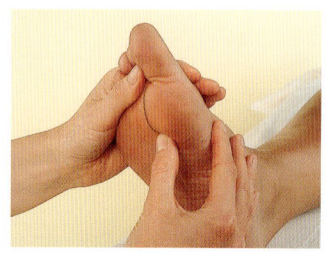

7 気管と咽頭に施術をおこない、刺激する。親指の下の胸部のエリアにある甲状腺のエリアにも施術をおこなう。

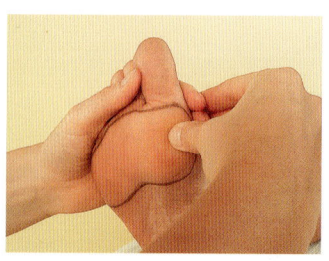

8 副鼻腔の症状緩和。胸部全体に施術をおこない、きちんと呼吸できるようにする。

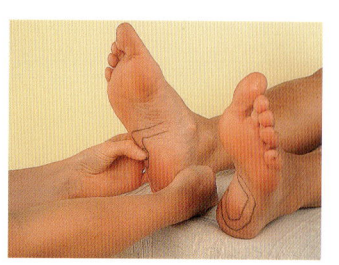

9 回盲弁にピンポイントで施術をおこない、粘液レベルのバランスを整える。胸部全体に施術し、副腎の反射区をまわす。

リフレクソロジー　173

消化促進

消化器系は、悲しくなるほど頻繁に見過ごされていますが、消化器系がスムーズかつ効率的に機能することこそ、きわめて重要な問題です。イライラする状況を避けるためにも、以下の定番の施術は簡単ですぐにできますから、ぜひ挑戦し、毎日あるいは毎週おこなうリフレクソロジーにとり入れてみてください。本来の目的以外にもいろいろな効果が得られますが、体のほかの部位の微調整ができ、すばらしくおだやかで爽快、かつリフレッシュした気分でいられる、というのもその1つです。

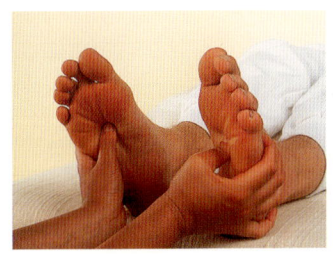

1 消化不良の改善促進。太陽神経叢に施術をおこない、胃のエリアに通じる神経をリラックスさせる。

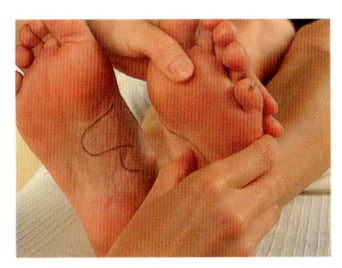

2 真っ先に消化がおこなわれる胃に施術をおこなう。ついで、小腸の最初の部位である十二指腸に施術する。

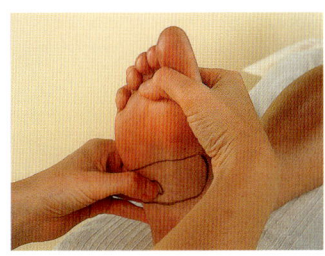

3 肝臓と胆のうへの施術をおこなう。肝臓は上の写真に記した範囲。親指で胆のうの反射区をまわす。いずれも脂肪の消化に対処する部位。

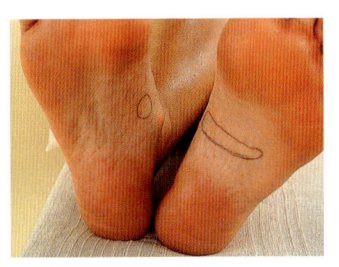

4 膵臓に施術する。膵臓は血糖値を規制し、消化を促進する。

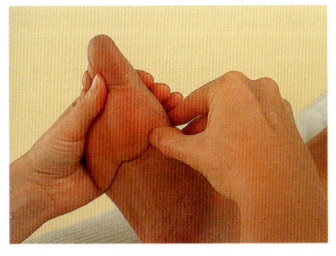

5 便秘解消。横隔膜のエリアに施術をおこない、腹部をリラックスさせる。

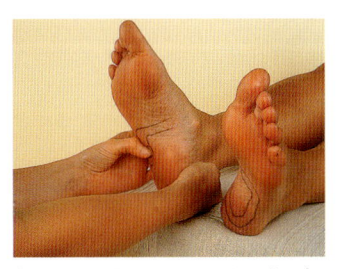

6 小腸と大腸をつなぐ回盲弁にピンポイントで施術をおこなう。結腸または大腸に施術する。

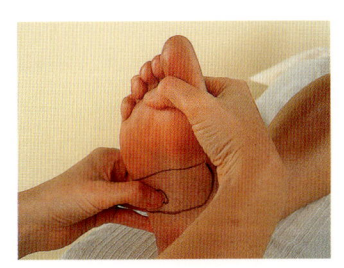

7 肝臓と胆のうに施術をおこなう。上の写真に記したところが肝臓のエリア。親指で胆のうをまわす。

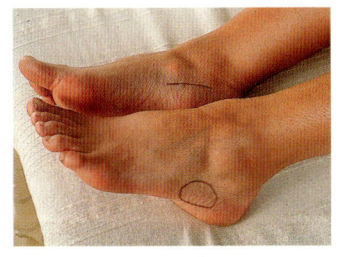

8 下部脊椎とそれをサポートするエリアに施術をおこない、結腸への重要な神経供給をうながす。

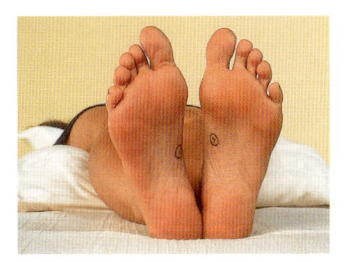

9 副腎に施術をおこない、筋肉の正常な緊張をうながす。反射区を親指で矢印の方向にまわす。

チャート

足裏のチャートは、すばらしいガイドラインとなって理解をうながしてくれます。痛みのある部位が見つかったら、チャートで確認することで、痛みがどの反射区にあるのかがほぼわかります。ただし、1つとして同じ足はなく、チャートと一致しないこともあるのを忘れないでください。またチャートは2次元であり、あなたの体は3次元であることも覚えておきましょう。それでもチャートは、リフレクソロジーをおこなうすべての人にとって、きちんとした効果を得るために欠かせないものなのです。

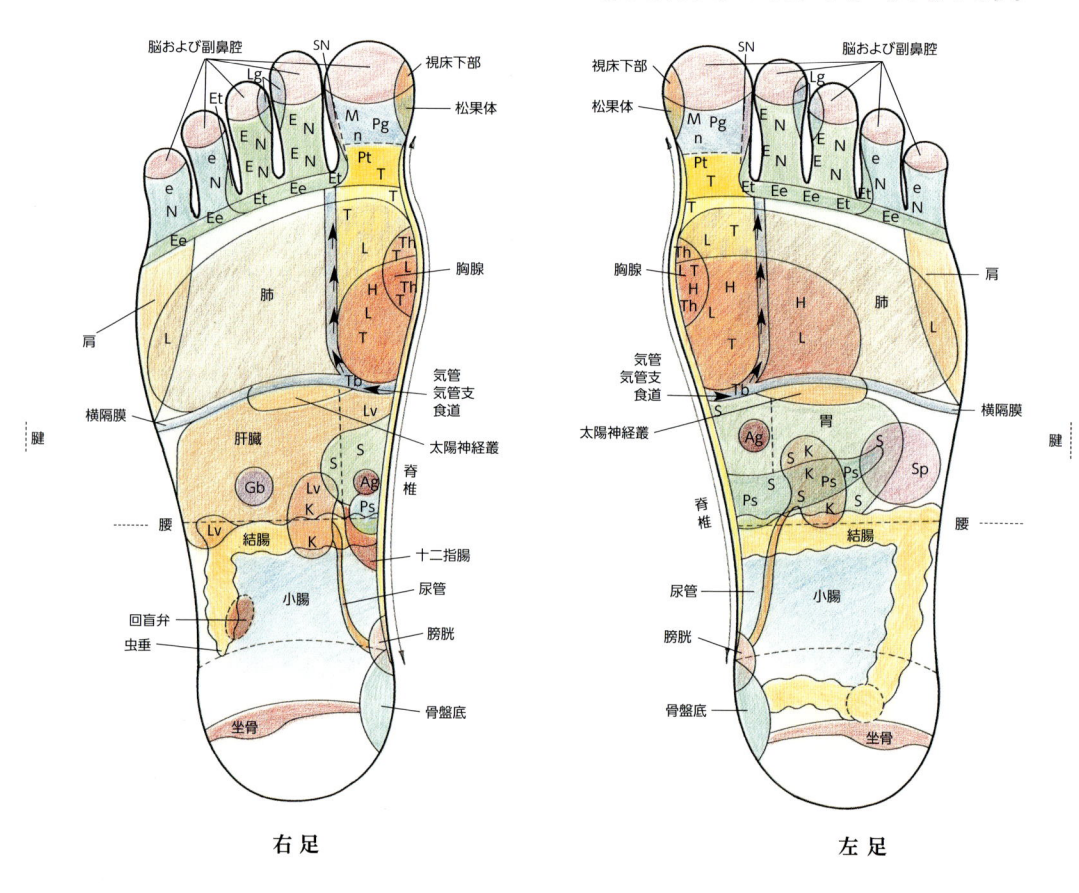

右足　　　　　　左足

略語説明

Ag	副腎	H	心臓	N	首	Sp	脾臓
e	耳	K	腎臓	n	鼻	S	胃
Et	耳管	Lg	涙腺	Ps	膵臓	Tb	気管、気管支、食道
Ee	目／耳のサポート	Lv	肝臓	Pt	副甲状腺	Th	胸腺
E	目	L	肺	Pg	下垂体	T	甲状腺
Gb	胆のう	M	口	N	首の側面		

足の甲および側面

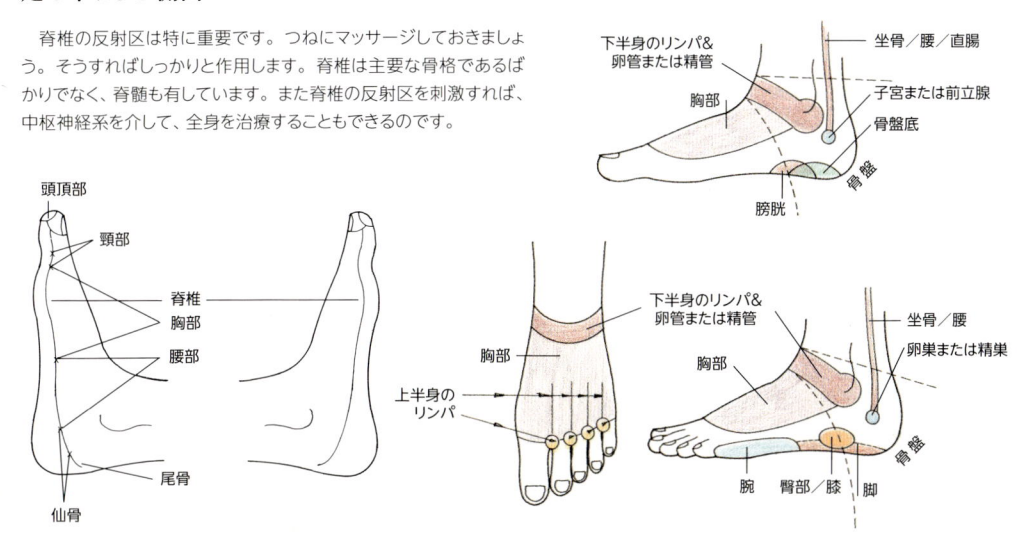

脊椎の反射区は特に重要です。つねにマッサージしておきましょう。そうすればしっかりと作用します。脊椎は主要な骨格であるばかりでなく、脊髄も有しています。また脊椎の反射区を刺激すれば、中枢神経系を介して、全身を治療することもできるのです。

手のチャート

手にも足同様全身の反射区があります。足とは形がだいぶ異なりますが、いったん慣れて、基本的なレイアウトを理解すれば、反射区の場所は単純明快です。手しか使えない、足に傷をおっていたり疾病があるといった、足に施術をおこなうのが難しいときには、手の反射区を活用してください。

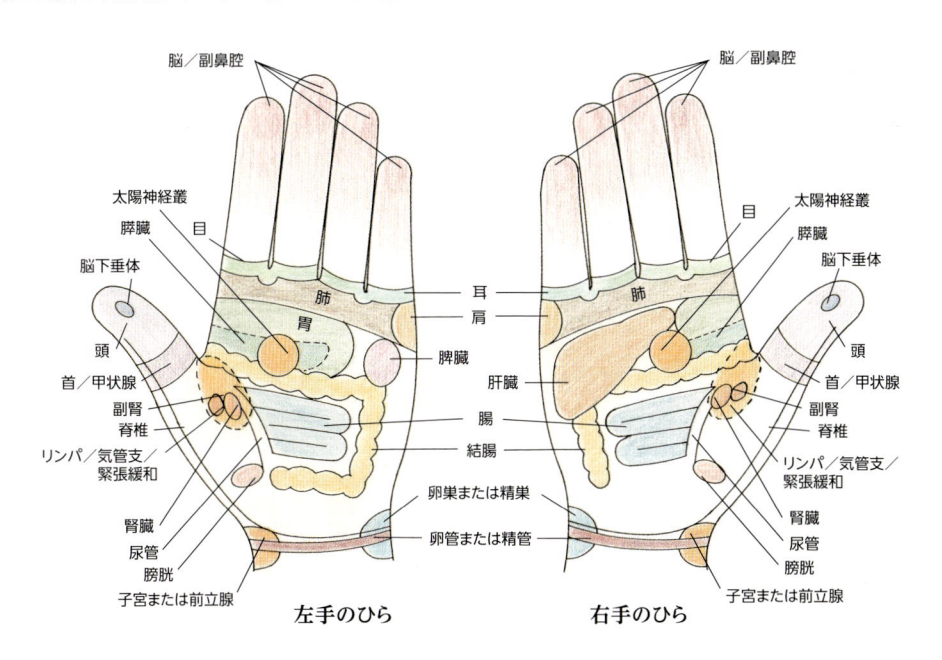

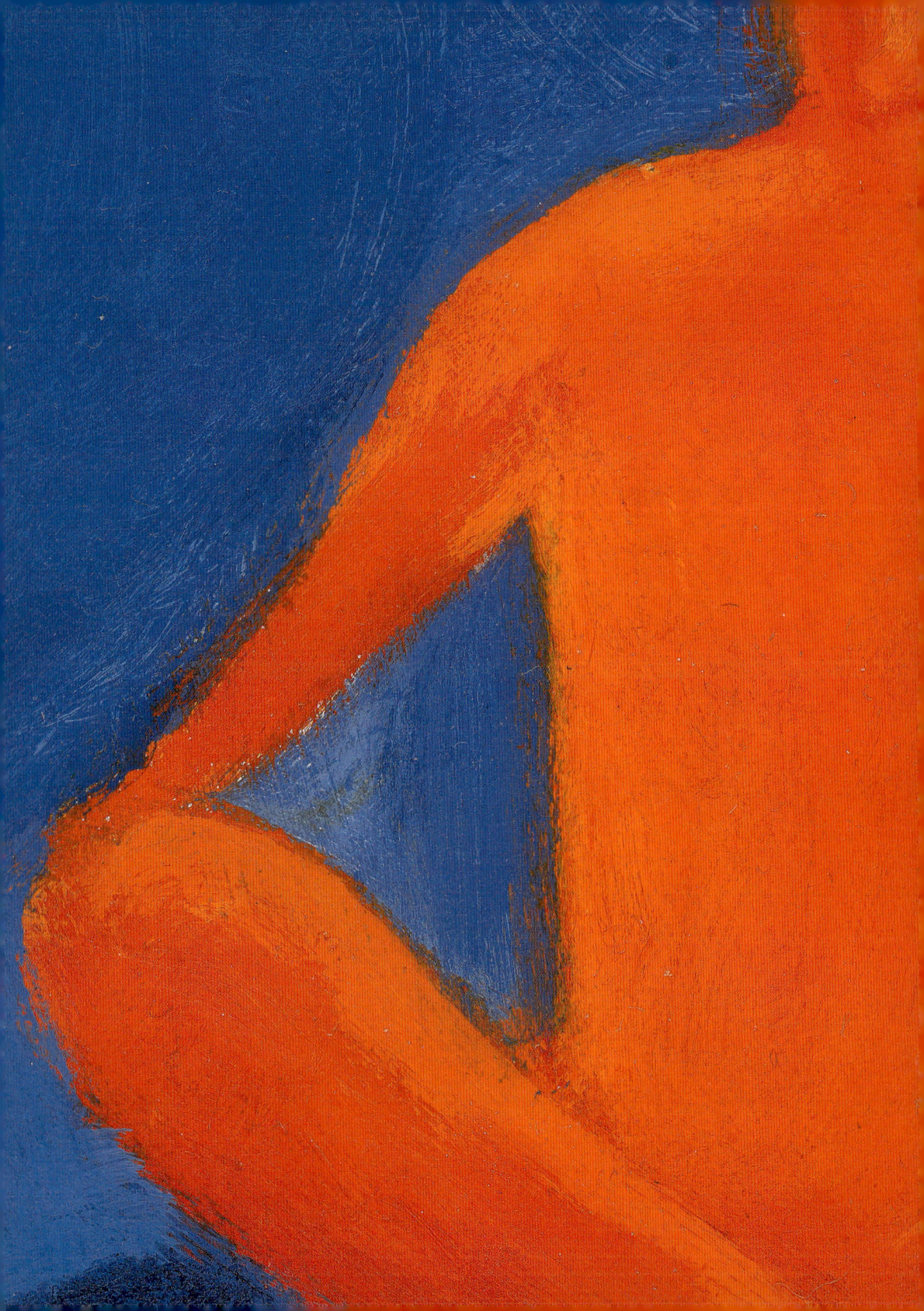

invigorating　　soothing
healing
sensual

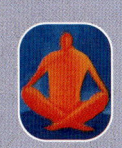

内なる調和へのアプローチ
the path to inner harmony

多くの鍵となる事象があり、それによってつくりあげられていくのが本来あるべきあなたです。そんなあなたは、健康で快活、リラックスしておだやかでいられ、自信を持って面接や取材に対処でき、日々の生活から離れ、調和と瞑想がもたらす内なる世界に入っていくべき「時」を心得ています。成功の秘訣は、内面からスタートすること。そのためにも、外界のみならず、あなただけの内なる精神世界にも触れて、自信に満ちたゆるぎのない自分をつくりあげていく方法を知ることが必要です。これからご紹介していくアレクサンダーテクニーク、太極拳、ヨーガ、瞑想はいずれも、あなたが自分自身を理解するのを助けてくれるすばらしいものであり、理解するための手段も教えてくれます。

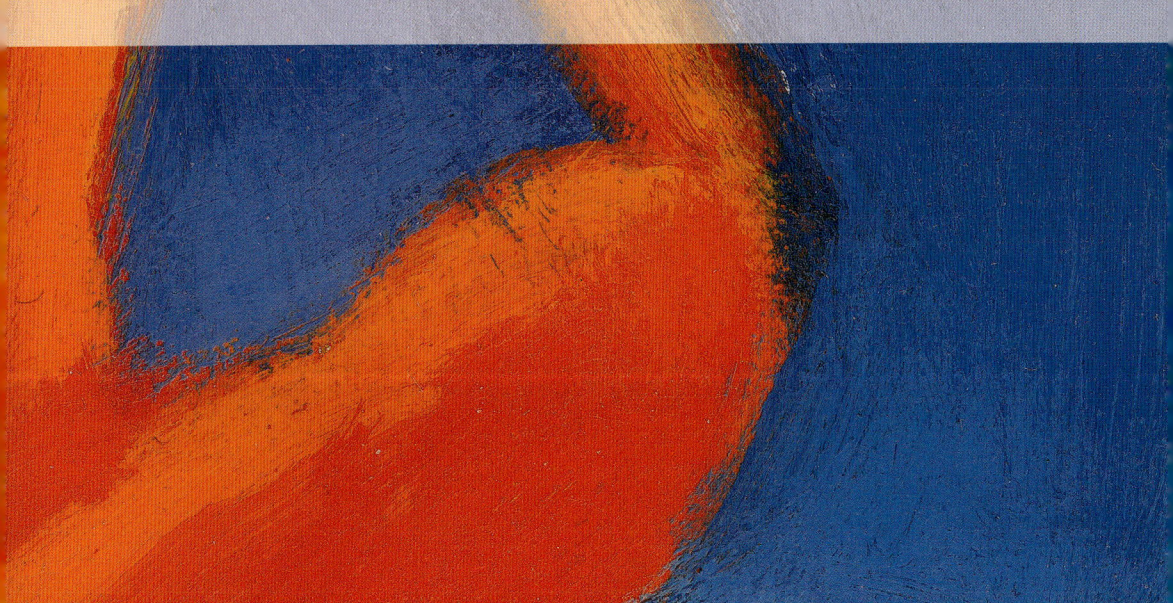

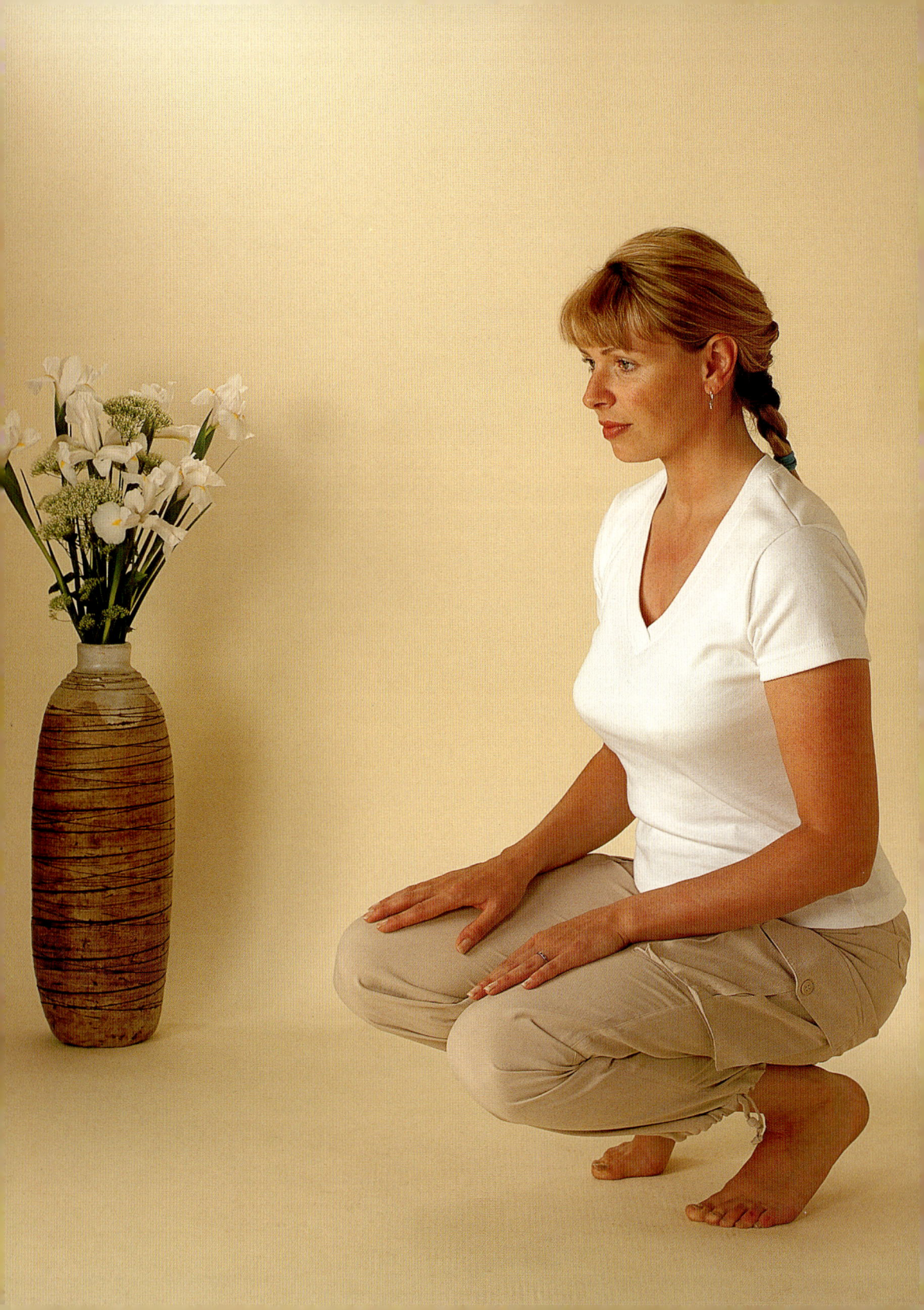

アレクサンダーテクニーク
alexander technique

アレクサンダーテクニークにたいする認識で多いのが、リラクゼーション、代替医療、ボディマッサージ、それに「ポーズをとる」といったものです。しかし実際は、そういったことにとどまりません。

より明快に理解するための1つの方法として、アレクサンダーテクニークではないものを明らかにすることからはじめましょう。アレクサンダーテクニークでは、生徒の医療診断をおこなうための訓練を教師におこなうこともなければ、心と体を明確にわけて考えることもしません。心と体は切っても切れない関係にあり、精神的にも物理学的にも1つであると見なしています。何より、アレクサンダーテクニークの主目的は、日々の生活の中で、自分自身を、つまりは自分の体と心をより効果的に使えるようにしていくことです。

また予防的な役割も有していて、正常な状態および全般的な幸福を維持する効率のいいツールとも言えます。姿勢をよくし、悪い姿勢からくる痛みの緩和にも役立ちます。実際、心身症はもとより、呼吸器系や胃腸の疾病といったストレスからくる疾患への対処を手助けできます。事故や損傷などからの回復をうながすとともに、抑うつ症のような精神的な苦痛に苦しむ人々の力にもなれるでしょう。凍結肩やテニス肘、関節炎といった物理的な問題への対処にも効果があります。何より、筋肉が満足な状態で正常に機能するよううながし、同時に、バランスよく柔軟に動けるよう助けてくれます。さらには、軽い疾患を抱えた人々に、心身ともに健康な状態をもたらすこと、それがアレクサンダーテクニークの目的と言えるのです。

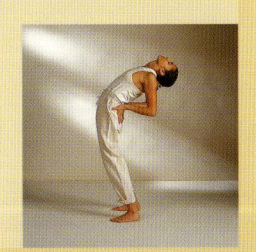

アレクサンダーテクニークの原則

アレクサンダーテクニークについて学んでいく中ですぐに明らかになってくるのが、ほかの代替医療にはできないありとあらゆる方法で助けてくれる、ということです。それは何も、これだけが秀でているから、ではなく、その鍵となる実践行動ゆえです。以下に説明しているように、心と体を新たな視点から見つめ、当然と思っていた自分の存在にさまざまな面から焦点を当てなおしていく一助となってくれます。つまりは、基本に立ち返らせてくれるのです。

プライマリーコントロール

首の筋肉を萎縮させ、頭を引いて肩を丸めることで起こるのがいわゆる「誤用」です。その結果もたらされるのが2つの悪影響で、脊椎が圧迫されて身長が縮み、全身に緊張がもたらされます。そんな状態は、何としても避けるべきです。

フレデリック・マサイアス・アレクサンダーが発見したのが、頭と首と背中の関係、つまりは「プライマリーコントロール」で、これが無意識のうちに全身の動きや調整をコントロールしているのです。日々の活動の中でこの点をきちんと意識していくことが、プライマリーコントロール活用の基本となります。

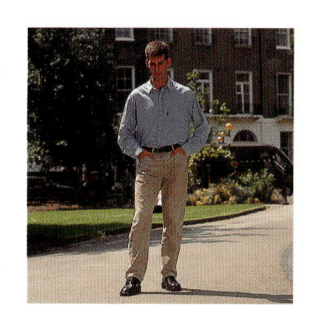

体を誤用しているモデル。右側にばかり体重をかけているため、身長が縮み、体のバランスも崩れている。

コンセプト

エンドゲイニングという概念は、アレクサンダーテクニークの教師の業務においてきわめて重要です。アレクサンダーは、自身の重ねているさまざまな習慣が、当初考えていたよりもはるかに根深く、強烈であると悟りました。その中でも最も深刻だったのが、性急に反応しようとする傾向、いわゆるエンドゲイニングです。これは、刺激にたいして、きちんと考えることなく、すぐさまあわてて反応することを言います。何かが起こることを待つあまり、現状を見ずに結果だけを考えるようになる、というわけです。典型的な例を挙げましょう。約束に遅れそうなあなたは、その結果どうなるかを考えて心配になってきます。そして、心配になる過程で次第に動転していき、自分が今電車に乗っていることや周囲の状況をすっかり忘れてしまいます。未来のことで頭がいっぱいで、「現在の状況」を考えようとはしないのです。

周囲の環境にとらわれないようにしなければ、体を適切な姿勢に保つことはできません。とらわれたままだと、頭を引き、背中を丸め、脚を緊張させ、腕と背中をバラバラに動かすようになります。視線は固定され、息もきちんとできなくなります。必然的に、心と言わず体と言わず、すべてに影響がおよんでくるでしょう。

アレクサンダーは、自分の「ミーンズウェアバイ」を使うべきだとすすめています。換言すれば、環境は変えられなくても、体へのとり組み方を変えて、新たな方法に挑戦することはできる、ということです。そうすれば、過去や未来よりも今をしっかりと見つめ、内なるバランスと調和の感覚を維持することを学べるようになるでしょう。

インヒビション

心理生理学的な意味では、あらゆる可能な自発行動を押さえこんだ、素早くかつ自然な反応のコントロールをインヒビション、つまり抑制と言います。

アレクサンダーは発見したのです、習慣的な行動をやめようとすれば、自分がどう刺激に反応したいかを選べると。玄関の呼び鈴が鳴れば、すぐに反応して玄関に直行する。それはいわば習慣的な反応です。そんな反射的な反応をやめれば、最小限の努力で、自分がどんなふうに玄関に行きたいかがきちんと選べるのです。

ディレクション

ディレクション、つまり方向づけは、体を動かす前やそのさなかに、体の各部位に脳から送られてくる指示です。その指示を変え、積極的な変化をうながすことができます。ディレクションとインヒビションを組みあわせれば、習慣的な動きを変え、長いあいだ続いていた誤用もとりのぞけます。

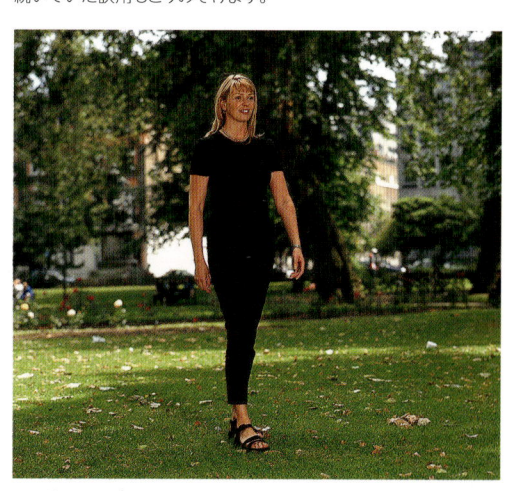

頭と首と背中が正しく一直線に並んだモデルの歩き方。リラックスした腕は自由に動かせる。

アレクサンダーテクニーク

自然な身のこなし

　何よりも優雅でうらやましいのは、完璧な身のこなしです。ほとんどの人が、若いうちはそれができたのですが、悲しいかなあっというまに失われ、だらしない、悪い姿勢が習慣になってしまいます。実際、意外と簡単に、人はまったく気づかないまま悪い姿勢をとっているのです。1日に何度も動きを止めて、そのときの自分の姿勢をじっくり見てみるのはとても大事です。理想に遠くおよばない姿勢ばかりしていることに驚くでしょう。背中の姿勢がほぼいつも間違っている状況の1つがデスクワークです。背中は徐々に丸まってきて、緊張し、こわばってきます。けれど、一度きちんと、いつ、どんなふうに姿勢が悪くなるのかを確かめれば、矯正していけます。疑わしいなら、子どもを見てください。子どもは、どうすれば緊張せずに楽々と美しく動けるかを本能的に知っています。それこそ、わたしたち大人が懸命にまねるべきことなのです。

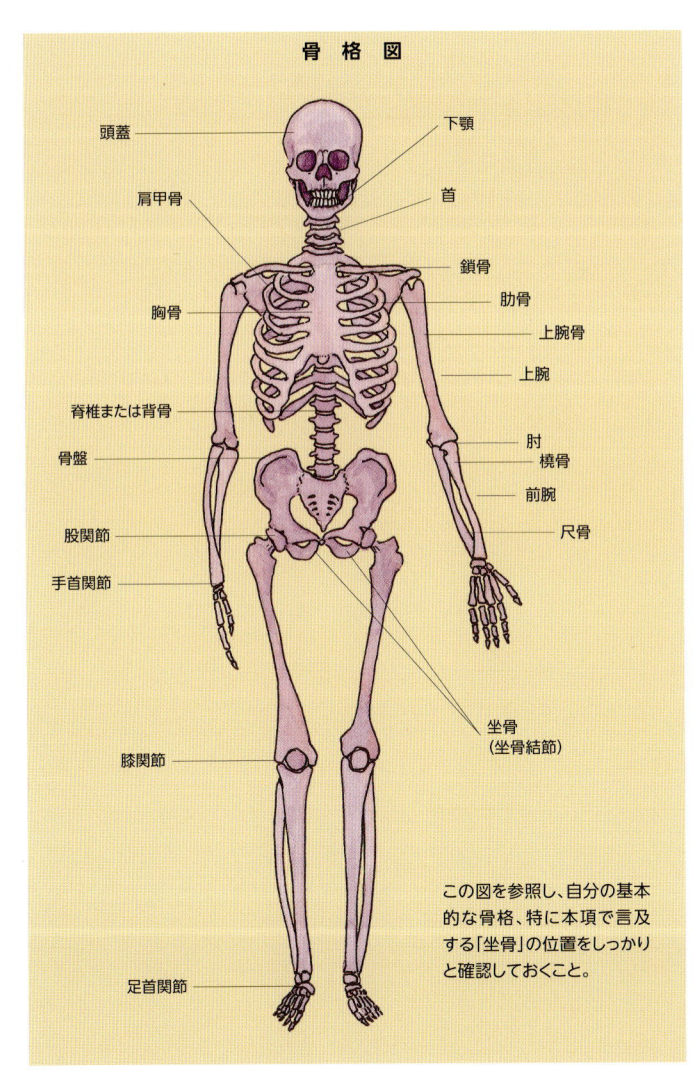

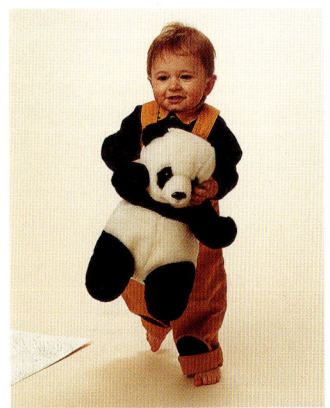

この子どもは、全身をのばし、リラックスした状態でぬいぐるみを抱えている。この姿勢のおかげで、神経エネルギーと血液が充分に流れ、肺がしっかりと拡張してきちんとした呼吸ができる。

プライマリーディレクション
- 首を解放することを考える。
- 頭を前や上に動かす。
- 背中をのばして広げる。

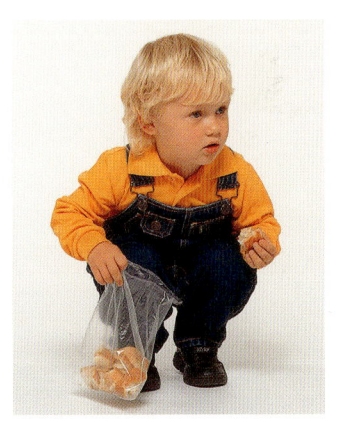

骨格図

- 頭蓋
- 下顎
- 肩甲骨
- 首
- 鎖骨
- 肋骨
- 胸骨
- 上腕骨
- 上腕
- 脊椎または背骨
- 肘
- 骨盤
- 橈骨
- 前腕
- 股関節
- 尺骨
- 手首関節
- 坐骨（坐骨結節）
- 膝関節
- 足首関節

この図を参照し、自分の基本的な骨格、特に本項で言及する「坐骨」の位置をしっかりと確認しておくこと。

この子どもは、関節をたくみに使ってしゃがみながら、同時に楽々とビニール袋を持っている。

「資産の所有……幸せのための手段であり、それが終わりではない」
トーマス・ジェファーソン

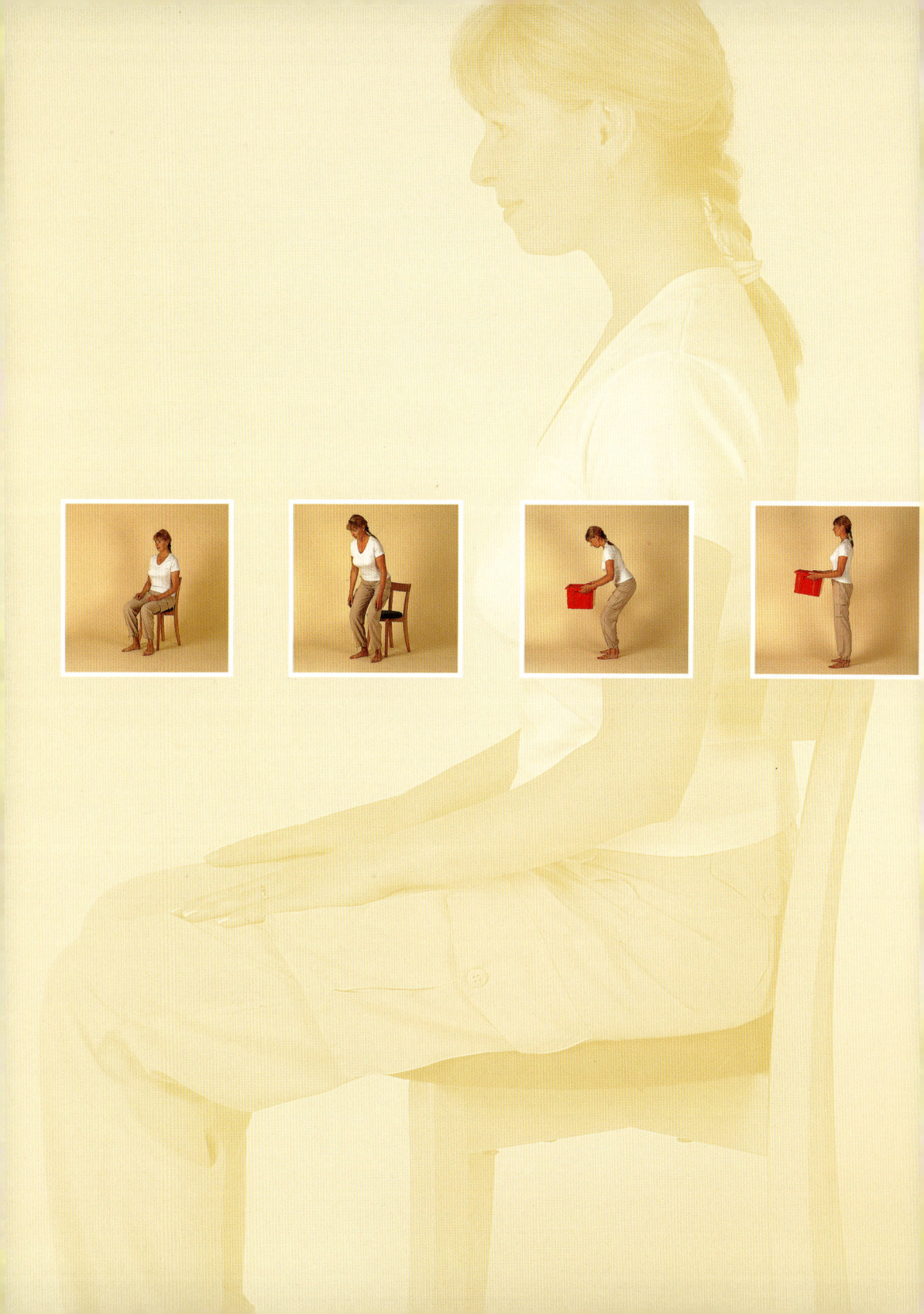

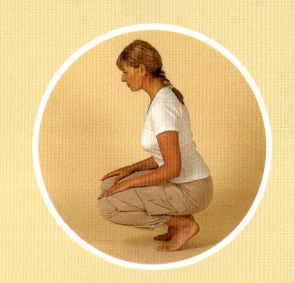

アレクサンダーテクニークの実践
putting the alexander technique into practice

一連のレッスンにおいて大切なのは、ある程度適切に相手に委ねることです。昔ながらの自分のやり方に固執すればするほど、変化や、不要な筋肉の緊張解放、システムの再訓練に時間を要するからです。とはいえ、きちんと目的を達成するのは難しいことではありません。ただし、一晩で劇的に変化するわけではなく、わずかとはいえ、避けがたい落とし穴は必ずあるので、途中で投げださないようにしてください。

たとえば、型通りの機械的な練習というディレクションをおこなおうと頑張っている自分に気づいたとします。実はすでにそのとき、体と心は1つになっていて、その力の中に、そしてまた、自分がしていることについて考える力の中に、成功はあるのです。近道をしようなどとは思わないでください。そんなものはないのです。がっかりして、諦めたくなる可能性も多分にあります。というのも、あなたの時間は非現実的なほどに短く、自分にとっていいことだとわかっていても、かなりの時間を必要とする練習をきちんとこなせる余裕がないからです。だからと言って、自分に厳しくしたり、逆に、あきれるほどの短時間で習熟できるなどとは思わないでください。アレクサンダーテクニークは、もっと真摯にとり組むべきものです。

したがって、これから説明していくのは、最もわたしたちに関係の深い日常生活、その中でほぼ用いられる主要な一連の動作の要点となります。実際、「一連の動作」という表現は的を射ていると言えます。というのも、心と体を引き裂くようなことは避け、精神的にも物理学的にも一体感を維持しているからです。本項内で強調しているのは、筋肉の緊張も努力も最小限にとどめたうえで、そういった一連の動作をなしとげるための手段です。多くの生徒が言っています、アレクサンダーテクニークの一連のレッスンは、運転や新しい言語を習うのに似ていると。熱意と決意という確たる基礎があれば、きっと成功します。

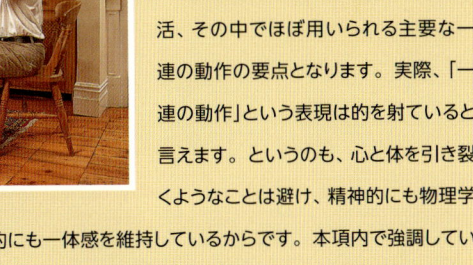

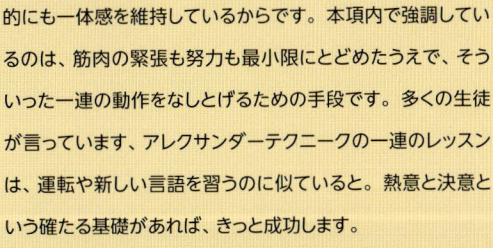

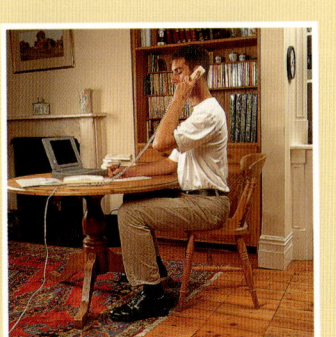

目の活用

相手のことを知りたい、そう思ったら、目をまっすぐに見つめてください。そこには、今の気持ちが驚くほどはっきりと現れています。何の表情もなく、薄っぺらな感じの目からは、陰うつとした気分や倦怠感、生気のなさが簡単に読みとれます。注意深く熱心に見れば、手にとるようにわかるのです。悲しみも不満も、生意気なことを考えているかも、幸せかも。アレクサンダーテクニークは、どうすれば楽しく生き生きとすごし、周囲ともきちんとかかわっていけるかを教えてくれます。

注意深くみる

立っているか歩いている人を観察してみてください。みんな、自分だけの世界に入りこみ、周囲にはまったく気づいていないようなことがままあります。そういう人たちは、外界とのコミュニケーションを断ってしまっているのです。どこか1カ所を凝視しだすと、呼吸も苦しげなことが多いようです。それがさらに制限されてくると、体も自由に動かなくなってきます。その結果、ようやく外界に視線が向けられ、情報を収集して、内面への集中から解放されるのです。

教師が気づく最も強烈な態度の1つは、うつむいている生徒たちの多くが、目を伏せているのではなく、首から上ががっくりと折れるような感じになっている、ということです。これは、頭と首と背中、それに体の関節の位置を一直線にする、ということにたいする根本的な誤解からきています。

下の写真で示す一連の動きで、モデルがどのように目を使っているかに注目してください。どれが正しい姿勢でしょう？　疑う余地はありますか？

「交通量の多い道をわたっているなら、目を閉じていては用をなさない」　F.M.アレクサンダー

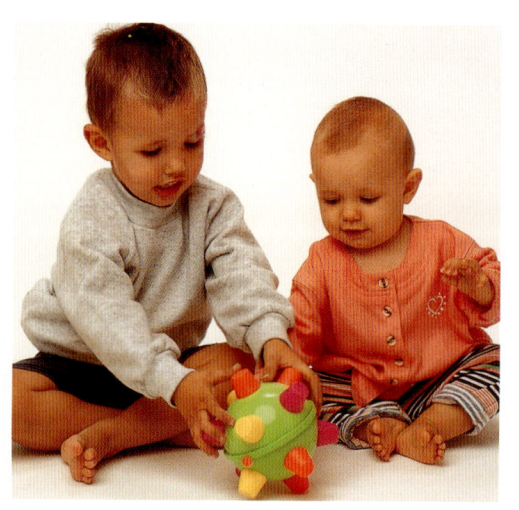

この子どもたちは、目を使ってオモチャを見ている。頭と首と背中を一直線に、などとあえて意識もせずに、きちんとした使い方を維持している。

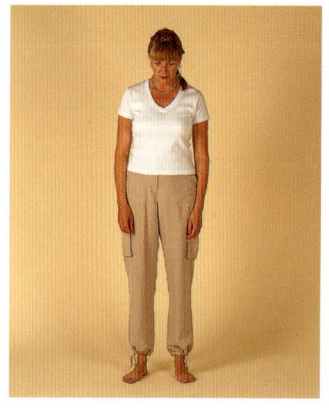

この姿勢だと、うつむいたときに頭と首と背中が一直線上になく、首の使い方が不適切。

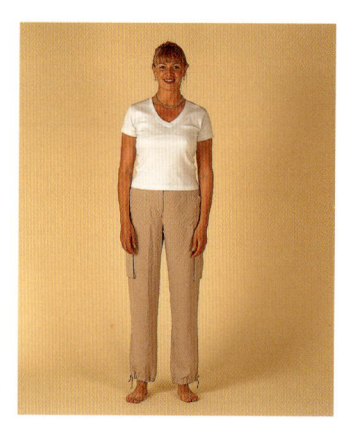

各部位が一直線上に並んでいることに注目。高さも肩幅も適切に維持している。目は生き生きして、周囲の状況をきちんととらえている。

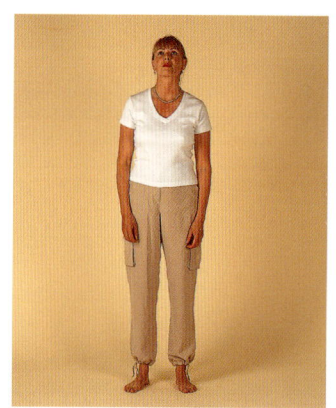

このモデルは、首を後ろにそらし、頭を引いて見あげているため、頭と首と背中が一直線上に並んでいない。

セミスパインの姿勢

長時間立っていると、脊椎は簡単に圧迫されます。セミスパインの姿勢で横になれば、筋肉や関節の不要な緊張を緩和できますから、毎日最低20分はおこなうようにしてください。頭と首と背中の関係もよりしっかりと意識できるようになります。この姿勢は、教師に見ていてもらう必要はありません。あなた自身にとってとても必要な時間も与えてくれるでしょう。

姿 勢

目はしっかりと開けておきます。眠らないようにするのがどれだけ大変かがわかるはずですから、目は閉じないようにしましょう。眠ることがこのエクササイズのポイントでは決してありません！

20分の日課のあいだは、きちんとした方向性のあることを真剣に考える練習をしてください。気にかかっている大事そうなほかの問題にはすべて蓋をし、心がとりとめもなくさ迷わないようにします。この時間は、すばらしい観察力の実践をもうながすものです。プライマリーディレクションを参照すれば、いい練習ができるでしょう。体のどこかに潜む緊張に気づいたら、それを正そうとはせず、単にそこに意識を向けます。それが、このエクササイズをうまくおこなう秘訣です。

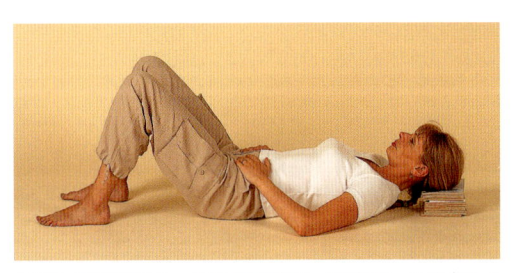

本を使って頭を支える。ただし高すぎると、顎が落ち、のどが苦しくなるので気をつけること。

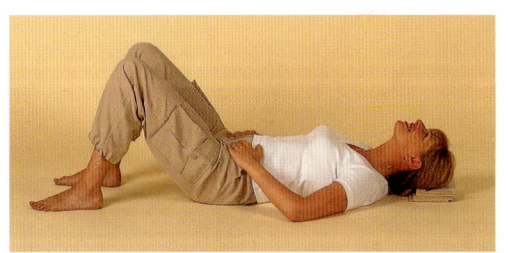

同様に低すぎると、頭が後ろにそってしまい、きちんと支えていることにならない。

セミスパインになる

かたいカーペットの上か、床に敷いたラグの上に横になるのがいいでしょう。ベッドは充分な支えにならないので避けます。必要な本の冊数は、本の厚みにもよりますし、人によってもさまざまです。

横になっていきます。まず、本は充分に離して後ろにおき、首から下のスペースをたっぷりとってください。床に座ったら、両手のひらを背後について支えるようにしながら、ゆっくりと背中を倒していきます。途中、腕に余計な力を入れたり、息を止めたりしないように。起きあがるときは、まず、目、頭、胴体、脚の順に片側にごろりと転がります。ついで、上側になっているほうの手を床につき、そこから四つんばいになります。つねに頭、首、背中が一直線上にあるよう気をつけ、息も止めないようにしてください。その後両手をつきながら手前に戻していけば、下半身もおのずとかかとのほうに戻っていきます。

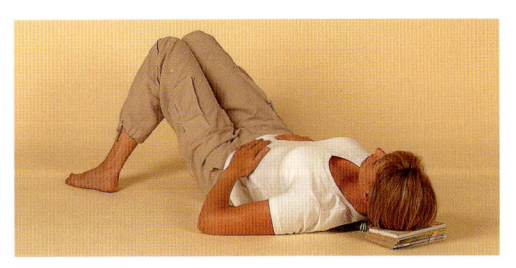

脚は腰幅に開き、膝は天井に向けておくこと。

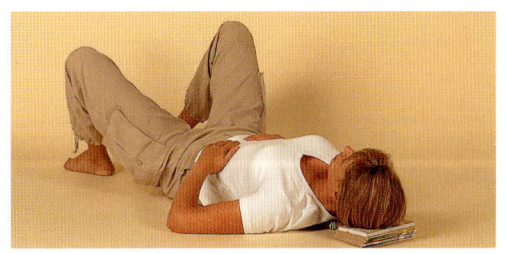

足の裏と床がぴったりとくっついていないと、膝がだんだん倒れてくる。

座る、立つ

正しい姿勢をとるには、正しいことはもちろん、間違ったことについても知らなければなりません。何をし、何をしないかを知るのはとても重要です。正しい姿勢をとりはじめても、簡単に悪い習慣に戻ってしまいます。そのためにも、いつ自分を正せばいいのかを知る必要があります。またつねに、頭と首と背中は一直線上に保ち、脚は腰幅に開き、膝は真正面、足と同じ方向を向いているようにすることも忘れないでください。

座る

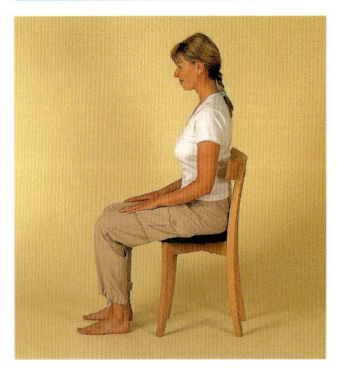

正しい姿勢：両肩がしっかりと離れている点に注目。

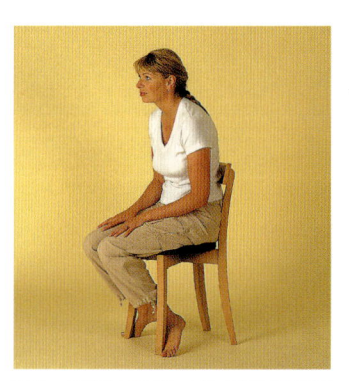

間違った姿勢：肩が丸まり、足は椅子の脚に巻きついている。

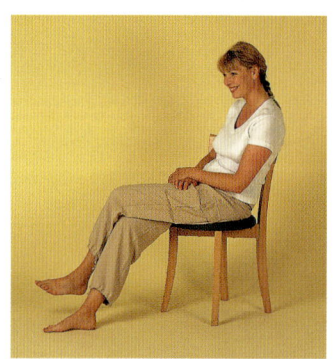

間違った姿勢：背中がまがり、脚を組んで、体の片側に体重をかけている。

座った状態から立つ

　この基本的な方法を数回練習して、完璧に身につけることはとても価値があります。いかに悪い習慣がしみこんでいたかがわかり、驚くでしょう。脚を腰幅に開いた状態からはじめます。脚を踏ん張って立ちあがったりしないでください。それが目的ではありません。また、足はぴったりと床につけておくこと。ただし、あまり前のほうにあると立ちあがるのが難しいので気をつけてください。最後に、立つときは頭から、を忘れずに。それが、正しく立つための重要なポイントです。

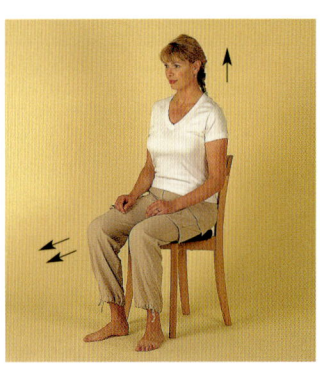

1 リラックスした状態のモデル。足は適度に開き、両手はゆったりとおいてある。立った姿勢に移行できる準備は万端。

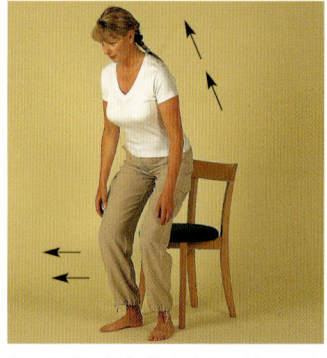

2 頭と首と背中がきちんと一直線上にあるように気をつけながら立ちあがっていく。

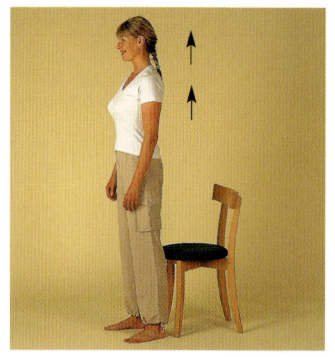

3 腰からすっと立ちあがり、膝を前に出しつつ、足から充分に離していく。これで正しい直立姿勢に。

手をのばす、物をつかむ

手をのばして物をつかむという2つの基本動作は避けて通れません。ですが、アレクサンダーテクニークにのっとった正しいやり方を知っている人がどれだけいるでしょう？　手をのばす場合、かがんだ状態であれ体をのばした状態であれ、頭と首と背中を一直線上に保っていなければなりません。しっかりとしゃがんでいるなら、一連の動きの中でまず最初に動かすべきは手であり、ほかのすべての動作はそのあとに続けます。

物をつかむ

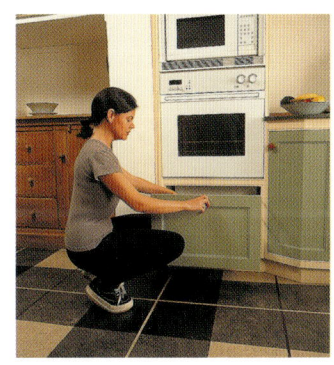

モデルの腰が両足の上にバランスよくのっている点、まず手がのび、そのあとに手首と腕が続いている点に注目。

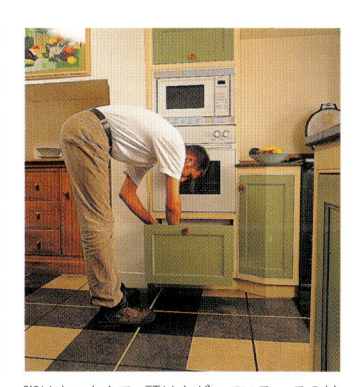

脚はまっすぐで、頭はさがっている。その結果、首に過分な不可がかかり、肩も緊張している。

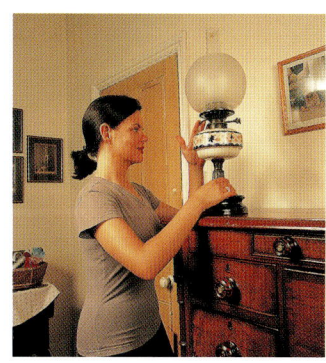

腕が肩甲骨と背中にしっかりとつながったままの状態である点に注目。また、腕にも手首にも余計な緊張はかかっていない。

つま先立ちになる

正しいつま先立ちをしようとすれば、ふつうに立っているときは足の真ん中にかかっている体重が母指球にかかり、頭が体を前へ、上へとリードしていきます。重要なのは、頭と首と背中を一直線上に保っておくことです。息は止めず、目はしっかり開けて周囲に注意を払ってください。

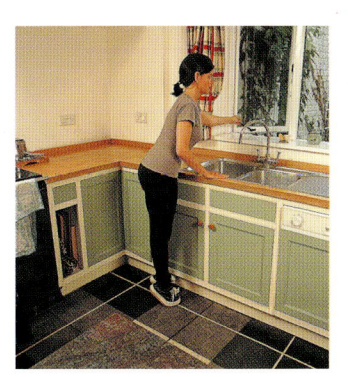

このモデルはつま先立ちをし、手に腕をリードさせて窓を閉めている。

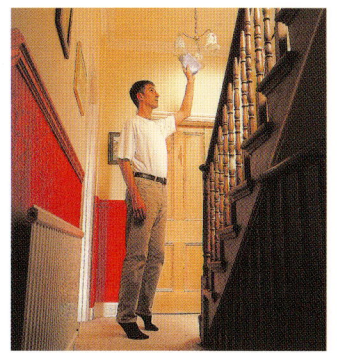

きちんとバランスがとれ、頭と首と背中がきれいに一直線上に並んでいる点に注目。このモデルの体には、必要以上のストレスはかかっていない。

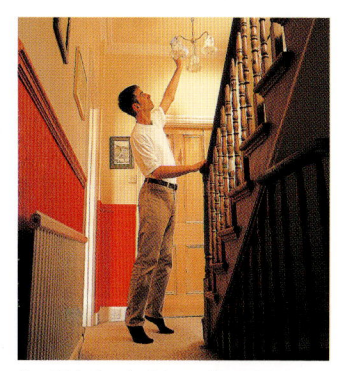

首の収縮がひどい例。モデルは息も止めていて、体に不要な緊張を引き起こしている。

「モンキー」または体をまげる

「モンキー」と言われる姿勢は、日々の活動においてより自由な動きを可能にしてくれます。立った状態から座ったりしゃがんだりといった動きはもちろん、物を持ちあげたり抱えあげたりする一助としても、デスクワークや洗い物、アイロンがけといった家事、スキーやゴルフのようなスポーツをおこなう際にもとても役に立ちます。もちろん、頭と首と背中の関係を重視した姿勢です。

姿勢

「モンキー」の姿勢など、ふざけているようにきこえるかもしれませんが、そうではありません。まずはゆっくりとやってみてください。そしてその効果のほどがわかったら、今度はもう一度ふつうのスピードでやってみましょう。基本は、頭を前と上に動かし、ついで膝を足よりも前にだし、バランスをとるために尻はかかとよりも後ろにつきだす、などで、腕は自由に動かせるようにしておきます。また、「モンキー」の姿勢をとる際は必ず、プライマリーディレクションを思いだすことも大事です。さらに、つねに緊張感を保ち、1点を見つめてばかりだったり息を止めたりしないでください。そんなことをすればすぐに、せっかくの「モンキー」のすばらしい効果を台なしにしてしまいます。

次はより正確な形をとっていきます。両脚は腰幅に開き、足先は軽く外側に向けます。体重は、前すぎたり後ろすぎたりしないよう注意しながら、両足に均等にかけてください。「モンキー」の姿勢に入ります。膝を軽くまげて足の前にだし、股関節から上を軽く前方に傾け、頭と首と背中を一直線上に保つようしっかりと意識します。バランスを崩して倒れないよう気をつけて！

最後に、背中を上下左右に大きく広げるイメージで、肩帯を思いきり広げて自由に動かし、腕は力を抜いてだらりとさせます。これを知っていれば、「モンキー」の効果を十二分に堪能できるはずです。

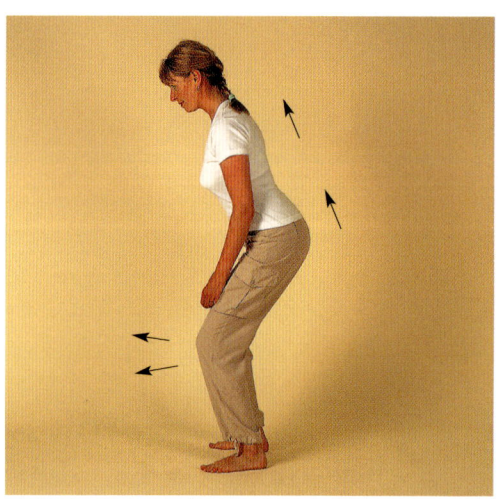

正しい「モンキー」の姿勢をとっているモデル。頭と首と背中が一直線上にある。まげた膝はしっかりと前にでていて、腰との距離も充分に離れている。

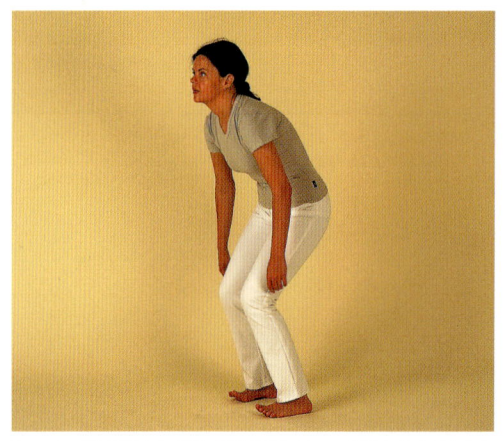

「モンキー」の姿勢をとる際、頭を後ろに引いて脊椎に埋めるような体勢にはしないこと。モデルの背中が丸まり、両膝がくっついている点に注目。

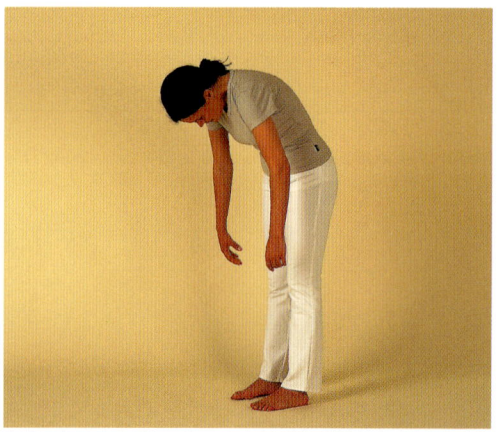

膝をまげず、上体だけ前にまげているモデル。背中が覆いかぶさるような形になっていて、まっすぐにのびたままの脚がつっ張っている。

アレクサンダーテクニーク (189)

日常のさまざまな場面

日々のいろいろな場面で重要なのは、行動する前に1呼吸おいて、体を酷使しないよう、まずはしっかりと正しい姿勢をとることです。気をつければつけるほど、全身の筋肉を自由に動かせるようになります。同様に、心おだやかに臨めば臨むほど、アレクサンダーテクニークの原則適用も簡単になってきます。以下のさまざまな例を見れば、「モンキー」がいかに健康を維持できるかがわかるでしょう。

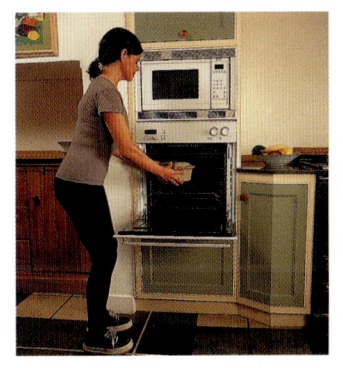

頭と首と背中の原則を保ったモデルの背中がきちんと一直線上にある点に注目。関節を駆使し、しっかりと広げた両腕で皿を扱っている。

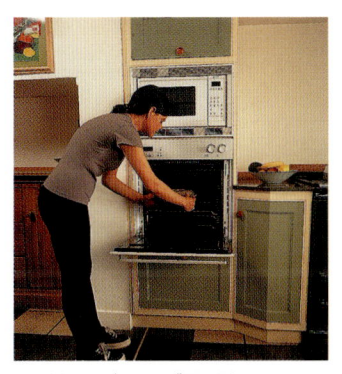

悪い例。モデルはまず頭を引いてしまっている。背中も丸まり、足はつっ張り、両腕は過度に緊張している。

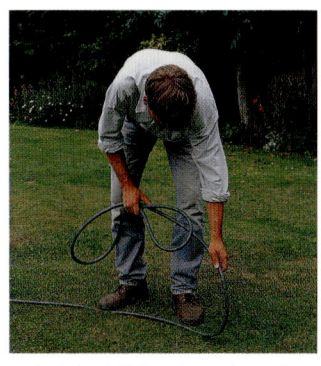

ひどく間違った姿勢。腰からがくっと体をまげて、庭仕事をはじめる男性。肩は過度に丸まり、頭もやがて後ろに引かれていく。

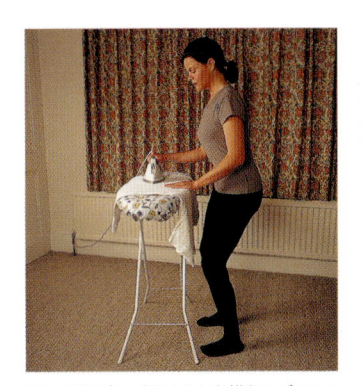

正しいやり方。きちんとした構えでバランスをとっているモデル。頭、首、背中をしっかりと一直線上に保ったうえでアイロンがけをはじめている。アイロンを持つ手、手首、腕にも余分な緊張は見られない。さらに注目すべき重要な点は、上腕を充分に開いていること。モデルがバランスを考え、集中しているのがよくわかる。

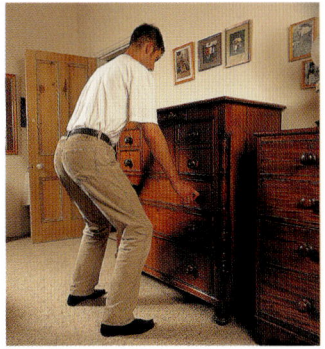

背中全体を正しく使っているモデル。賢明なやり方で、体重はかかとにかけ、膝はまげて、充分前にだしている。

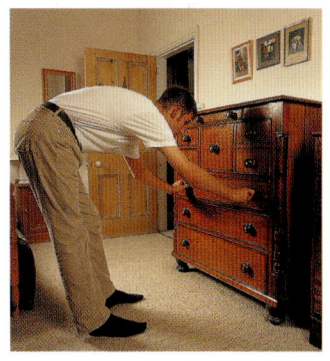

やってはいけない例。頭、首、背中がまったく一直線上に並んでいない。なぜ正しくないのか？　モデルは頭を引き、背中を丸め、腕に余計な力をかけている。悪い習慣の賜物以外の何物でもない。アレクサンダーテクニークを用いなければ、モデルにはこの姿勢の正し方がわからないだろう。

「ランジモンキー」

「ランジモンキー」は「モンキー」に似ています。膝を前にだし、上体を股関節から軽く前方に傾ける点は同じです。「ランジモンキー」では、片足を後ろにずらしておき、脚は腰幅に開きます。必要なときは、これで前足か後ろ足で上体のバランスがとれるでしょう。このような体勢で、活動に応じて体重を前か後ろにかけていきます。

体をまげる

「ランジモンキー」がとても役に立つのは、重い物を床から持ちあげたり、料理中などに物を片側からもう片側に移したり、とても重い物を押したり引いたりしなければならないときなどです。

「ランジモンキー」の姿勢をとる際忘れてならないのは、頭と首と背中をきちんと一直線上に保っておくこと。脚は必ず腰幅に開き、腕は余分な力を抜いて、体の両脇にだらりとたらします。

また、右に移動するときは体重を右足にかけます（状況に応じて左足の場合も）。左に移動する場合は、逆にしてください。

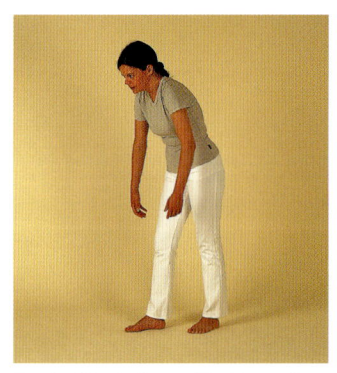

腰から上体をまげている悪い例。モデルの肩は丸まり、脚はまっすぐのびたまま、膝もつっ張っているため、緊張を引き起こす。

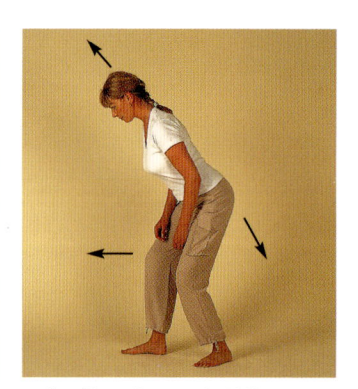

モデルが「ランジモンキー」の姿勢をきちんととっている点に注目。頭と首と背中がきれいに一直線上に並んでいて、膝も充分前にでている。

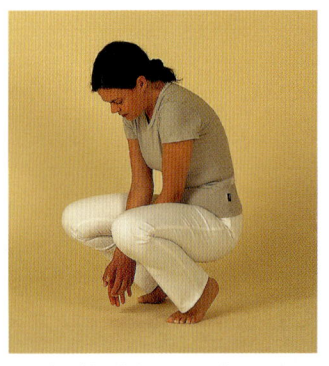

しゃがんだ際、背中のラインがまっすぐではない点に注目。頭も落ち、肩もぐっと丸まっている。さらに、不安で窮屈そうにも見える。バランスも見た目も悪い。こういう姿勢は絶対に避けること。

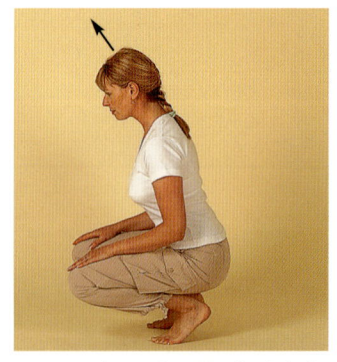

正しいやり方。モデルの頭、首、背中がきちんと一直線上に保たれている。肩も上腕の上でしっかりと開いている。バランスもよくとれていて、動きを充分にコントロールしているように見える。かかとが臀部の下にすっぽりとおさまっている点にも注目。この姿勢なら、集中するのもたやすい。

しゃがむ

西洋社会における大半の人の見解は、日常生活でしゃがむのは難しい、ということです。子どもはさほど苦もなくしゃがみますが、大人になるにつれて、しゃがむために必要な柔軟性は失われていき、関節の動きもにぶくなっていきます。

一連のレッスンの中で、しゃがみ方を学ぶ際、アレクサンダーの教師が最良の方法として改めて生徒に紹介することがあるのが、低い位置での「モンキー」やセミスクワットです。しゃがむためには、「モンキー」と同様の手順にしたがっていきますが、脚はより大きく開きます。頭と首と背中を一直線上に保つことと、腰、膝、足首の関節を柔軟に使うことを忘れないでください。深くしゃがめば、かかとが床から離れるかもしれませんが、ポイントをしっかりと押さえながらしゃがんでいき、バランスが保てていれば、問題はありません。原則として、不快感を感じるまでしゃがまないようにしてください。

アレクサンダーテクニーク 191

自宅でのやり方

アレクサンダーテクニークにかんする重要なポイントは、やりたくなったらやればいいという抽象的な理論ではない、ということです。具体的かつ実践的な日々の指針であり、体をまげたりしゃがんだり、物を持ちあげたり運んだりする際おおいに役立つものです。何をしていても、きちんとコントロールできるようになり、しっかりと集中しながらリラックスもできるようになることで、さらなる自信が持てるようになります。

体をまげる

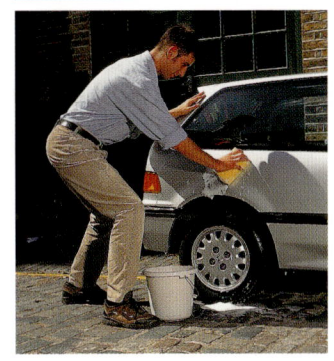

モデルが体を前に傾けることで、より広範な動きができている点に注目。腕には余分な緊張も見られず、背中にしっかりと支えられている。

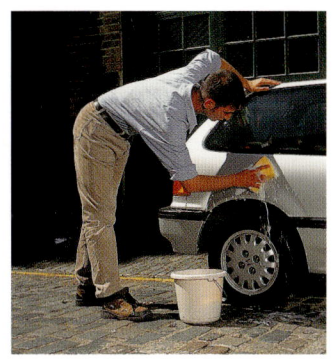

腰からまげる間違ったやり方。脚はつっ張り、頭は後ろに引かれている。

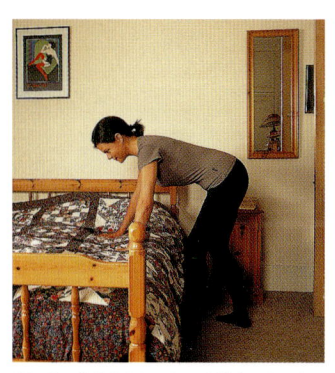

頭、首、背中をきちんと一直線上に保ったままベッドをなおしている。脚を軽くまげることで、より広範な動きが可能になっている。

しゃがむ

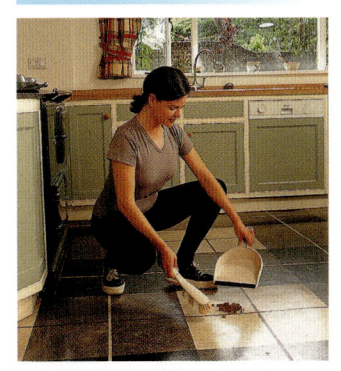

ランジスクワットの姿勢で、床のゴミを掃き集めているモデル。正しい体の使い方を維持することで、最大限の可動幅を得ている。快適そうに見えるだけでなく、実際に本人もとても快適である。

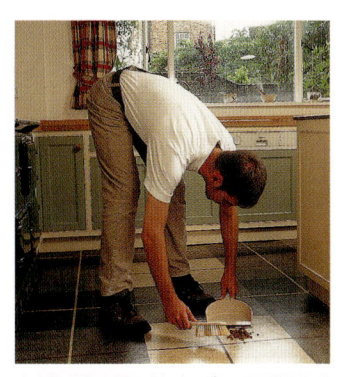

床を掃く際の悪い例。モデルは可動幅を自ら制限している。見るからにバランスが悪く、本人もすこぶるやりにくさを感じている。

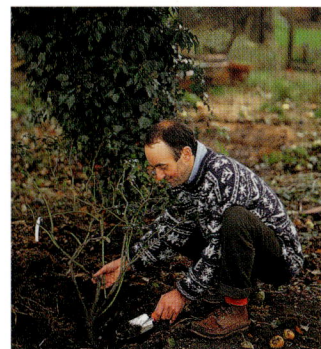

庭にバラを植えるべく、賢明なしゃがみ方をしている男性。しゃがんでバラと自分の高さをそろえることで、より広範な動きができる。

持ちあげる、運ぶ

背中の痛みの多くは、重い物を持ちあげるために起こります。背中の緊張を避けるため、荷物のかたわらに足をおいてすぐそばに立ち、頭と肩と背中を一直線上に保ってください。「モンキー」または「ランジモンキー」の姿勢をとり、ついでしゃがみます。それから腕をまげ、肘を体に近づけてください。必ず上腕をしっかりと広げ、腕と手首をリラックスさせます。

持ちあげる

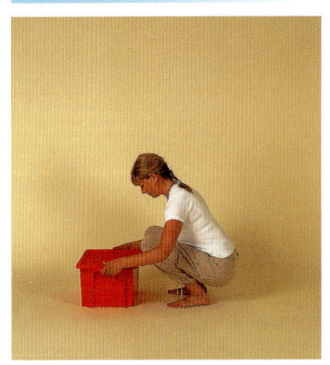

1 できるだけ体の近くで荷物を持ったら、立ちあがる前にまずスクワットかランジスクワットの体勢をとり、ついで「モンキー」の姿勢をとる。

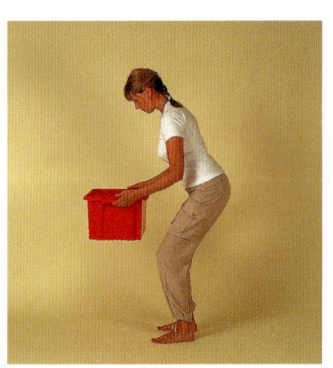

2 流れるような動きで持ちあげていけば、背中に衝撃を与えたり、急に引っ張ったりするようなこともない。荷物が重すぎる場合、かがんで荷物をおくことも簡単にできる。

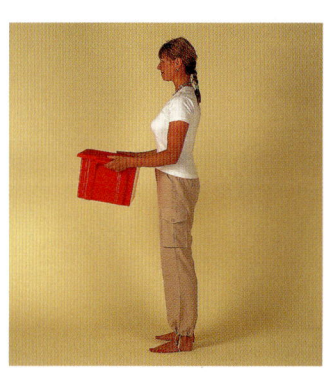

3 持っている重い荷物をおく場合は、一連の動作を逆におこない、同じ原則を適用し、必ず頭と首と背中を一直線上に保つこと。

運ぶ

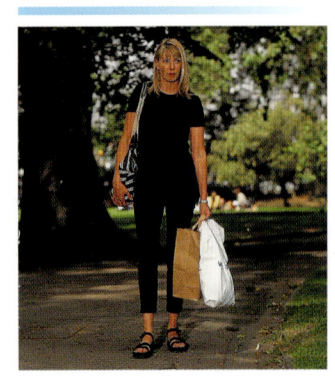

このモデルは、買い物袋をすべて片手で持っているため、バランスを崩して、体が左に傾いている。また、ハンドバッグが落ちないよう、右肩をあげている。

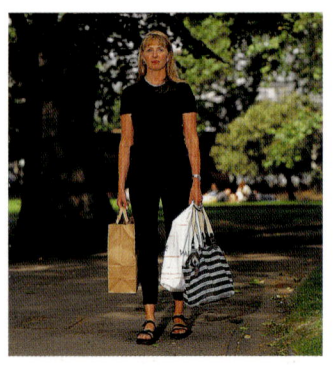

このモデルは、買い物袋を賢明かつ正しく持っているので、重みが体の両側に均等にかかっている。バランスがいいので、楽な姿勢で歩ける。見るからに快適そうだ。

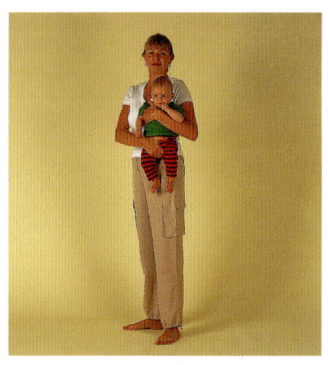

この母親の子どもの抱き方はすばらしい。母親の体重は両足に均等にかかっている。子どもは体のすぐそばで抱き、上半身と下半身をしっかりと支えている。

日課

アレクサンダーテクニークの最も驚くべき点は、重い物を持ちあげるといった一連の大がかりな動作、不適切におこなえば確実に背中の痛みを引き起こすであろう動作のためだけにあるのではない、ということです。日常の些細なこと、食べたり、飲んだり、運転したりといった、当然のようにおこなっている決まりきったことにも活かせます。そういった、いわゆる日課がどのようにおこなわれるべきなのか、前々から疑問に思ていたなら、ぜひここを読んでみてください。以下の情報は、おおいに効果があるでしょう。

食べる、飲む

まっすぐに立って何かを飲んでいるなら、つねに集中力を切らさないこと。どこか1カ所をぼんやりと見つめたままで、外界への注意がおろそかになったりしないよう気をつけます。頭が上に引っ張られて、かかとから離れていくよう意識することも大切です（詳細はP.186の「立つ」の項を参照してください）。肩帯が上腕に柔軟性をもたらし、骨盤が安定感をもたらすと同時に、脚の動きを楽にしてくれるのがわかるはずです。

まったく同じ原則が、食べるときにも当てはまります。手で直接持つにせよフォークを使うにせよ、何かを食べるときは、あまりにも当たり前すぎて姿勢のことなど考えもしないでしょう。ですが忘れないでください、手もとにある物にのみ意識を集中させるのではなく、姿勢と敏捷性とバランスもしっかりと考えるようにすることを。

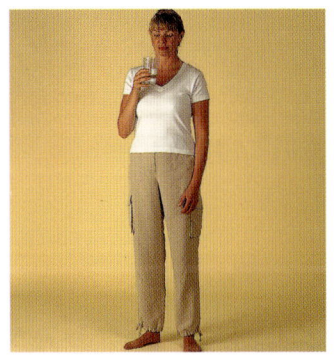

グラスを握りしめたり、わしづかみにしたりしない。腕との関係を意識する。それがひいては背中へ、さらにはかかとへとつながっていく。グラスを口もとに持ってくる際は、体重をかかとにかければ、腰を引かずにすむ。また、上体をかがめて口をグラスに持っていくのではなく、グラスを口に持ってくること。

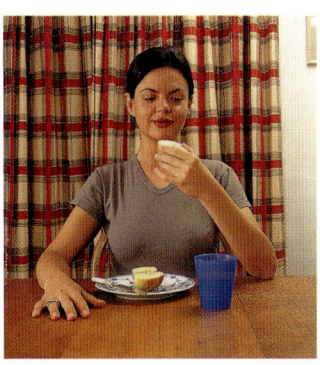

自分がどんなふうにテーブルに座っているのか、時間をかけて考えてから、食べ物を口に持ってくる。決して食べてから考えないように。足はきちんと床につけておく。坐骨や、背中が十二分に広がっているかも意識する。正しい姿勢は消化もうながす。

運転

運転手が経験する大半の問題の原因は、固定した姿勢、長時間の運転、座席のサポート不足にあります。

とにかくよく運転する人のほとんどはお気づきでしょう、自分がひたすらハンドルとペダルのあいだに押しこまれていることに。そんな窮屈な状態は必ず、背中のストレスと緊張を引き起こします。腕と脚も同様です。

車を選ぶ際は、座席が安定していてサポート力があるか、時間をかけて確かめてください。すでに車を所有していて、腰のサポートがきちんとできていない場合は、くさび形のクッションを使って、腰と骨盤を適切にサポートするといいでしょう。このサポートがあるとないとでは大違いです。

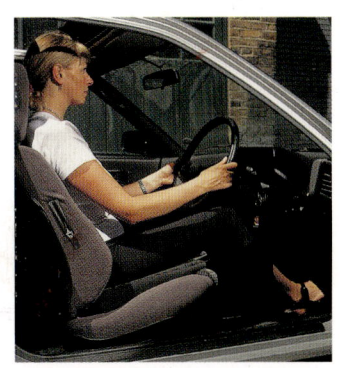

ペダルには余裕を持って足が届くようにするべき。くさび形のクッションは、前かがみの姿勢を避けるのに非常に役立つ。

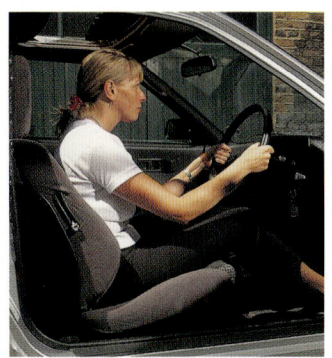

このモデルはひどい前かがみになるあまり、首が緊張し、腕もこわばっている。こうした姿勢がさまざまな不快感を引き起こす。

オフィスワーク

代々伝わる座り心地のいい大きな肘かけ椅子を前にすれば、ことのほか簡単にできるであろう、だらしのないくつろいだ座り方。それを避けるには、時間をかけてじっくりと考えてから、本を読みはじめることが大事です。いったん本の中身に没頭してしまえば、姿勢のことなどきれいさっぱり忘れてしまうのは火を見るより明らかですから。読み終わるときには、全身がストレスと緊張のかたまりになっている、などということのないようにするのが重要です。

読む、書く

机やテーブルに座っているときは、椅子を調整して、前腕や手を正しい角度で机やテーブルの上におくことが大切です。椅子が近すぎれば、腕の位置を調節するのに肩をあげていなければならなくなります。椅子が高すぎれば、次第に前かがみになってきます。また、脚を組むのも避け、足は必ず、無理なく床につけているようにしてください。

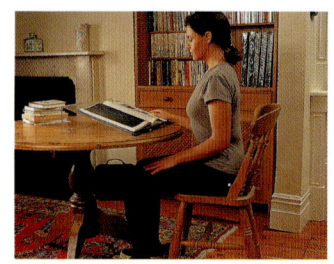

傾斜のあるボードは、読書の際に便利な道具。これを使えば、机やテーブルにかがみこむのを避けられる。

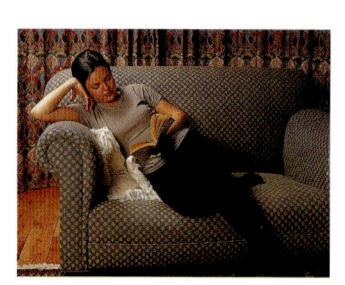

片腕だけで全身を支えている間違った姿勢のモデルに注目。折りまげた脚には何の支えもない。

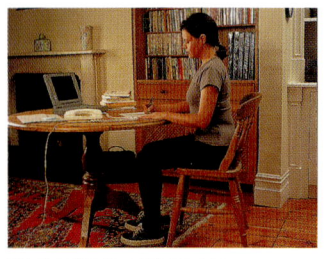

頭と首と背中を一直線上に保つ。

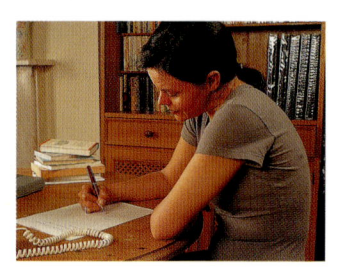

このモデルはペンを握りしめているため、手首と手に過度な緊張がかかっている。

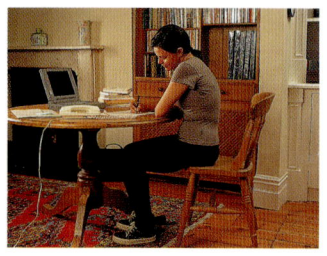

手首と手と腕に緊張を強いることで、動きを制限しているモデル。

デスクワーク

作業環境が原因で、首や肩の緊張、手首の問題、背中の痛みを訴える人が増えています。デザインのよくない家具や、不自然だったり好ましくない座り方、あるいはひたすら座りっぱなし、といったことが直接関係している場合もあれば、椅子や机には問題がないのに、姿勢が悪い、といった場合もあります。プライマリーディレクションを思いだしてください。頭と首と背中を一直線上にきちんと並べ、頭を坐骨から充分に離しておくことが重要です。

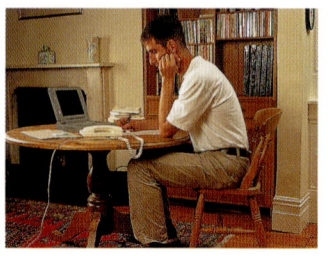

やってはいけない例。前かがみの悪い姿勢が脊椎に不要な緊張をもたらし、胴まわりの筋肉を弱らせる結果に。

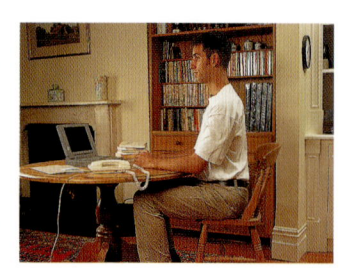

脊椎がきちんとまっすぐにのび、頭もバランスよく首の上にのっている。両足も、適度に離れてしっかりと床についている。

アレクサンダーテクニーク　195

オフィスの機器

今のオフィスは昔とは違います。ハイテク機器は驚くほど進化していますが、反復性のストレス障害や背中の痛み、首の緊張などに見舞われることも多々あります。長時間不自然な姿勢のままでいるよう誘いかけてくるものが、あまりにもたくさんあるためです。したがって、自分が何をしようとしているのか、それはどれくらい時間を要するのか、そのためにとるべき最適な姿勢はどんなものか、ということをつねに気にかけるようにしてください。そうやって意識すれば、日による体調の善し悪しが大きく違ってきます。

携帯電話の使用

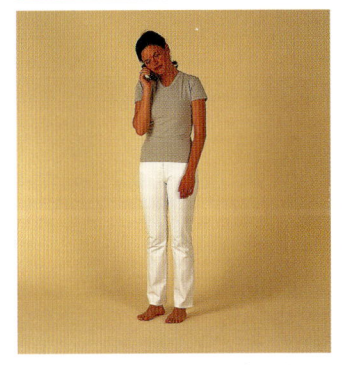

このモデルは、携帯に頭を近づけて会話をしており、不自然に頭を傾けている。

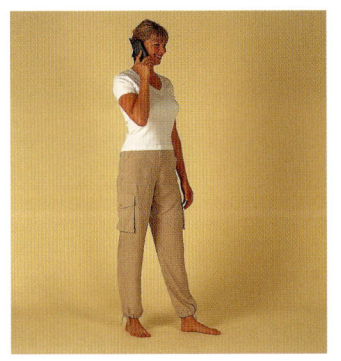

この例では、モデルは全身のバランスを維持している。安定し、リラックスして見える。

電話が鳴ったときの自分を観察する

すぐにでるか？　それとも、少し時間をおいてからでるか？　次に電話が鳴ったら、まずはプライマリーディレクションを思いだしてみること。自分からあわてて電話に飛びついていけば、姿勢を悪くする。それよりも、電話を自分の耳に持ってくるようにする。

パソコンでの作業

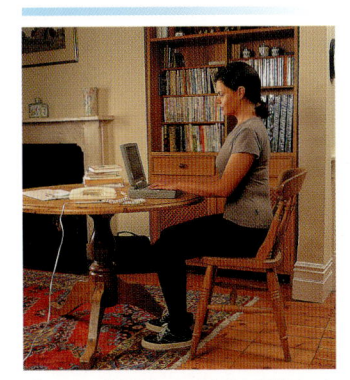

パソコンで作業をしているなら、視線はつねに下向きにすること。首を傾けた姿勢は、背中との一直線の正しいラインを維持できないので避ける。

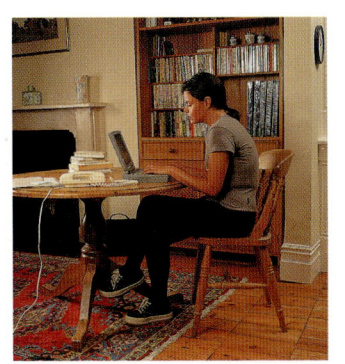

パソコンに覆いかぶさるような悪い姿勢のモデル。手と手首と前腕が正しく一直線上に保たれていない。肩もぐっと丸まっている。

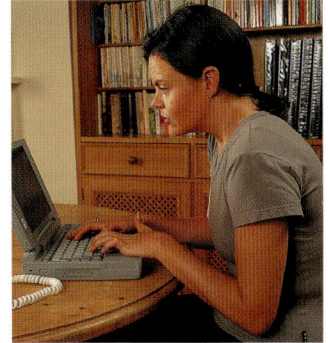

このモデルは、手首と腕と肩の保ち方が間違っているため、不要な緊張を引き起こし、窮屈な状態。じきに不快感を感じ、新しい姿勢をとらざるをえなくなる。

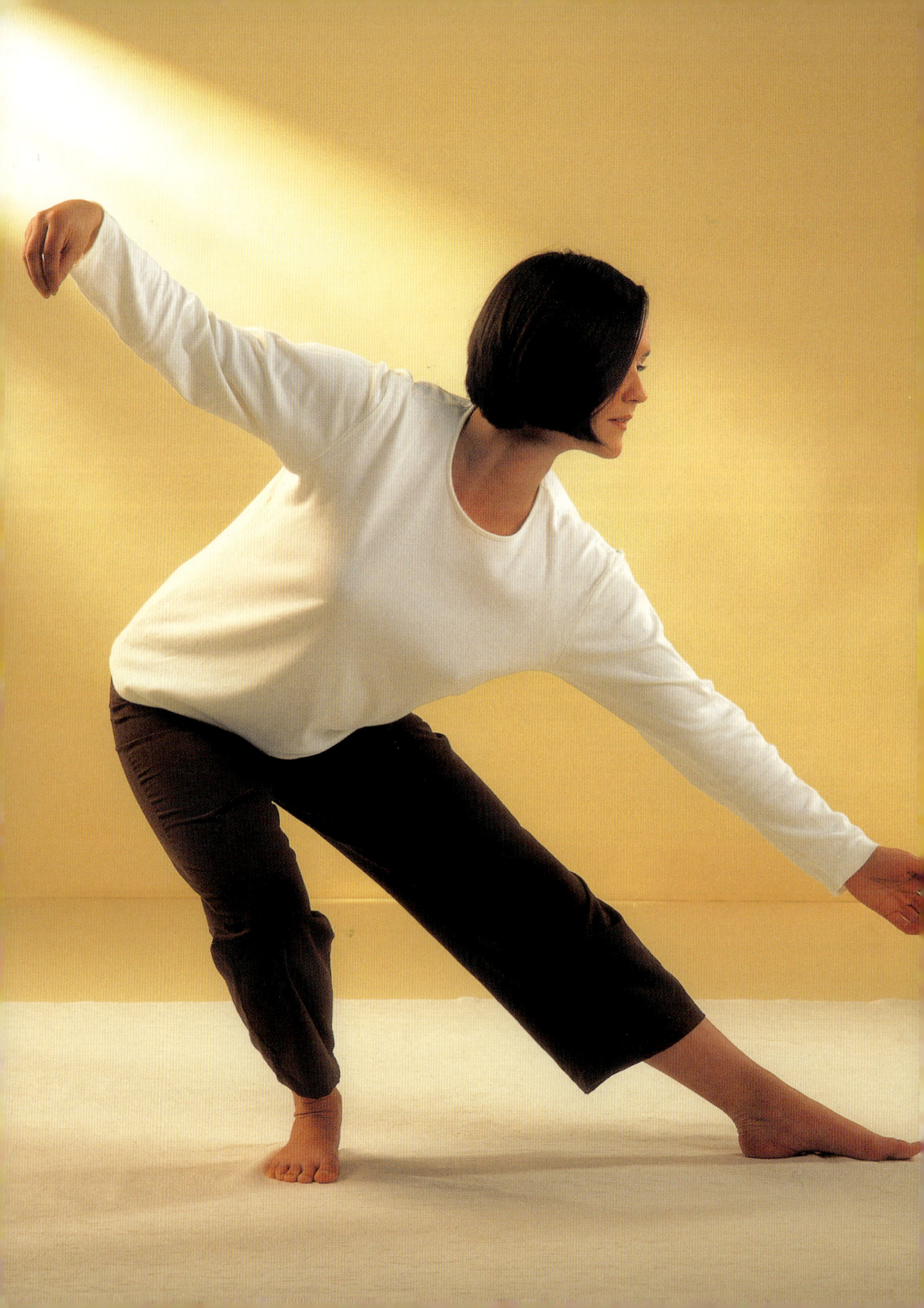

太極拳 t'ai chi

太極拳は、古くから伝わる、ゆっくりとした、美しくリズミカルな運動の型です。起源となった中国では、今でもとても人気があり、すがすがしい空気の中、公園で頻繁におこなわれています。根本にあるのは道教の哲学です。ゆっくりとした動きが、器官や筋肉をおだやかに調整、強化し、循環と姿勢を改善し、心と体をリラックスさせてくれます。太極拳は「究極の拳」を意味しますが、それは本来の意味ではありません。「やわらかさに秘められた強さ」「動きの中の詩情」「動く瞑想」といった言葉が、太極拳の精神をより的確に表現しています。

太極拳にたいする説明はさまざまで、運動や自己開発はもとより、健康法、医学、身体的協調、リラクゼーション、護身、自己発見などもあり、そのすべてが含まれています。本項で紹介するスタイルは、西洋で最も普及している、鄭曼青教授がまとめた楊式の簡化太極拳です。

力とスピードに頼る「ハードな」武術と違い、太極拳は「ソフト」または「内面的」なものです。その強さは、剛に打ち勝つ自然な柔軟さにあります。滝が少しずつ、滝壺の岩を摩滅させていくようなものです。太極拳は、忍耐とリラクゼーションを教えてくれ、心と体と精神の協調への理解を育んでくれます。現代の生活スタイルがもたらすストレスと緊張を、完璧に癒してくれるでしょう。

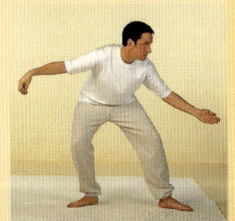

健康または護身のための太極拳

外でブルース・リーのように跳ねまわってポーズを決めたいだけなら、太極拳は向いていません。とても厳粛で、非常に権威のある技術で、2つの大きな特徴を有します。健康をうながすと同時に、より強い、敵意を秘めた力に攻撃を受けた際、それに打ち勝つ術を教えてくれるのです。太極拳の最も驚くべき点は、その動きがまるでバレエのようだということでしょう。

太極拳の効果

太極拳は最終的に護身に使われることがあり、実践練習をとり入れているクラスもありますが、そもそもは、主として健康増進のためにおこなうものです。適切な警戒心と身体意識を高め、集中力と感性を深めていくのに特に効果があります。バランスを保ち、姿勢をよくする一助ともなり、「足が地についた」感覚を強めます。しかしいずれの型も、敵対するものによる攻撃から身を守る際にも活用可能です。おだやかで繊細な動きだからといって、非常に効果的な護身術として使えないということは決してないのです。

太極拳では、肉体面と精神面がとても密接な関係にあるため、それをわけて考えることは容易ではありません。中国医学では、心と体と精神の相互依存を、健康に不可欠なものと見なしています。

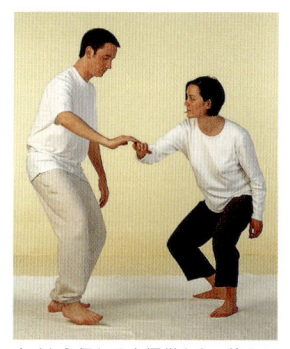

古くから伝わる太極拳なら、徐々に姿勢もよくなり、自信も身につけていける。

太極拳の理論

音楽同様、太極拳を純粋に知性の面から理解するのは難しいでしょう。スピリチュアルな面も多分にあり、型を繰りだしているときの達人など、トランス状態に入っていて、触れることもできない別世界にいるように見えるかもしれません。正しくおこなえば、催眠状態を引き起こすのです。

まずは、医学や哲学同様、武術にとっても基本となるいくつかの概念について見ていきましょう。こうした分野は、西洋ではまったくの別物として扱われますが、東洋では、不可分のものと見なします。何千年にもわたってエネルギーのパターンを緻密に観察してきた結果、中国人は、3つの要素すべてを実際につなぎあわせた生活スタイルをみごとに考えだしたのです。

気

気は人の生命や思考の背後にあるきらめき、創造力、そしてわたしたちを守り育む成長力の重要な原動力です。電流の絶えまない流れのように体内を流れるエネルギーの動きとして感じられます。気は、経絡といわれる経路に沿って体内を流れています。

丹田

気の集まる場所が丹田です。ゴルフボールほどの大きさで、へそから指4本分下、体の正面から1/3ほど内側に位置します。体の重心であり、太極拳では、すべての動きが丹田から始動します。呼吸と心を丹田に落としてみてください。

陰陽

陰と陽は、補いあいながらも対立しあう、自然界の力です。その関係は調和とバランスで、陰陽ともに必要であり、絶えず動きながらバランスをとりあっていて、その相互作用が気をもたらしています。中国人は気づいたのです、陰陽のバランスが乱れると体内の気も乱れ、健康に支障をきたしてくると。

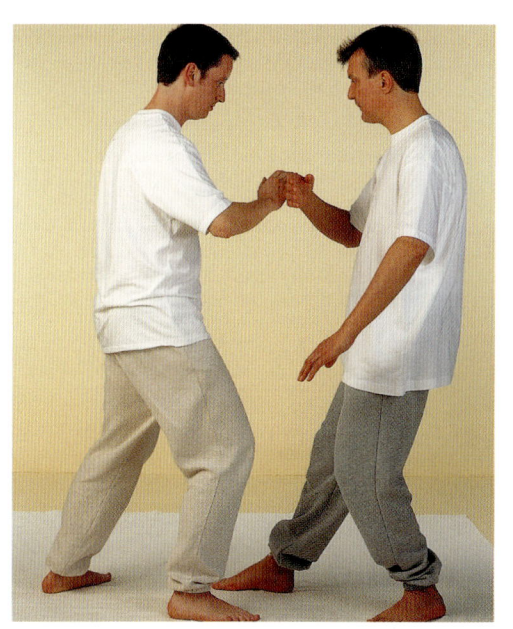

太極拳に欠かせない重要なものの1つがすばらしいバランス。

太極拳 199

ウォーミングアップ

以下の運動をゆっくりと少しずつ、おこなってください。その際、心と呼吸は丹田に落とします。体の左右、上半身と下半身にあるどんな些細な違いにも意識を向けます。このウォーミングアップの目的は、徐々に太極拳の世界に入っていくことであり、すべての筋肉を温めて、緊張しないようにすることです。ウォーミングアップをしっかりすれば、それだけ太極拳もスムーズにできるようになります。すべての動きを、流れるようにおこなってください。

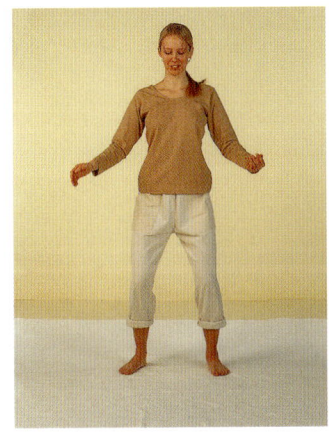

1 手首と手を軽く振って、緊張をとりのぞく。ついで前腕、上腕と進み、最後は肩まで。しっかりと緊張をとっていく。長時間の作業のあとには特に効果的な動き。

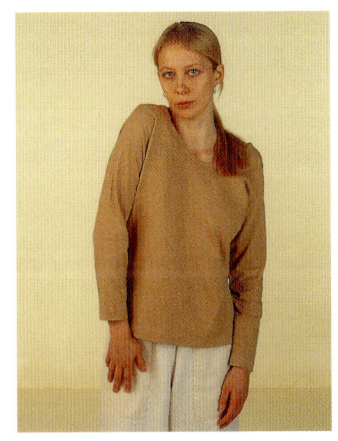

2 一方の肩で、徐々に大きくしながら円を描いていく。ついで方向を変え、今度は徐々に小さくしながら円を描いていく。もう一方の肩も同様に。両肩で交互におこなう。

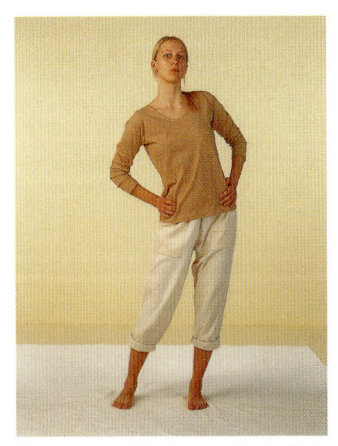

3 両手を軽く腰に当てる。頭はあげたま、ゆっくりと外に向かって腰で螺旋を描いていく。きつい、圧迫される、苦しいと感じるくらいしっかりと。

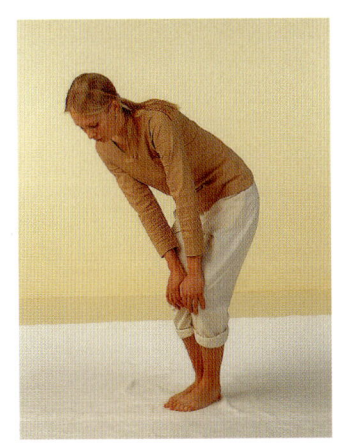

4 両手のひらを、膝頭の上に軽く当てる。手のひらから膝関節の奥深くまで気が放射されているのを感じる。膝を時計回りにまわす。

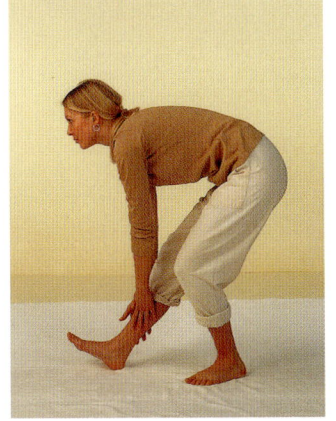

5 左足を外側にまげ、右足を前にだす。つま先をあげる。右脚はまっすぐのばしたまま、前かがみになる。しばらくその状態を維持してから、左脚も同様に。

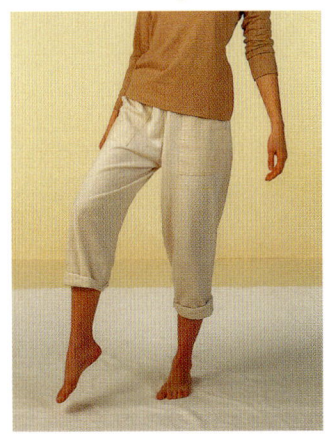

6 片脚で立ち、もう一方の脚をやさしく振って緊張をとりのぞく。10-15秒おこなったら、反対の脚も同様に。数回繰り返す。

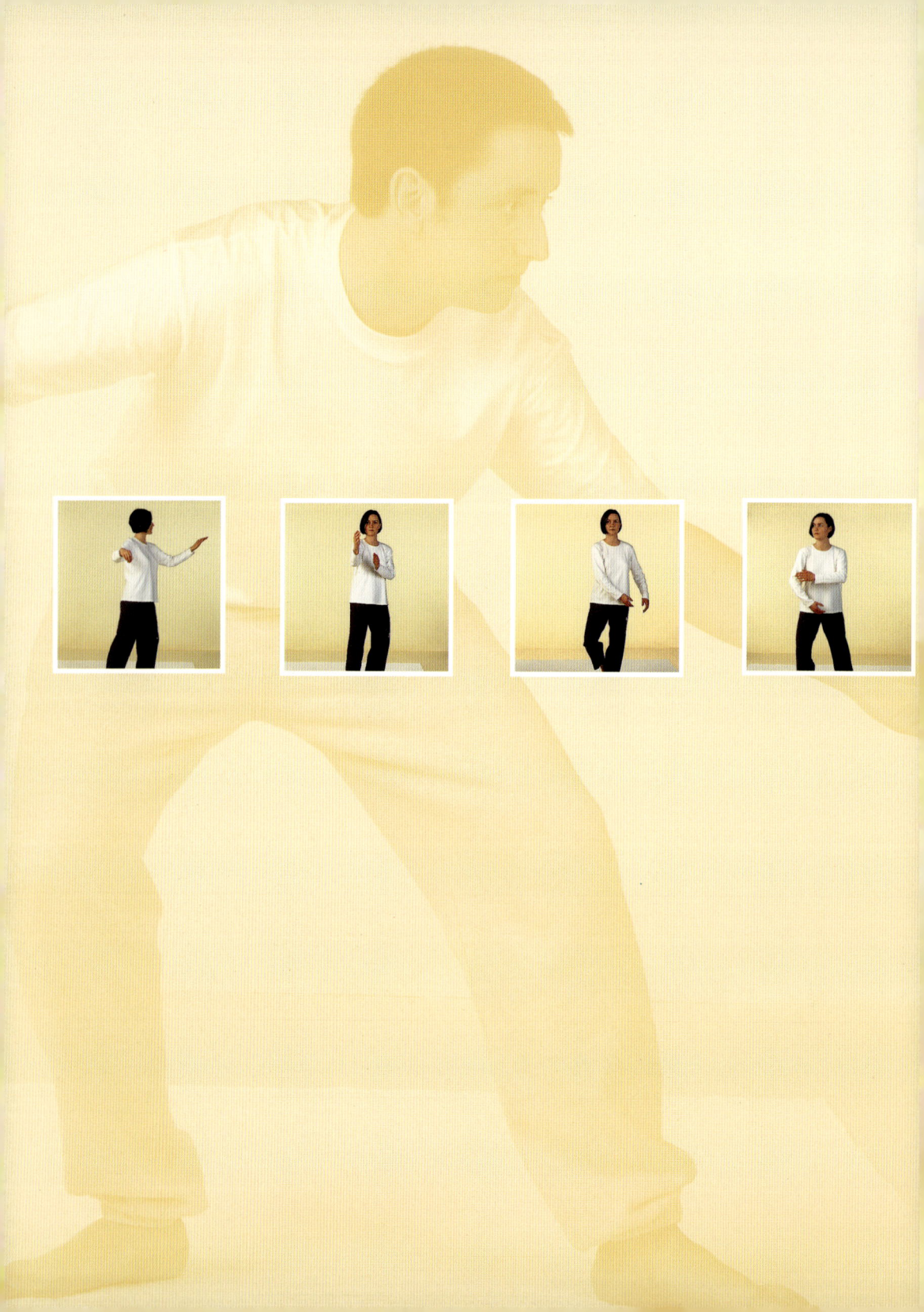

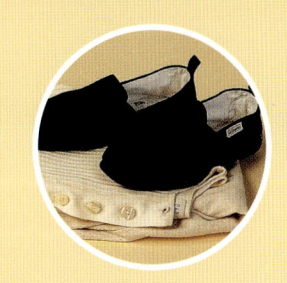

楊式：簡化太極拳 yang-style short form

ウォーミングアップを完璧に終えたら、バランスがとれるか確かめるために、しばし静かに立っていてください。そのあとは、2、3分かけて太極拳の歩き方をやっていきましょう。「虚歩」と言われる歩き方で、猫が、前脚に全体重をかける前に、おずおずと足をだすような感じの歩き方です。

実際、大人の猫の優雅な歩き方や、獲物を見つけたときの滑るような動きを見て勉強するのはとても役立ちます。すべての動きがつながって、よどみのない大きな流れ、優雅で力みのない動きとなっていて、体のすべての部位がほかの部位の延長のように見え、あわてたりあせったりしている様子はまるでありません。

型の練習を進めていくときは、以下のページを練習の際の、それも特に、1つの型から別の型に移る際の備忘録として活用してください。夏空をふわふわと流れていく雲のように、ゆっくりとしたスムーズな動きを維持し、リラックスすることを忘れないようにしましょう。このエクササイズをおこなうに際して気後れするようであれば、うまくはできません。

それこそが、いろいろな意味で、新たな達人となるための重要なポイントです。そもそもこのエクササイズをするということで、自意識過剰になっているかもしれません。けれど徐々に、いくつかレッスンを受け、なかんずく太極拳の達人の動きを見たあとなら、自分にもきちんとでき、どんなふうに見えるかなど気にやむ必要はないことが明らかになってくるでしょう。

最初の2、3の動きからいったんはじめてしまえば、残りはおのずとついてきますし、あなたが外界を気にしなくなり、内なる世界により注意を向けていくようになれば、自意識過剰のぎこちない状態もすぐに、内なる平穏にとってかわられるはずです。太極拳のポイントは、とぎれることのない流れるような動きができること。重きをおくのは、1つ1つのポーズを決めることよりも、そこにいたるまでの動きのつながりです。やがてはあなたも早朝の公園に行き、まるで気どらずに太極拳をおこない、精神的なリフレッシュができるようになるでしょう。

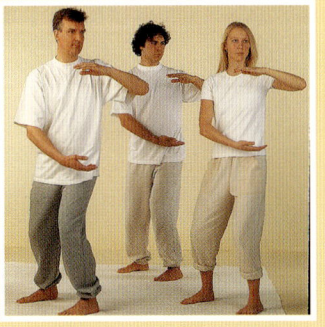

起勢
チーシー

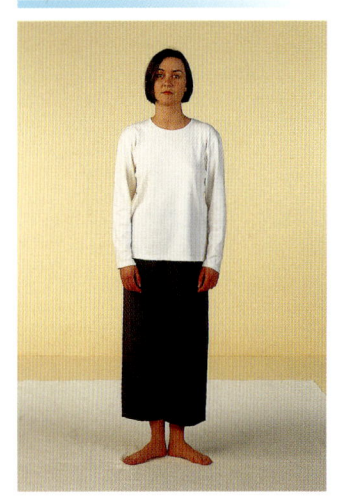

1 リラックスし、背筋をまっすぐにのばして立つ。足は斜め外側に向け、適切な角度をつくる。全身に均等に体重をかける。

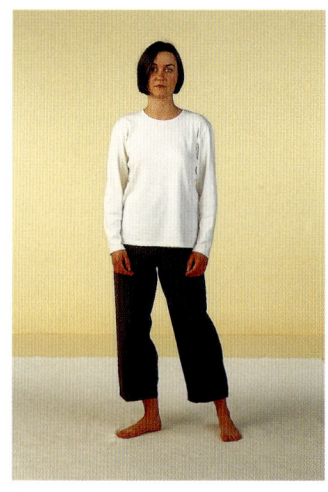

2 右膝をまげ、右脚を介して右足に全体重をかける。体は傾けない。ついで、つま先は前に向けたまま、左脚を「虚歩」の動きで肩幅に開く。

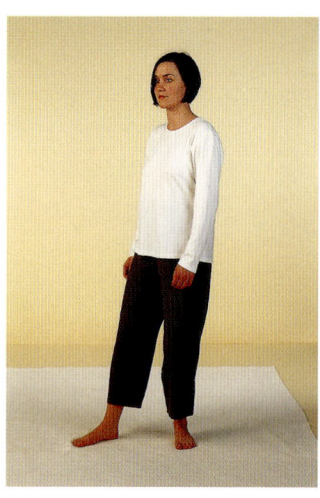

3 体重の70%を左脚に移し、同時に腰をまわして、全身を斜め右に向ける。

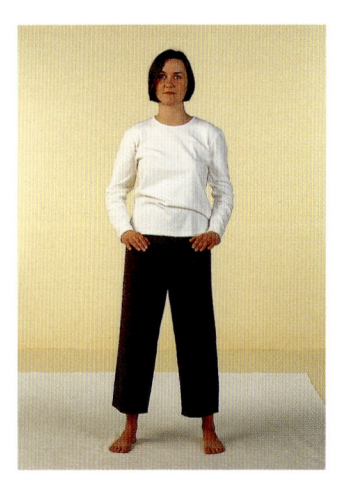

4 70%の体重を左脚にかけたまま、全身をまわしてもとに戻し、正面を向く。腰を動かしながら右足を正面に持ってくる。両足は肩幅に開いて、平行になっていること。両手も体といっしょに動かす。手のひらを下に向ける。エアクッションにおいているような感じで。

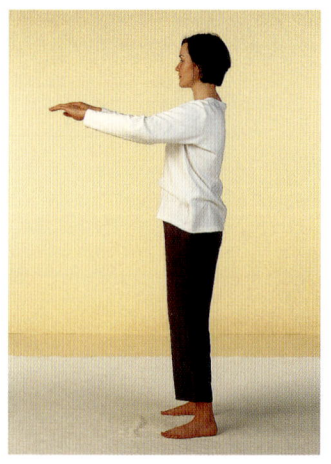

5 手首をリラックスさせ、腕を引きあげ、体から離す。肩の高さまであげたら、指先までしっかりのばす。

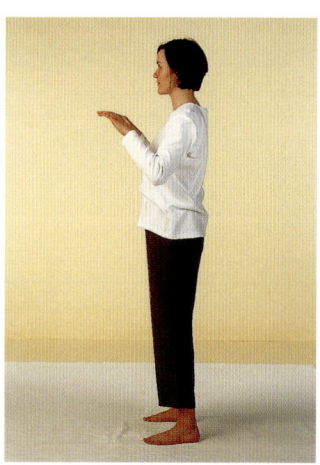

6 肘をまげながら、両手を体のほうに引き戻す。この最後から2番目のポーズは、リラックスできる、しなやかで簡単な型の1つ。

左掤
ゾウポン

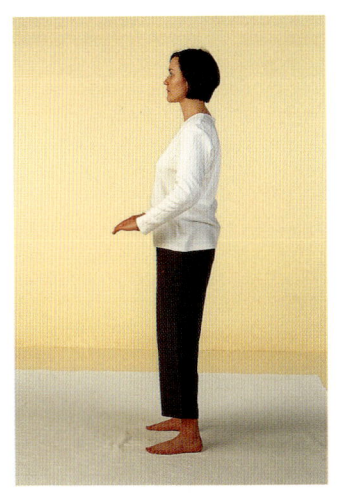

7 最後の姿勢。手首をリラックスさせ、両手を体の正面、腰の下あたりまで押しさげる。体重の大半は左脚にかかった状態。

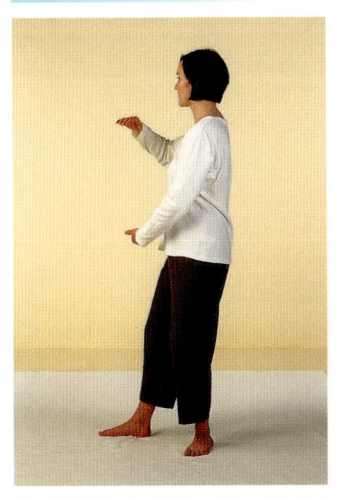

1 全体重を左脚にかけ、右のかかとを軸にして体を右にまわす。右手を胸の前に持っていき、大きなボールを抱えている姿をイメージする。

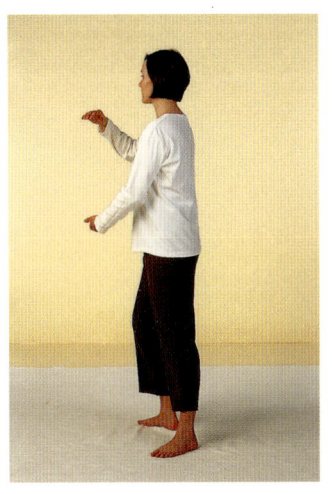

2 全体重を右脚にかけ、ボールを前に持っていくような感じにする。体重のかかっていない左脚を「虚歩」の動きで前にだす。つま先は正面に向ける。

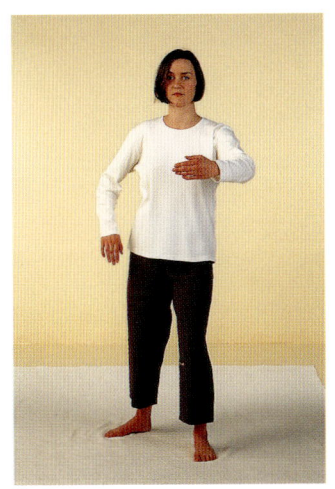

右掤
ヨウポン

3 腰を左にまわし、顔を正面に向ける。左手のひらを胸の前に持ってくる。左脚に体重の70%をかけながら、右手をゆっくりとさげていく。

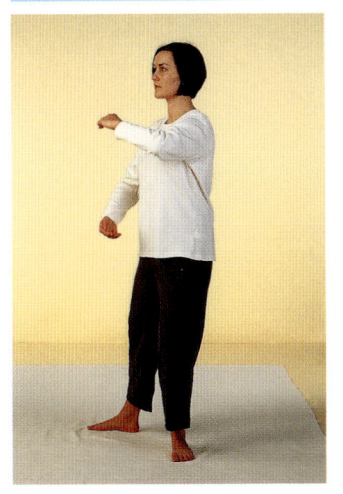

1 全体重を左脚にかける。右を向く。左手のひらは下に、右手のひらは上に向け、再度両手で大きなボールを抱えている姿をイメージする。両のかかとは軽く離しておくこと。

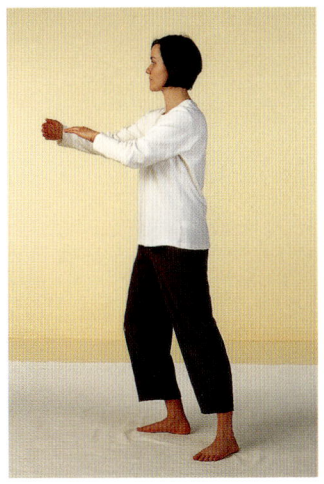

2 腰をまわして右手側に顔を向け、体重の70%を右足に移して、左足を45°に開く。右手をあげ、手のひらを胸に向ける。

履、擠、按

ルー　ジー　アン

この型は、次の「単鞭」とあわせて、「左攬雀尾」とも称されます。
ダンビェン　　　　　　　　　ズオランチュウエイ

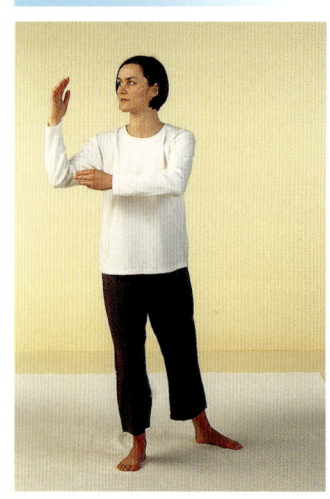

1 体を右にまわす。リラックスした状態で、右手の指先を天に向ける。左手の指先が右肘につく直前まで、左手のひらを体に向けて、左手を水平に動かしていく。体重は70%を右脚に残し、30%を左脚にかける。

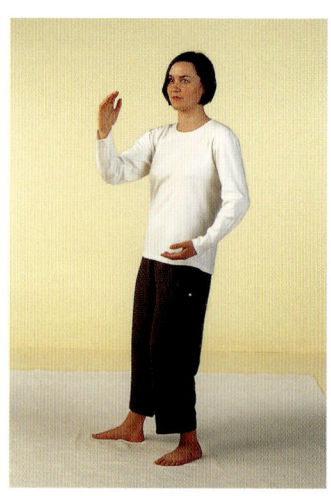

2 腰を左にまわしながら、体重を左脚に移していく。両手で体の動きを追いつつ、右手を水平に戻していく。左手はゆっくりとさげていく。腰を左脚にのせる。

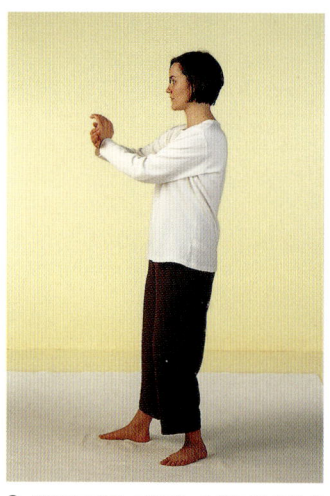

3 腰を右に戻していき、左腕でその動きを追う。全体重は左脚に残したまま。左手のひらをゆっくりと動かしていき、胸の前で右の手首に預ける。

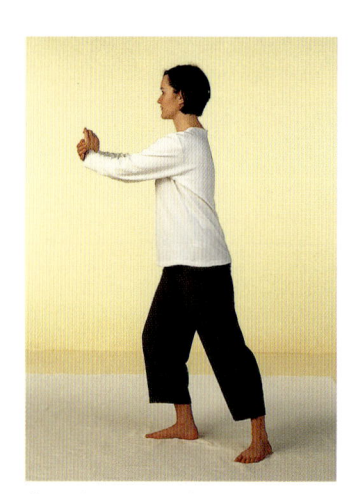

4 両手をしっかりと重ねたまま、前につきだす。体重の70%を前にだした（右）脚に移す。両のかかとは肩幅分離したままで、右足は正面を向き、左脚は45°に開いておくこと。

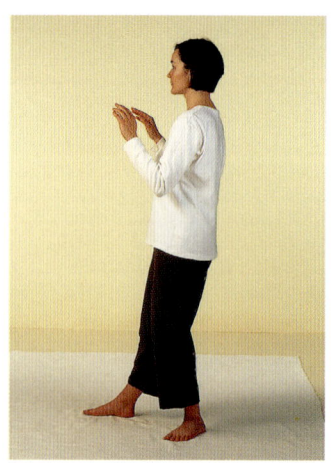

5 両手を離し、全体重を再度左足にかける。このとき指先は、肩の高さで肩幅分離しておく。

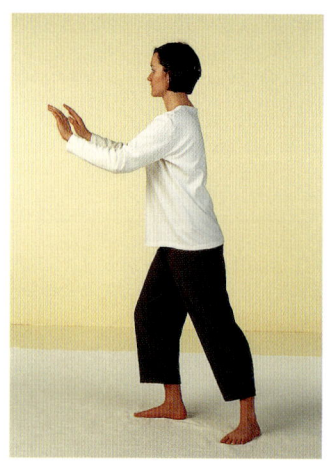

6 体重の70%を前にだした右脚にかけていく。腕と手は同じ姿勢を維持する。

単鞭

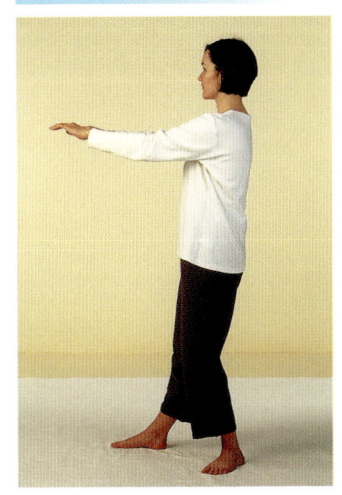

1 体重を左脚に戻していく。腕を、硬直させることなくきちんとのばすことで、指をそれまであった空間に残しておく。このとき手のひらは下を向いている。

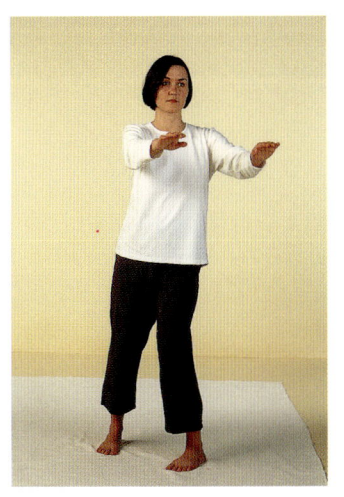

2 全身を左にまわし、全体重を左脚に移す。右のかかとは地面に残したまま、つま先のみ、体の回転にあわせて120°まわす。

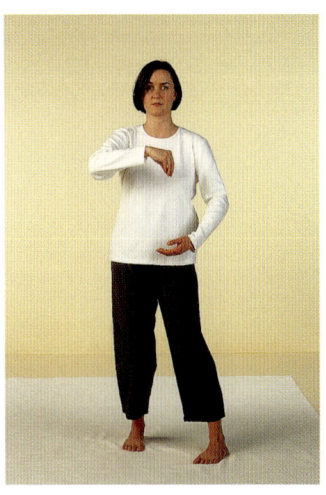

3 体重を再度右脚に戻す。左手を右手の下に持っていき、体の正面でボールを抱えている姿をイメージする。ついで、右手の指を使って「鈎手」をつくる。

4 全体重が右脚にかかっていることを確認する。右膝をまげ、体を左にまわしながら、鈎手を肩の高さで、肩と一直線上に並ぶよう押しだす。「虚歩」の動きで左足を肩幅分動かす。

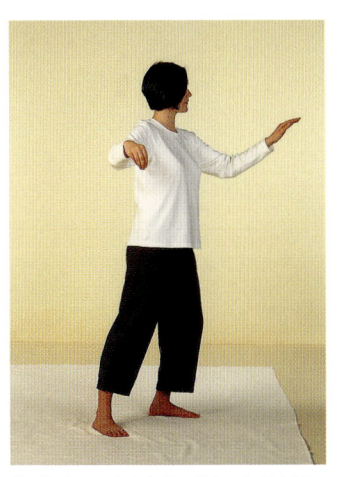

5 体重の70%を左脚に移し、右足を開いて45°に調節する。両のかかとは肩幅分離れていること。左手は左肩と一直線上に並び、右の鈎手は体にたいして直角に。

両手をあげる

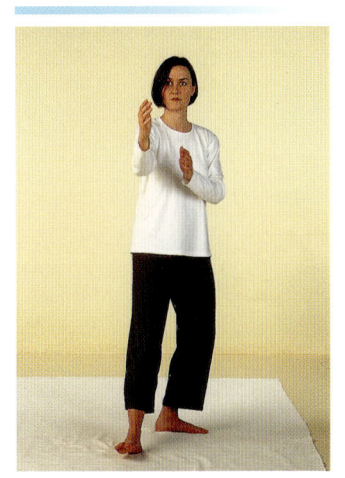

1 体重を左脚にかけ、手のひらを内側に向けて両手を開き、左手のひらと右肘を向きあわせる。右足をあげ、左のかかとの正面に、体重をかけずに右のかかとをおく。

白鶴亮翅、按
バイフーリャンチー

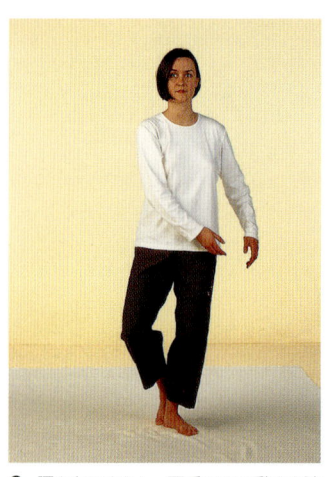

2 腰を左にまわし、両手でその動きを追う。右のつま先を左のかかとのすぐそばまで持っていき、体重をかけずにそっと下につける。

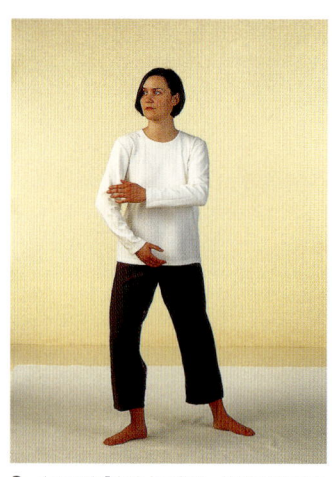

3 右に1歩「虚歩」で動き、体重の70%を右足に移す。左手のひらは、最終的に右肘の内側正面におく。右腕は、鼠蹊部を守るようにまげ、両足は直角に。

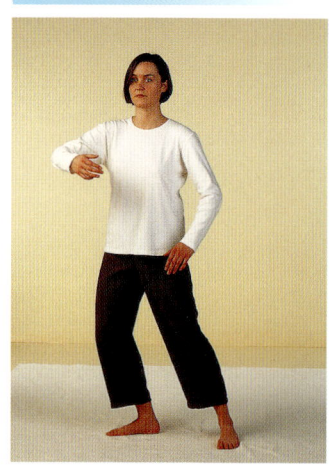

1 全体重を右脚にかける。腰を左にまわす。右手をあげながら、左手は、左太腿の正面まで押しさげていく。

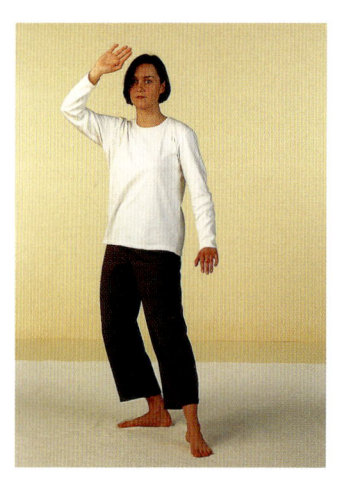

2 体重のかかっていない左脚を持ちあげ、つま先を地面につけるも、体重は移動させない。こめかみを守るように右手をあげていきながら、顔は斜め外側に向けていく。左手は下のまま。

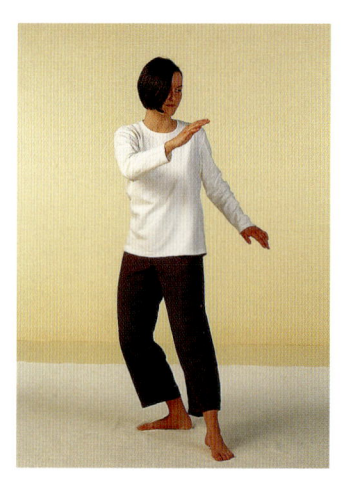

3 腰を左にまわしていく。同時に右手でその動きを追いながら押しさげていく。左手のひらを外側に向けて開く。

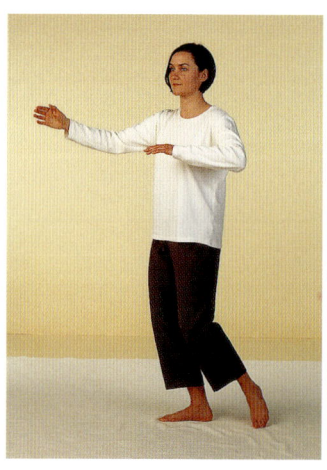

4 腰を右にまわしていくと同時に、右手は続けて円をなしていく。左手は腰の動きを追っていき、胸の正面で手のひらを下に向ける。腰を体の中心に戻したら、右手は肩と同じ高さに。

手揮琵琶、左楼膝拗歩
<small>ショウホイピーパー ゾウロウシアオブ</small>

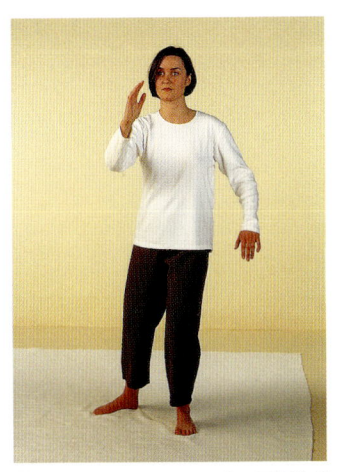

5 左足を1歩、かかとから先に肩幅分だす。体重の70%を左脚に移しつつ、左手を、脚の前を通りながら体の外側に向かってゆっくりとおろしていく。同時に右手は、凹局面を追いながら体の中心に向けて動かしていき、最後は口のそばに持っていく。

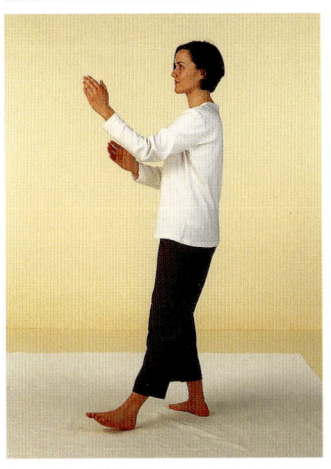

1 左脚に全体重をかけながら、体重のかかっていない右足を調整し、もう少し左足の近くに、つま先から引いていく。体重を右足に移す。同時に左脚と腕を、糸でつながれているようにイメージしながら、軽やかに動かす。

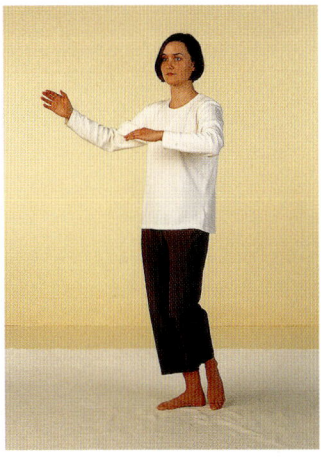

2 右を向きながら、右手をおろしていき、左手は腰の動きを追って胸の中央に持っていき、手のひらを下に向ける。腰が正面に戻ったとき、右手は右肩と同じ高さに。

進歩搬攔捶
<small>チンブーパンランツェイ</small>

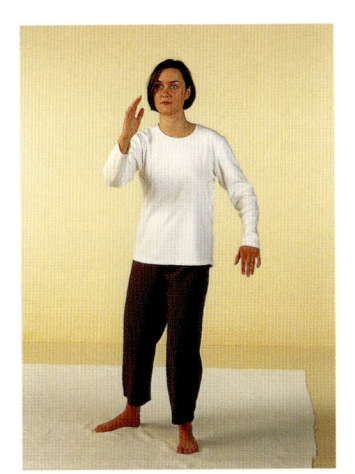

3 左足を、かかとから先に肩幅分だす。左脚に体重の70%を移しつつ、左手を、脚の前を通りながら体の外側に向かってゆっくりとおろしていく。右手は曲面を追っていき、最後は口のそばに持っていく。

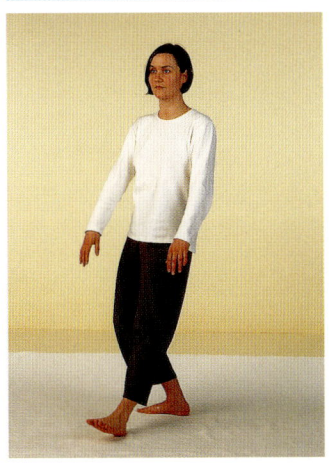

1 腰を左に45°まわし、全体重を右足にかける。かけおえたら、左のつま先をあげ、かかとを軸に45°まわす。両手は左脚のそばにおろす。

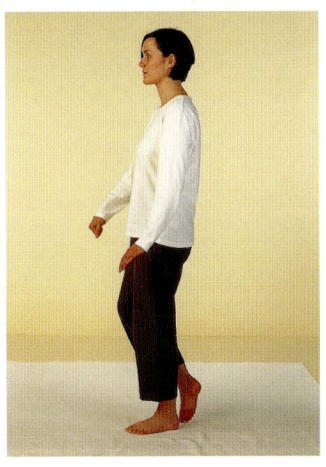

2 全体重を右脚に移す。右手を軽く握る。ただし親指は中に入れないこと。右のつま先を左のかかとの後ろに持っていく。

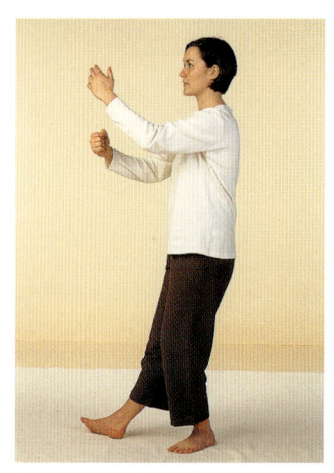

3 両手と右足を同時に、体の中心線に向かって弧状に動かしつつ、腰を右にまわす。このとき、体重のかかっていない右足は、左足の甲と一直線上におく。正しい姿勢をとれているか確かめる。左手の親指が、ほぼ左目と一直線上にあるようにすること。

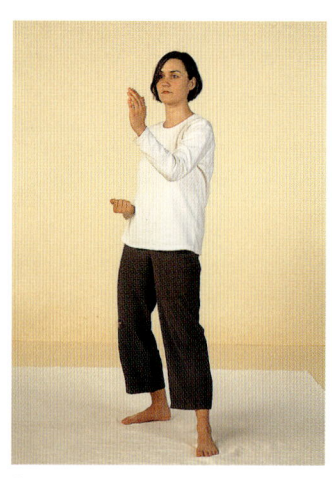

4 腰を右にまわし続けながら、右のこぶしは手のひら側を上に向けて動かし、臀部右側につける。それが終わってから、全体重を右足に移動させていくこと。視線は、左手の指先ごしに。

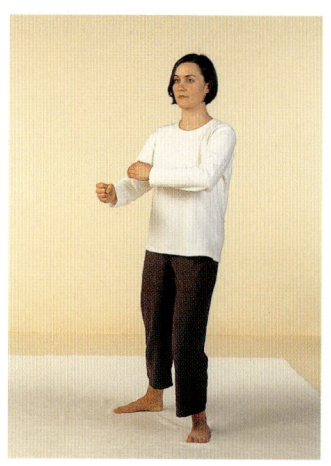

5 左足を、右足から肩幅分離す。体重の70%を左脚に移し、右のこぶしは、螺旋状に1/4回転させながら、ねじこむような感じで前に持ってくる。ついで左腕を動かし、手のひらを右肘の内側に向ける。

如封似閉、十字手
ルーフォンスーピィ　シーズーショウ

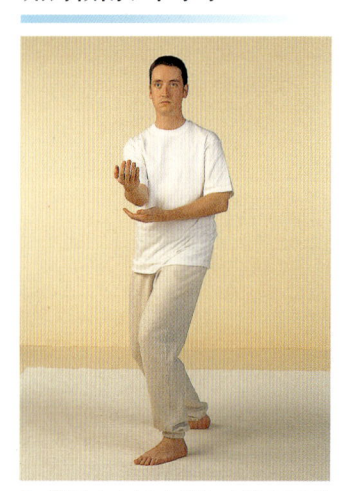

1 腰を左にまわしながら、右腕でその動きを追って45°に持っていき、こぶしを開く。同時に、左手を軽くカップ状にし、右肘を支えるようにその下5、6cmのところに持っていく。

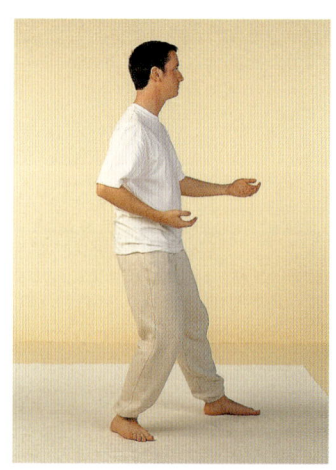

2 右腕を、左手のひらの手前に引きながら、体重を右足にかけていき、腰を右にまわす。

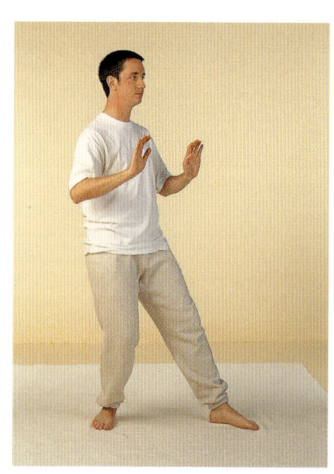

3 腰を中央に戻し、両手のひらを正面に向ける。

太極拳 ⑳

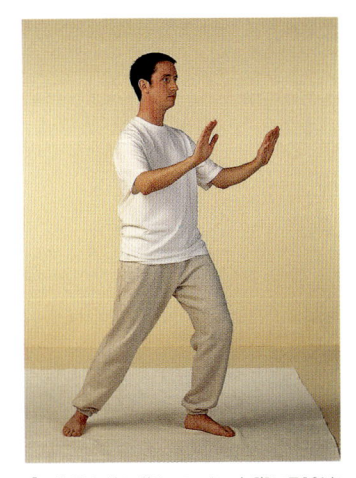

4 体重を前に移していき、左脚に70%をかける。両手は肩幅に開いたまま、肩の高さに保つ。

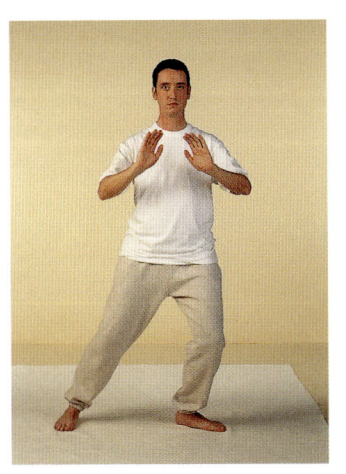

5 腰を右にまわし、同時に全体重を左脚にかける。両手を胸もとに引いていきながら、ボールの上を持つ感じで、軽く逆V字型をつくる。

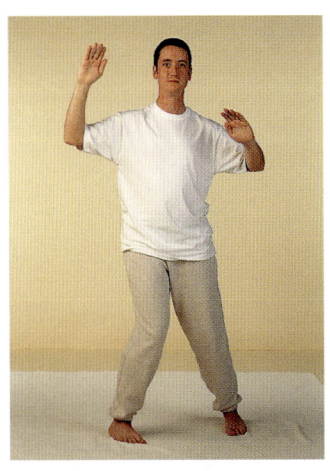

6 全体重を右脚に移していきながら、腰を右にまわしていく。腰といっしょに左のつま先をまわし、右手は斜め上に移動させていく。

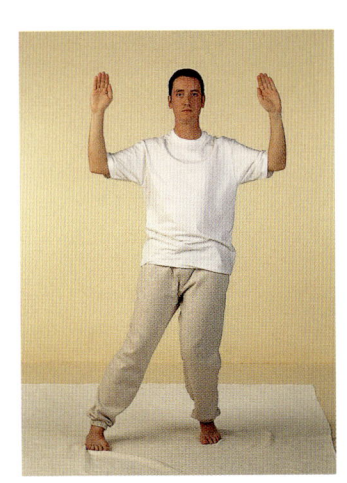

バオフーグィシャン
抱虎帰山

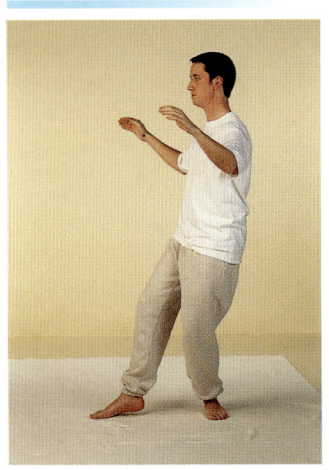

7 再度、全体重を左脚にかける。このとき左手は斜めに移動している。この姿勢は少々ぎこちなく、不均衡に感じるかもしれないが、実はこれが、流れるような自然な動きで最終ステップにつながっていく。

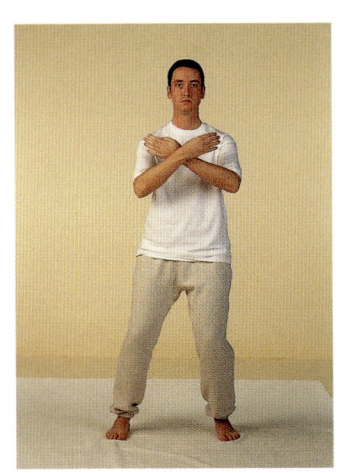

8 最後に、右足を左足から肩幅分離して左足と平行におくが、体重の70%は左脚に残したままにしておく。両手は下から上にまわしていき、手のひらを体に向けて、胸の前で止める。右の手首が左手首の外側に触れているようにすること。この状態を数秒間維持する。

1 全体重を左脚にかけておき、腰を右にまわしていく。両手を外に向かって開く。右足を1歩、斜め後ろに引く。体重の70%を右足に移す。腰をまわし終えたら、左手を動かし、指先が左肩と一直線上に並ぶようにし、手のひらを前に向ける。

履、擠、按：単鞭　　　肘底捶

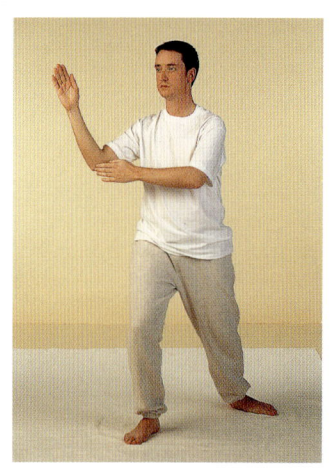

2 腰をわずかに右にまわしながら、左手を移動させ、指先を右肘につける。同時に右手も上に移動させ、指先が天を指すようにする。

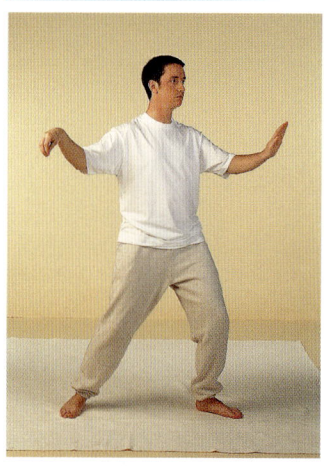

1 ここで、「履、擠、按」の一連の動きを繰り返す。今度は、先の横から横へではなく、対角部から対角部への動きとなる。写真は、一連の動きの最後のポーズ。

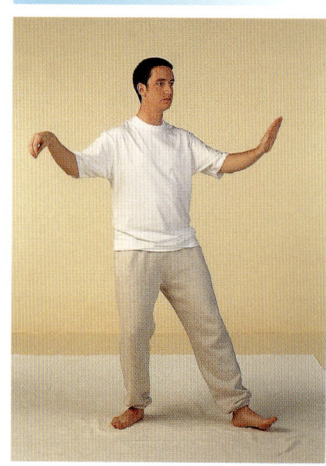

1 全体重を再度右足にかける。腰を左に45°まわしながら、左のつま先をあげ、左足と両腕をそれぞれ45°左にまわす。

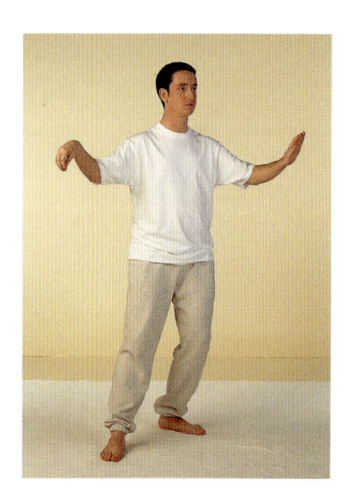

2 左のつま先をさげながら、徐々に体重をかけていく。全体重を左足にかけたら、右足を前にだし、かかとが左足の甲と一直線上に並ぶようにする。

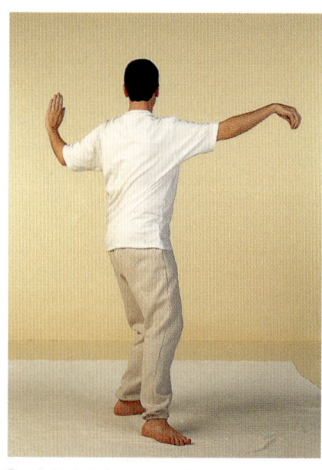

3 上半身を左に90°回転させる。右腕でこの腰の動きを追い、このとき鉤手（右手）は右肩と同じ高さで正面に、左手は、顔と同じ高さで、正面にたいして90°の位置に。体重は左脚にかける。

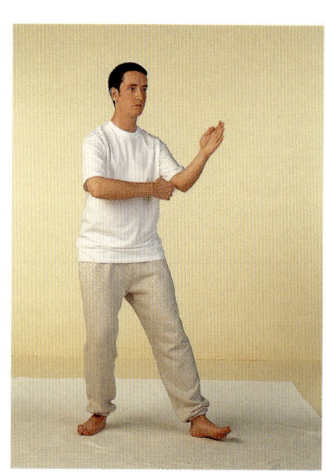

4 全体重を右脚に移していきながら、腰を右にまわし、左手はさげていき、ついであげ、指を左肩と同じ高さまで持っていく。左腕と脚を同時に動かす。左のかかとを、体重をかけずに地面につける。

倒捲肱
ダオジェンゴン

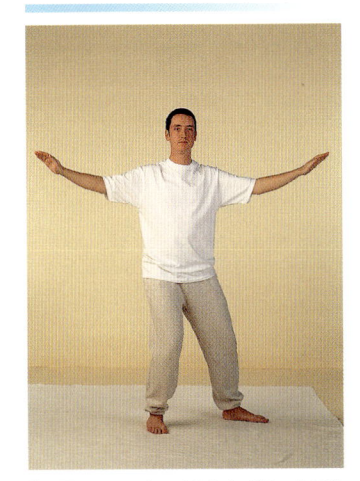

1 腰をさらに右にまわしながら、右手を開いて臀部までさげていき、ついで肩の高さまであげる。左手のひらを下に向ける。

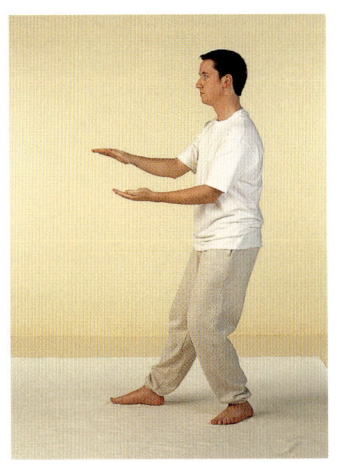

2 腰を左にまわしながら左足を引く。右手のひらを下に向けて、右手を前にだしていき、同時に左手は、手のひらを上に向けて左臀部までさげていく。

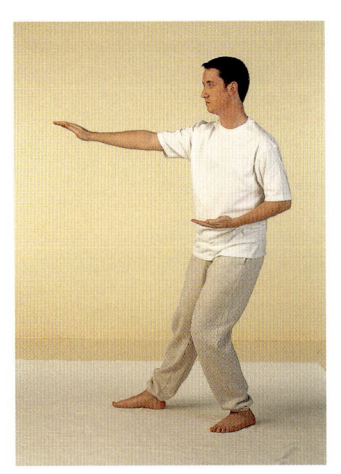

3 腰をまわす際、右のつま先もまっすぐにのばす。腰を左にまわし続けながら、左手を肩の高さまであげていき、右手は、手のひらを下に向けて前につきだしていく。

右倒捲肱、斜飛勢
ヨウダオジェンゴン　フシェフェイシー

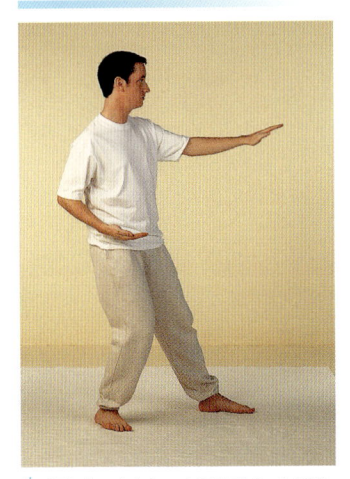

1 腰を右にまわして右足を引き、左手を、手のひらを下に向けて前にだす。右手は、手のひらを上に向けてさげていき、臀部に当てる。腰をまわしながら左足もまわして正面に向ける。このとき右手は肩の高さに。

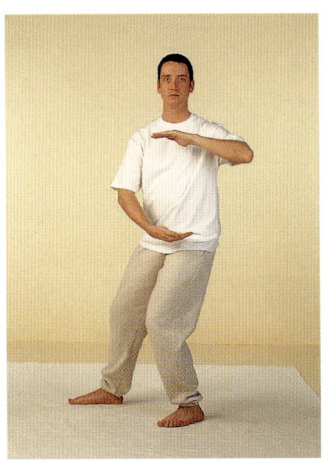

2 体重を左足にかけて、腰を左にまわす。右手のひらを上に向けながら右手を腰の前に持っていき、左手は手のひらを下に向けて胸の前に持っていく。このとき両手は、体の前でボールを抱えているイメージで。

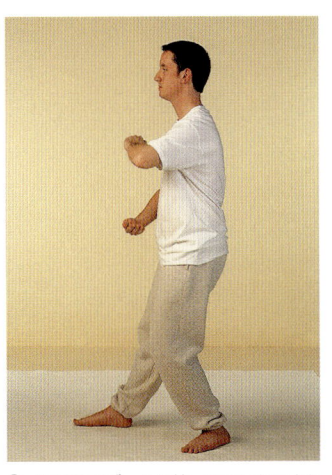

3 胸の前でボールを持っているかのような両腕と両手の位置はそのままに、腰を右に90°まわす。

雲手(右、左、右)

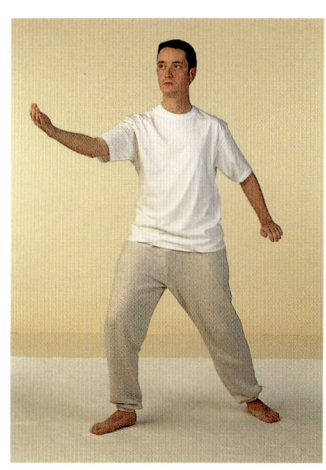

4 右足を前にだし、さらに135°まで右にまわし、ついで体重の70%を右足に移していく。腰も右にまわし、右手はその動きを追いながら肩の高さに持っていき、腕をのばして斜め上に向ける。同時に左手も、手のひらを下に向けて、左太腿の外側に動かす。

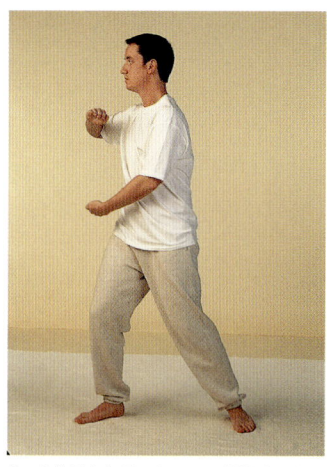

1 全体重を右足にかける。腰を右にまわし、左手は右臀部の近くに持っていく。同時に右手は、肩の高さで手のひらを下に向ける。左足をあげて前にだし、かかとを右のかかとと一直線上に並べる。

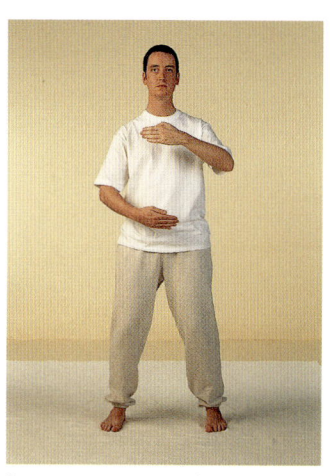

2 腰を正面にまわしながら、両手を動かし、右手は腰に、左手は胸に向ける。右のつま先をまわして正面に向け、両脚を肩幅に開く。

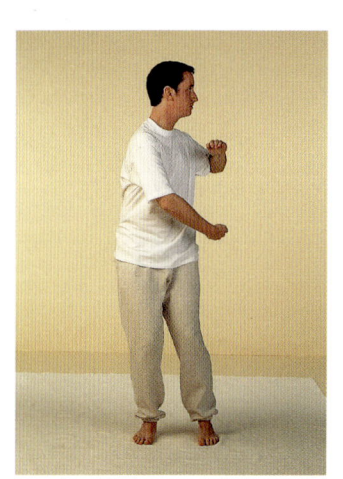

3 腰を左にまわしながら、両手のひらもまわしていく。体の左側で大きなボールを抱えている感じに。全体重を左脚にかけ、右足を肩幅半分内側に入れる。

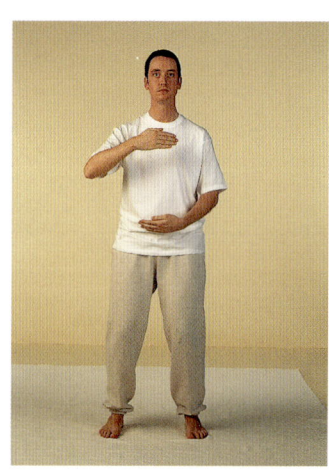

4 腰をまわして中央に戻す。再度両手の位置を入れかえ、右手はさげて腰に、左手はあげて胸の前に持っていく。

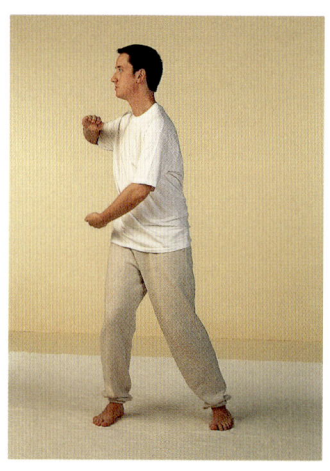

5 腰を右にまわす。両手はボールを抱えているイメージで。右手は手のひらを下に向けてボールの上を、左手は手のひらを上に向けてボールの下を持つ。全体重を右足にかけたら、再度両脚を肩幅に開く。

雲手(左、右、左)、単鞭

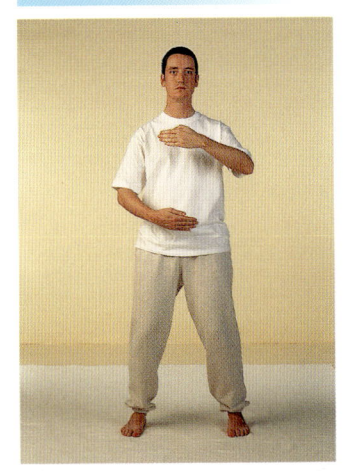

1 腰をまわして中央に戻し、右手をさげて腰の前に、左手をあげて胸の前に持っていく。前述の「雲手(右、左、右)」の3、4、5を繰り返し、ついで2と3を繰り返す。

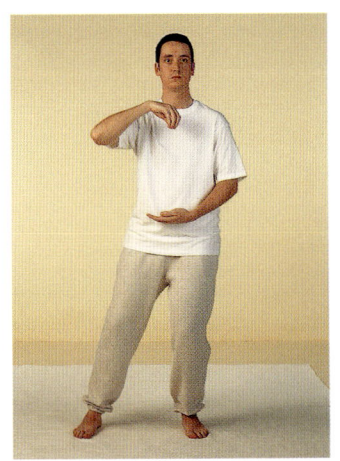

2 腰をまわして中央に戻し、右手を鉤手にして、胸の高さまで持っていく。左手は手のひらを上にし、右手の真下、腰の正面におく。

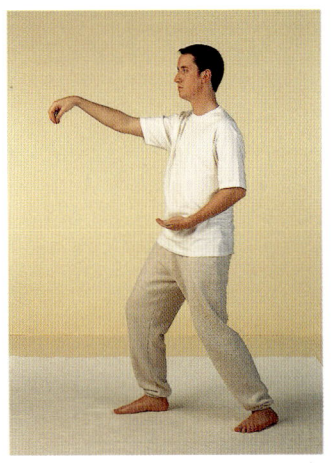

3 右足を前にだす。腰を右に、ついで左にまわしながら、体重を右足に移していく。鉤手は、体の正面にたいして90°の位置に持っていく。

金鶏独立(左)、蛇身下勢
(ジンジードゥーリー) (シェーシェンシャースー)

4 腰を左にまわし続けながら、左足をだして右足から肩幅分ほど離す。このとき左手のひらは左肩に向いている。

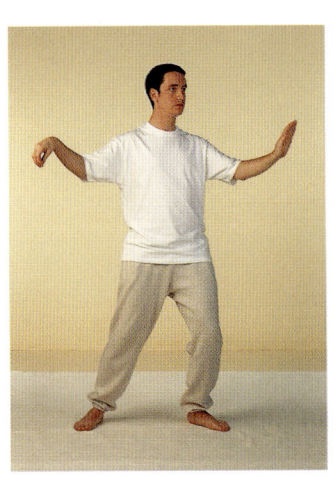

5 体重の70%を左足に移し、肩の高さで左手のひらの向きを変え、右のつま先を45°まわす。

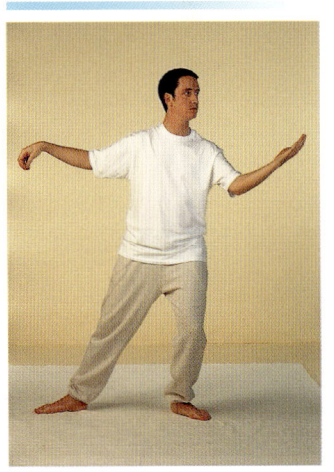

1 全体重を左脚にかけ、左手のひらを上に向ける。同時に右のつま先もまわす。非常にバランスのとれた、美しいポーズ。

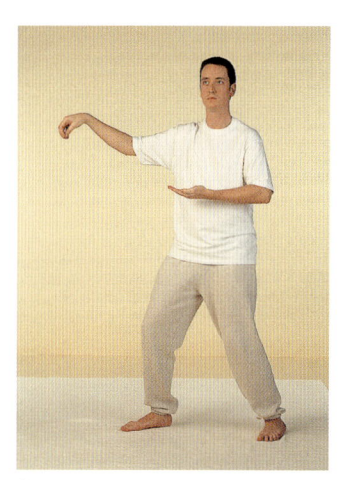

2 右脚に体重を移し、左手のひらを胸もとに持っていく。左のつま先を、右に45°開く。

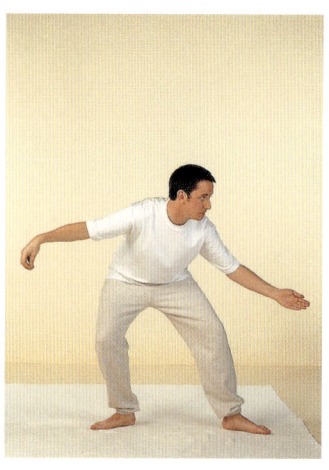

3 背中をまっすぐにしたまま、右脚に体を沈める。腰を左に動かし、左の腕と膝をしっかりとのばして、左のつま先を左に直角に開く。

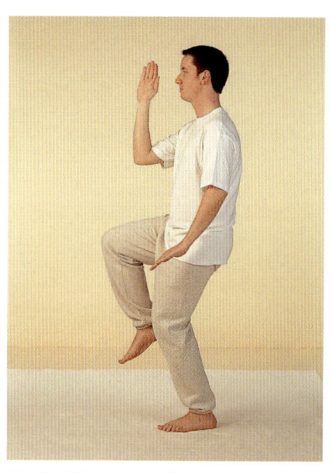

4 全体重を左脚に移す。右の鉤手を開き、いったんさげてから胸の前に持っていく。体重を左脚前方に移していきながら右脚をあげ、右太腿と地面が平行になるようにする。左膝をまげる。

金鶏独立(右)、右蹬脚(ヨウドンジャオ)

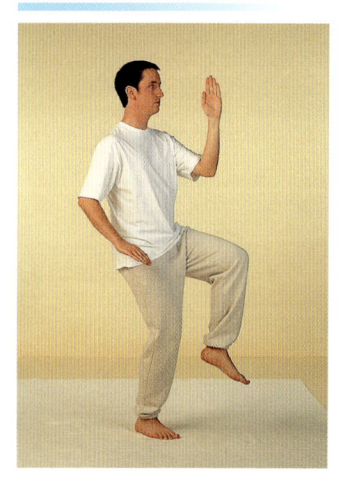

1 右足を地面におき、そこに全体重をかけていく。右脚に体重をかけながら、右手を右太腿のそばのエアクッションの上におく。左腕と左脚を同時にあげ、この前の4の項でとったポーズと左右対称のポーズをとる。

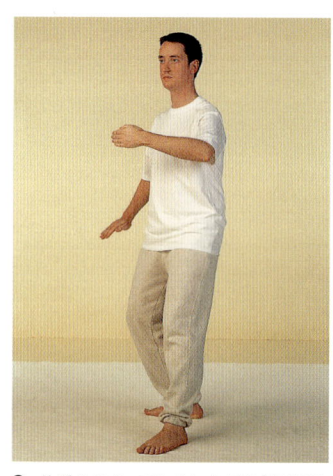

2 体重のかかっていない左足を「虚歩」の動きで斜め左にだし、左腕を胸の正面で体に水平に構え、掤のポーズをとる。

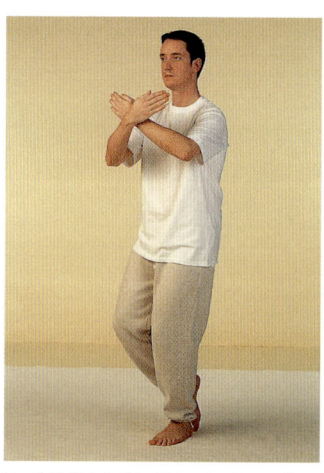

3 全体重を左脚に移し、右手をあげて、左腕の前にだして交差させ、手首同士が触れるようにする。右のつま先を左のかかとに持っていく。左右の手が触れた状態のまま、それぞれの手首の向きを返し、両手のひらを外側に向ける。

左蹬脚、左楼膝拗歩
ゾウドンジャオ　ズオロウシーアオブー

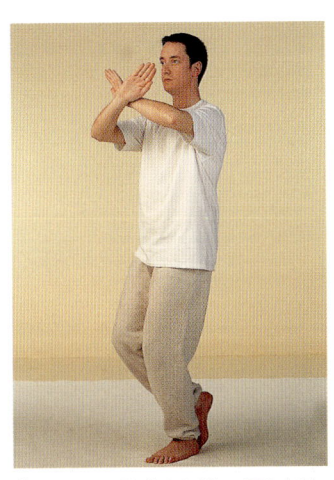

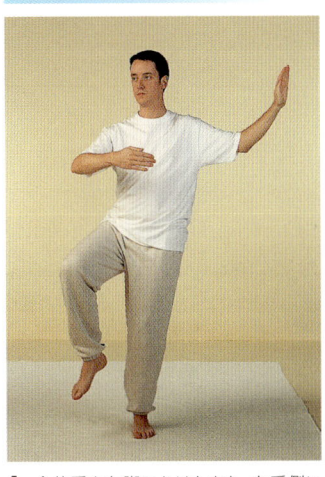

1 全体重を左脚にかけたまま、左手側に体をまわしつつ、右手で掤のポーズをとる。

4 ついで両手を体から離し、扇のように大きく広げる。目と指先の高さをそろえること。

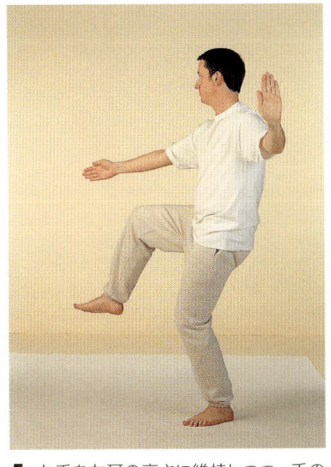

5 左手を左耳の高さに維持しつつ、手のひらを外側に離していく。右手を、肩より下の位置から、外に向かって大きくのばし、同時に右脚を膝の高さで静かに蹴りだす。倒れないよう、しっかりとバランスをとること。

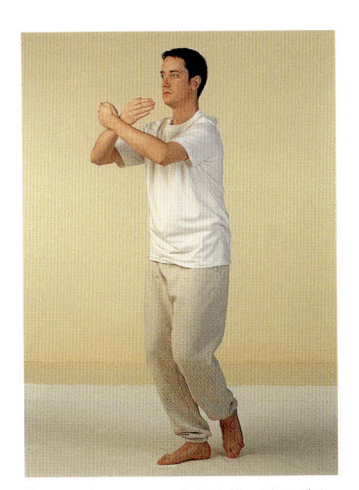

2 腰を右にまわし、右脚を横に踏みだす。そこに体重を移したら、左手を右手の外側に持っていき、両手首を重ねる。左のつま先を右のかかとに持っていく。

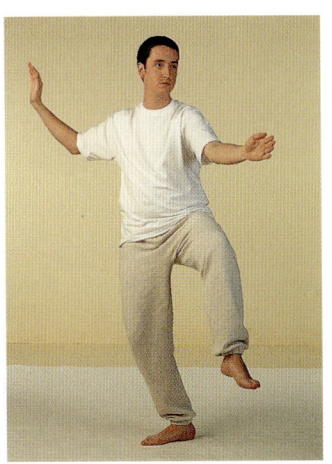

3 両手を広げる。今度は右手を頭の高さに残し、左手を肩下までさげていく。続いて静かに左足を斜めに蹴りだす。

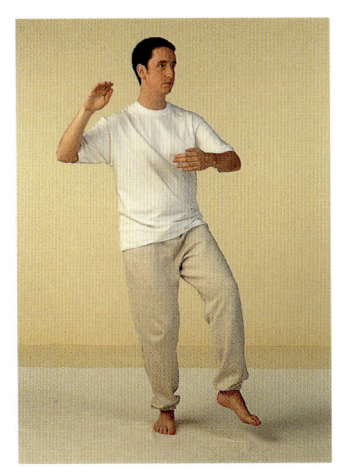

4 腰をまわし、左膝を再度正面に持ってくる。体重のかかっていない左足を「虚歩」の動きで肩幅に開き、つま先を前方に向ける。

海底針
ハイディシェン

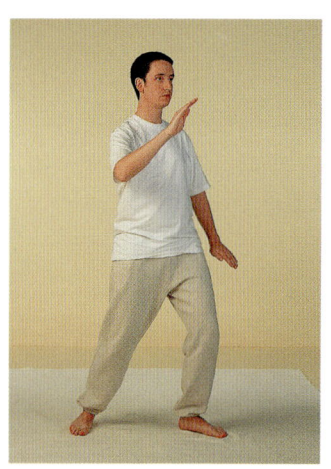

5 左手を、左脚の前面をかすめるようにして、左太腿の外側まで持っていく。右手は、指先を前に向けて軽くまげ、指先と口を一直線上にそろえる。

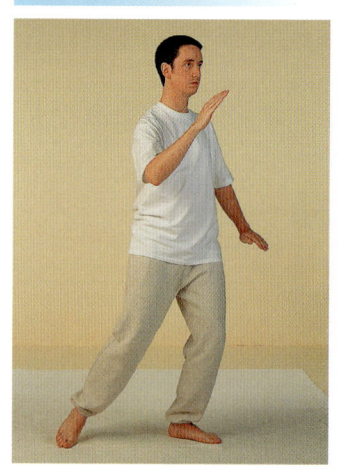

1 全体重を左脚に移す。体重のかかっていない右足をあげ、軽く前にだして微調整する。

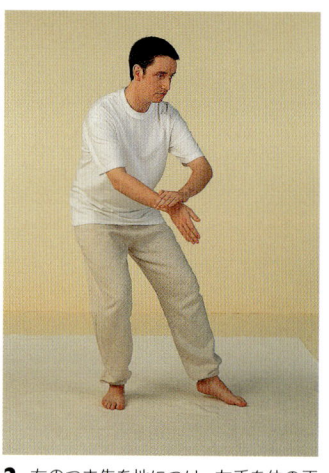

2 右のつま先を地につけ、左手を体の正面に持ってきて、左手のひらを右手首の上におく。同時に左脚をあげ、つま先をつける。

扇通背、転身、搥、按
シャントンペイ、ヅァンシン、ツィ

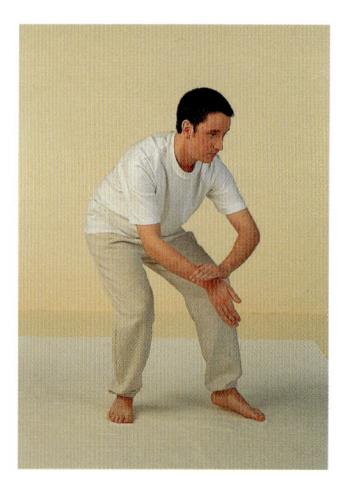

3 右腕を前にだし、体ごと斜め下に、ついで垂直におろしていく。腕は右脚と一直線に並んだまま、全体重は右脚にかけたままにする。

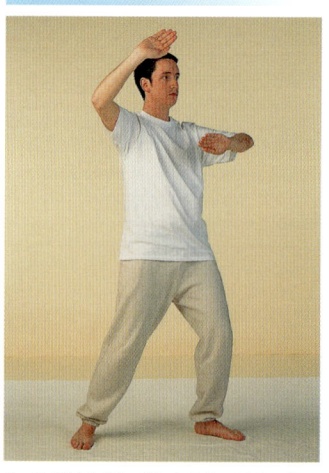

1 体重は右脚に残したまま、両手で掤のポーズをとる。左足を肩幅に開く。体重の70%を左脚に移す。両手を大きく広げて、左手は胸もとに持っていき、右手でこめかみを守る。

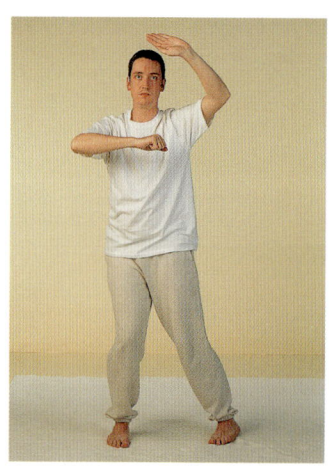

2 腰を右にまわし、再度全体重を右脚にかけ、左のつま先の向きを変える。左手のひらを外に向けて、左手を斜めにあげていき、こめかみを守る。同時に、右手のひらを下に向けて軽くこぶしを握る。

3 再度全体重を左脚にかける。体重を移しながらこぶしをおろしていき、鼠蹊部の前に持っていく。

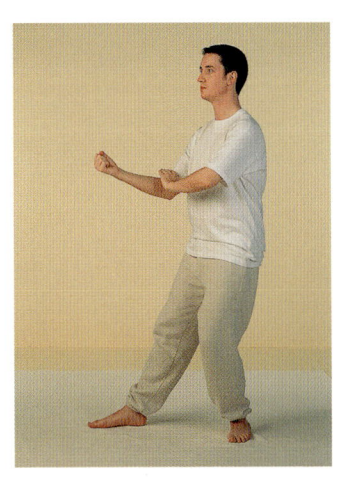

4 右足をだして肩幅に開く。右腕を肘を軸にまわし、左腕を引き寄せて、右肘の内側に左手のひらを向ける。全体重は左脚にかけたまま。上の写真のようにきちんとバランスをとること。

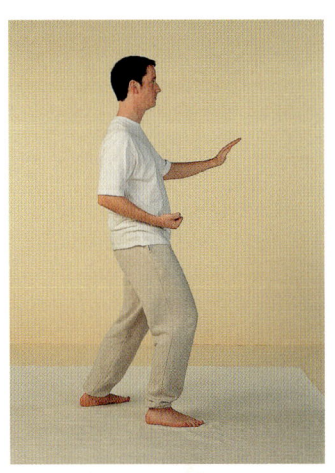

5 体重の70%を右脚前方に移す。左腕をつきだし、指先を左肩と一直線上に並べ、右のこぶしは、手のひらを上に向けて右臀部までおろしていく。左のつま先は45°。

進歩搬攔捶、蹬脚

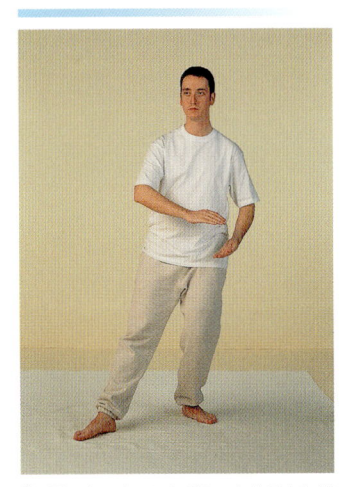

1 腰を左にまわしながら、全体重を左脚にかけていく。右のつま先を左のかかとに持っていく。右手を体の前に持ってきて、左臀部のそばで手のひらを下に向ける。左手は、手のひらを上に向けて右手の下に。P.207-8の進歩搬攔捶の3、4、5を繰り返す。

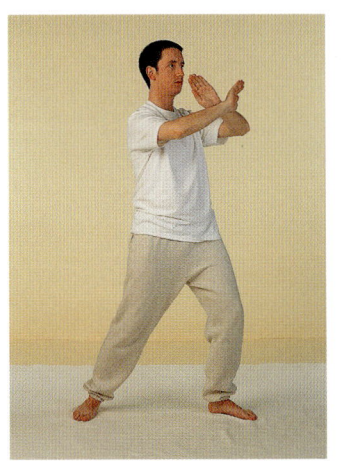

2 体重を左脚に移し、腰を右にまわしていく。右手を外側にして、左右の手首を重ねる。体重を再度右脚にかける。腰を左にまわし、左足はかかとを軸にして、左に45°まわす。全体重を左脚前方に移し、両手のひらを外側に向ける。

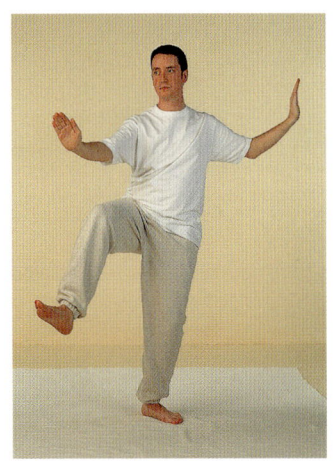

3 両手を扇のように大きく広げる。右手は肩下の高さに、左手は頭の高さに持っていき、いずれも手のひらは外に向ける。このとき右足は地面から離し、かかとを対角線上に蹴りだす。

右楼膝拗歩、左楼膝、栽捶

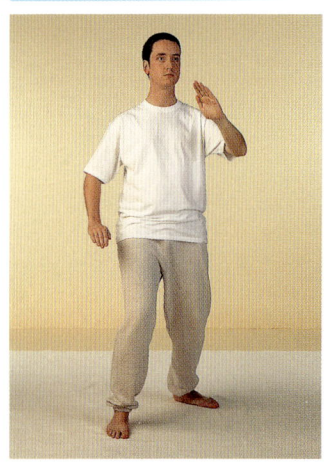

1 体重のかかっていない右足を「虚歩」の動きで地面に戻し、つま先を前に向ける。右手は軽くまげてさげていき、右太腿外側のエアクッションの上におく。左手も、手のひらを前に向けて軽くまげ、体の中央に押しだしていく。指先は口と一直線上に並べる。

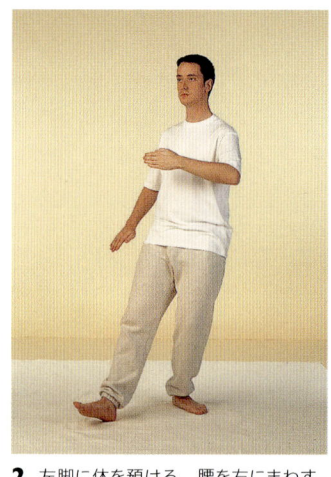

2 左脚に体を預ける。腰を右にまわす。左手のひらは体に向け、掤のポーズをとる。

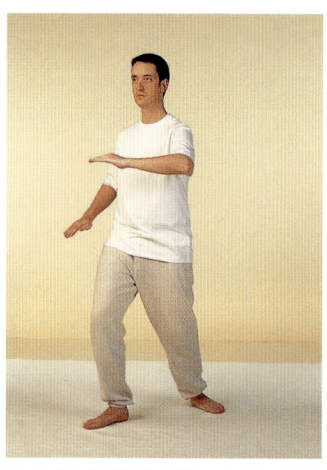

3 体重を右足前方に移し、左手のひらの向きを変えて、下に向ける。

右掤、履、擠、按、単鞭

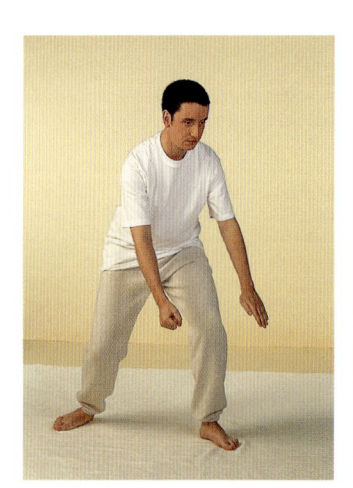

4 左足を肩幅に開き、そこに体重の70%をかける。右手は軽くこぶしを握り、臀部を通って体の中央に持ってきたら、下に向けて打ちこむ。左手は左脚をかすめて移動させ、左膝のそばに持っていく。

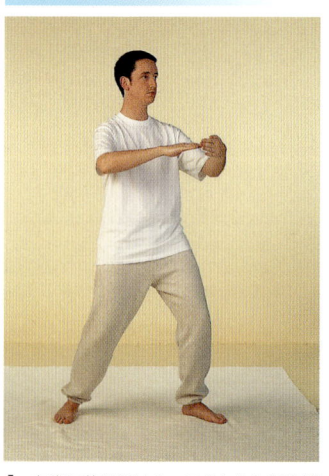

1 右脚に体を預ける。このとき左手は掤のポーズをとる。右手の指先は、左手のひらの中央をさす。右手のひらは下に向ける。しっかりと前方を見据える。

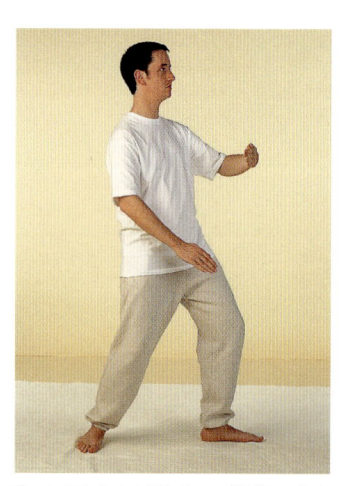

2 左のかかとを軸にして、整然と、体を45°左にまわす。全体重を左脚前方に移す。左腕は掤のポーズのままにしておくが、このとき右手はすっと押しさげる。

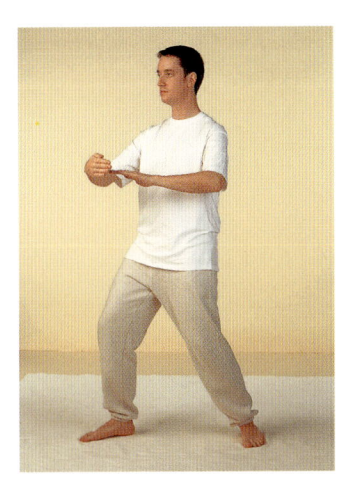

玉女穿梭（左右）
<small>ユイニュイチュアンスゥオ</small>

3 体重のかかっていない右足を「虚歩」の動きで横にだし、肩幅に開く。そこに体重の70％を移しながら、右手を胸の前に持っていき、掤のポーズをとる。このとき左手のひらは下に向け、指先は右手のひらに向ける。「履、擠、按」と「単鞭」を繰り返す。

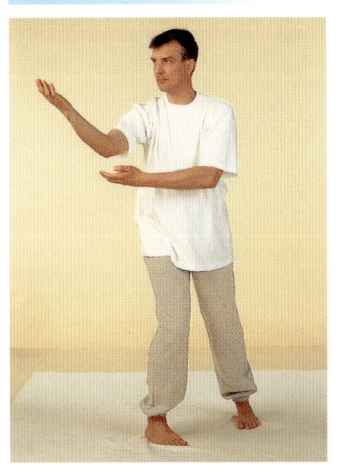

1 右脚に体重を移しながら、腰を右にまわし、体重のかかっていない左のつま先を、「虚歩」の動きで直角に開く。左手を、体の前を通って右肘の下に持っていく。右の鉤手を開き、右肘をさげていく。手のひらは顔に向ける。

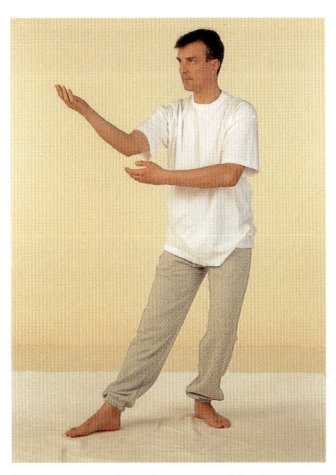

2 体重を再度左脚にかけ、腰を思いきり右にまわし、右足は外に向け、かかとが左足の甲と一直線上に並ぶようにする。

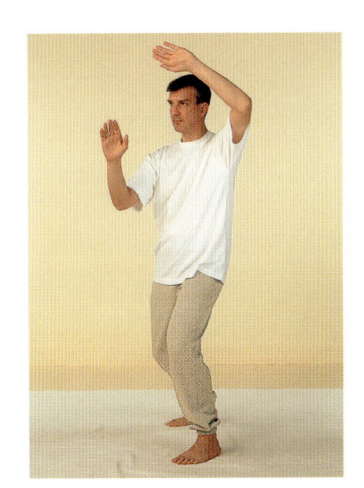

3 体重を右脚にかけ、左腕を、右手のひらの前を通して引きあげ、左足をだして肩幅に開く。

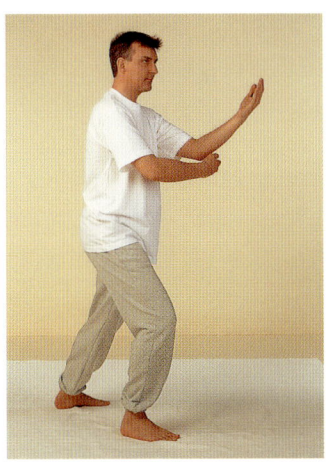

4 体重を右足に移し、腰と左足をできるだけ（135°）右にまわす。左手のひらを体に向け、右手のひらは左肘のそばに持っていく。

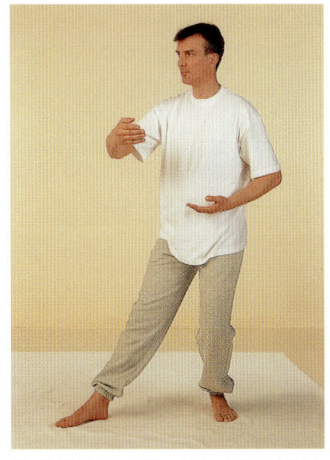

5 体重を再度左脚にかけ、左腕を右肘の手前に引く。

玉女穿梭（左右）

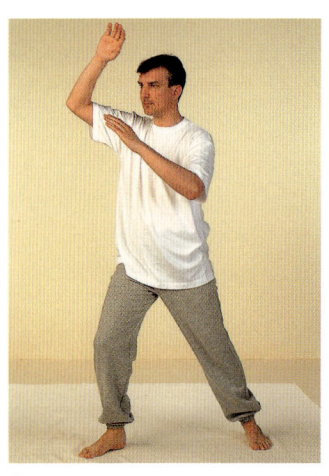

6 さらに135°右に体をまわす。右足をだして肩幅に開き、そこに体重の70％を移しながら、左手を口に押しこむ感じで持ってくる。右手をあげ、手のひらを対角線上に向けながら額を守る。

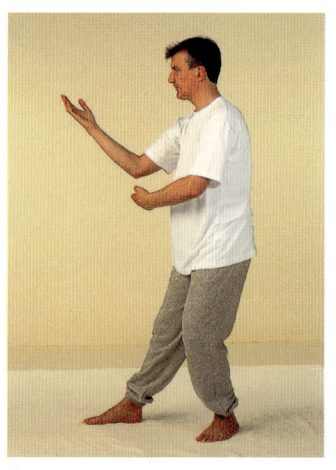

1 左を向き、全体重を左脚にかける。右足をあげて、手前に引いてくる。右足に全体重を移し、ついで左足を左（45°）にだす。右手のひらを体のほうに向け、右肘を左手のひらの手前に引いてくる。左腕は掤のポーズをとる。

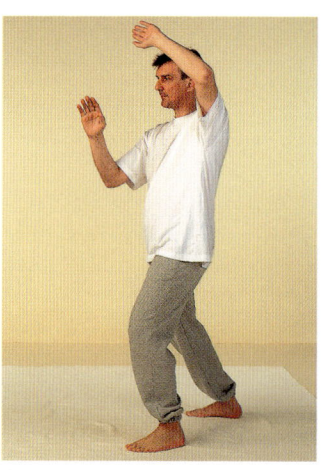

2 ついで左手をあげ、頭のそばで手のひらを外に向け、右手の指は体の中央に持ってきて、口と一直線上に並べる。前項の4、5、6で説明した姿勢を繰り返す。

左掤、右掤、履、擠、按、単鞭

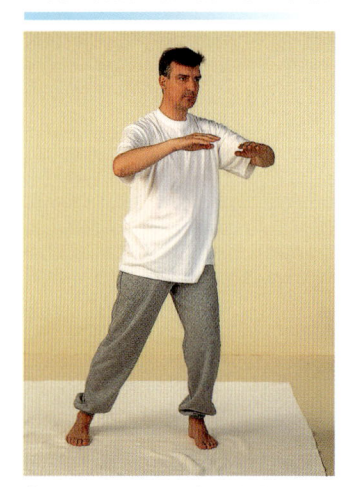

1 腰を左にまわしながら、体重を左脚にかける。腰の動きにあわせて両腕もまわしていく。左手の位置は右手よりも低く。右のつま先を正面にまわす。

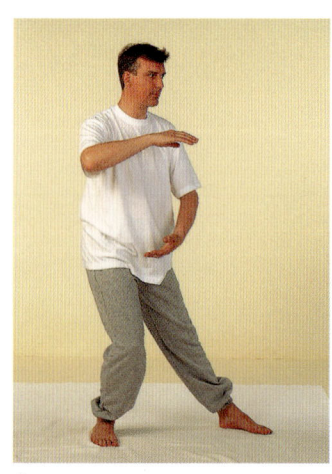

2 左手のひらを下に向け、左手を押しつけるようにしながら、体重を右脚にかけていく。左足をだして、肩幅に開く。

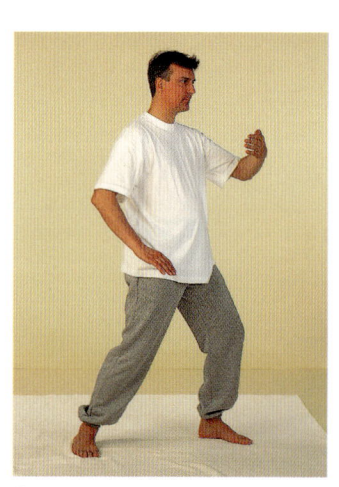

3 体重の70％を左足に移す。左手を胸の前まであげる。右手は右太腿の外側に。前項同様、「右掤」から繰り返す。

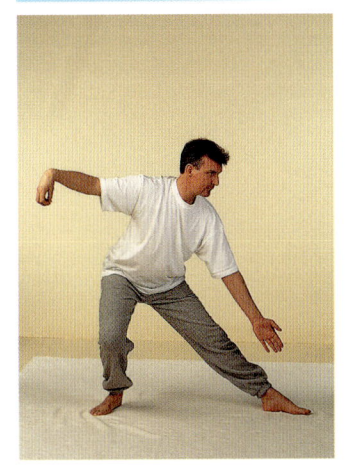

蛇身下勢、上歩七星(シャンプチィシン)　　　　　　跨虎(ワフゥ)

1 「金鶏独立(左)、蛇身下勢」の1、2、3で説明したポーズを繰り返す。左膝をしっかりとのばすところまで。

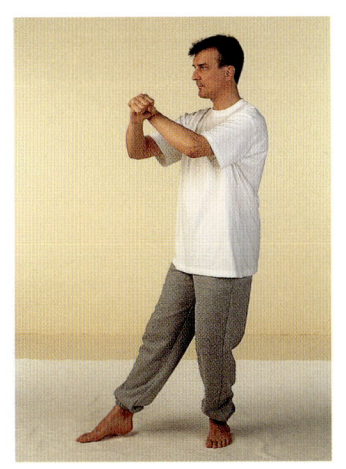

2 左脚に全体重を移す。右の鉤手を開き、いったんさげてから、首の正面に持っていき、そこで軽くこぶしを握る。同時に左手もあげて軽くこぶしを握り、右手の内側で手首をあわせる。右のつま先を前にだし、まったく体重をかけずに地面に触れる。

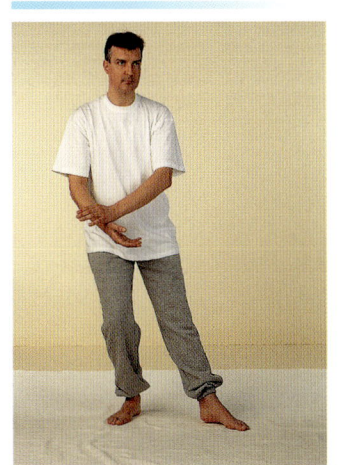

1 体重は左脚にかけたままで、右足を後ろに引き、つま先から地面につける。そこに体重をかけ、腰を右にまわす。両のこぶしを開き、手首はあわせたまま、右臀部のそばまでおろしていく。

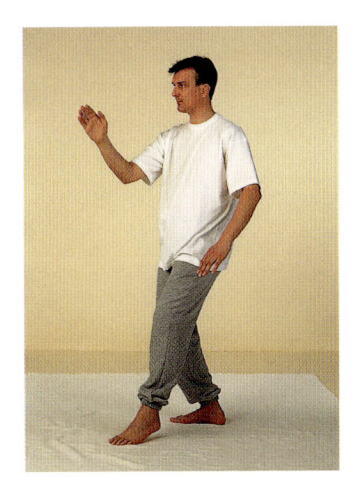

2 腰を右にまわしながら左脚をあげ、ついで腰を左にまわしていきながらつま先をおろす。右手は体の正面に持っていき、指先と右耳を一直線上に並べる。左手は左太腿のそばにおく。

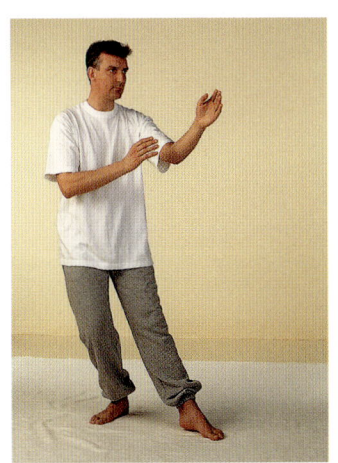

3 左のつま先をあげ、腰を左にまわしてから、体重をかけずに左のつま先をおろす。右手のひらは左肘の内側に向ける。左手は左肩の高さにあげ、肘の力を抜く。

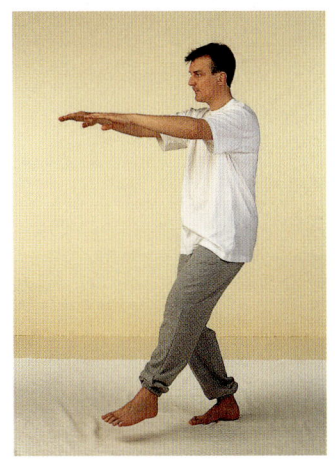

4 左のつま先をあげ、右の母指球を軸に、腰を時計回りにまわす。両腕も、腰の動きにあわせて右にまわす。

太極拳

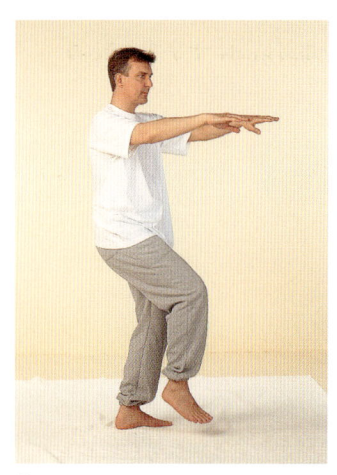

5 左足をおろし、すぐにそこに全体重をかける。上の写真をよく見て、正しい立ち方をチェックする。

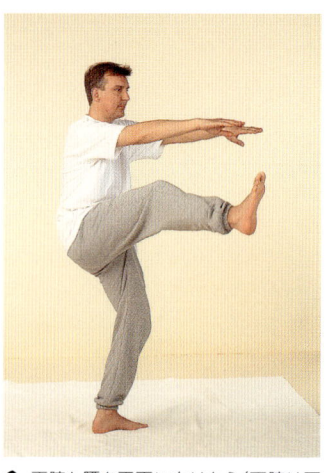

6 両腕と腰を正面に向けたら(両腕は肩幅に広げて肩の高さに。両手のひらは下に向ける)、右足をあげて時計回りにまわる。

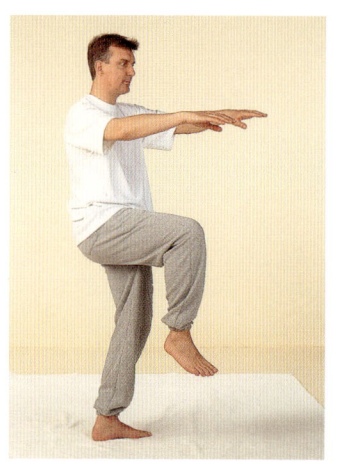

7 まわり終えたら、右脚を休ませる。太腿は地面と平行にし、足はゆったりとリラックスさせる。左脚は軽くまげ、両腕は依然前方をさしたままにする。

<small>ワンゴンシューフ</small>
彎弓射虎、進歩搬攔捶

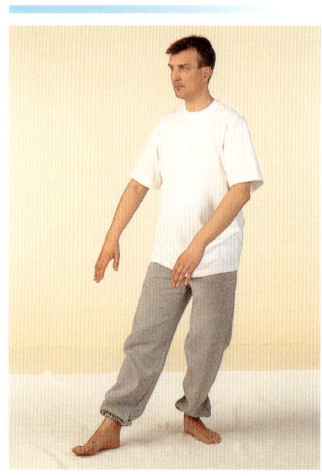

1 腰を右にまわす。両腕は腰の動きを追いつつ、並列のままさげていき、右足は外側に向けておく。

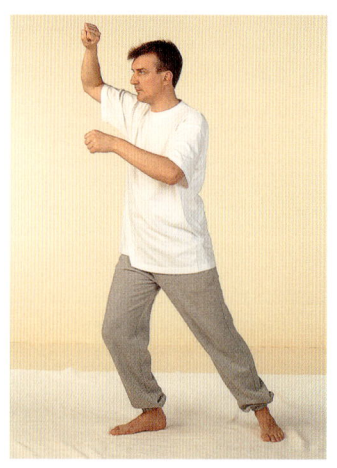

2 腰を右にまわしながら体重を右脚に移し、両腕で右に向かって円を描いていく。ついで腰を左にまわしながら、両腕をあげ、腰の動きを追いながら円を描いていく。両手で軽くこぶしを握る。右手をあげて額の右に持っていき、指の関節を右肘に向ける。左手は肩の高さに。

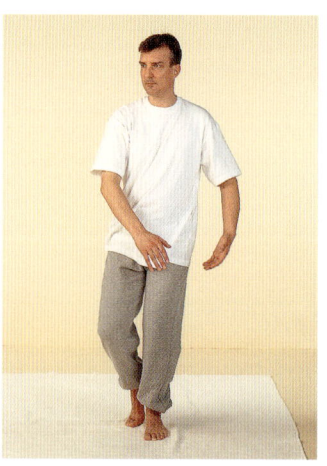

3 左脚に体重をかけ、右足をあげて、つま先を左のかかとのそばにおく。体の前を通って両腕に腰の動きを追わせていきつつ、左のこぶしを開く。

如封似閉、十字手、収勢(ショウシー)

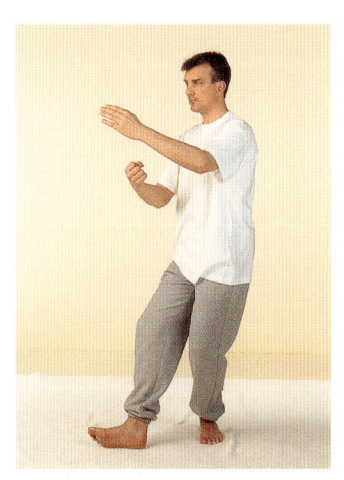

4 両手と右足を同時に、体の中心線に向かって弧状に動かしていきつつ、腰を右にまわしていく。右足を体重をかけずにおろし、左足の甲と完全に一直線に並べる。

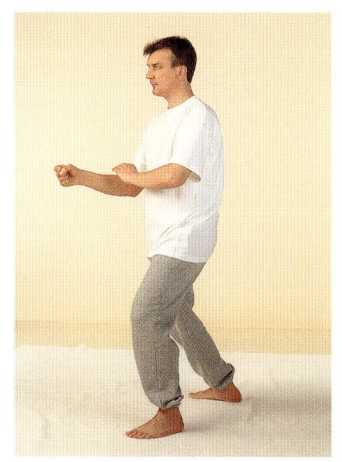

5 腰をまわし続けながら、手のひらを上に向けた右のこぶしを右の臀部に持っていき、体重を右足に移す。左脚をだして肩幅に開く。体重の70%を左に移し、右のこぶしを螺旋状につきだす。左腕は体の前に。

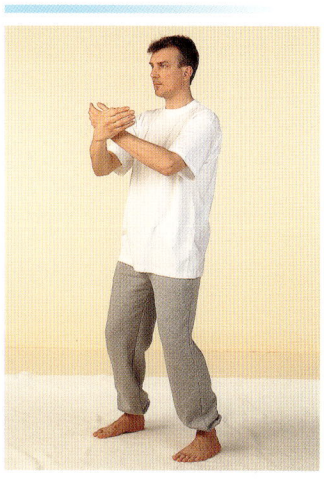

1 「如封似閉、十字手」で説明した動きを繰り返す。手を交差させる際、体重の70%を左脚にかけておくことを忘れずに。

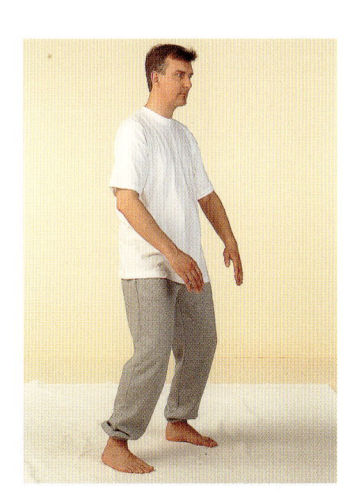

2 手を交差させた状態から両手のひらを下に向け、同時に体もしっかりと起こしていく。

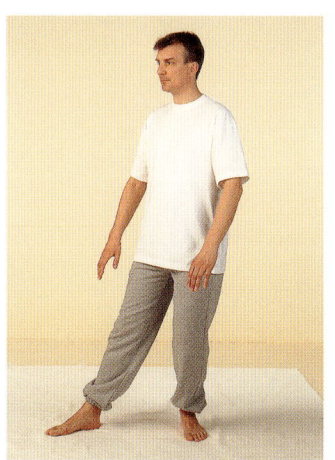

3 全体重を左脚にかけ、腰を右にまわし、左のかかとを軸にして、足を外側45°までまわす。

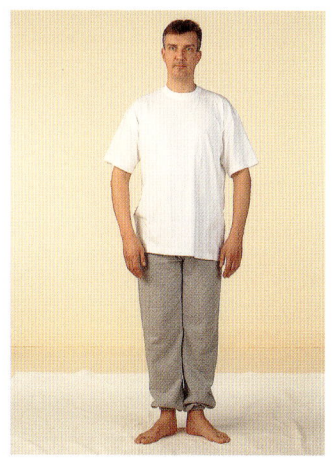

4 全体重を右脚にかける。左足を引き、両足で直角をつくる。体重を半分左足にかける。肩の力を抜き、両腕と手を両脇で休める。ここから再度はじめてもいい。

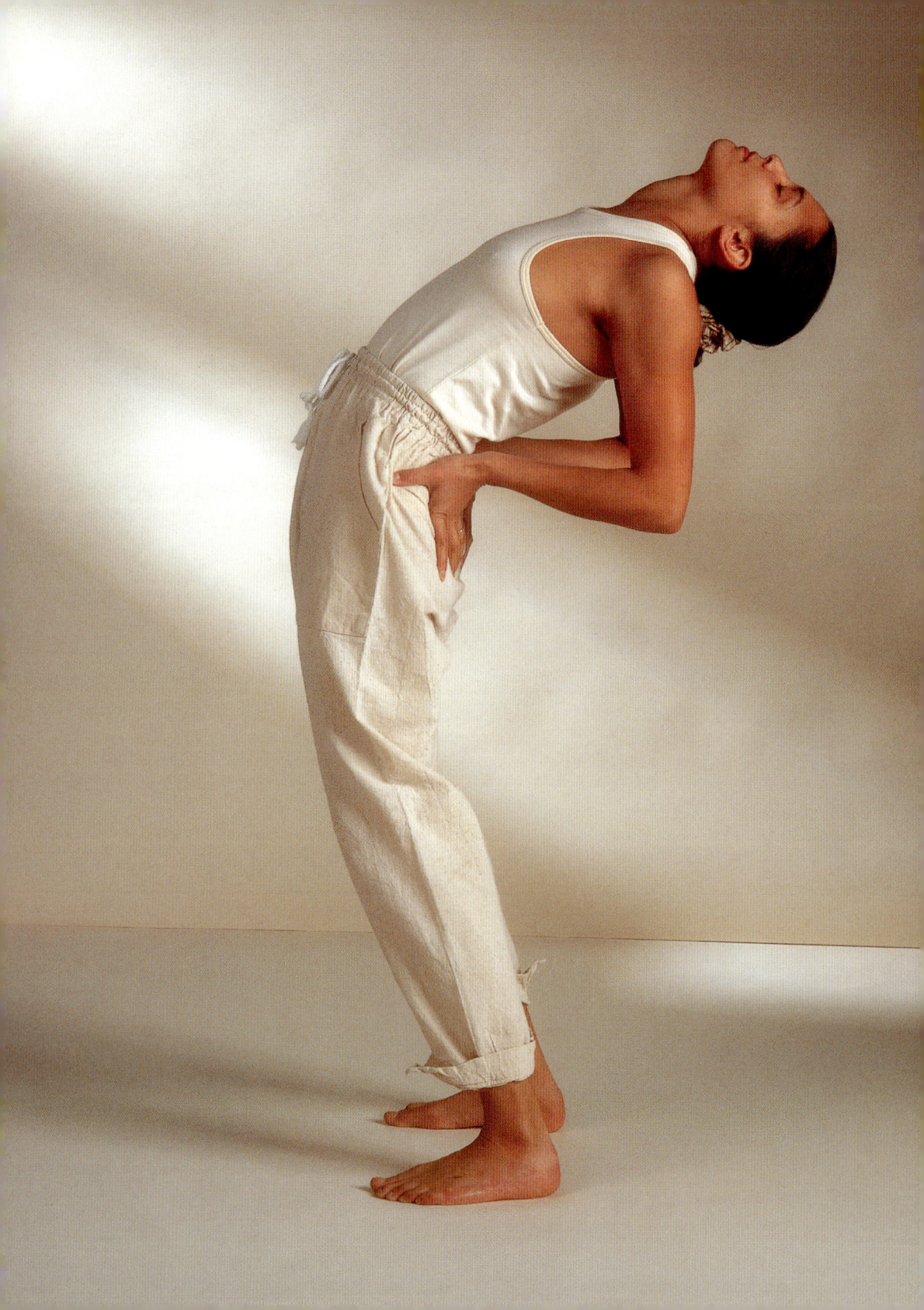

ヨーガ yoga stretches

猫が歩いているのを見たことがありますか？ たいていは、思いきりのびをしてから、目一杯背中を丸め、ゆっくりともとに戻してのち、悠然と歩き去っていきます。猫はどうしてそんな動きをするのか、考えてみたことはありますか？ 猫は本能で知っているのです、柔軟性を維持し、筋肉の循環をうながすには、ストレッチが欠かせないことを。あなたも定期的にストレッチを続けていけば、よりしなやかで強い体を手に入れられるでしょう。

　たいていの人がおちいりがちなパターンが、日々の心配や不安、悪い姿勢、運動不足などから緊張を引き起こしている、というものです。こうしたパターンゆえに、体がかたくて曲がらないと感じもし、実際に動きを阻害されもします。体の柔軟性を失うと、やがて心の柔軟性も影響を受け、動き同様思考もこりかたまってしまいかねません。けれど定期的なストレッチをおこなえば、体が自由になって意のままに動かせるばかりか、のびのびと考え、行動できるようにもなるでしょう。ストレッチはすばらしい効果を有しています。実際、筋肉やじん帯、腱をストレッチすれば、その効率も強さも高められます。体をのばす運動をすれば、立ったり歩いたりする姿勢もさらによくなり、優雅にすらなってくるでしょう。関節もよりしっかりとサポートできるようになり、可動幅いっぱいまで動かせるようになり、血液供給が増えることで、筋肉もしっかりと育まれていきます。そんなさらなるメリットをもたらしてくれるのが、ストレッチなのです。

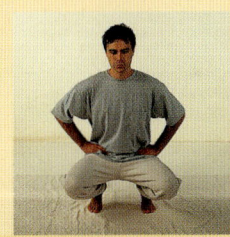

ウォーミングアップ

どんなアスリートも言うことですが、ハードなストレッチやテニスのような運動をはじめる前にはまず、軽くウォーミングアップをおこなうことが重要です。それによって筋肉が適度に温まってほぐれ、急な負荷や怪我を避ける一助となります。ほんの数分おこなえば充分です。また、筋肉のこわばりを感じ、ほぐしたいと思ったらいつでもおこなってかまいません。

肩をすくめる

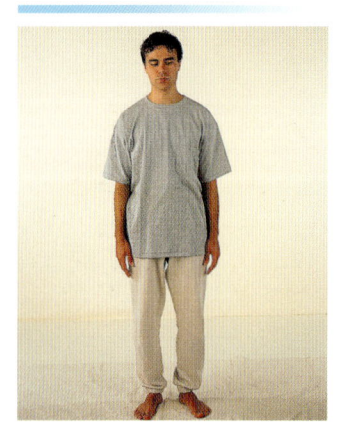

1 まっすぐに立つ。両足は軽く離し、肩の力は抜いて。

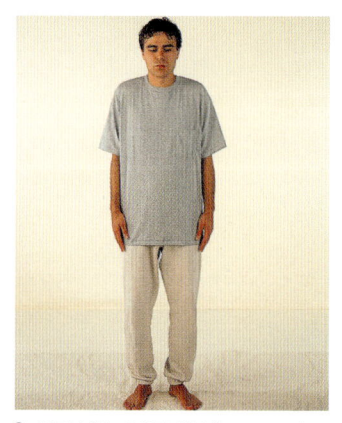

2 両肩を思いきり高くあげ、ついでストンと落とす。リラックスした状態で数回繰り返す。

腕をまわす

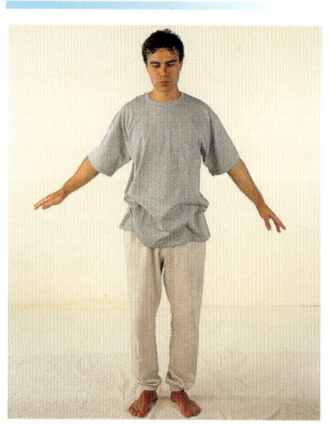

1 両腕を肩から、ゆっくりと大きくまわす。

スクワット

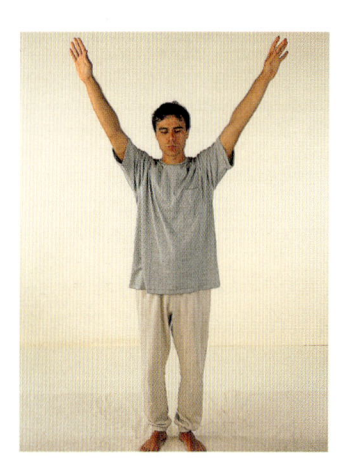

2 後ろに数回まわしたら、今度は同じように前に数回まわす。

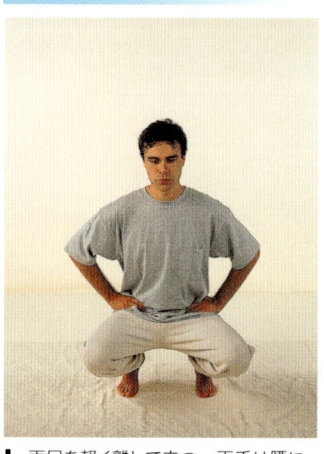

1 両足を軽く離して立つ。両手は腰に。ゆっくりとしゃがんでいく。

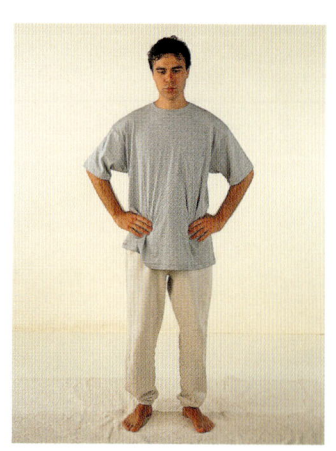

2 ゆっくりと立った状態まで戻ったら、再度繰り返す。背筋はまっすぐのばしたままで。

軽くひねる

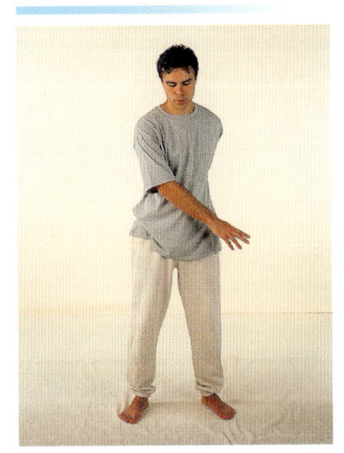

1 両足を楽に開き、膝の力を抜いて立った姿勢から、体に巻きつけるように、腕を軽くまわす。頭と体はつねに正面に向けておき、足と骨盤も動かさないこと。数回繰り返し、腕と肩をほぐす。

腕をのばす

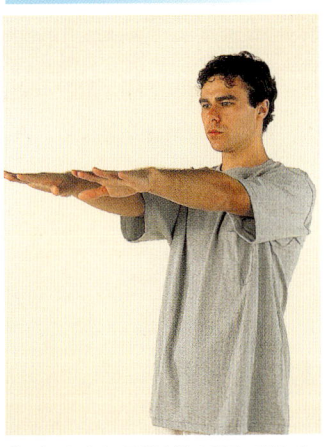

1 立ったまま、両腕を胸の高さで前にまっすぐのばす。深く息を吸ってから吐く。

横にまげる

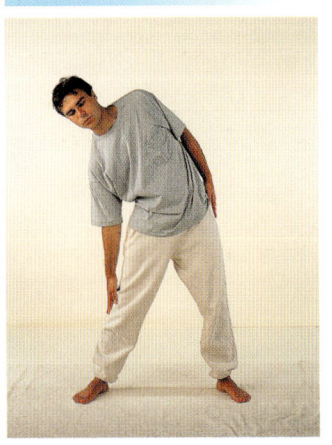

1 両足を最低でも肩幅に開いて立つ。両手は両脇にさげる。体をひねらないようにしながら片側に倒す。ゆっくりともとの体勢に戻り、ついで反対側に倒す。再びもとの体勢に戻ったら、また繰り返す。

振る

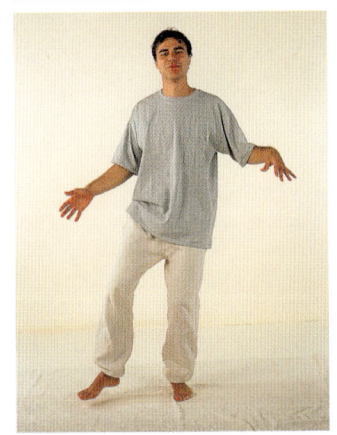

1 リラックスし、極力全身から力を抜く。手足を振り、緊張をきれいにとりのぞく。心地いいと感じるかぎり続ける。右腕からはじめて、順次手足を振っていっても可。

猫のポーズ

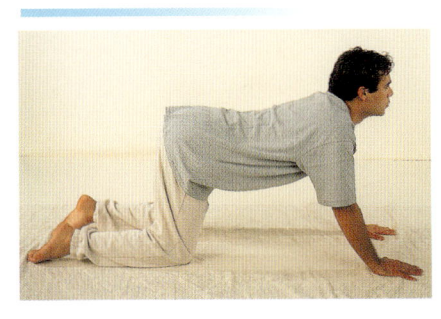

1 四つんばいになる。両手と両膝は肩幅に開く。息を吸いながら、頭を前にだし、軽く背中をくぼませていく。

2 息を吐く。同時に、猫のように背中をアーチ状にまげ、頭を落とす。数回繰り返す。

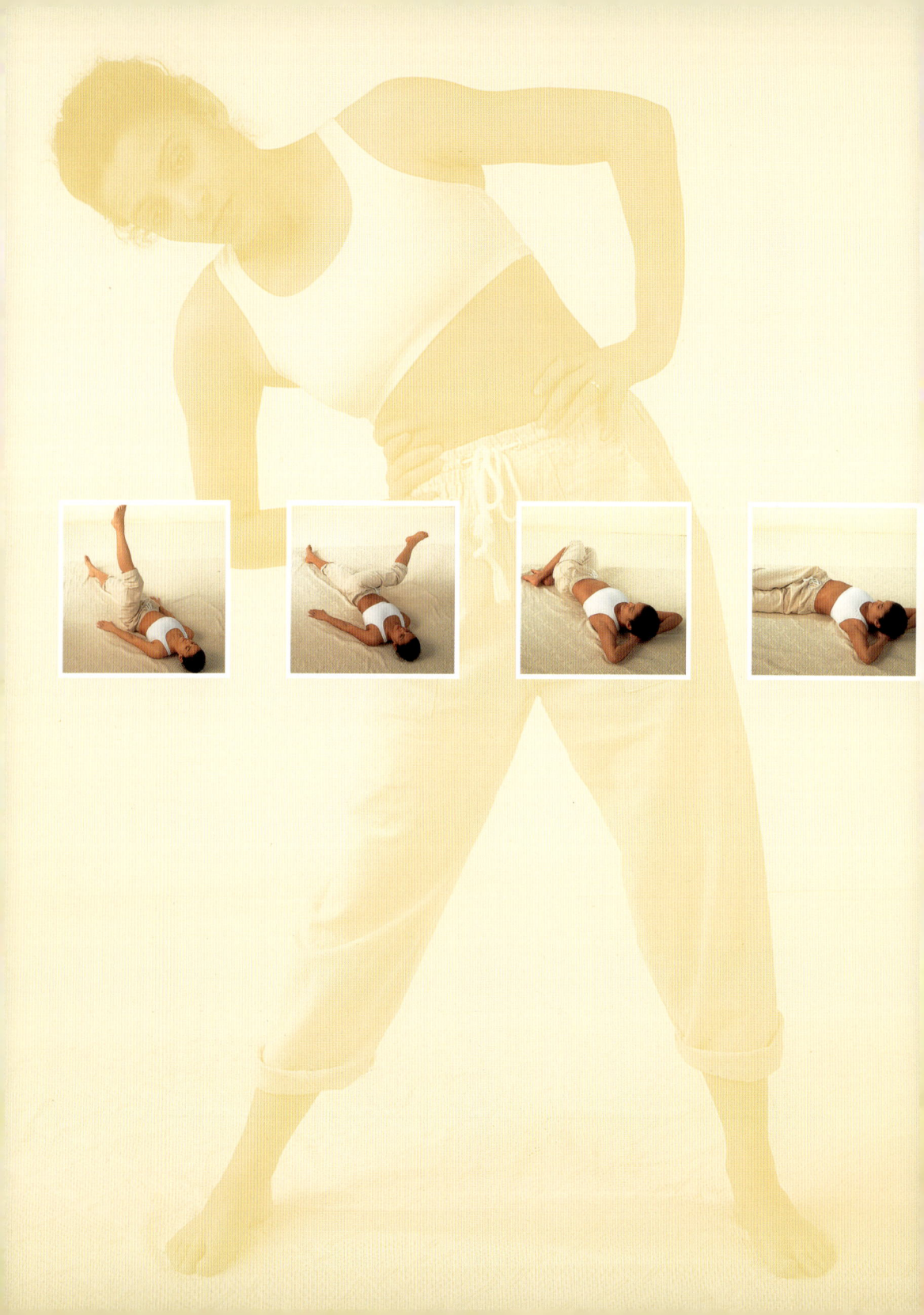

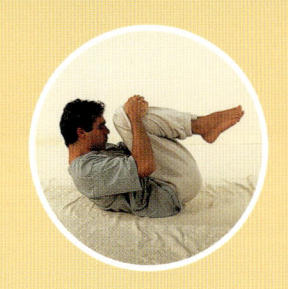

治療を目的とした運動 therapeutic movements

ストレッチの利点の1つは、簡単で短い運動をいつでもどこでもおこなえることです。自宅でもオフィスでも、列に並んでいるときや車内でさえできます。制限はありません。けれど、定期的なストレッチ、それも特にヨガをおこなって最大の利益を得るために大事なのは、静かで快適な空間をつくり、プレッシャーも、電話や同僚からの邪魔もなく運動ができる充分な時間を確保することです。事実、そうした空間をつくること自体がリラックスやくつろぎにつながり、実際の運動の効果を高めもします。

自分が静かに心落ちつける空間をつくるのが1番です。必要なら、なるべく間接的な照明を配し、床に体をつけることが多いストレッチには、やわらかく、厚みのあるマットを用意します。横になった際、背中に不快感を覚えたり、もっと支えが必要な場合には、クッションが2、3個あると、とても役立ちます。服装は、のびのびと楽に動けるよう、ゆったりとした軽いものがいいでしょう。天気がよければ、新鮮な空気をとりこんでみてください。

ただし、無理をして風邪を引かないように。こうした運動の目的は、大量発汗や心臓への負荷ではなく、体のこわばりや緊張をまったく感じず、総じて一層の柔軟性を感じてもらうことなのですから。こうした運動のすばらしさは、体をほぐすことや緊張の緩和、循環の促進、体の微調整、さらには、概してより自信を持って体を意のままにできると感じられるようになることにあります。心身ともに元気になれます。なお、エクササイズ後は毎回必ず、しっかりと時間をとって静かにリラックスしてから、日常生活に戻ってください。

このような運動のすばらしいメリットに気づき、その魅力にとりつかれて、さらなるエクササイズをやってみたいと思ったら、地元のきちんとした教室を探してみましょう。ヨーガで最大の効果を得ようと思ったら、通常はそういった教室に行き、経験豊富な教師に習うのが1番です。あるいは、自宅で自ら教室を開き、定期的に友人や家族を招いてもいいでしょう。

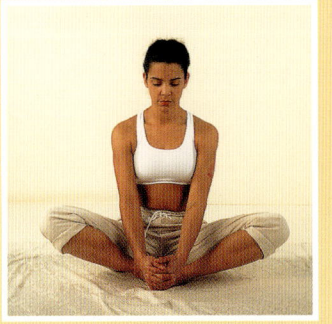

緊張と背中の痛みの緩和

大半の背中の不調は、脊椎周辺に蓄積しかねない長年の緊張の結果ゆえです。疲労や筋肉のこわばりも、痛みや損傷を多分に引き起こす傾向があります。ここで紹介するストレッチは、脊椎の柔軟性を高め、しなやかな体を実感できるようになることを目的としていますが、すでに背中の痛みや損傷に苦しんでいる場合は、専門家のアドバイスを求めてください。

コブラのポーズ

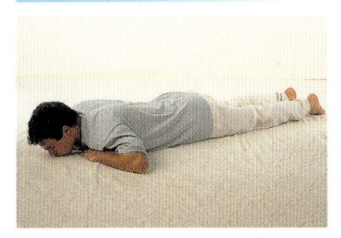

1 うつぶせに寝る。両腕はまげ、手は肩の下に。

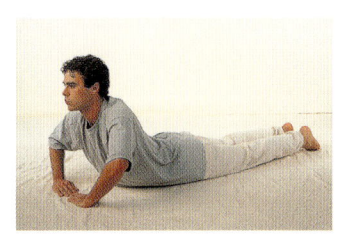

2 ゆっくりと頭をあげていく。両腕を床に押しつけ、体幹もあげていく。

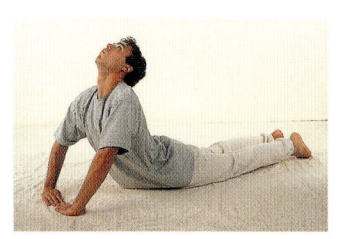

3 可能なら、頭を後ろに傾けて思いきり体をそらし、その後リラックスする。

軽くひねる

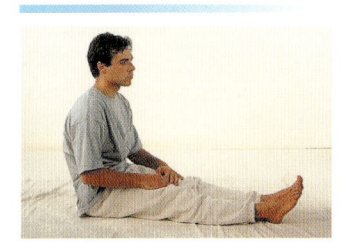

1 床に座り、両脚を前にまっすぐのばす。

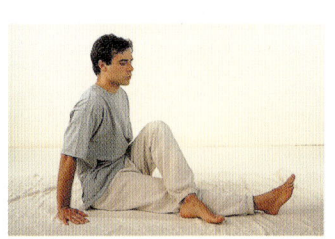

2 片脚をまげ、もう一方の膝をまたいで足を床につける。

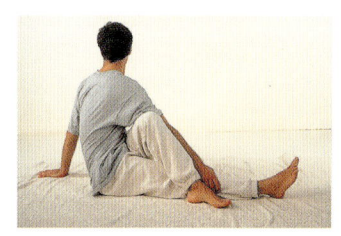

3 反対の腕をのばし、床につけたかかとをつかむ。

しっかりひねる

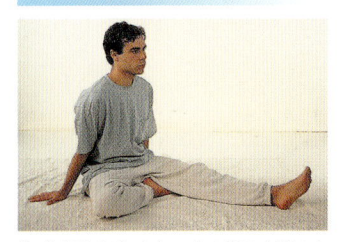

1 片脚をまげ、もう一方の脚の太腿の内側に足をつける。

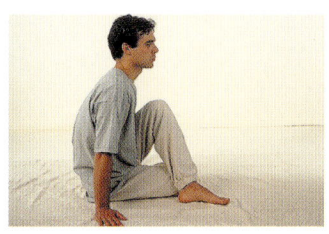

2 のばしたままの脚を、まげた脚の外側に持っていき、ついで反対側の手で、その足をつかむ。

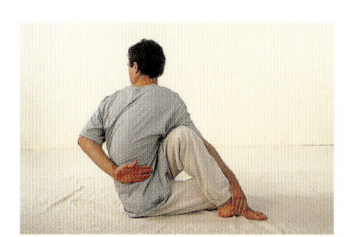

3 できるだけ体をひねり、その状態を維持したのち、リラックスする。脚をかえて繰り返す。

三角のポーズ

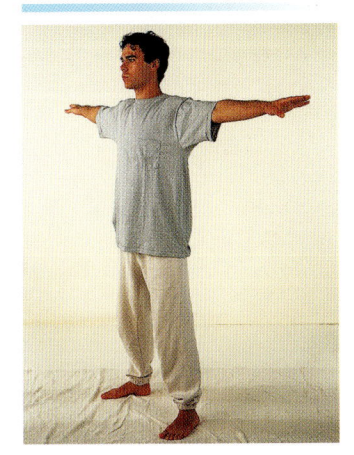

1 両足を肩幅に開いて立ち、両腕はまっすぐ横にのばす。しっかりとバランスをとり、リラックスしてこのポーズを維持する。頭は、首にのせたボールのバランスをとるような感じで。視線は真正面に。

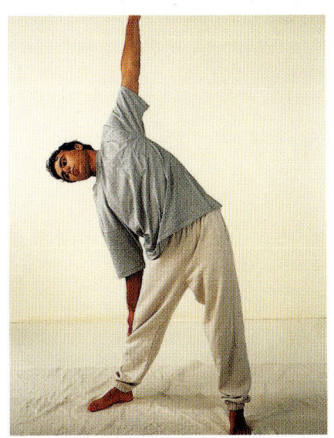

2 体をひねらず、片側に体を倒す。反対側の腕はまっすぐあげる。

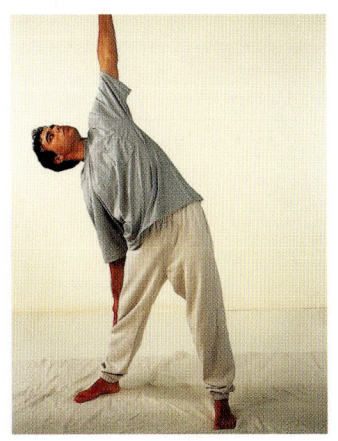

3 まっすぐあげた腕をのばし、上を見て、そのままの形を維持する。ゆっくりともとの体勢に戻し、反対側も同様におこなう。可能なら数回繰り返すが、筋を違えないよう、ゆっくりと動くこと。

まげてひねる

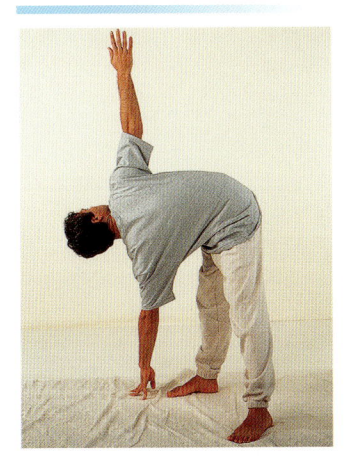

1 両足を肩幅に開いて立ち、両腕はまっすぐ横にのばす。上体を前にまげる。足首か前方の床に触れてみる。できれば反対側の手で。ゆっくりとひねりを戻して体を起こし、もとの状態に。反対側も同様におこなう。

前かがみでストレス解消

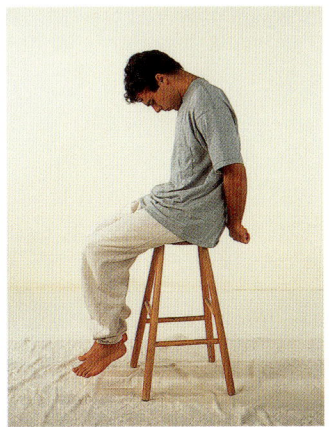

1 脚が床につかない高さのスツールに腰かける。両手を後ろにまわしたら、前かがみになり、背中を丸める。このとき頭はさげて胸もとに。

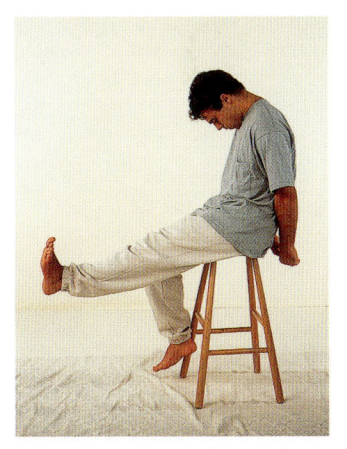

2 片足をまげ、できれば脚をあげてまっすぐにのばす。その後脚を戻してリラックスする。数回繰り返す。反対側も同様に。ゆっくりおこなうのが目的。決して素早くやらないこと。

緊張の緩和と除去

多くの人がときに苦しむのが緊張型頭痛ですが、見舞われる際にまず感じるのが、徐々につらくなってくる頭や首へのプレッシャーであり、顔の筋肉の緊張です。そんな緊張を感じたら、すぐに対処しましょう。そういった筋肉痙攣を緩和し、その後のつらい頭痛を引き起こさないようにできる簡単なストレッチがいくつかあります。ほぼどこでもできます。

首を横にまげるストレッチ

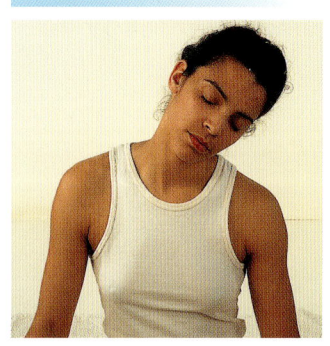

1 ゆっくりと、首の筋肉が引っ張られるのを感じながら、頭を片側に傾けてストレッチしていく。頭をもとの位置に戻し、反対側に倒す。

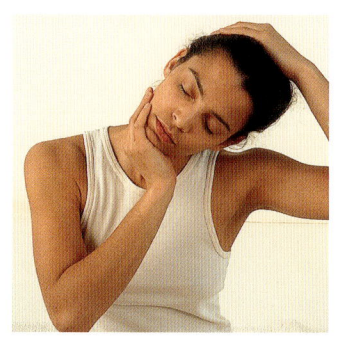

2 この首の筋肉のストレッチをより効果的にするなら、両手を使ってさらなる力をかける。片手を顎に、もう一方の手を頭頂部において、頭を傾けていく。反対側も同様に。

頭を胸もとへ

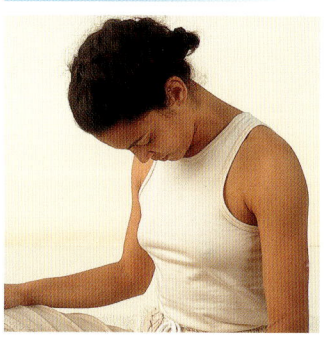

1 うなじが引っ張られているのを感じながら、頭を胸もとに向けてさげていく。目一杯までのばした状態を維持してから、再度頭をあげていく。2、3回繰り返す。

ライオンのポーズ

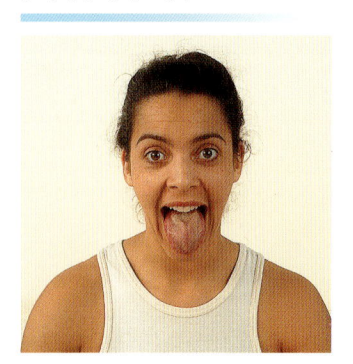

1 顔の筋肉のストレッチと緊張緩和。できるだけ大きく口を開け、舌をつきだす。同時に目も、思いきり大きく開く。2、3回繰り返す。

半回転

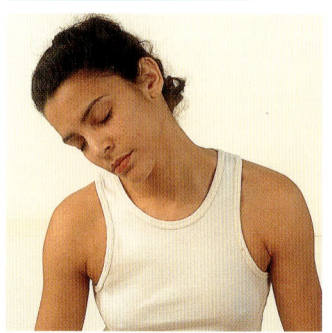

1 頭を片側に倒し、顎を落として胸もとに向けたまま、しっかりと半回転させる。

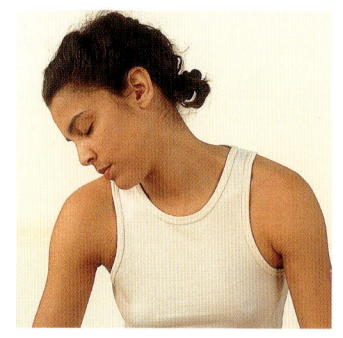

2 頭を後ろに倒して、首に圧をかける。頭を1回転させないことが1番のポイント。ついで頭を先刻と反対側に倒して繰り返す。

姿勢をよくする

ヨーガのような運動システムの大きな利点の1つは、次第にきれいなバランスがとれるようになってくる、という事実です。さらに、全体的な姿勢にも大きな違いがでてきます。今までは、筋肉がなくて猫背になっていたなら、姿勢がまるで変わってくることに気づくはずです。実際、適切な姿勢でいることを学べば、見た目も気持ちも若くなり、筋肉の緊張も緩和できるようになります。

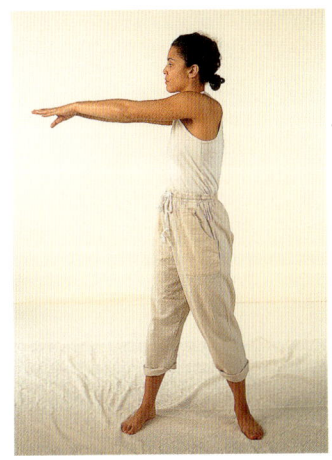

1 両足を軽く開いて立ち、両腕を正面であげる。ゆっくりと片側に体をひねる。反対側も同様に。

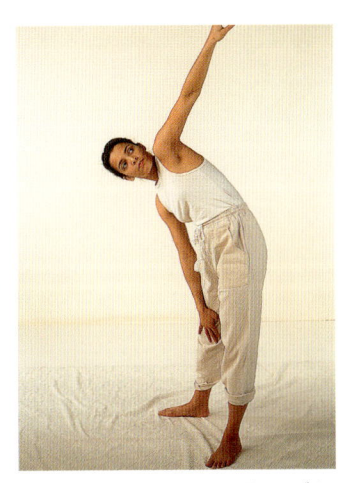

2 両足を軽く開いて立ち、両腕をのばす。上体をまげながら、一方の手を、同じ側の脚の内側を下に向かって滑らせていく。

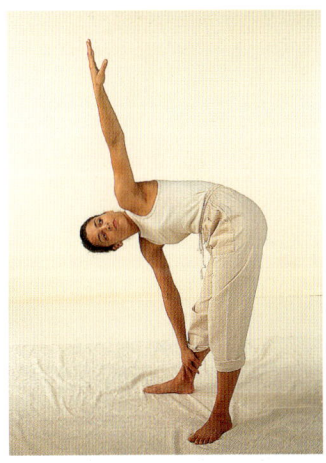

3 苦しくならないギリギリまでおろしていったら、ゆっくりともとの体勢に戻り、反対側も同様におこなう。

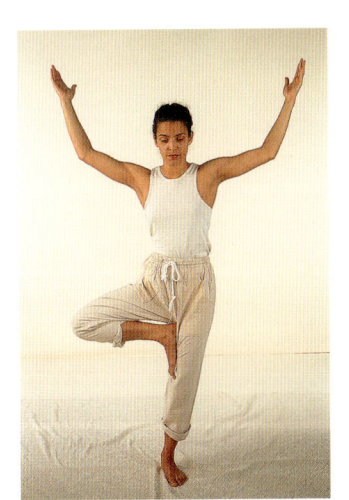

4 立木のポーズ。片脚で立ち、もう一方の膝を写真のようにまげる。

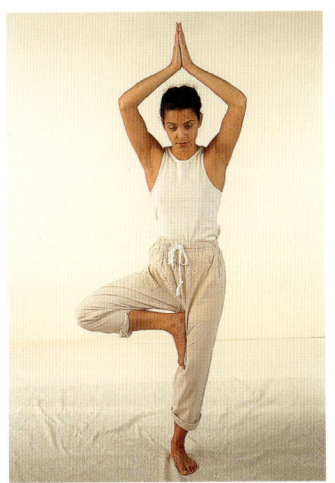

5 両手のひらを頭上で重ねるか、両手をあげる。

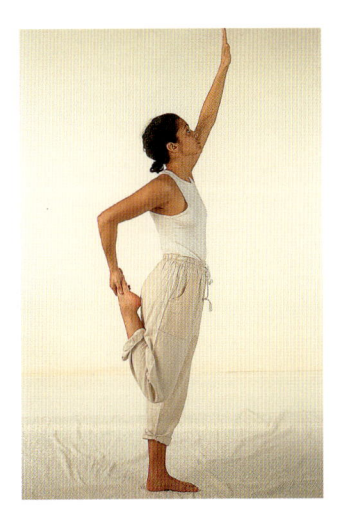

6 腕と脚のポーズ。片脚で立ち、もう一方の足を後ろで持つ。

脚の疲れと痛みの緩和

大半の人が、1日のほとんどを立ったままや座ったまますごし、そのための下肢のこわばりや緊張から疲労を覚えることがよくあります。しっかりとストレッチをして、脚をつねに柔軟で万全な状態にしておけるようにしましょう。以下のストレッチをおこなえば、脚や太腿、腰の過度な緊張を防げます。ただし、非常に難しいポーズもありますので、無理はしないでください。

脚を交互にのばす

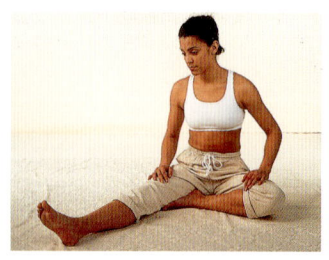

1 床に座り、一方の脚はまっすぐにのばす。もう一方はまげて、のばした脚の太腿の内側に足をつける。慎重におこなうこと。

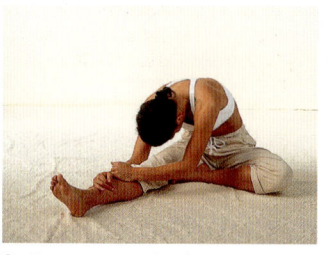

2 苦しくならないギリギリのところまで上体をまげていき、のばした脚をつかむ。胸をさらに少しおろして、その姿勢を維持する。脚をかえて繰り返す。

両脚をのばす

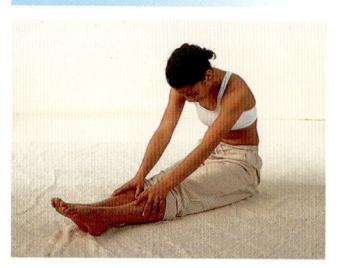

1 前のストレッチの応用。両脚をそろえてまっすぐ前にのばす。前項の説明を繰り返す。

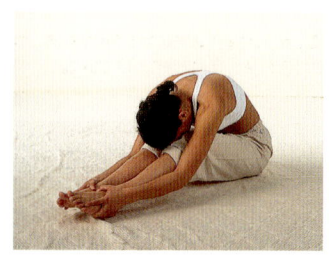

2 上体をまげ、両脚を両手で持つ。さらにもう少し上体をまげ、そのままその姿勢を維持する。難しい場合は、脚を軽くまげておこなう。

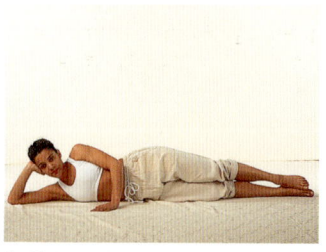

横になって脚をあげる

1 横向きに寝る。脚と体のラインは一直線になるように。片手で頭を支え、もう一方の手は床においてバランスをとる。

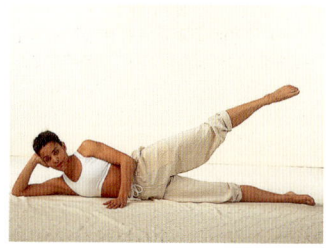

2 腰をひねらずに、苦しくならないギリギリのところまでしっかりと、上側の脚をあげていく。しばらくその姿勢を維持したら、ゆっくりとおろしてくる。反対側の脚も同様に。

猫のポーズ

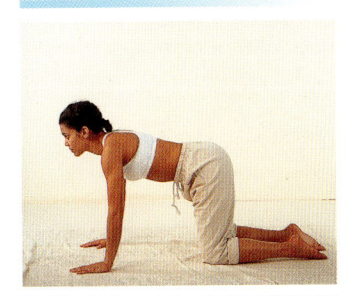

1 四つんばいになる。両手と両膝は肩幅に開く。頭をあげ、まっすぐ前を見る。

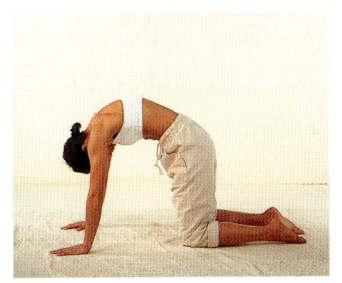

2 息を吸い、吐きながら背中をアーチ状にまげていく。しばらくこの姿勢を維持してから、力を抜いてもとの姿勢に戻していく。息を吸い、再度繰り返す。

背中を押しあげる

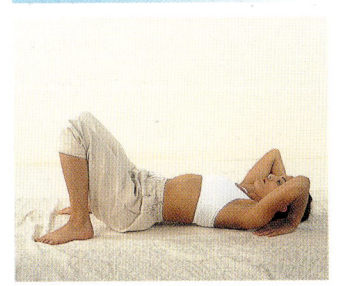

1 仰向けに寝る。両膝はまげ、足は腰幅に開いて床につける。両手は肩のそばの床におく。

座る／横になる

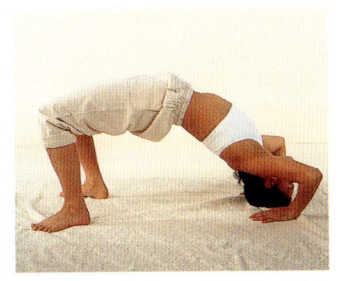

2 両手足で体を押しあげ、同時に背中をアーチ状にまげる。しばらくこの姿勢を維持してから、体を床に戻していく。決して無理はしないこと。このポーズは、同時に多くの筋肉に効く。

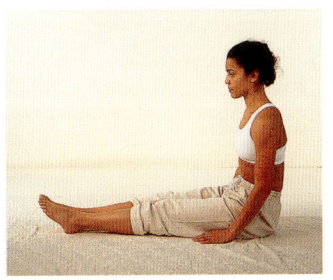

1 両脚をまっすぐ前にのばして床に座る。上体は脚にたいして直角に。まっすぐ前を見る。

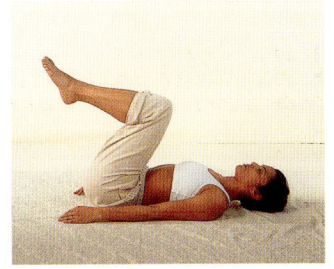

2 ゆっくりと上体を床まで倒していき、ついで両脚をまげ、床からあげていく。

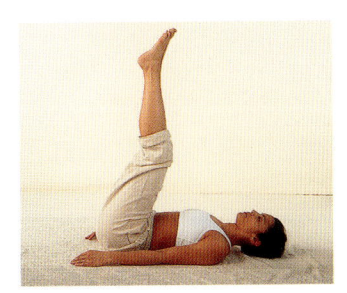

3 脚をあげたら、自分がかぎりなく垂直に近いと思う状態まで、ゆっくりとまっすぐにのばしていく。このポーズも決して無理はしないこと。

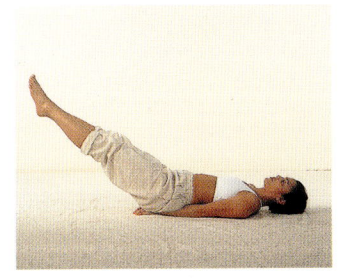

4 脚をまっすぐにのばしたまま、ゆっくりと床までおろしてくる。

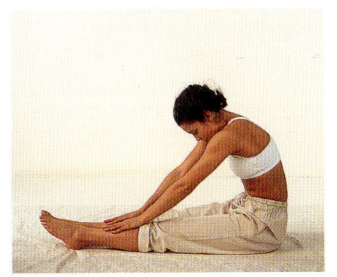

5 上体を起こし、両手で両脚をつかんで、上体をまげていく。その後ゆっくりと、最初の座った姿勢に戻していく。

腹部の緊張の緩和

人は腹部に過度な緊張をためこみがちです。つねに感情を表にださない人は特にそうです。筋肉が少し緊張しただけでも、こわばりや不快感を感じたり、腰まわりの柔軟性が失われたりすることもあります。したがって、腹部周辺の緊張を緩和し、柔軟性を高めるエクササイズが非常に役立ちます。

蓮の花のポーズ

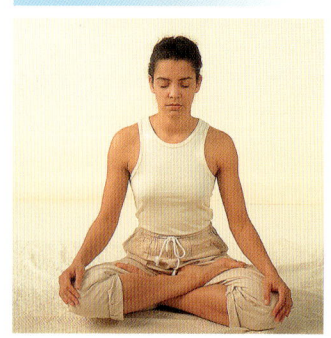

1 一方の脚をまげて座り、足を反対側の脚の太腿内側におく。もう一方の脚もまげ、足を反対の太腿の上におく。背筋はつねにピンとのばしておく。

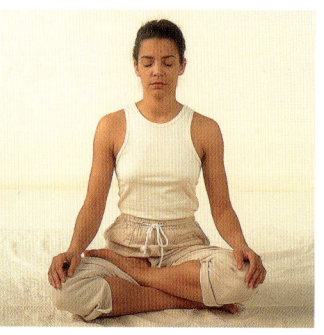

2 満開の蓮のポーズ。最初の脚をさらにまげて、足を反対側の太腿にのせ、ついでもう一方の脚もさらにまげ、反対側の太腿の外側に足を持っていく。できればこの姿勢をしばらく維持する。

腹部の運動

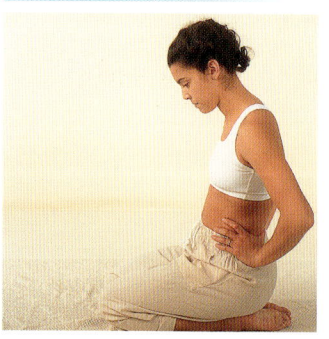

1 あぐらをかくか正座をし、両手を腰か太腿におく。息を吐ききる。

2 息を吸わずに腹部を思いきり引っこめ、そのまま5回、腹部をだしたり引っこめたりしてから、息を吸う。しばらくリラックスして自由に呼吸をしたのち、繰り返す。

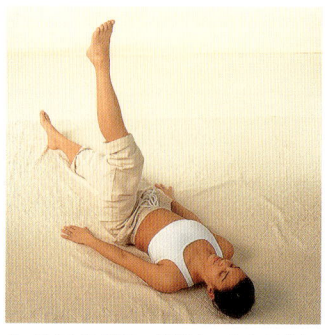

脚を上に

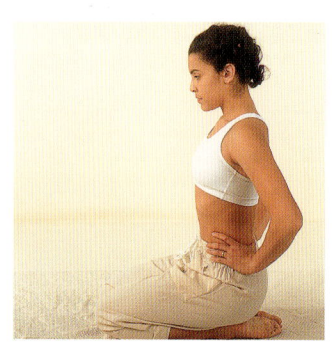

1 仰向けに寝る。脚はまっすぐのばす。片脚をあげる。無理のない範囲でできるだけ垂直に持っていき、ついで臀部を床につけたまま、その脚を体の反対側に持っていく。

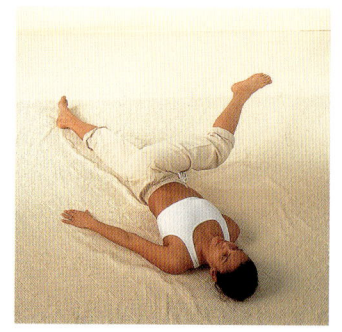

2 できるだけ脚を体に押しつけ、それからゆっくりともとの姿勢に戻る。反対側の脚も同様に。

寝たままひねる

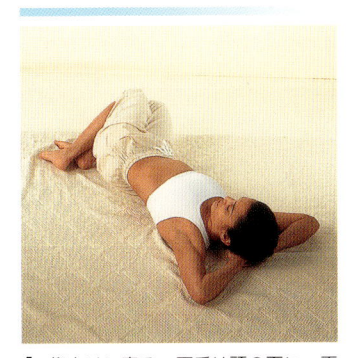

1 仰向けに寝る。両手は頭の下に。両脚はそろえて膝をまげる。

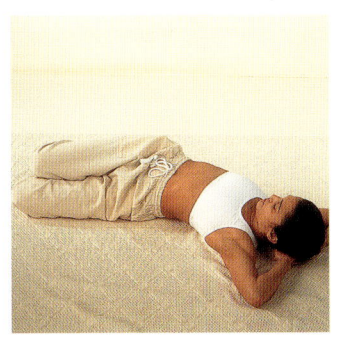

2 背中と臀部を床につけたまま、両脚を左右にひねる。

横にまげる

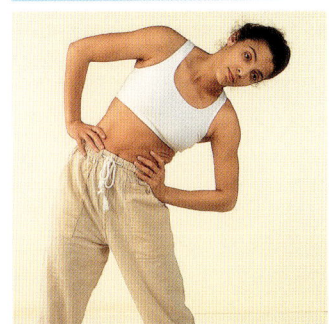

1 両脚を開いて立ち、両手は腰に。体を片側にまげる。

まわしながらひねる

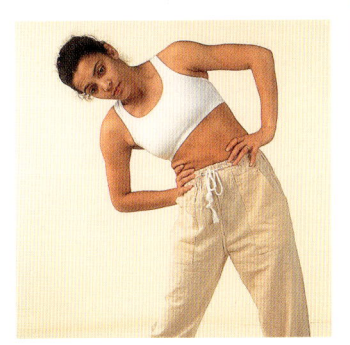

2 ゆっくりともとの姿勢に戻り、ついで反対側にまげる。繰り返す。

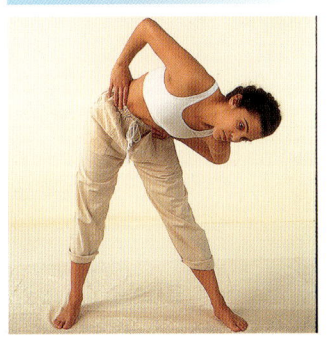

1 脚と腰は動かさずに、上体を時計回りにまわす。

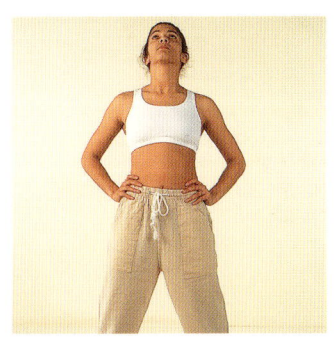

2 ゆっくりと慎重に、苦しくならないギリギリのところまで動かしていく。

起きあがる／横になる

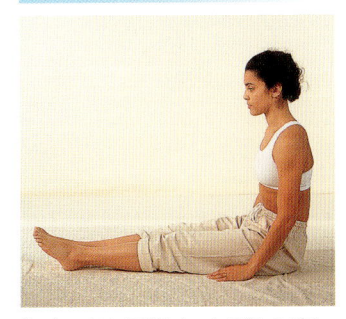

1 床に座り、両脚をまっすぐ前にのばす。

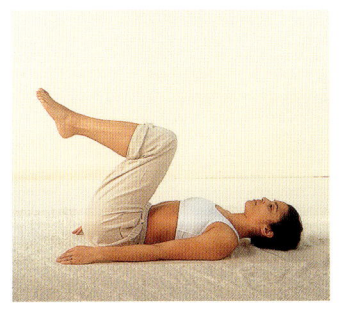

2 ゆっくりと上体を倒して仰向けになり、両脚をまげていく。その後床から離し、あげる。

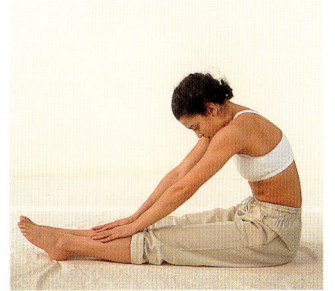

3 起きあがり、上体を前にまげ、脚をつかんでから、ゆっくりと最初の姿勢に戻る。

オフィスでの緊張と筋肉のこわばり

1日中座ってオフィスワーク、そんな人の筋肉は、すぐにこわばって痛くなります。デザインの悪い椅子は役に立たず、疲れてくれば姿勢も悪くなり、猫背になってしまいがちです。したがって、ときどき立ちあがって歩き、体をリラックスさせたり、以下に紹介する、緊張をゆるめるすばらしいエクササイズをいくつかやってみてください。

座ってやる猫のポーズ

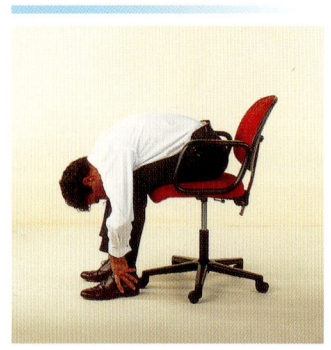

1 椅子を後ろに軽く引いてスペースをつくってから、上体を前にまげて足首をつかむ。

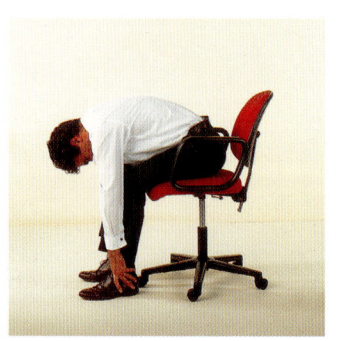

2 慎重に背中をアーチ状にまげてのばし、ついで力を抜いてもとの姿勢に戻し、再度繰り返す。

ふくらはぎのストレッチ

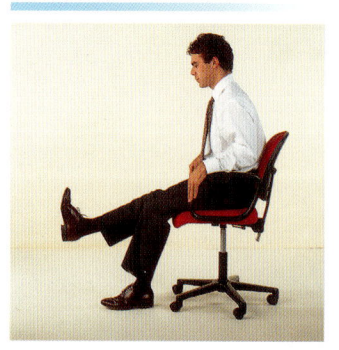

1 背筋をのばして椅子に座り、片脚ずつ交互に持ちあげてのばす。数回繰り返す。

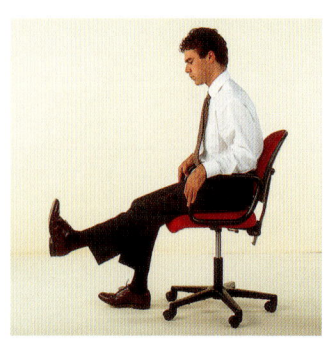

2 足首をまげて、ふくらはぎの筋肉をのばす。数回繰り返す。

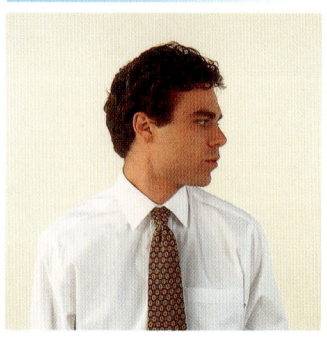

首をひねる

1 頭を片側に向ける。首の筋肉がしっかりとのびているのを感じること。

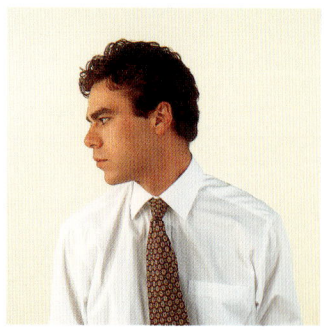

2 頭を反対方向に向けていき、繰り返す。いずれの過程もきわめてゆっくりとおこなうこと。

腕と胸のストレッチ

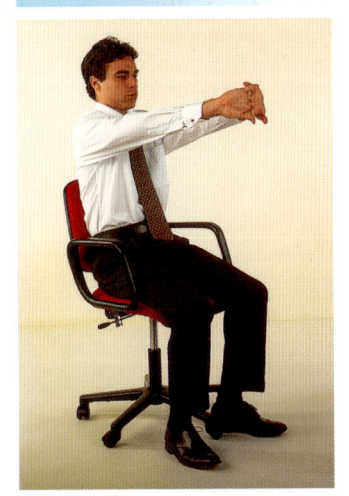

1 背筋をのばして椅子に座る。両手を、手のひらを外側に向けて組んだら、そのまま前方にまっすぐ押しだす。数秒その姿勢を維持したら、リラックスし、その後繰り返す。

腕と背中のストレッチ

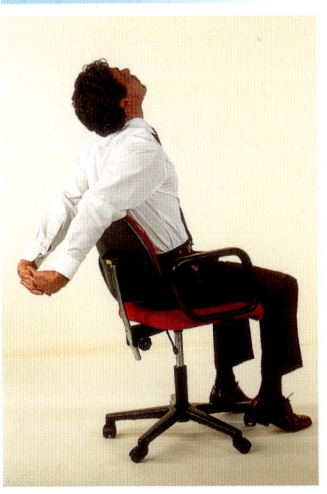

1 両手を背後、椅子の背の後ろで組み、そのまま軽く腕をあげる。無理はしないこと。体からなるべく離してそのままの姿勢を維持し、その後また繰り返す。

前腕のストレッチ

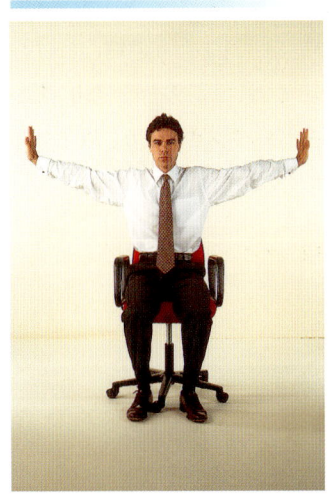

1 両腕をまっすぐ横に広げてのばす。両手のまげのばしを交互におこなう。その際、前腕の上部と下部の両方が引っ張られるような感じになること。

背中／肩のストレッチ

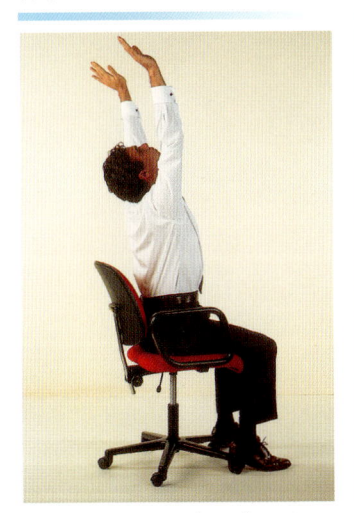

1 両腕を頭の上にあげてのばす。息を吸いながら、背中を軽くそらす。息を吐きながらリラックスし、その後2、3回繰り返す。

手を組むポーズ

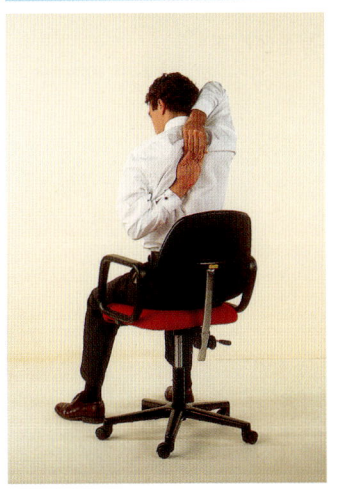

1 片腕を背中にまわして上に向けてまげ、手を反対側の肩につける。反対側の腕をあげ、肩ごしに下に向けてまげ、できればもう一方の指先を握る。

肩をゆるめる

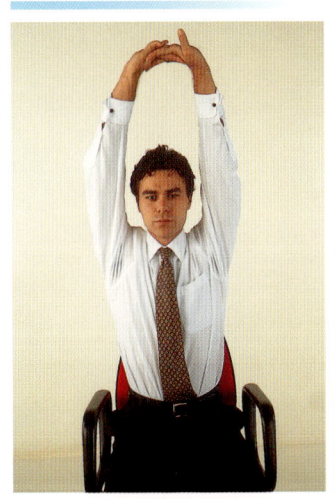

1 最後に、両手を組み、そのまま腕を頭上高くあげてのばす。数回繰り返す。

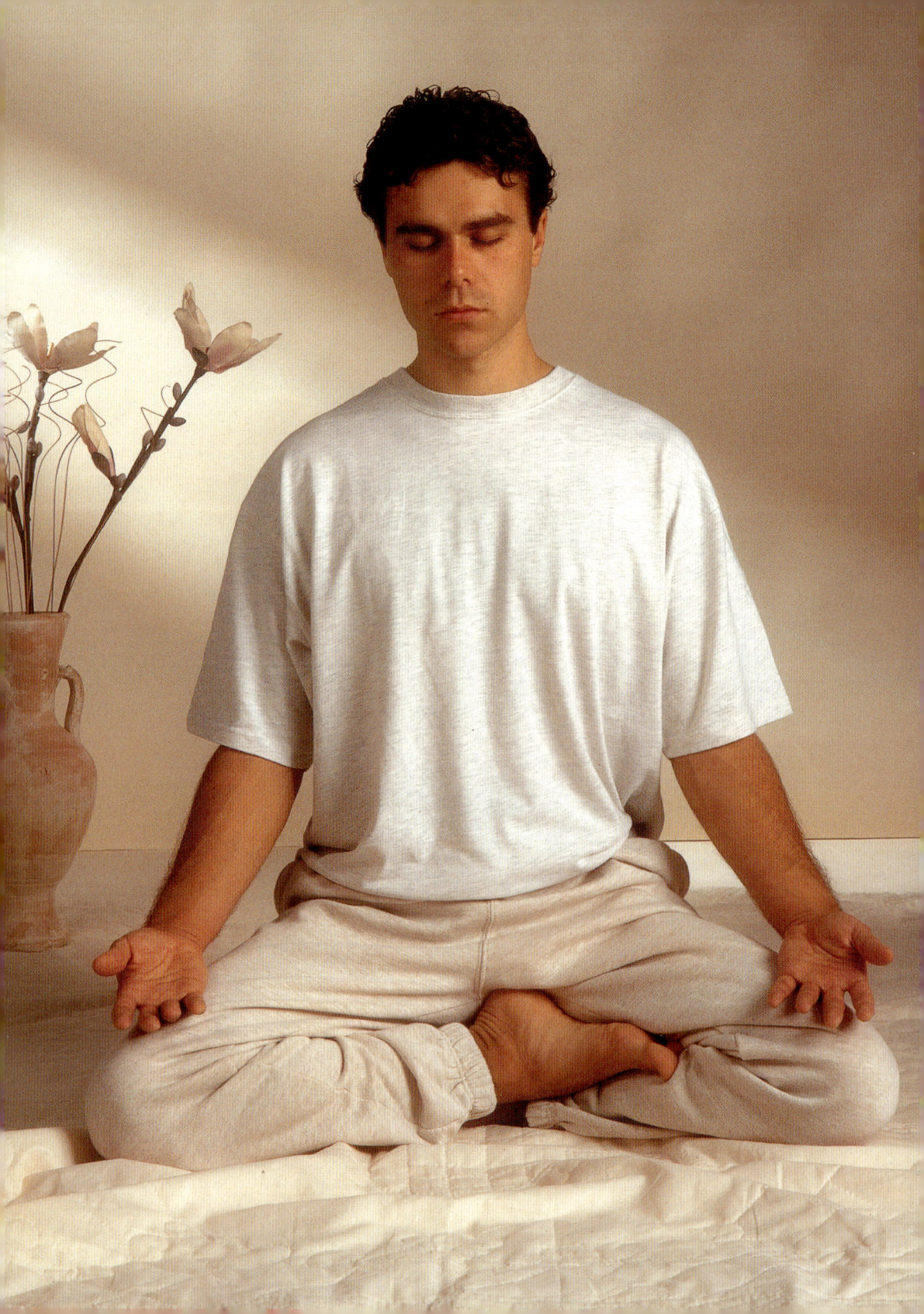

瞑想 meditation

　瞑想は、有史以来用いられています。スピリチュアル、自己実現、健康のため。理由はさまざまですが、人々はつねに、内なる静謐と肉体的なリラクゼーションを求めているのです。実際に曲芸師になどならなくても、肉体、精神、いずれのレベルでも瞑想の利点を享受できます。

　では、瞑想とは何なのでしょう？　最近とある講演で言われていたように、それはたんに座ってリラックスすることなのです。多くの人が自覚していますが、日々の生活は、仕事に家族に友人に決められたレジャーへの参加にと、要求されること、しなければならないことが山積みで、「立ち止まって見つめ返す」時間などまるでありません。大勢の人が、将来のために計画し、働くことに必死で、今その場で得られる楽しみなどほとんどないのです。「暮らしていく」ために忙しく働く中で、日々のささやかな喜びを失っていると言えます。けれど美しいものや楽しいことは、あなたに見られ、経験されるのをすぐそこで待っているのです。たとえそこが産業都市の中であっても。

　瞑想の効果は、定期的におこなってこそ得られます。もしストレスにさらされているなら、1日2回瞑想をおこなえば、効果的に冷静さをとり戻せることがわかるでしょう。心おだやかな瞑想状態に入るには、まず、1人になれる時間と空間をつくり、呼吸法とリラクゼーションのエクササイズをおこないます。瞑想の練習を重ねていけば、こうしたことに費やす時間も減っていきますが、それでも、心を鎮め、準備をするのに役立つことには変わりありません。毎回の瞑想は、少なくとも10分、できれば20分はおこなってください。

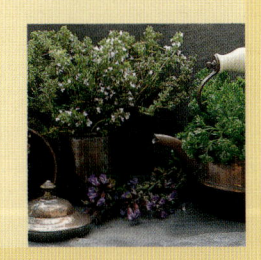

瞑想

瞑想の利点

人間は、21世紀の日常生活の中で過剰にのしかかってくるプレッシャーに耐えられるようには決してできていませんでした。つねに何かを求められ、1日中、ときには夜であっても、猛烈なスピードで重大な決断をくだしていかなければなりません。そんなことはできない、と思うかもしれませんが、できるのです、サポートがあれば。「どうやって」と「いつ」スイッチを切るかがわかれば、すべてが違ってきます。これはいまや、科学者たちも認めていることです。

精神と体の関係

瞑想のあいだは往々にして、気分がリフレッシュされます。より積極的な行動ができ、概して満たされた気持ちになります。それまで悩まされてきた問題も、新たな面から一段と有益な形で眺められるかもしれません。今までとは違う、より大局的な考え方ができるようになり、これまでになく、何事も律していける心持ちになるでしょう。

こうした感情面への利点は昔からよく知られていましたが、身体面への効果が認められるようになってきたのはごく最近です。詳細で広範な脳スキャンはもとより脳波パターンもが、一般に「アルファ波がでている状態」と称される状態について、驚くべき新情報を供してくれています。

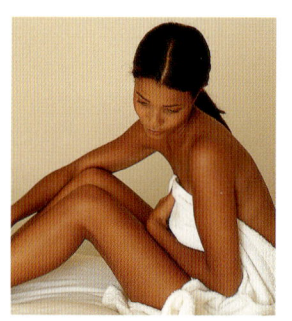

瞑想において心身はともに機能し、全人格の健康と幸福を促進する。

エンドルフィンの放出

人が本当に心身ともにリラックスすると、脳波パターンに変化が見られ、主としてアルファ波になります。この状態のときにかぎって脳から分泌される化学物質がいわゆるエンドルフィンです。この化学物質が分泌されると、満ちたりた気分になれるという効果があります。だからこそエンドルフィンはしばしば、「自然独自の特別な麻酔薬」と称されるのです。こうした状態に最も簡単に到達できる方法の1つが瞑想です。瞑想なら、時間の長さにかなり差があるとはいえ、終了後でもこのようなすばらしい感覚をたやすく維持できます。身体的な利点もあり、エンドルフィンの分泌によって免疫系が活性化され、あらゆる感染体を撃退する一助ともなります。

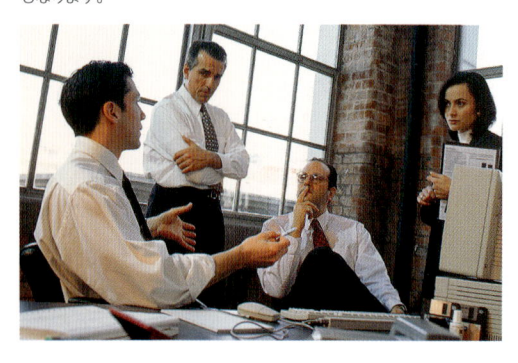

瞑想と仕事

現代の仕事における緊張が往々にして意味するのは、人々が、つきつけられるあらゆる熾烈な要求に対峙するのに忙しく、1日中心も体も目一杯働かせている、ということです。その結果、人々はきわめて重要な情緒反応や日常のささやかな楽しみを切り捨てているばかりか、心身の健康が限界に達してもいる、という状況が頻繁に見られるようになってきます。ゆえに今では、ストレスを管理し、勤務中に心身ともにリラックスできる時間を確保する重要性があちこちで言われるようになってきているのです。

20分ルール

作家のアーネスト・ロッシが考案した20分ルールは、ウルトラディアンリズムの理論がもとになっています。これは人体の1日のバイオリズムで、90-120分ごとに繰り返すエネルギーの双曲線のようなものです。本来は、活動能力が最高潮のあいだだけ仕事をするのが1番ですが、それは不可能です。けれど、90分おきに減退する心身の活動能力パターンと同調して、90分ごとに仕事の手を休めれば、最大限の生産性を確保し、ストレス蓄積の可能性を制限できます。

ロッシが提唱しているのは、90分仕事をし、20分ほど休む、というパターンです。ロッシ自身は通常、この20分のあいだに横になって瞑想しています。それが心身の完全なリラクゼーションに1番の形であり、最高のメンタルプロセスに戻るためのすばらしい準備だからです。

重要なのは、こうした休憩をほぼ90分おきに毎回とり、そのつど、心身の状態を完全に変えることです。できればすべての作業をやめ、座ったままよりも立ちあがり、近くを見ているより遠くを眺めるなどして体の状態を変え、精神的集中も解いてみます。20分の瞑想は理想的で、すぐにその効果を実感できるはずです。休憩後に作業に戻れば、バイオリズム曲線がこれからピークに向けて上昇していくように、再度新鮮に対峙でき、より効率よく対処していけるはず。満足感も90分間維持できます。

ベストな状態で会議に臨むには、定期的に休憩をとること。

瞑想状態に入る

超越瞑想法の信奉者をはじめ多くの宗教団体が、瞑想の際にはその一助として音楽や「マントラ」を活用するよう言います。言葉や音を絶えず繰り返せば（ヒンズー教では通常「オーム」と唱えられます）、そこに全神経が集中されてほぼ催眠状態になり、アルファ波が出現するのです。実際、詠唱を何度も繰り返すことで、メンバーが「高揚状態」になることもあります。

音

ごく自然なリズムで繰り返される何気ない呼吸音が有する、おだやかに心を解き放つ効果。それと同様の効果が認められるのが、水の流れや葉擦れ、鼓動といった、絶えずきこえる自然な音です。単音やマントラは、よく知られているように「雑念」を追い払い、心に深い静けさをもたらすために用いられます。永遠に続く音の流れのようにマントラを唱えたり歌うのは、五感に集中することで意識を高める昔ながらの手法です。「オーン」や「オーム」のような単純でやさしい音は、最初の呪文と見なされることもあり、まさに思考の道具と言えます。岩などに彫られた原始の言葉サンスクリットのシンボルは、さまざまな意識状態を示しています。覚醒、夢想、深い眠り、超越状態。

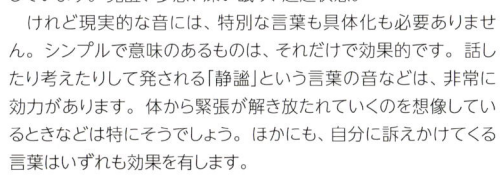

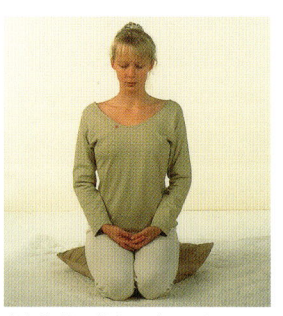

けれど現実的な音には、特別な言葉も具体化も必要ありません。シンプルで意味のあるものは、それだけで効果的です。話したり考えたりして発される「静謐」という言葉の音などは、非常に効力があります。体から緊張が解き放たれていくのを想像しているときなどは特にそうでしょう。ほかにも、自分に訴えかけてくる言葉はいずれも効果を有します。

楽な姿勢で静かに座ること。その後、自分の選んだ色を思い描きながら呼吸をしていく。

触覚

触覚を活用してなだめたり鎮めたりすることで、ストレス時に瞑想状態をもたらせます。幼児が緊張を感じた際、お気に入りのリボンや布を持つことでその緊張に対処しようとするのもその1例です。同様の手法が、中東のいたるところで見られます。つらい日々の中、「悩みの数珠」と言われるものに絶えず触れていることで、心に意識を集中させ、不安を鎮めているのです。すべてがおだやかな丸い形をした数珠の表面はつややかで、リズミカルに規則正しく1つ1つの数珠玉に触れていくことが、瞑想状態と同じ状態をもたらす一助となっていると言えます。この数珠のようにつややかで丸い石を1つか2つ使い、手から手へゆっくりと移してみてください。

カラー

色の中には、リラクゼーションと関係があり、緊張した心をすっきりさせるのに役立ち、瞑想をはじめられるようにしてくれるものがあります。目を閉じて座ってください。心に浮かんできたのは何色ですか？　虹の7色のいずれかではないでしょうか。通常は赤か紫です。ついでゆっくりと、少しずつ、その色を青か緑に変えていきます。心の目の前一杯にその色を広げ、さらにほかの色へと変えていってください。ピンクもカラーセラピスト推奨色で、この色も役に立つことがわかるでしょう。新たな色が心に浮かんでくるにつれてリラクゼーションを感じていき、リラックスカラーが満ちれば、内なる平穏を体験できるはずです。

リズミカルな呼吸をしながら、そこに意識を集中させていれば、やがて心は完全におだやかになり、リラックスして澄みきってきます。色は、あらゆる性質に対応していますから、そのときの自分の気分や必要性に最適なものを選んでください。赤：生命力、エネルギー、強さ、意志（補色はターコイズ）。オレンジ：幸福、笑い（補色は青）。黄色：知性、客観性（補色は紫）。緑：浄化、調和（補色はマゼンタ）。ターコイズ：免疫系の強化、増進（補色は赤）。青：平穏、リラクゼーション、安眠（補色はオレンジ）。紫：美、高潔、確かな自尊心（補色は黄色）。マゼンタ：強迫観念や記憶の自由な解放（補色は緑）。

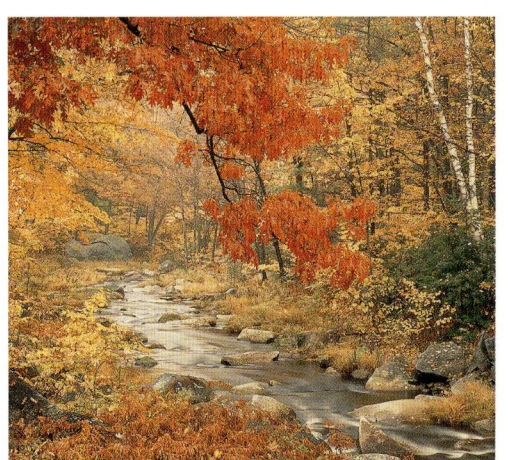

マントラを繰り返すことで、平穏と調和の世界に入っていける。

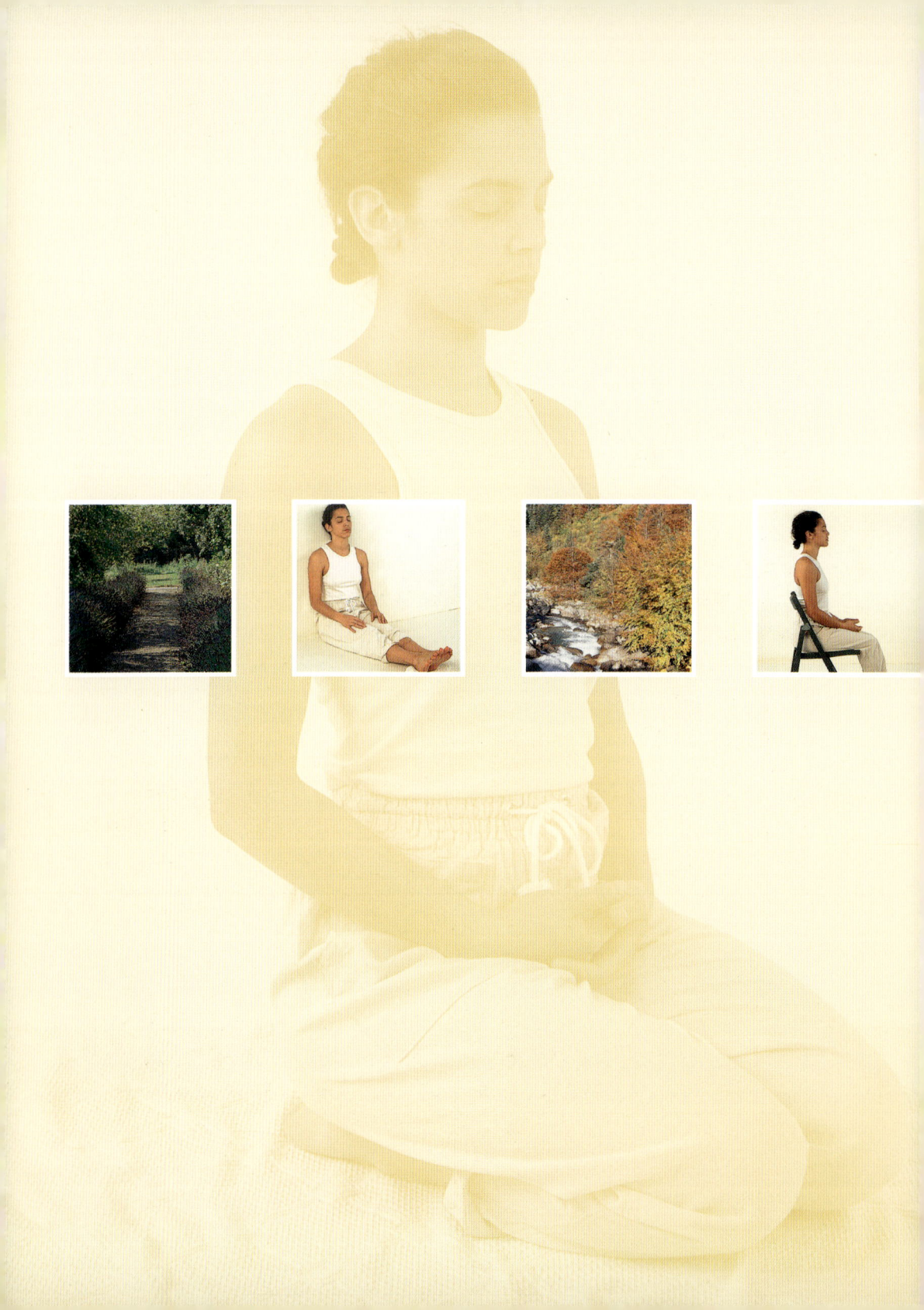

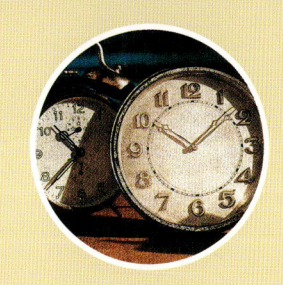

瞑想の活用法 how to use meditation

　瞑想を活用するポイントは、自分が実際にそれを必要としていると認識することにあります。いったん仕事やストレスの渦に飲みこまれてしまえば、それらはあっというまに、生活スタイルから切っても切り離せないものとなってしまいます。実際、それらは恐るべき土台ともなりうるもので、そうなるともう、それらのない生活など想像もできなくなってしまうのです。けれど一度客観的になり、自分の身に何が起こっているのか、日々の生活がどうなってしまっているのかをきちんと見極めれば、不意にわかるはずです、そんな状態からぜがひでも脱する手段が必要だと。その中でも最適な手段の1つが、深い瞑想なのです。

　瞑想は、定期的な運動のようにおこなわなければなりません。実際、リラックスするエクササイズをしている、と言えます。まず最初の段階は、室内の明かりのスイッチを切るように、あなたのスイッチも切ることです。そして、「内なる他者」と称されるものに意識を集中します。それは、心と体の内にある、リラックスできる、すばらしい無の空間です。おおざっぱに言えば、日々の雑音や騒乱、混乱といったものをすべて掃きだし、別世界に入る準備をする段階となります。

　第2段階は、ある専門教師が「グルグルまわり、それ自体を介して永遠の存在となる、移動するがどこにも行かない音」と称するところに入っていきます。これを正しく理解するには、瞑想後の人々の声をきくのが1番です。「休日みたいにすばらしい」や「ぐっすり眠ってリフレッシュしたような素敵な気分」だと、ほとんどの人が言います。その継続的な効果を十二分に得るには、瞑想は毎日一定の時間きちんとおこなわなければならないものだということをまず認識してください。ほぼすべてのエクササイズ同様、やればやるほどうまくできるようになっていきます。スイッチを切って意識を集中させ、充分なエネルギーを得てリフレッシュできる、深いリラクゼーションのすばらしい状態にも、すぐに入っていけるようになります。

　ただし、瞑想は必ず慎重におこなってください。蛇口を開いたり閉じたりするのとは違い、充分に留意する必要があります。瞑想をおこなう人はほとんどが、たとえできたとしても、その究極の力のことを説明しようとはしません。それは、個々人のすばらしい秘密を漏らすようなものだからです。秘密を持てる、それだけで充分なのですから。

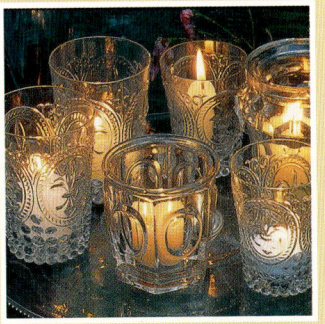

瞑想

簡単な瞑想法

瞑想というと、だれもがすぐにできそうにきこえますが、きちんと学んでいくなら、経験豊富な教師が必要です。あなたがすべきことへの理解を助けてくれます。ただそこに座って目を閉じ、ひたすら祈っていても無駄です。何も起こりはしません。以下のやり方が、実際に起こることをきちんと理解する役に立つはずです。ぜひ実践してみてください。

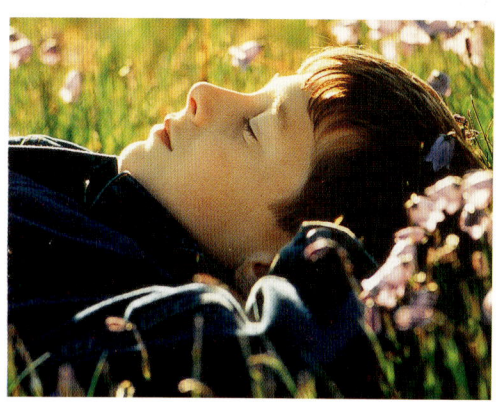

ナンバーゲームで子どもに瞑想を教えよう。

ナンバーゲーム

　非常にシンプルな瞑想法です。黒板(本物でも想像でも可)を使います。「ゲーム」なので子どもとやれ(もちろん大人でも)、瞑想のさわりを教え、楽しんでももらえるでしょう。ここではあなたを子どもたちのリーダーとして説明しますが、1人でも簡単にでき、心がすっきりします。必要なのは、集中力と想像力と思考パターンで、いずれも深い瞑想を実体験できるすばらしいものです。

　ゲームのやり方は…

1　子どもたちに、楽な姿勢で座ったり横になったりしてもらいます。1番楽な体勢が決まったら、それを覚えておくよう言ってください。

2　黒板にチョークで、数字を使った図を描きます。数字はあくまでもアトランダムに。たとえば

　　　　　3　1　5
　　　　　8　6　9
　　　　　4　7　2

3　子どもたちに1分与え、この配列を覚えてもらいます。

4　1番楽な体勢に戻って、目を閉じ、数字のことだけを考えるよう言ってください。

5　黒板の数字を消し、子どもたちにも、頭の中の数字を消すよう指示します。「4つの数字を残して、あとは消そう」などと言いながら、ゆっくりとおこなってください。

6　「最後に残った数字に集中すること」と言ってから、最後の数字も消させます。そのまま、子どもたちが落ちつきをなくしてくるまで黙っていてください。たいてい3分ほどです。

7　「起きて」という指示をだし、そっと目を開けさせてください。最後の数字と子どもたちの反応を確かめていきます。

避難所

　肉体的なリラクゼーションが完全にできたら、今度は静かに少しずつ、自分にとって特別な場所(実在地でも想像上の場所でも可)に心を導いていきます。今なら、心を移動させられます…心地いい、平穏な場所に。そこは、あなたの知っている場所、いつでも完全にリラックスできると思える場所です。安全で…落ちつける…場所…だれにも…何物にも邪魔されないところ。

　休日に訪れた海岸や田舎のどこかかもしれません。あるいは部屋…以前使っていたり…今使っている…もしくは使いたいと思っている…想像上の場所のこともあるでしょう。でもそこはいつでも…完全に…避難所にできると思える場所です…心から落ちつける、唯一無二の自分だけの避難所。

　そんな場所を想像しやすくするには…まず最初に明かりを思い浮かべます。まぶしいですか、落ちついた光ですか、薄暗いですか…特別な光源はありますか…自然光？　人工光？　温度も考えましょう…暑いか、暖かいか涼しいか…特別な熱源の存在も。周囲の色…形…質感…そこを特別な場所にする、なじみのあるもののことも忘れずに。隅々まで詳細に見ていきます。あなたはそこにいます…座っていたり、寝転んでいたり、音楽を楽しんだり…香りも…雰囲気も…何かを求める人もいなければ、何かを要求してくる人もいない場所。リラックスしてください。

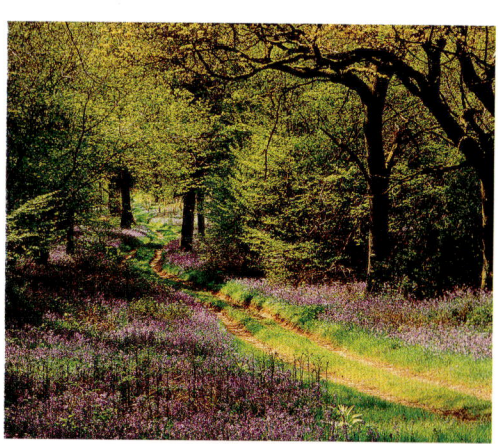

だれにも自分だけの避難所がある。こんな、静かで魔法のような場所が。

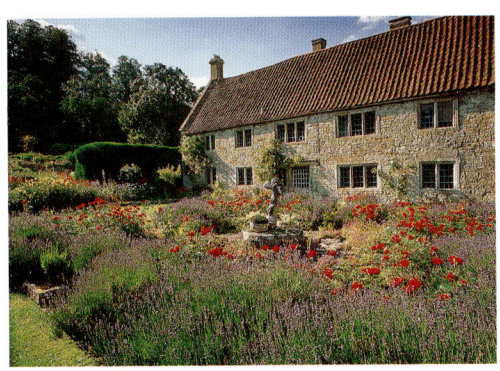

自分にとって理想のカントリーハウスを想像してみよう。

カントリーハウスの訪問案内

　想像してみてください、あなたは今、美しいカントリーハウスを訪ねています…晴れわたった、暖かい日の午後、広大でみごとな芝地を有するそこは、本当に美しい古いカントリーハウスか、風格のあるお屋敷です。あなたが今立っているのは階段の上。式典に使われるような立派な階段の1つで、下には玄関ホールがあります。玄関ホールの向こう、開け放ったドアの先に見えるのは、陽光を浴びた砂利敷の車道です。明るく美しい午後のひととき、1人階段に立つあなたのそばには、あなたを悩ませたり煩わせたりする人はだれもいません…

　さあ、玄関ホールへと続く階段の最後の10段をおりていきましょう。1段おりるたびに、どんどんリラックスしていきます。

10 1段おります。リラックスして、自分を解き放ちながら…
9 もう1段おります。気持ちが安らいできます…
8 一段とリラックスし、さらに自分が解き放たれていきます…
7 さらに深いところに移動していきます…もっと深く…すべてがどんどん暗くなっていき、さらにもっと深くなって…
6 さらに静かになっていき…もっと静かに…さらにもっと静かに…
5 変わらずリラックスし、変わらず自分を解き放ち、気分もいい状態…
4 さらにリラックス…さらに自分を解き放つ…
3 もっと深く沈んでいき…この心安らぐリラックスした状態にさらに身を委ね…
2 この素敵な感覚を楽しみます、内なる平安とリラクゼーションのすべての感覚を…
1 もうすぐ最後、気分はとてもよく…最高にリラックスしています…そして**0**。

　あなたは今、玄関ホールを歩いています。美しく古い建物に満ちる、永遠不変の平穏な雰囲気を堪能しながら向かうのは、開け放たれたドアと、その向こうの庭。ドアを抜け、外の石段をおりると…ドアを背に立っていたのは砂利敷の車道です。

　目の前に広がるのは、きれいに刈りそろえられた青々とした芝地…高木も低木もあり、澄んだ青空に映える、緑や茶のさまざまな色あい…昔ながらの美しい庭に立ち、すばらしい午後を楽しむあなたの頭や肩には、温かな日の光がさんさんとふりそそいでいます…慎重に配され、手入れの行き届いた、数々の色あざやかな花壇。まわりにはだれもいません…あなたに何かを求めたり、頼んだり、期待する人はだれもなく、午後の美しい庭で、おだやかな安らぎと孤独を堪能できます。それは何年も前からずっと探し求めていたもの。

　車道の右手の少し先には、観賞用の池があります。そこに行って、魚を見ることにしましょう。水草や影の中に隠れてしまっていることもありますが、必ずまた現れます。赤、金、銀、黒、色とりどりのうろこが陽光にきらめきます。そんな魚を見ているうちに、あなたの心はさらに深くリラックスしていくのです…

井戸

　これは、前述した美しいカントリーハウスの想像の続きで、あなたをさらに深い瞑想へと導いてくれるでしょう。

　…魚を見ているうちに、池の中央がとても深くなっているのに気がつきます。使われていない井戸かもしれません。あなたはポケットから銀色の硬貨をとりだして投げます。硬貨は池の中央に落ち、ゆらゆらと沈んでいきます。池に立つさざ波。澄んだ水の中、深く深く沈んでいく硬貨。縁に寄って見えなくなることもあれば、陽光を受けて水の中できらめくことも…まるで意志があるかのように、クルクルと向きを変えながら、ゆっくりと、けれどどんどん深く沈んでいき…やがて底に達します。やわらかく、どろりとした土のクッションの上。静かで澄んだ水の供する土のクッションにその身を横たえた銀の硬貨…あなたもまた、硬貨のように心静かで、水のようにおだやかで落ちつき払って身じろぎもせず、内なる平穏と静謐を楽しんでいることでしょう。

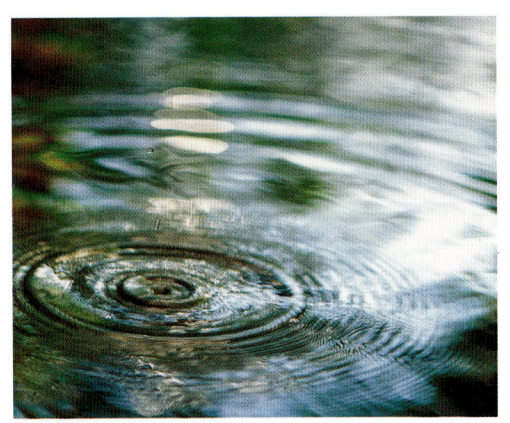

硬貨を池の中央に投げ入れたときのさざ波を見てみよう。そばに行って水の中に目を凝らそう、硬貨がどんどん落ちていく…

自己啓発

アファメーションはだれにでもできる、とてもシンプルな手法で、驚くほど効果的です。この手法をとり入れることを計画し、覚えておいて、瞑想状態の際にぜひ試してみてください。強力で前向きな言葉の数々が、心の中のありとあらゆるところまで見えるようにしてくれるでしょう。必要なのは、自分がこうありたいという思いをまとめたシンプルな言葉だけです。

言葉の力

アファメーションを効果的におこなうには
- 現在形を用いる
- 前向きな言葉を使う
- 精神的に報われるようにする

こうした言葉の力と、何もしないか考えないよう言われたときに起こりうるであろうこととを比べてみてください。否定の言葉は概してマイナス効果をもたらすものですが、それはなぜでしょう？ 自分が口にする言葉は、自分がそれを信じているがゆえに、人生の中で最も影響力のある声です。声は、個性と知性からまっすぐに発され、夢や言葉によって命を吹きこまれます。つまりあなたは、自分自身にたいして、すばらしい影響力を有しているのです。だからこそ、他者にたいしてであれ自分にたいしてであれ、自分を表現するときにはつねに、否定的な言葉や自分をおとしめるような言葉は避けなければなりません。「臆病だから」「自信がなくて」「できない」「不安で」といった言葉です。これらを口にしたり思ったりするたびに、自分で自分をどんどんがんじがらめにしていっているのです。人は、自分が口にする言葉通りにしかならないのですから。

アファメーションのポイントは、意識せずとも、決して自分をおとしめず、かわりに自分をどんどんほめていくことにあります。まずは内なる精神的な足場を組み立て、新たな自分を支えていきましょう。こうしたアファメーションは、瞑想のすばらしい状態にあるときに最もその力を発揮します。

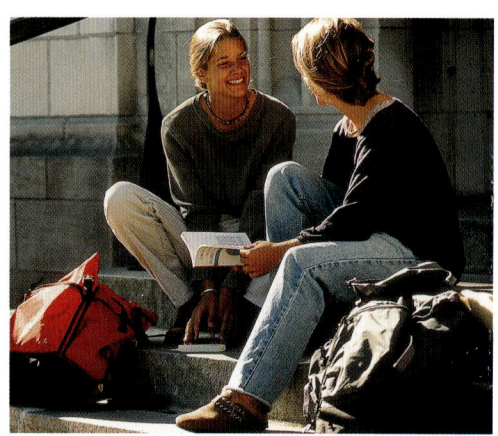

アファメーションの力で大きく変われる。臆病な内向者が、自信に満ちて、人好きのするオープンな性格に。

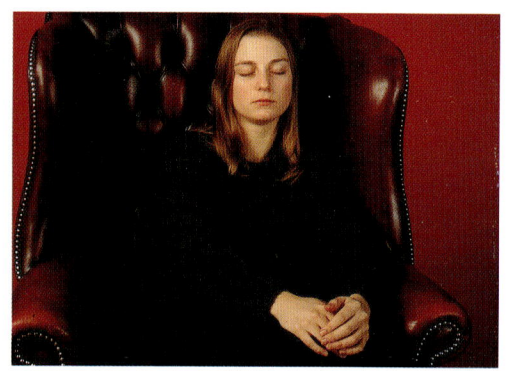

自分がこうありたいという姿を介して考えるのが、成功への大きなポイント。

自尊心を高める

人はだれしも、誇りや喜びを持つものです。このエクササイズは、そうした前向きな面を高めることで、可能性を制限するだけの不信感を減少させていきます。
- わたしが好きなのは、わたしの[肉体的な特徴]。
- わたしが誇れるのは、わたしの[態度または業績]。
- 人に会うのが好き。みんなとても魅力的。
- わたしの力が役に立つ。その相手は[名前]。
- わたしはだれからも好かれるし、みんなを好きになれる。
- みんなが評価してくれるのはわたしの[意見、助力、個性]。
- わたしは、心と体の唯一無二の組みあわせである自分の存在が気に入っている。

想像してみましょう、あなたは同僚や上司、部下、あるいは友人に話をしています…自信に満ちた振る舞いです…立ち姿も…表情も…話し方も…ゆっくりと静かに、淡々と、それでいて明瞭に、自信たっぷりに話しています。あなたが積極的に伝えているのは、自分の要求…アイデア…意見。よどみなくでてくる言葉。みんな、真剣に耳を傾けてくれています…あなたの言葉を信じてくれます。さて、いかがでしたか？ そんなふうに立ち…話し…まわりに好意的に受け入れられた気分がどんなものか、わかったことと思います。こうしたスタンスや表現や感情に触れ、知ってください、これらはこの先いつでも使えるのだと。そして、何をするときにも、同様の感情や内なる強さを得られるのだと。信頼と自信に満ちあふれ、ますます力をつけて、家庭や社会をはじめ、人生のさまざまな状況にいる自分を想像してみてください。

瞑想

ビジュアライゼーション

　声の活用と同様、おそらくはそれ以上に強力なのが、想像力の活用です。想像力は感情を刺激し、心に新たな意識を呼び起こせます。心のより深い部分に直接働きかけることができ、意識や態度、思考パターンや全般的な自信の向上に絶大な影響をおよぼすのです。

　ビジュアライゼーションに必要なのは、想像力です。取材や重要な会議、懇親会、1対1の状況、スポーツイベントなどさまざまな場面で、自分がどう振る舞い、どんなふうに見られたいかを想像してください。そして、それらが自分や自分の行動、周囲の人の行動にどんな意味があるのかを想像し、何より、そういったことが現実に起こったときに、そこで実際に感じるであろうプラスの気持ちを感じてください。

　それはまるで、頭の中のスクリーンに映しだされるイベントの映像を最初から最後まで、それも理想の結末が用意された映像を、心の目で見ているようなものです。そんな「映像」に不安や否定的なイメージが紛れこんできたらすぐに追いだし、前向きなイメージにさしかえてください。映像はつねに現実的なものにしましょう。また、過去に実際にあったことをベースにしてください。

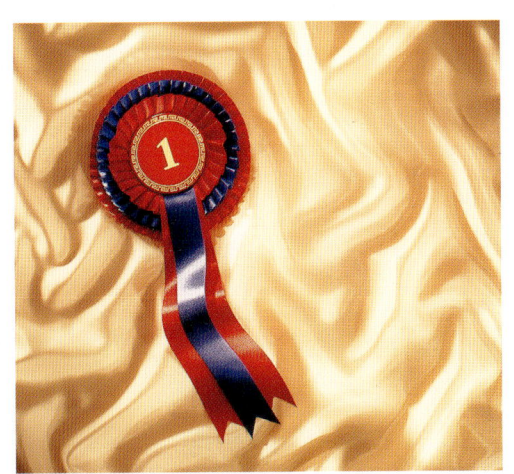

1番になりたいなら、時間をかけて集中し、最高の自分を想像すること。そうやって、頂点を極める力を自分に与える。

未来への自信

　瞑想状態もアファメーションもビジュアライゼーションも、未来の出来事にたいするリハーサルや準備としてとても価値があります。どれだけ効果があるかは、アスリートが証明してくれています。わたしたちも、これらすばらしいテクニックを活用すれば、どんな状況でも最適な行動がとれるようになるでしょう。では、以下の言葉と、それが自分にとってどうかを考えてみてください…

- 会議には自信がある。
- ゆっくりと静かに、自信を持ってしゃべるので、みんながきいてくれる。
- ほかの人たちから頼りにされている。
- 未来につながる新たなアイデアがでて、興味を一新させてくれる会議が楽しみだ。

　想像してください、これから重要な会議がはじまります。あなたもそこにいます。自分が知っている事柄や人を細大漏らさず思い浮かべましょう。そこにいるあなたは、リラックスして自信に満ち、これからのことだけを考えているようです。これから起こることに全神経を集中させ、おおいに関心を寄せています。説明のためか質問のためか、あなたが話しはじめます。それは静かで、ゆっくりとした、落ちつきのある口調です…

　だれもが、あなたの話に耳を傾けています。期待し、サポートしてくれます。あなたが見解を述べたり質問を投げかければ、すぐさま反応があるでしょう。あなたは座っていますか、立っていますか？　話す際、どの程度身をのりだしているでしょう？　顔には、静かな自信がみなぎっています。明確に思い描けたら、心の目で見る映像のように、巻き戻して、また最初から見ていきましょう。しっかりと自信が持てるようになってきたら、心の奥深くまで入っていきます。会議のさなか、そこから大局的に物事が見え、声がきこえてくるでしょう。発言しながら、心の中のおだやかな気持ちに接することで、感情に振りまわされず、冷静に対処でき、やおら自信もでてきます…これはリハーサルのようなもの。繰り返せば繰り返すほど、実際の行動がうまくいきます。適切な意見、スタンス、声のトーンが得られるようになります。いざというときには、こうしたテクニックすべてを活かせます。そしてすべてが、イメージ通りになるのです、以前実際に成功したかのように。

　要するにこのテクニックを活用すれば、着実にリハーサルの段階を重ねていけるのです。起こりうるすべてのシナリオを想像し、自分がどう対処するかを考えてください。それこそが、すばらしい結果をもたらす鍵なのです。

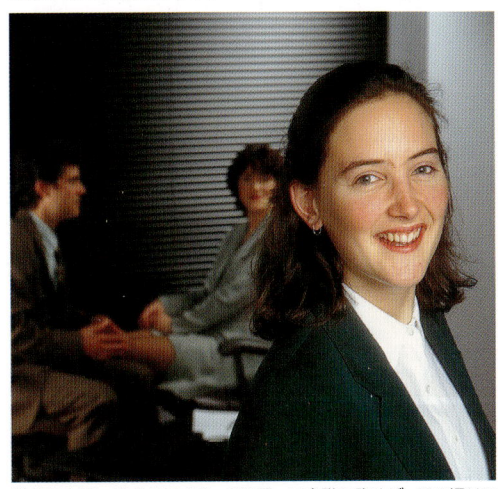

準備は大切。自分はできる、そう思って会議に臨めば、その通りになる。

喜びと達成感

心と体は完全につながっているので、体が健康であれば心もさえています。体が心を高めてくれるのですが、逆の働きもあります。つまり、心の力を十二分に活用すれば、体の健康や能力に影響を与え、それを向上させられるのです。この対になった力をともに100％機能させられるかどうかは、あなた次第。どちらも衰えさせないようにしましょう。

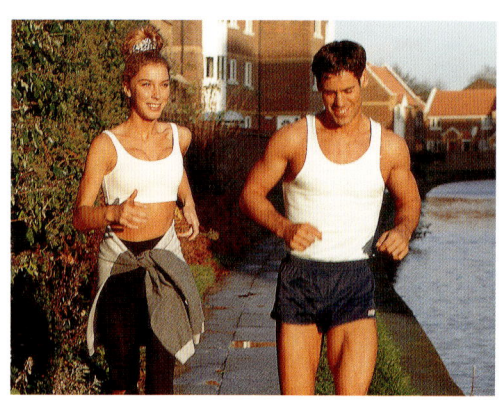

きちんと調和のとれた元気な体が、心も元気ですっきりさせ続けてくれる。

体と心のつながり

つねに自分に言いきかせましょう…

- 安心だし、幸せだし、満足している。体が絶えずリフレッシュできて、元気だから。
- 傷ついた細胞が1つ残らず健康な細胞に入れかえられているから、すこぶる気分がいい。
- 免疫系が強いから、どんな感染体も簡単に撃退できる。
- 心と体がきちんと調和しているから、健康で調子もよく、しゃきっとしていられる。

想像してみましょう。あなたは今、楽な姿勢で横になるか座っています。体を包んでいるのは、心癒される色あざやかな光。でも、さわってはいけません。輝きが強くなるに任せていると、やがてあざやかな純色になります。それがあなたを癒してくれる色です。

そんな癒しの着色光がふわりと浮きあがり、あなたの頭上にやってきます。光はゆっくりと頭から顔、耳へとおりてきて、さらに首、肩、腕に向かい…どんどん下へ。筋肉も内臓も通過していきます…それを客観的に見ていたあなたの体内にも、気がつけば、心癒されるぬくもりが広がっているようです…光はもう胃や背中のあたりまでおりてきています。そのまままっすぐ下に行き、脊椎の下へ。そこで光は消え、あなたもゆっくりと、もとの目覚めている状態に戻ります。けれどあなたにはわかっています、癒しを必要とする部位では、それが続くということが。

ストレス削減

ストレスはだれの生活にもあるもので、ある主の環境を誘導する主要因子とさえなりうるものです。そんなストレスに対処する大きな一助となれるのが瞑想で、ビジュアライゼーションとあいまって、ストレスの多い要求にたいするすべての反応を変えてくれます。こんなふうに言い続けてください…

- 問題解決を楽しんでいる。
- プレッシャーがあってもきちんと仕事ができる。
- 冷静で几帳面で能率的に仕事ができる。
- 1日でこれだけやったという達成感が好きだ。
- まわりが浮き足立っているときに冷静でいられる。

想像してみましょう。あなたは今、過去にストレスを引き起こした状況にいます。当時の状況や、かかわっていた人たちのことを思いだしてください…あなたもそこにいます…あなたとほかの人たちとのあいだに、かすかな光のゆらめきが現れてきました…あなたのまわりには泡のようなものが見えます…泡は、否定的な感情からあなたを守ってくれています…おかげであなたは、自分のやるべきことに集中できます…自分の日常にも。自分でも驚くほどの強さとおだやかさが、心の内に満ちてきます。あなたのまわりにはつねに目に見えない泡があり、守ってくれているのです。泡が通すのは、あなたが喜んだり建設的になれる、前向きで有益な感情だけ。ほかの人たちは、ストレスをぶつけあっているようです…マイナス思考もうつしあっている可能性が…でもあなたは守られています…あなたは大局的に物事をとらえ続けます…そして冷静に手際よく対処していくのです。あなたには、未来に続く道がはっきりと見えています…問題を解決し…困難を回避する方法を見つけます…そのために用いるのは、経験に基づく内なる知恵と力。成功の秘訣を有しているのはあなただけ。きっと成功できるでしょう。

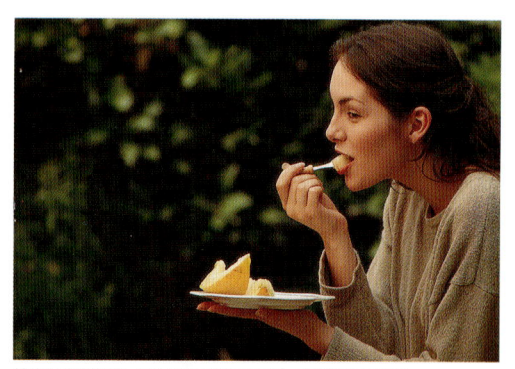

健康な生活を送っていると想像すれば、本当にそうなる。

今を生きる

　過去を変えることはできなくても、過去から学び、さまざまな技術や有益な知識を積みあげていくことはできます。この先の未来は、可能性とチャンスにあふれた未知の世界。けれど、実際に何か確かなものを得られるのは、今だけなのです。こんなふうに言い続けてください…
- 過去からいろいろなことを学んだ。
- 未来には、胸躍るチャンスがたくさん待っている。
- 今は、しっかりとした基礎を築きたい。それがよりよい未来に続くのだから。

　想像してください。あなたは細い道に立っています。右、左、上、どこを見ても、まばゆいばかりにきらめき、音も驚くほどはっきりきこえます。けれど振り返ると、後ろの道はぼんやりしています。遠くで時計が時を刻む音がきこえ、あなたは1歩前に踏みだします。ほんのわずかながら、音や動き、あるいは光の変化が認められます。静かで澄んだ音にさえ心が弾みます。先刻と同じ時計の音がきこえてきました。その音にあわせて、無理せず、少しずつ前に進んでいきます。まばゆい光も明晰な意識もいっしょです。岐路に立っても、簡単に断が下せます。過去にあったことにとらわれるでもなければ、何が起こるかわからない未来に目を奪われるでもなく、今この瞬間にしっかりと存在しているからです。まばゆい光の中、とぎ澄まされた五感を駆使して楽しんでいるもの、それは「今」なのです。

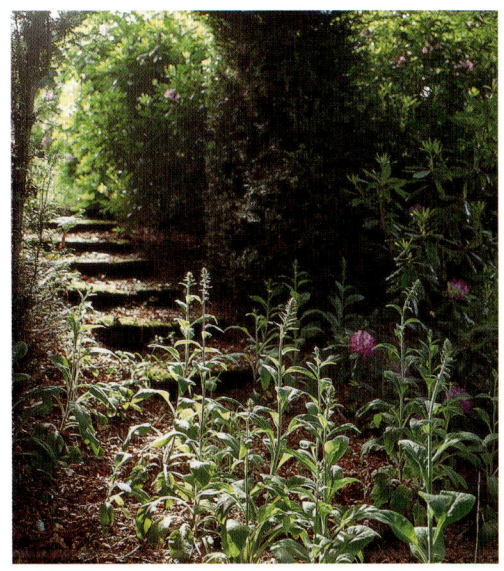

音や色、香りとともに形や質感もより具体的に思い描くことで、完璧な体験ができる。

ゴール達成

　人生のあらゆることに関心や内なる力を集中させるために欠かせない重要なもの、それがゴールです。ゴールは、進むべき方向を示し、最後には達成の喜びを与えてくれます。ゴールがなければ困惑するでしょう。そこで、こんなふうに言い続けてください…
- ゴール達成に向けてエネルギーをそそぎこむ。
- エネルギーは前向きにそそぎたい。
- どこにどうやって向かうかわかっている。
- 1歩ずつ、正しい方向に歩いていく。
- 能力も決断力もある、だから必ず成功する。

　人生のさまざまな面に目を向けてみてください。仕事、ボランティア、余暇、感情面、精神面。どれか1つを選んで、このエクササイズをおこないます…どうしたいのか、何を達成したいのか考えてください…具体的にはっきりと思い浮かべます。このビジュアライゼーションをはじめる前に、紙に詳しく書きだしてみるのもいいでしょう。

　瞑想状態に入ったら、そのゴールを達成した自分の姿、その状況にいる自分を想像してください。あなたのまわりの物や人はすべてが、あなたのゴール達成を示しています。できるだけ具体的に想像します…五感を駆使して…何を見たり…きいたり…触れたり感じたり…嗅いだり…味わっていますか？　あなたのいる場所…そこを現実の場所にするのです…具体的に…色も…温度も…明かりも。想像の場所を、どんどん現実の場所にしていきましょう。

　今いる場所、ゴール達成をした瞬間の場所から…振り返ると…道ができているかのよう、時間という名の道が…あなたの立っているところまで…変化のさまざまな段階も見えます…ゴール達成に向かう時間の経過も…これまでの過程が…道に沿って…あなたがとってきたさまざまな行動…かかわってきたこと…つながりのあった人たち。ここまでのすべての過程を覚えておいてください…今いるこの場所に再び立つとき…ここを本当に価値あるものにする気持ちを決して忘れないでください…1歩進むたびに決意し…1つずつ変化を重ね…その道を通って、しっかりとゴールに到達するのです。そして瞑想状態から戻るとき、自分の決めたゴールにみごと到達するべく、あなたはさらなる決意をかためているでしょう。

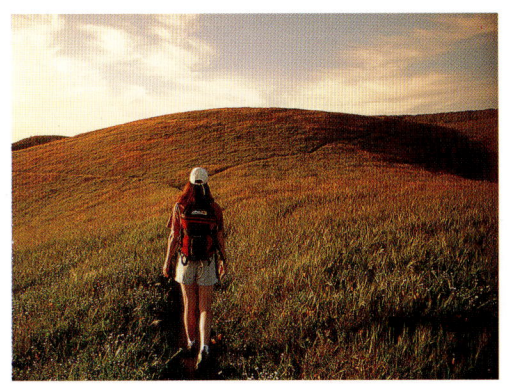

自分のゴールをしっかりと見据えていれば、到達できる。

〈ハーブ療法〉

イギリス

National Institute of Medical Herbalists
56 Longbrook Street
Exeter
Devon EX4 6AH

The Herb Society
134 Buckingham Palace Road
London SW1W 9SA

The School of Phytotherapy/Herbal Medicine
Buckstreep Manor
Bodle Street Green
Hailsham
East Sussex BN27 4RJ

アメリカ

The Herb Research Foundation
1007 Pearl Street, Suite 200
Boulder CO 80302

American Botanical Council
PO Box 144345
Austin TX 78714

Blazing Star Herb School
PO Box 6
Shelburne Falls MA 01370

オーストラリア

National Herbalist Association
PO Box 61
Broadway NSW 2066

〈ホメオパシー〉

イギリス

The Homeopathic Society
2 Powis Place
Great Ormond Street
London
WC1N 3HT

The Society of Homeopaths
2 Artizan Road
Northampton NN1 4HU

アメリカ

Homeopathic Educational Services
2124 Kittredge Street
Berkeley CA 94704

National Center for Homeopathy
801 N Fairfax No 306
Alexandria VA 22314

オーストラリア

Australian Institute of Homeopathy
PO Box 122
Roseville NSW 2069

〈マッサージ〉

イギリス

The Massage Training Institute/
The Academy of On-site Massage
24 Brunswick Square
Hove BN13 1EH

London College of Massage
5 Newman Passage
London W1P 3PF

Clare Maxwell-Hudson Massage Training Centre
PO Box 457 London
NW2 4BR

The School of Holistic Massage
c/o Nitya Lacroix
75 Dresden Road
London N19 3BG

アメリカ

American Massage Therapy Association
820 Davies Street, Suite 100
Evanston IL 60201

Pacific School of Massage and Healing Arts
44800 Fish Rock Road
Gualala CA 95445

Body Therapy Center
368 California Avenue
Palo Alto. CA 94306

オーストラリア

Association of Massage Therapists
3/33 Denham Street
Bondi New South Wales

〈アロマセラピー〉

イギリス

International Society of Professional Aromatherapists
The Hinckley and District Hospital
Mount Road Hinckley
Leicestershire LE10 1AG

International Federation of Aromatherapists
4 Eastmearn Road Dulwich
London SE21 8HA

アメリカ

Institute of Aromatherapy
3108 Route 10
West Denville NJ 07834

Aromatherapy School and Herbal Studies
219 Carl Street
San Fransisco CA 94117

Australian School of Awareness
251 Dorset Road
Croydon Victoria 3136

International Federation of Aromatherapists
83 Riversdale Road
Hawthorn Victoria 3122

〈指圧〉

イギリス

The British School of Shiatsu-Do
3rd Floor
130-132 Tooley Street
London SE1 2TU

The Shiatsu Society
Interchange Studios
Dalby Street
London NW5 3NQ

The European Shiatsu School
Central Administration
Highbanks
Lockeridge Marlborough
Wiltshire SN8 4EQ

アメリカ

International School of Shiatsu
10 South Clinton Street, Suite 300
Doylestown PA 18901

School of Shiatsu and Massage at Harbin Hot Springs
PO Box 889
Middletown CA 95461

オーストラリア

The Shiatsu Therapy Association of Australia
2 Caminoley Wynd
Templestowe Victoria 3106

Australian Natural Therapies Association Ltd.
Suite 1, 2nd Floor
468-472 George Street
(PO Box A964)
Sydney
New South Wales 2000

〈リフレクソロジー〉

イギリス

Association of Reflexologists
27 Old Gloucester Street
London W1N 3XX

Holistic Association of Reflexologists
92 Sheering Road
Old Harrow
Essex CM17 0JW

The British Reflexology Association
12 Pond Road
London SE3 6JL

アメリカ

International Institute of Reflexology
PO Box 12462
St Petersburg, FL 33733

Reflexology Center
Scarborough Professional Center
136 Route One
Scarborough ME 04074

オーストラリア

Reflexology Association of Australia
15 Kedumba Crescent
Turramurra
New South Wales 2074

RASA (Australia)
73 Illawong Way
Karand Downs
Brisbane Queensland 4306

Australian School of Reflexology and Relaxation
165 Progress Road
Eltham North Victoria 3095

〈太極拳〉

イギリス

Tai Chi Union of Great Britain
69 Kilpatrick Gardens
Clarkston Glasgow
Scotland G76 7RF

Golden Rooster Tai Chi School
19 Albany Road
London N4 4RR

Rainbow Tai Chi Kung Centre
Creek Farm
Pitley Hill
Woodland Ashburton
Devon PQ13 7JY

British Tai Chi Chuan & Kung Fu Association
28 Linden Farm Drive
Countesthorpe
Leicestershire LE8 5SX

アメリカ

Mind, Body, Spirit Academy
PO Box 415
Chadsford PA 19317

Tai Chi Cultural Centre
PO Box 8885
Stanford CA 94309

Sarasota Shaolia Academy
4655 Flatbush Avenue
Sarasota
Florida FL 34233-1920

オーストラリア
Australian Academy of Tai Chi
686 Parrametta Road
Croydon NSW 2132

Shaolin Wahnan Tai Chi
RSD Strathfelsaye Road
Victoria 3551

〈ヨーガ〉

イギリス
Iyengar Yoga Institute
223a Randolph Avenue
London W9 1NL

Manchester & District Institute of Iyengar Yoga
134 King Street
Dukinfield Tameside
Greater Manchester M60 8HG

Edinburgh Iyengar Yoga Centre
195 Bruntsfield Place
Edinburgh EH10 4DQ

The British Wheel of Yoga
1 Hamilton Place
Boston Road Sleaford
Lincolnshire NG24 7EI

アメリカ
Satchidananda Ashram - Yogaville
Buckingham VA 23921

International Yoga Association
92 Main Street
Warrenton VA 20186

BKS Iyengar Yoga National Association of the United States
Inc. 8223 West Third Street
Los Angeles CA 90038

Sivanda Yoga Vedanta Center
1246 Bryn Mawr
Chicago IL 60660

オーストラリア
BKS Iyengar Association of Australasia
1 Rickman Avenue
Mosman NSW 2088

Sivananda Yoga Vedanta Centre
409th Avenue
Katoomba NSW 2780

〈瞑想〉

イギリス
Gateway Books
The Hollies Wellow Bath
Somerset BA2 8QJ

Western Zen Retreats
Winterhead Hill Farm
Shipham Winscombe
Somerset BS25 1RS

Transcendental Meditation
Freepost
London SW1P 4YY

The Community Health Foundation 188 Old Street
London EC1V 9FR

アメリカ
Greater Washington DC Association of Professionals Practising the Transcendental Meditation Program
4818 Montgomery Lane
Bethesda MD 20814

Institute of Noetic Sciences
PO Box 909
Sausalito CA 94966

First Zen Institute of America
113E 30th Street
New York NY 10016

American Buddhist Association
1151 West Leland Avenue
Chicago IL 60640

オーストラリア
Transcendental Meditation Centre
68 Wood Street Manly
Sydney NSW 2095

The Barry Long Centre
Box 5277 Gold Coast MC
Queensland 4217

Transcendental Meditation Centre New Zealand 5 Adam Street
Green Lane Auckland 5

The publishers would particularly like to thank the following photographers for the use of their pictures: Michelle Garrett, Alistair Hughes, Lucy Mason and Debbie Patterson.

*Thanks also to the following libraries for supplying pictures:
A-Z Botanical Collection Ltd: 27BL; 39TR; 44 BL; 52BL; 53 BL, BR; 54BR; 55TL; 57TM; 244ML. Bruce Coleman Collection: 54BM; 55TM; 56BM. Frank Lane Photographic Agency: 31BM. Garden & Wildlife Matters: 30TL; 51BM; 128TL, TM, BM, BR; 251TR. The Garden Picture Library: 28BL, TR; 30TM; 31BR; 55BL; 127BM, BR, TR; 128TR; 129TR, TM. Images Colour Library: 66B. Harry Smith Collection: 45BL; 53TM; 56TL, TR; 57BM. Tony Stone Images: 27BR; 60T, B ,63B; 64B; 70B; 74B; 242BL; 243BL; 245TR; 246TL, BR; 247TL, BR; 248BL; 249T; 251BL.*

索引

あ
脚
脚を上に 236
指圧 139
マッサージ 99
マッサージ 99, 105
ヨーガ 234-5
リフレクソロジー 153-75
脚を交互にのばす、ヨーガ 234
頭
アレクサンダーテクニーク 180
指圧 137, 150-1
マッサージ 97
リフレクソロジー 154, 162-3
頭を胸にもとへ、ヨーガ 232
圧迫法、マッサージストローク 93
圧をかけるポイント、指圧 133
アファメーション、瞑想 248-9
アリウムセパ 51
歩き方、太極拳 201
アルコール 19
二日酔い 24
アルニカ 52
アレクサンダーテクニーク 179-95
アレクサンダー、フレデリック・マサイアス 180
アレルギー、ホメオパシー 43

アロマセラピー 111-29
住所録便覧 252
アントタルト 51
アージニット 51
アーセニカム 52
アーユルヴェーダ 59-85
イグネシア 54
胃経、指圧 133
医者、恐怖症 49
異常亢進、ホメオパシー 44
痛み
背中の痛み、頭痛、偏頭痛、歯痛も参照
リフレクソロジー 169
井戸、瞑想 247
胃の不調
アロマセラピー 122
アーユルヴェーダ 82

神経性の緩和 21
ホメオパシー 44
イブニングプリムローズ 29
イペカック 52
今を生きる、瞑想 251
イランイランオイル 127
インフュージョン
オイル 17
オレンジとエルダーフラワー 73
クリスタル 69
ムーンストーン 73
ラピスラズリ 77
ラベンダーのインフュージョンオイル 20
インフルエンザ、ホメオパシー 40
陰陽 198
ウォーミングアップ
太極拳 199
ヨーガ 226-7
ウッドベドニー 30
うつ病、ハーブ療法 23
腕
腕と背中のストレッチ 239
腕と胸のストレッチ 239
腕をのばす 227
腕をまわす 226
指圧 138
マッサージ 101
リフレクソロジー 154, 165
ウルトラディアンリズム 242
運転、アレクサンダーテクニーク 193
運動
アーユルヴェーダ 69, 73, 77
ストレス 19
ヴァータ、アーユルヴェーダ 64-5, 66-0, 78-9, 83
ヴィクリティ、アーユルヴェーダ 64-5
エイピス 51
エッセンシャルオイル、アロマセラピー 111-29
エネルギー
アーユルヴェーダ 63
気 198
ホメオパシー 34
エルダーフラワーとオレンジのインフュージョン 73
エンドルフィン、瞑想 242
オイル
アロマセラピー 111-29
冷たいインフュージョンオイル 17
マッサージオイル 68, 72, 76, 90-1, 113
ラベンダーオイル 20
応急処置、ホメオパシー 48-9
音、瞑想 243
オフィスワーク
アレクサンダーテクニーク 194-5
ヨーガ 238-9
オレンジとエルダーフラワーのインフュージョン 73
オーツ、ワイルド 27

か

買い方
　エッセンシャルオイル　112
　ハーブ　15
回復、ハーブ療法　22
開放創、ホメオパシー　48
顔、指圧　137, 151
香り、アロマセラピー　111-29
書く、アレクサンダーテクニーク　194
風邪
　アーユルヴェーダ　84-5
　ホメオパシー　40
　リフレクソロジー　172
肩
　アレクサンダーテクニーク　180
　指圧　138
　マッサージ　102
　ヨーガ　226, 239
　リフレクソロジー　166
肩をすくめる、ヨーガ　226
悲しみ、ホメオパシー　45
カパ、アーユルヴェーダ　64-5, 74-7, 78-9, 83
花粉症、ホメオパシー　40, 47
かみ傷、ホメオパシー　49
カモミール
　エッセンシャルオイル　127
　ハーブ療法　28
　ホメオパシー　55
体と心のつながり、瞑想　250
体のタイプ、アーユルヴェーダ　62-3
体をまげる、アレクサンダーテクニーク　188, 190, 191
カラー
　アーユルヴェーダ　68, 72, 76
　瞑想　243
軽くひねる、ヨーガ　227
カレンデュラ　52
肝経、指圧　133
カンザリス　55
感情的な問題、ホメオパシー　45
関節の疾患、ホメオパシー　48
乾燥、ハーブ　15
カントリーハウスの訪問案内、瞑想　247
官能オイル、アロマセラピー　125
官能的なマッサージ　108-9
ガットフォセ、ルネ・モーリス　111
気　198
季節、アーユルヴェーダ　62
気分が明るくなるお茶　23
気分を変える、アロマセラピー　124-5
吸入、蒸気　115
強壮
　アーユルヴェーダ　69, 73, 77
　神経系　13
　ハーブ療法　22
強壮薬、ハーブ療法　13
胸部
　指圧　139
　リフレクソロジー　154,

163-4
　胸部疾患、ホメオパシー　46
切り傷、ホメオパシー　48
気力回復オイル、アロマセラピー　125
緊張
　筋肉をほぐす　20
　指圧　150-1
　マッサージ　96, 100, 103
　ヨーガ　230-2
　リフレクソロジー　166
緊張型頭痛
　アロマセラピー　120
　ハーブ療法　24
筋肉の不調
　アロマセラピー　119
　緊張をほぐす　20
空腹感、アーユルヴェーダ　82
首
　アレクサンダーテクニーク　180
　指圧　136
　マッサージ　96, 102
　ヨーガ　232
　リフレクソロジー　154, 162-3, 166
首をひねる、ヨーガ　238
首を横にまげるストレッチ、ヨーガ　232
クラリセージオイル　129
クランプバーク　31
繰り返す緊張、リフレクソロジー　167
クリスタル、アーユルヴェーダ　69, 73, 77
車、アレクサンダーテクニーク　193
クループ、ホメオパシー　41, 47
グライディング、マッサージストローク　92
グレープフルーツオイル　129
携帯電話、アレクサンダーテクニーク　195
経絡
　気　198
　指圧　133
痙攣、リフレクソロジー　169
血行、アロマセラピー　119
月経痛
　アロマセラピー　123
　ホメオパシー　46
下痢、アーユルヴェーダ　82
元気になれる
　アロマセラピー　124
　ハーブ療法　22-3
　マッサージ　97, 98, 105
元素、アーユルヴェーダ　63
ケーライビック　54
叩打法、マッサージストローク　93
紅茶　19
高揚オイル、アロマセラピー　124
呼吸
　アロマセラピー　121
　指圧　144-6
　リフレクソロジー　170
コキュラス　53
枯草熱、ホメオパシー　43

鼓腸
　アーユルヴェーダ　82
　ハーブ療法　21
　ホメオパシー　47
骨折、ホメオパシー　48
骨盤、リフレクソロジー　154, 165
子ども、ホメオパシー　47
コブラのポーズ、ヨーガ　230
コリック
　アロマセラピー　119
　アーユルヴェーダ　82
　ハーブ療法　21
　ホメオパシー　47
ゴール達成、瞑想　251
コーヒー　19
コーラ　19

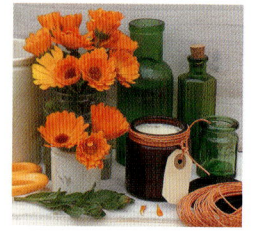

さ

刺し傷、ホメオパシー　48
三角のポーズ、ヨーガ　231
サンダルウッドオイル　127
サークリング、マッサージストローク　92
指圧　131-51
住所録便覧　252
蛇身下勢、上歩七星、太極拳　221
刺激
　ハーブ療法　13
　控える　19
仕事、瞑想　242
姿勢
　アレクサンダーテクニーク　179-95
　ヨーガ　233
自然治癒　9
疾患
　原因　34
　定義　34
　慢性疾患　35, 43
歯痛
　ホメオパシー　41
　リフレクソロジー　169
扇通背、太極拳　216-17
シュスラー、ウィルヘルム　36
消化器系
　アロマセラピー　122
　アーユルヴェーダ　82-3
　指圧　148
　ハーブ療法　21
　ホメオパシー　44
　リフレクソロジー　173
　消化不良→消化器系を参照
症状　20-1
　ホメオパシー　35, 37
手揮琵琶、左楼膝拗歩、太極拳

207
手揮琵琶、太極拳　207
食餌
　アーユルヴェーダ　67, 71, 75
　ストレス　19
植物
　ハーブ療法　11-31
　ホメオパシー　51-7
ショック、アロマセラピー　121
シリカ　56
シロップ、ハーブ　17
神経系
　指圧　142-3
　ハーブ療法　12-13
心経、指圧　133, 149
神経衰弱、ハーブ療法　22
神経性胃痙攣、緩和　21
神経痛、リフレクソロジー　169
シンフアイタム　57
ジェムストーン、アーユルヴェーダ　69, 73, 77
ジェルセミウム　53
自己啓発、瞑想　248-9
自信、瞑想　249
自尊心、瞑想　248
自宅、アロマセラピー　115
ジャスミンオイル　128
循環系、指圧　149
蒸気吸入　115
女性の健康
　アロマセラピー　123
　ホメオパシー　46
　リフレクソロジー　171
腎経、指圧　133
金鶏独立、太極拳　213-15
睡眠疾患
　アロマセラピー　125
　アーユルヴェーダ　85
　ハーブ療法　25
　ホメオパシー　45
　リフレクソロジー　170
スカルキャップ　30
スクワット
　アレクサンダーテクニーク　190, 191
　ヨーガ　226
筋違い、ホメオパシー　48
ストレス　7
　アロマセラピー　118-19
　指圧　132
　症状　20-1
　神経系　12
　ハーブ療法　19
　マッサージ　107
　瞑想　250
　リフレクソロジー　168
ストレッチ、ヨーガ　229
ストローク、マッサージ　92-3
スパイシーなヨギティー　77
スポンギア　57
座ってやる猫のポーズ、ヨーガ　238
座る、アレクサンダーテクニーク　186
座る／横になる、ヨーガ　235
左攬雀尾、太極拳　204
頭痛
　アロマセラピー　120
　アーユルヴェーダ　84
　ハーブ療法　24

索引

マッサージ 97, 100
リフレクソロジー 170
生歯、ホメオパシー 47
生殖器系の疾患→女性の健康を参照
性欲
　アロマセラピー 125
　官能的なマッサージ 108
　ハーブ療法 25
性欲、ハーブ療法 25
精力をつけるお茶 25
咳
　アーユルヴェーダ 85
　ホメオパシー 41
脊椎
　アレクサンダーテクニーク 180
　リフレクソロジー 154, 162
背中
　指圧 139
　背中／肩のストレッチ 239
　背中を押しあげる 235
　ヨーガ 239
　リフレクソロジー 154
背中の痛み 103-4
　ヨーガ 230-1
　リフレクソロジー 167, 169
セピア 56
セミスパインの姿勢、アレクサンダーテクニーク 185
セルフマッサージ 95-9
　指圧 136-9
煎じ薬 16
セントジョーンズワート 28
ゼラニウムオイル 127
前腕のストレッチ、ヨーガ 239
セージ 30
左掤、太極拳 203
左掤、右掤、履、擠、按、太極拳 220
育てる、ハーブ 15

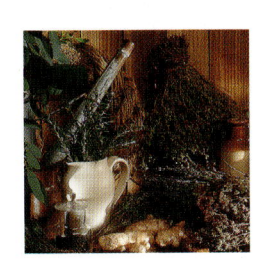

た

太極拳 197-223
　住所録便覧 253
立木のポーズ、ヨーガ 233
立つ、アレクサンダーテクニーク 186
食べる、アレクサンダーテクニーク 193
胆経、指圧 133
丹田 198, 199
倒捲肱、太極拳 211

打撲、ホメオパシー 48
ダミアナ 31
単鞭、太極拳 205
チェストツリー 31
治癒の過程、ホメオパシー 34
腸
　アーユルヴェーダ 83
　指圧 133
朝鮮ニンジン 29
肘底捶、太極拳 210
チンキ 17
鎮静薬、ハーブ療法 13
鎮痛効果のあるお茶 24
進歩搬攔捶、太極拳 207-8
進歩搬攔捶、蹬脚、太極拳 217
起勢、太極拳 202
土、ハーブの庭 14
ツボ、指圧 133
つま先立ちになる、アレクサンダーテクニーク 187
冷たいインフュージョンオイル 17
　ラベンダー 20
手
　指圧 138
　マッサージ 101
　リフレクソロジー 157, 175
ティッシュソルト 36
ティー(お茶)、ハーブ 13, 16
　明るい冬 23
　回復用のお茶 22
　気分が明るくなるお茶 23
　スパイシーなヨギティー 77
　精力をつけるお茶 25
　鎮痛効果のあるお茶 24
　生のショウガとレモンのお茶 69
　眠くなるお茶 25
　二日酔いに効くお茶 24
手を組むポーズ、ヨーガ 239
手をのばす、アレクサンダーテクニーク 187
デスクワーク、アレクサンダーテクニーク 194
電話、アレクサンダーテクニーク 195
冬期うつ病、ハーブ療法 23
闘争・逃走反応 12, 20, 21, 118, 132
トリカブト 51
トリドーシャ、アーユルヴェーダ 79
導引、指圧 136-9
ドロセラ 53
ドーシャ、アーユルヴェーダ 62-79

な

ナックスボミカ 57
生のショウガとレモンのお茶 69
ナンバーゲーム、瞑想 246
20分ルール、瞑想 242
乳腺炎、ホメオパシー 46
入浴、アロマセラピー 114

尿路感染、アーユルヴェーダ 124
ニーディング、マッサージストローク 93
猫のポーズ、ヨーガ 227, 235, 238
寝たままひねる、ヨーガ 237
ねんざ、ホメオパシー 48
脳、エンドルフィン 242
膿瘍、ホメオパシー 44
のどの痛み
　ホメオパシー 41
　リフレクソロジー 172
のどの痛み
　ホメオパシー 41
　リフレクソロジー 172
飲む、アレクサンダーテクニーク 193
乗り物酔い、ホメオパシー 49

は

肺経、指圧 133, 144-6
歯医者、恐怖症 49
海底針、太極拳 216
ハイペリカム 54
吐き気、アーユルヴェーダ 83
運ぶ、アレクサンダーテクニーク 192
蓮の花のポーズ、ヨーガ 236
腫れ物、ホメオパシー 44
半回転、ヨーガ 232
バイオリズム 242
バイバーナムオパ 57
白鶴亮翅、按、太極拳 206
抱虎帰山、太極拳 209-10
バレリアン 31, 57
肌疾患、アーユルヴェーダ 85
バーナー、エッセンシャルオイル 112, 115
バスカム 57
バーベイン 31
パインオイル 129
パスクフラワー 27
パソコン、アレクサンダーテクニーク 195
パッションフラワー 30
ハーネマン、サムエル 33
ハーブティー 13, 16
ハーブの庭 14, 15
ハーブ療法 11-31
　住所録便覧 252
脾経、指圧 133
飛行機、恐怖症 49
避難所、瞑想 246
ひねる、ヨーガ 227, 230-1, 237

貧血、ホメオパシー 46
ビジュアライゼーション、瞑想 249
ピッタ、アーユルヴェーダ 64-5, 70-3, 78-9, 83
PMT
　アロマセラピー 123
　ホメオパシー 46
ファイトラカ 56
不安
　アロマセラピー 118, 120-1
　症状 20
不安、ホメオパシー 45, 49
フェラムフォス 53

フォスフォラス 55
副鼻腔疾患、リフレクソロジー 172
腹部
　指圧 139
　マッサージ 106
　ヨーガ 236-7
　リフレクソロジー 154, 164
ふくらはぎのストレッチ、ヨーガ 238
フットバス、アロマセラピー 114
二日酔いに効くお茶 24
二日酔い、ハーブ療法 24
不眠
　アロマセラピー 125
　アーユルヴェーダ 85
　ハーブ療法 25
　ホメオパシー 45
　リフレクソロジー 170
振る、ヨーガ 227
触れる
　力 87
　瞑想 243
プライオニア 52
プルサティラ 56
ヘパサルファ 54
偏頭痛
　アロマセラピー 120
　アーユルヴェーダ 84
ベラドンナ 52
ベルガモットオイル 129
ベンゾインオイル 127
便秘
　アーユルヴェーダ 82
　ハーブ療法 21
ペパーミントオイル 128
保存、ハーブ 15
ホップ 28
骨、ホメオパシー 48
ホメオパシー 33-57
　住所録便覧 252
ホリスティックアプローチ 6-7
　リフレクソロジー 156
膀胱炎
　アーユルヴェーダ 85
　ホメオパシー 46
膀胱経、指圧 133
膨満、アーユルヴェーダ 82
ボリジ 28
ポピー、カリフォルニア 28
ポプリ 115

ま

前かがみでストレス解消、ヨーガ 231

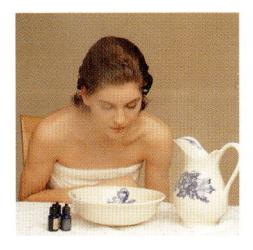

索引

マグフォス 55
マグワート 27
まげてひねる、ヨーガ 231
マザーワート 29
マジョラム
　エッセンシャルオイル 128
　ハーブ療法 30
マッサージ 89-109
　アロマセラピー 113, 114
　アーユルヴェーダ 68, 72, 76
　エッセンシャルオイル 91
　指圧 136-41
　住所録便覧 252
　ストローク 92-3
　セルフマッサージ 95-9
　リフレクソロジー 158-9
マテリアメディカ、ホメオパシー 36, 37, 50-7
まわしながらひねる、ヨーガ 237
慢性疾患、ホメオパシー 43
マントラ、瞑想 243
マーキュリー 55
耳、ホメオパシー 42
ミント 29
虫刺され、ホメオパシー 49

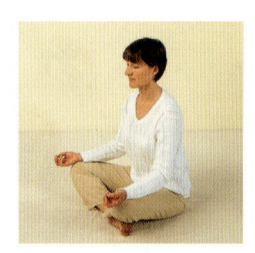

胸焼け、アーユルヴェーダ 82
ムーンストーンのインフュージョン 73
目
　アレクサンダーテクニーク 184
　ホメオパシー 42
瞑想 241-51
　住所録便覧 253
免疫系
　指圧 147
　ホメオパシー 35
持ちあげる、アレクサンダーテクニーク 192
物をつかむ、アレクサンダーテクニーク 187
モンキー、アレクサンダーテクニーク 188

や

やけど、ホメオパシー 49
玉女穿梭、太極拳 219-20
雲手、太極拳 212-13
ユーカリオイル 128
ユーパトリウム 53
ユーフラシア 53
楊式簡化太極拳、太極拳 201-23
右棚、太極拳 203
右棚、履、擠、按、太極拳 218-9
右楼膝拗歩、太極拳 218
横になって脚をあげる、ヨーガ 234
横になる、アレクサンダーテクニーク 185
横にまげる、ヨーガ 227, 237
読む、アレクサンダーテクニーク 194

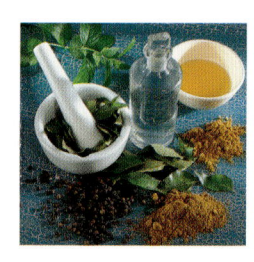

ら

ライオンのポーズ、ヨーガ 232
ライコポディウム 55
ライムブロッサム 31
ラカシス 54
ラストックス 56
ラピスラズリのインフュージョン 77
ラベンダー
　エッセンシャルオイル 128
　冷たいインフュージョンオイル 20
　ハーブ療法 29
ランジモンキー、アレクサンダーテクニーク 190
リコリス 28
リフレクソロジー 153-75
　住所録便覧 253
両脚をのばす、ヨーガ 234
両手をあげる、太極拳 205-6
旅行を楽しむ、アロマセラピー 122
リラクゼーション
　エンドルフィン 242

筋肉の緊張 20
指圧 140-1
ハーブ療法 13
瞑想 242
リンギング、マッサージ
　ストローク 93
リーダム 54
履、擠、按、太極拳 204, 210
ルータ 56
如封似閉、十字手、太極拳 208-9, 223
レスキューレメディ 20
レディースマントル 27
レメディ
　ハーブ療法 16-25
　ホメオパシー 36-49
レモンオイル 129
レモンと生のショウガのお茶 69
レモンバーム 29
ロッシ、アーネスト 242
ローズオイル 129
ローズマリー 30
　エッセンシャルオイル 128

わ

跨虎、太極拳 221
彎弓射虎、太極拳 222

TRANSFORM YOUR MIND, BODY & SPIRIT
心・体・霊魂のバランスを整える

発　行　2013年 11月 20日
発 行 者　平野 陽三
発 行 所　株式会社 ガイアブックス
　　　　〒169-0074 東京都新宿区北新宿3-14-8
　　　　TEL.03 (3366) 1411　FAX.03 (3366) 3503
　　　　http://www.gaiajapan.co.jp

編著者：
マーク・エヴァンス (Mark Evans)
ナショナル・インスティテュート・オブ・メディカル・ハーバリスト (NIMH) の元代表。補完保健学において学士号を、アロマセラピー学において修士号を取得。充分な訓練を積んだマッサージ師でもある。

翻訳：
岩田 佳代子 (いわた かよこ)
清泉女子大学文学部英文学科卒業。訳書に『アロマ療法』『実用540アロマセラピーブレンド事典』『ジェムストーンの魅力』(いずれもガイアブックス) など。

Copyright GAIABOOKS INC. JAPAN2013
ISBN978-4-88282-894-5 C0077

落丁本・乱丁本はお取り替えいたします。
本書を許可なく複製することは、かたくお断わりします。
Printed in China

Title in English: TRANSFORM YOUR MIND BODY & SPIRIT
Copyright in design, text and images
© Anness Publishing Limited, UK 2006
Copyright © Japanese translation, GAIABOOKS INC. 2013